Horst Berzewski

Der psychiatrische Notfall

3., vollständig überarbeitete und erweiterte Auflag

Horst Berzewski

Der psychiatrische Notfall

Mit 2 Abbildungen, 34 Tabellen und 72 Übersichten

3., vollständig überarbeitete und erweiterte Auflage

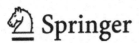 Springer

Professor Dr. med. Horst Berzewski
Facharzt für Psychiatrie und Neurologie
Poliklinik für Psychiatrie und Psychotherapie, Charité Campus Mitte, Berlin
Institut für klinische Psychologie, Universität Potsdam
Duisburger Str. 20
10707 Berlin

ISBN   978-3-540-27242-7 Springer Medizin Verlag Heidelberg

Bibliografische Information der Deutschen Nationalbibliothek
Die Deutsche Nationalbibliothek verzeichnet diese Publikation in der Deutschen Nationalbibliografie;
detaillierte bibliografische Daten sind im Internet über http://dnb.d-nb.de abrufbar.

Springer Medizin Verlag
springer.de
© Springer Medizin Verlag Heidelberg 1996, 2009

Planung: Renate Scheddin
Projektmanagement: Renate Schulz
Lektorat: Barbara Wirt, Hamburg
Layout und Umschlaggestaltung: deblik Berlin
Satz: Fotosatz Detzner, Speyer

SPIN: 11511144

Gedruckt auf säurefreiem Papier   2126 – 5 4 3 2 1 0

Vorwort zur 3. Auflage

Die Entwicklung psychologisch-psychiatrischer Behandlungsmöglichkeiten in den letzten zehn Jahren hat mich veranlasst, das Buch weitgehend zu überarbeiten. Durch die Reduktion von Krankenhausbetten und Verkürzung der Liegezeiten werden zunehmend Patienten ambulant behandelt, für die früher eine stationäre Therapie geboten war. Als Beispiel sei die ambulante Entzugs- und Entwöhnungsbehandlung von Alkoholabhängigen genannt. Ambulante Therapien schwerer psychischer Störungen gehen mit einem erhöhten Risiko akuter Verschlechterungen einher, die notfallmedizinische Interventionen erforderlich machen. Psychiatrische Notfälle und psychosoziale Krisen sind die dritthäufigste Ursache, mit der ein Notarzt oder eine Rettungsstelle konfrontiert werden. Die klinischen Erfahrungen und Forschungsergebnisse moderner Psychopharmaka – selektive Antidepressiva und atypische Neuroleptika – haben wegen ihrer besseren Verträglichkeit Eingang in die Notfallmedizin gefunden. Für den notfallmedizinischen Einsatz besteht noch weiterer Forschungsbedarf. Psychotherapeutische Kurzinterventionen – vor allem im kognitiv-verhaltenstherapeutischen Bereich – haben sich ebenfalls verstärkt etabliert und bewährt. Kritisch ist anzumerken, dass die Folgen eines »professionellen« Erstgesprächs in einer Notfallsituation nur wenig untersucht wurden. Nicht selten werden in diesem Rahmen gravierende Entscheidungen für die Zukunft gefällt.

Kontrollierte Studien sind in der psychiatrischen Notfallsituation nur eingeschränkt möglich. Es wurde trotzdem versucht, therapeutische Empfehlungen evidenzbasiert zu klassifizieren: Level A: gute studienbelegte Evidenz, Level B: mittelmäßig studienbelegte Evidenz, Level C: minimal studienbelegte Evidenz und Level D: Fallstudien und Expertenmeinung. Die Wahl eines Medikaments und angegebene Dosierungen bedeuten orientierende Empfehlungen, auf die große Sorgfalt verwendet wurde. Wegen der Heterogenität der Patienten mit ihrer individuellen Disposition, unterschiedlicher Begleiterkrankungen und Zusatzmedikationen ist der Anwender angehalten – besonders, wenn er mit dem Medikament nicht vertraut ist – sich anhand von Beipackzettel oder Fachblatt zusätzlich zu informieren. Die Dosierung und Auswahl eines Medikaments geschieht auf eigene Gefahr des Benutzers. Psychiatrische Notfälle werden oft durch Leitsymptome signalisiert, ohne dass vor medikamentöser Intervention eine diagnostische Zuordnung möglich ist. Die Verordnung als Off Label Use ist deshalb durchaus gegeben. Das Buch wendet sich nicht nur an in der Psychiatrie tätige Kollegen, sondern besonders an Ärzte, die im Notfall- und Rettungsdienst, im Konsiliardienst und im prästationären Bereich tätig sind. Ich hoffe und wünsche, dass das Buch weiterhin dazu beiträgt, die Versorgung psychiatrischer Notfallpatienten zu verbessern.

Zu danken habe ich dem Springer Verlag, der die Neuauflage großzügig unterstützt hat. Einen besonders herzlichen Dank möchte ich Frau Renate Schulz und Frau Barbara Wirt aussprechen, die mit Geduld, Hartnäckigkeit und Kompetenz das Werk begleitet und lektoriert haben. Ferner danke ich allen Mitarbeitern des Verlages, die an der Herstellung des Buches mitgewirkt haben.

Horst Berzewski
Berlin, den 1. Oktober 2008

Vorwort zur 2. Auflage

Die Voraussetzung, einen Patienten in einer psychiatrischen Notfallsituation kompetent zu versorgen, ist die Erkennung und Bewertung psychopathologischer Symptome und Syndrome. Eine diagnostische Klärung muss dabei fast immer unter Zeitdruck erfolgen. Da die Bewertung psychischer Störungen nicht messbar ist, ist eine langjährige psychiatrische Erfahrung zur Einschätzung eines Notfalls besonders hilfreich. Der Psychiater wird mit einem psychiatrischen Notfall jedoch als erstbehandelnder Arzt nur in seltenen Fällen konfrontiert. Entsprechend ist das Buch in erster Linie für Kollegen gedacht, die regelmäßig psychisch gestörte Patienten in einer notfallmedizinischen Situation versorgen müssen: Hausärzte, Internisten, Arzte im Bereitschaftsdienst, Ärzte in Erste-Hilfe-Stationen oder Unfallambulanzen. Psychische Symptome können Prodromalerscheinungen einer lebensbedrohlichen somatischen Erkrankung sein. Umgekehrt kann sich hinter somatischen Symptomen eine ernsthafte psychiatrische Erkrankung verbergen. Auf differentialdiagnostische Hinweise wurde deshalb besonderen Wert gelegt. Während in der internistischen und operativen Notfallmedizin sich feste Therapieschemata in vielen Bereichen etabliert haben, bestehen in der psychiatrischen Notfallversorgung noch erhebliche Defizite. Die Behandlungsvorschläge für ein Delir sind beispielsweise kaum zu übersehen. Ein wesentlicher Grund sind die eklatanten Mängel in der Forschung. Systematische und kontrollierte Studien zur Behandlung psychiatrischer Notfälle können nur unter unzureichenden Bedingungen geplant und durchgeführt werden, wobei rechtliche Fragen (Geschäftsfähigkeit, freie Willensbildung des Patienten) ein gravierendes Problem sind. Ein Schwerpunkt der Behandlung psychiatrischer Notfälle ist die Therapie mit Psychopharmaka. Sie ist die Voraussetzung der Beherrschung auch schwerer Verhaltensstörungen, die eine unmittelbare Gefahr für den Patienten oder die Umgebung sein können. Es versteht sich von selbst, dass die medikamentöse Therapie nur ein Teil der Notfallversorgung sein kann. Mindestens ebenso wichtig ist das (diagnostisch-) therapeutische Gespräch mit den Möglichkeiten unterschiedlicher psychotherapeutischer Intervention. Bei den psychopharmakologischen Behandlungsempfehlungen wurden Dosierungsempfehlungen gemacht. Dabei ist zu berücksichtigen, dass Patienten auf psychotrope Substanzen unterschiedlich ansprechen. Die vorgeschlagenen Dosierungen gehen vom sogenannten »Normalfall« aus. Bei der Wahl der Dosis müssen Faktoren wie Konstitution, Gewicht, Allgemein- und Ernährungszustand, Zusatzerkrankungen und -medikationen berücksichtigt werden. Aus den Therapieempfehlungen wird deutlich, dass in der psychiatrischen Notfallbehandlung nur eine begrenzte Zahl von Psychopharmaka erforderlich ist. Empfohlen wurden fast ausschließlich langjährig im Handel befindliche Präparate. Nur über diese liegen ausreichende Erfahrungen auch über seltene unerwünschte Arzneimittelwirkungen und über Wechselwirkungen mit anderen Medikamenten vor.

Zu danken habe ich meinen Mitarbeitern der Psychiatrischen Kriseninterventionsstation unseres Hauses und besonders den zahlreichen Kollegen der verschiedenen somatischen Abteilungen einschließlich Notfall- und Aufnahmestation des Universitätsklinikums Benjamin Franklin. Sie haben mir geholfen, während der 30-jährigen Konsiliartätigkeit gemeinsam auch schwierigste Notfallsituationen zu versorgen.

Mein besonderer Dank gilt ferner den Mitarbeitern des Springer-Verlages für die sicher aufwendige Bearbeitung des Manuskriptes.

Ich hoffe, dass mit diesem Buch den in der Praxis tätigen Kollegen eine Hilfe gegeben wird, mit der für sie oft nicht so vertrauten Materie psychiatrischer Notfallsituation sachgerecht umgehen zu können.

Horst Berzewski
Berlin

Inhaltsverzeichnis

Einführung

1.1   Historische Entwicklung

Etablierung eines allgemeinen Rettungswesens

Die Entwicklung der Notfalltherapie geht nach Madler und Luiz auf eine Forderung des Heidelberger Chirurgen Martin Kirschner 1938 zurück. Er postulierte, dass der Arzt zum Verletzten kommen soll und nicht der Verletzte zum Arzt. Entsprechend lag der Schwerpunkt der Notfalltherapie in den ersten Jahrzehnten in der Versorgung ambulanter Unfallopfer. Um 1970 herum erfolgte der Aufbau eines flächendeckenden arztgestützten Rettungswesens. Der Schwerpunkt der Notfallmedizin lag weiterhin in der präklinischen Versorgung und weitete sich auf internistische Notfälle aus. Durch die Entwicklung kleinerer und handhabbarerer diagnostischer und therapeutischer Apparaturen war es möglich, klinische Interventionsmöglichkeiten in die Präklinik zu exportieren. Hierdurch konnten sogenannte »Rettungsketten« etabliert werden. Auch im Krankenhaus wurde die Notwendigkeit der Versorgung von Notfällen durch spezialisierte Institutionen gesehen. Dies führte zur Einrichtung der ersten Reanimationsabteilung 1967 im Westend-Krankenhaus der Freien Universität Berlin unter G.A. Neuhaus und K. Ibe, an der auch der Verfasser mehrere Jahre mitgearbeitet hatte. Nachfolgend entwickelten sich internistische, chirurgische, neurologische und intensivmedizinische Abteilungen (ICU).

Entwicklung der psychiatrischen Krisenintervention

In den letzten 25 Jahren wurden die Rettungsdienste verstärkt mit Patienten konfrontiert, die primär oder vorherrschend an einer psychischen Störung litten. Im Vordergrund standen zunächst psychiatrische Störungen, die einer sofortigen Behandlung bedurften:
- Delirien,
- Verwirrtheits- und Erregungszustände,
- Panikattacken oder
- Suizidversuche.

Zunehmend wurde der Notarzt mit Patienten konfrontiert, die sich durch akute psychosoziale Belastungen überfordert fühlten. Ein plötzlich auf-

tretender, nicht vorhersehbarer Schicksalsschlag oder eine unerwartete Intensivierung und Akzentuierung einer chronischen Konflikt- oder Belastungssituation können zu einer Krise führen, wobei Intensität, Art, Umfang und Dauer des Ereignisses so gravierend sind, dass seine durch frühere Erfahrungen erworbenen Bewältigungsmechanismen und seine Belastbarkeit zur Kompensation nicht mehr ausreichen.

Ausgehend von den Erfahrungen mit Opfern eines Großbrandes 1940 in Amsterdam wurde in den folgenden Jahrzehnten das Konzept einer Krisenintervention entwickelt, welches im Ideal eine professionelle Hilfe vor Ort und in speziellen Kriseninterventionszentren rund um die Uhr vorsah und den Rettungsketten somatischer Störungen entsprechen sollte. Diese Vorstellung konnte nur vereinzelt realisiert werden. Psychiatrische Kriseninterventionsstationen wurden aus Kostengründen aufgegeben oder vom Therapieangebot reduziert. In der Realität des Alltags (▶ Übersicht 1.1) bleiben der Notarzt, der Rettungsdienst oder der Arzt in der Praxis der erste Ansprechpartner. Das zunächst eng gefasste Konzept der Krisenintervention erfuhr in der folgenden Zeit eine – unsinnige – Ausweitung. Alltägliche Lebensschwierigkeiten wurden zu einer »Krise« hochstilisiert und »Laien« in die Versorgung entsprechender Klienten einbezogen.

Übersicht 1.1. Zahlen zur psychiatrischen Krisenintervention

Im Rettungs- und Notfalldienst liegt der Anteil psychiatrischer Notfälle aufgrund diverser Studien nach Pajonk und Moecke zwischen 9 und 16% und steht an zweiter oder dritter Stelle der Häufigkeit.

Der häufigste Einsatzort ist mit ca. 50% die eigene Wohnung und liegt bei einem Drittel der Fälle im Freien.

Häufigkeit und Bedeutung psychiatrischer Notfälle werden voraussichtlich weiter zunehmen.

1.2   Definition

Ein Notfall ist gegeben, wenn plötzlich und unerwartet eine lebensbedrohliche Störung vitaler

Funktionen auftritt. Die Definition eines Notfall-patienten zeigt ▶ Übersicht 1.2.

Übersicht 1.2. Definition eines Notfall-patienten
(Modifiziert nach F.W. Ahnefeld 1990)

- Der Patient leidet:
  - an einer lebensbedrohlichen Erkran-kung oder
  - an einer Intoxikation oder
  - an einer schweren Verletzung oder
  - an einer psychischen Störung mit Eigen- und/oder Fremdgefährdung.
- Die Erkrankung ist:
  - durch Störungen vitaler Funktionen oder psychische Beeinträchtigungen nachweisbar oder
  - aufgrund des Geschehens nicht sicher auszuschließen oder
  - begründet zu vermuten.
- Der Patient ist jener Fähigkeiten beraubt, die ihm Leben, Gesundheit und Selbst-ständigkeit garantieren.
- Ursache und Ausmaß der Schädigung oder Störung muss nicht sofort und in vollem Umfang erkennbar sein.

Als Notsituation werden akute Krankheitszustände bezeichnet, die mit erheblichen Organfunktions-störungen und/oder heftigen Schmerzen einherge-hen. Eine akute Lebensbedrohung besteht hier je-doch nicht. Im psychiatrischen Bereich sind unter einer Notsituation erhebliche psychopathologische Auffälligkeiten mit Beeinträchtigung der psychoso-zialen Funktionsfähigkeit und mit gravierendem Leidensdruck zu verstehen (▶ Übersicht 1.3).

Man bezeichnet die einzelnen Schritte von der Versorgung am Erkrankungs-/Unfallort über den Transport bis zur klinischen Behandlung als Ret-tungskette und die ersten Maßnahmen zur Erken-nung und Behandlung lebensbedrohlicher Funkti-onsstörungen als Sofortmaßnahmen. Im psychia-trischen Bereich fallen unter Sofortmaßnahmen die Verhinderung suizidaler oder aggressiver Handlungen, Erkennen und Einleiten zielgerichte-ter Behandlungen bei Bewusstseinsstörungen –

Übersicht 1.3. Kriterien der Notmedizin
(Nach Ahnefeld 1990)

- Einleitung einer Intensivtherapie
- Eingeschränkte diagnostische, therapeu-tische und personelle Ressourcen
- Erschwerte äußere Bedingungen
- Maßnahmen möglichst kurzfristig nach Eintritt des Geschehens
- Ziel der Maßnahmen:
  - Überleben sichern
  - Irreversible Schäden vermeiden
  - Sicherstellen einer auf das Grundleiden ausgerichteten Behandlung
  - Wiederherstellung eines stabilen Ge-sundheitszustandes

---

zum Beispiel bei Delirien oder Intoxikations-syndromen.

1.3 Spezifische Probleme der Notfalltherapie

Vernachlässigung von Differenzialdiagnosen

Notfallmedizinische Diagnostik und Behand-lungsverfahren entwickelten sich im Laufe der letzten Jahrzehnte überwiegend durch praktisch-klinische Erfahrungen. Das Ziel der Behandlung ist die Beseitigung oder Verminderung eines vital bedrohenden Symptoms oder Syndroms wie zum Beispiel einer akuten Bewusstseinsstörung, einer Lähmung oder einer Herzrhythmusstörung . Dif-ferenzialdiagnostische Überlegungen zur Klärung der Ursache treten oft in den Hintergrund und werden bis heute nicht selten vernachlässigt.

Präklinische und klinische Maßnahmen

Notfälle entstehen überwiegend außerhalb medi-zinischer Versorgungsmöglichkeiten. Die Einrich-tung ärztlicher Notfalldienste, Notfallambulanzen, Rettungsdienste und Notarztwagen im Sinne einer Rettungskette dient dem Ziel, den bedrohten Pati-enten möglichst schnelle und kompetente Hilfe zukommen zu lassen. Die Verdienste dieser prä-klinischen Institutionen sind unbestritten. Die Er-gebnisse der Versorgung von Unfallopfern sind eindrucksvoll. Die Differenzierung in präklinische und klinische Vorgehensweisen und Behandlungsmaßnahmen ist deshalb zu Recht ein Schwerpunkt der Aus- und Weiterbildung zum Notarzt.

Mangel an wissenschaftlicher Absicherung

Kritisch anzumerken bleibt, dass der überwiegende Teil etablierter Maßnahmesequenzen oder Behandlungsempfehlungen in einer Notfallsituation nicht das Ergebnis wissenschaftlicher Forschung, sondern praktisch-klinischer Alltagserfahrung sind. Sie ersetzen jedoch nicht den wissenschaftlichen Beweis über die Effizienz einer Therapie (▶ Übersicht 1.4). Es kann davon ausgegangen werden, dass maximal ein Viertel aller empfohlenen Behandlungen wissenschaftlich abgesichert sind.

Übersicht 1.4. Aspekte notfallmedizinischer Forschung
(Dick 1997)

- Verbesserung von Überlebensraten bei lebensbedrohlichen Notfällen
- Verbesserung eines körperlichen oder psychischen Allgemeinzustandes
- Milderung oder Verschwinden von Symptomen oder Syndromen:
  - Verbesserungen oder Verschlechterungen müssen im psychiatrischen Bereich quantifiziert werden.
  - Hierbei muss der oft schnell wechselnden Symptomatik Rechnung getragen werden.
  - Neuropsychologische Tests und psychopathologische Skalen sind überwiegend im Rahmen »normaler« klinischer Verlaufsbeobachtungen entwickelt, validiert und standardisiert worden.
- Berücksichtigung der Lebensqualität: Sie beinhaltet auch die Frage, ob eine Behandlungsstrategie nicht nur zur Verlängerung des Lebens, sondern auch zur Verbesserung der Lebensqualität beiträgt (Beispiel Hirninfarkt, apallisches Syndrom etc.).
- Kosten-Nutzen-Analysen: Sie hinterfragen, ob aufwendige intensivmedizinische Behandlungen in einem angemessenen Verhältnis zum »Outcome« stehen.

Notfallmedizinische Forschung ist ferner gehandicapt durch:
- eine mangelnde Vergleichbarkeit der Patienten mit gleichen Syndromen,
- identische Therapieansätze bei differierender Genese des Notfalls sowie
- ethische und juristische Probleme.

Um hier zu wissenschaftlich relevanten Ergebnissen zu kommen, sind multizentrische prospektive Vergleichsstudien unterschiedlicher Behandlungsstrategien in einer definierten Notfallsituation weiterhin dringend erforderlich, da nur an großen Patientenzahlen zuverlässige Aussagen über die Effizienz einer Therapieform gemacht werden können.

> ❗ Psychiatrische Notfälle werden vom Notarzt und dem Rettungspersonal als besonders belastend erlebt. Dabei spielen mangelnde Erfahrung im Umgang mit psychisch Gestörten und unzureichende diagnostische Kenntnisse eine wichtige Rolle.

1.4 Allgemeine Aspekte psychiatrischer Notfallversorgung

Defizite in der psychiatrischen Notfallversorgung

Die Häufigkeit psychiatrischer Notfälle hat in den letzten Jahrzehnten kontinuierlich zugenommen. Die Ursachen zeigt ▶ Übersicht 1.5. Für die Erstversorgung eines psychiatrischen Notfalls sind noch erhebliche Defizite zu beklagen. Um kompetent vor Ort psychisch gestörte Patienten zu versorgen und eine nachfolgende Behandlung sicherzustellen, bedarf es spezieller Kenntnisse und Erfahrungen in Psychopathologie und Psychiatrie. Einige Landesärztekammern haben dieses Problem erkannt und die psychiatrische Notfallversorgung in ihre Weiterbildung zum Notarzt oder Rettungsdienst implementiert. Insgesamt ist die Ausbildung des Notarztes hier noch unzureichend.

Ausweitung sozialpsychiatrischer Dienste zur Entlastung allgemeiner Notfallstellen

Allgemeinkrankenhäuser und Erste-Hilfe-Stellen werden vermehrt von psychisch Kranken aufgesucht, weil sie jederzeit schnell erreichbar sind.

Übersicht 1.5. Ursachen für den Anstieg psychiatrischer Notfälle

- Die durchschnittliche Lebenserwartung hat in der Bevölkerung kontinuierlich zugenommen, verbunden mit einem steigenden Anteil alter Menschen.
  - Alte Menschen leiden oft unter chronischen Erkrankungen mit der Folge, langfristig Medikamente einnehmen zu müssen.
  - Wechselwirkungen von drei oder mehr Medikamenten mit ihren sich gegenseitig potenzierenden oder antagonisierenden Eigenschaften sind unzureichend untersucht und können psychische Störungen induzieren.
  - Altersbedingte Hirnerkrankungen haben ebenfalls zugenommen und bedingen Notfallinterventionen:
    - Alzheimer-Demenz
    - Delir
    - Verwirrtheit
    - Alterspsychosen
    - Parkinson-Syndrom
    - Hirninfarkt
- Medizinisch indizierte Langzeit-Behandlungen können behandlungsbedürftige psychische Störungen induzieren:
  - Psychosen
  - Affektive Störungen
  - Angstsyndrome
  - Kognitive Defizite
- Moderne medizinische Behandlungsmethoden gehen mit akuten Veränderungen der Hämodynamik des Hirnkreislaufs, mit Störungen des Elektrolyt- und/oder Wasserhaushalts und des Metabolismus einher:
  - Sepsis
  - Ausgedehnte operative Eingriffe
  - Schädel-Hirn-Traumen
  - Polytraumata
  - Verbrennungen
  - Dialysen
  - Herzschrittmacher
  - Kardiovaskuläre Eingriffe ▼

- Ein Zuwachs ambulanter Behandlungsmöglichkeiten (ambulante Operationen) und verkürzte Liegezeiten in den Kliniken vermindern die Möglichkeit einer kontinuierlichen Überwachung der Patienten.
- Der Anteil von Patienten mit Abhängigkeiten von Alkohol, Medikamenten oder Drogen mit ihren internistischen, neurologischen oder psychiatrischen Komplikationen hat sich vergrößert. Suchtpatienten stehen in den Aufnahmestatistiken psychiatrischer Kliniken mit Versorgungsauftrag an 1. oder 2. Stelle.
- Die Reduktion psychiatrischer Krankenhausbetten führte bis heute zu unzureichenden ergänzenden Versorgungsangeboten mit der Folge von Rückfällen sowie Chronifizierung psychischer Leiden und Krisensituationen.

- Etwa 20–25% der Patienten, die sich in eine Notaufnahmestelle eines Allgemeinkrankenhauses begeben, suchen die Institution erneut auf.
- Rund 5% der Patienten sind Mehrfachbenutzer, wobei es sich vorwiegend um Persönlichkeitsstörungen, Suchtpatienten und chronische Schizophrenien handelt.

Der ärztliche Not- und Bereitschaftsdienst wird ebenfalls vermehrt in Anspruch genommen, da er jederzeit – Tag und Nacht und an Feiertagen – abrufbar ist. Nachteilig wirken sich hier oft mangelnde psychiatrische Kenntnis und Erfahrung des Notarztes und eine unzureichende Vermittlung an spezialisierte psychiatrische Institutionen aus.

Um eine Verbesserung der Versorgung psychiatrischer Notfälle und akuter Krisen sicherzustellen, sollten Behandlungs- und Versorgungsauftrag der sozialpsychiatrischen Dienste ausgeweitet werden: Sie müssen außerhalb der Dienstzeiten auch nachts und an Sonn- und Feiertagen erreichbar sein, um die Versorgung eines Notfallpatienten zu koordinieren und seine Weiterbehandlung sicherzustellen.

52314567891011

1.5   Kontaktaufnahme

Notfälle treten überwiegend außerhalb des Krankenhauses und oft zu ungünstigen Zeiten auf. In der Regel wird der für den Ort zuständige Bereitschafts- oder Notdienst verrichtende Arzt herbeigerufen. Abgesehen davon, dass er den psychiatrischen Notfall als solchen erkennen muss, werden von ihm besondere Anforderungen und psychiatrische Kenntnisse gefordert. Er verfügt in der Regel über unzureichende diagnostische Möglichkeiten, die Bedingungen der Umgebung – zum Beispiel für eine Untersuchung – sind oft eingeschränkt. Die ihm zur Verfügung stehenden Untersuchungsmöglichkeiten und Medikamente sind begrenzt, und er steht unter Zeitdruck.

Der Notarzt muss:
- mögliche Gefährdungen des Patienten und ggf. anderer erkennen,
- das Überleben des Patienten sicherstellen,
- Komplikationen oder Spätschäden vermeiden und
- mögliche Fehlhandlungen (Weglaufen, Aggressionen) des Patienten verhindern.

Rahmenbedingungen

Während bei einer Notfallversorgung »vor Ort« die Bedingungen für die Untersuchung und Exploration des Patienten oft vorgegeben sind, besteht in Institutionen wie einer Praxis oder einer Aufnahmestation die Möglichkeit, durch Planung, Organisation und Strukturierung des Umfeldes, in dem der Notfallpatient versorgt werden soll, zu schnellen und effizienten Ergebnissen zu kommen. Wird der Arzt zu einem Patienten in die Wohnung, auf der Straße oder in einem Lokal gerufen, so sind nach Überprüfung unaufschiebbarer vitaler Gefährdungen (Bewusstseinslage, Atmung, Kreislauf) die Voraussetzungen zu einer körperlich-neurologischen Untersuchung zu schaffen:
- Lagerung,
- freier Zugang,
- ausreichende Lichtverhältnisse,
- Reizabschirmung für ein ungestörtes Erstgespräch.

Hierzu gehört eine Überprüfung, inwieweit das Umfeld einen eher positiven oder negativen Einfluss auf das Verhalten des Patienten hat. Zuschauer, Nachbarn oder aufgeregte Angehörige können durch hektische Betriebsamkeit, Vorwürfe oder Belehrungen das Erleben und Befinden des Patienten eher ungünstig beeinflussen. Eine Entfernung dieser Personen vom Notfallort kann hier sehr hilfreich sein. Andererseits wirkt sich ein verständnisvolles Eingehen einer Vertrauensperson fördernd auf die notwendige Kooperation mit dem Gestörten aus.

Zeit

❶ Je dramatischer und lebensbedrohender sich eine Symptomatik im Notfall entwickelt, umso größer ist der Zeitdruck, unter dem der Notarzt steht. Zeitdruck impliziert die Gefahr, dass wichtige Symptome übersehen oder nicht untersucht werden (können) und dass sich hieraus Behandlungsfehler ergeben.

Akute Atemstörungen oder Herzstillstand erfordern konsequentes Handeln in Sekunden. Hier haben sich zielgerichtete Vorgehensweisen etabliert, die systematisch gelernt und trainiert werden müssen, um keine Zeit zu verlieren.

In spezifischer Weise ist die Behandlung psychiatrischer Notfälle vom Zeitfaktor abhängig:
- Der Notarzt ist vermehrt auf Informationen Dritter angewiesen. Die Erhebung eines psychopathologischen Befundes erfolgt über ein diagnostisches Gespräch und Verhaltensbeobachtung. Bestehen hochgradige Erregung, manifestes suizidales Verhalten oder ausgeprägte Verwirrtheit, so ist der Notarzt auf Verhaltensbeobachtung und unvollständige Befunderhebung angewiesen. Eine ätiologische Zuordnung der Störung ist deshalb oft nicht möglich.
- Die psychische Symptomatik kann ferner Vorposten- oder Leitsymptom eines noch nicht erkannten somatischen Leidens sein.
- Zeitdruck entsteht auch durch die Erwartung von Angehörigen oder Pflegepersonal, das störende Verhalten des Patienten möglichst umgehend (durch eine nicht gerechtfertigte Sedierung) zu unterbinden. Hierdurch kann sich für den Notarzt ein zeitbedingter Konflikt ergeben zwischen den Interessen der Umge-

bung (Ruhe, Ordnung, Vermeidung peinlicher Auseinandersetzungen, Einweisung auf eine geschlossene Station) und den Rechten des Patienten.

- Letztendlich muss der Arzt auch in der Lage sein, die für die Versorgung des Patienten erforderliche Zeit einzuschätzen.

Sicherheit

Es kann davon ausgegangen werden, dass sich Patient und herbeigerufener Notarzt nicht kennen. Deshalb ist es erforderlich, dass der Arzt sich mit Namen und Funktion vorstellt und seine geplanten Maßnahmen eindeutig, verständlich, freundlich und bestimmt vorbringt. Liegen Bewusstseinsstörungen im Rahmen von Intoxikationssyndromen, psychotische Störungen, hochgradige Gespanntheit oder massive verbale Aggressionen vor, muss vermehrt damit gerechnet werden, dass sowohl der Notarzt als auch andere Personen der Umgebung durch unkontrollierte Gewalttätigkeiten gefährdet sind.

- Aus Sicherheitsgründen ist bei diesen Patienten die Einhaltung einer ausreichenden Distanz während des Erstkontaktes wesentlich. Ergänzend ist die Entfernung aller Gegenstände, die als Waffen oder Wurfgeschosse benutzt werden können, erforderlich (z. B. Biergläser, Essbesteck, Stühle).
- Gefährlich kann eine unkritische Einschätzung der eigenen therapeutischen Möglichkeiten eines Notarztes sein. Im Zweifel ist immer die Polizei hinzuzuziehen. Die Sicherheit aller Beteiligten muss gewährleistet sein.
- Eine orientierende körperliche Untersuchung sollte bei gewalttätigen oder hoch erregten Patienten nur in Gegenwart von ausreichendem Personal oder Polizei erfolgen. Die Anwesenheit von hinreichend Personal kann allein schon beruhigend wirken.
- In der Arztpraxis sind ein Notfallknopf, um Hilfe herbeizurufen, und ausreichende Fluchtmöglichkeiten vorzuhalten. In Erste-Hilfe- oder Aufnahmestationen sollten Sicherheitsaspekte bei der personellen und räumlichen Ausstattung ebenfalls vermehrt berücksichtigt werden.

Telefonkontakt

Häufig wird der Notarzt mit der Situation konfrontiert, dass ein Patient telefonisch um Hilfe bittet oder auf diesem Weg Dritte aus Sorge um seinen Gesundheitszustand therapeutische Empfehlungen einholen wollen. Mit einem Telefonanruf und folgender ärztlicher Beratung handelt es sich rechtlich um Fallübernahme (»Behandlungsvertrag«) und Auslösung einer Garantenschaft mit der Folge, alles somatisch und psychiatrisch Erforderliche zu unternehmen.

- Gezieltes Erfragen der angegebenen Beschwerden, Belastungen, Konflikte, Symptomatologie, Auffälligkeiten des Verhaltens, des Zeitraumes der Entwicklung der Störung ergeben erste Hinweise auf das Vorliegen eines möglichen Notfalles.
- Je nach Art der geschilderten Notlage muss der Arzt sicherstellen, dass der Patient ihn, eine Notfallambulanz oder ein Krankenhaus aufsucht.
  - Handelt es sich um eine ernste Erkrankung, so muss der Hausarzt einen Hausbesuch machen.
  - Der Klinikarzt muss die notwendige Behandlung sicherstellen, indem er Kontakt zu einem Arzt vermittelt oder Krankenwagen, NAW oder Polizei einschaltet.
- Therapeutische Empfehlungen oder Ferndiagnosen ohne Kenntnis des Patienten sind obsolet.
- Angaben Dritter dürfen nicht ungeprüft übernommen werden.

Schwierigkeiten können sich ergeben, wenn ein Patient Suizidimpulse oder fremdaggressive Absichten äußert und seine Identität nicht preisgeben will. Die Tatsache, dass er anruft, weist auf Ambivalenz zwischen Hilfeersuchen und Ablehnung hin. Oft gelingt es, durch ein vertrauensbildendes Gespräch – welches Zeit kostet! – den Patienten zu einer weitergehenden Kooperation zu bewegen.

Untersuchungsablauf bei Notfallpatienten
Sofortige allgemeine Untersuchung
In jeder Notfallsituation ist es erforderlich, umgehend zu überprüfen, inwieweit unmittelbar vital

1

bedrohende Störungen bei dem Patienten vorliegen (► Übersicht 1.6).

Die Überprüfung der Vitalfunktionen sollte in
einer bestimmten Reihenfolge geschehen. Neben
einer Inspektion der äußeren Erscheinung stehen
die Überprüfung der Atem- und Herz-Kreislauf-
Funktionen an erster Stelle.

- Sind vital gefährdende Störungen der Atmung
  und/oder des Herz-Kreislauf-Systems fest-
  stellbar, so müssen lebensrettende Sofortmaßnahmen umgehend eingeleitet werden
  (Lagerung, Freimachen der Atemwege,
  Atemspende, Beatmung mit Sauerstoff, Herz-
  massage).
- Sind Atmung und Herz-Kreislauf-Lage stabil,
  kann eine Störung der Bewusstseinslage differenziert und ohne Zeitdruck beurteilt werden.
- Liegen eine unmittelbare Bedrohung wie Gewalttätigkeit oder Selbsttötungsabsicht vor, so

müssen alle zumutbaren Maßnahmen getroffen werden, um Schaden von Dritten abzuwenden oder den Notfallpatienten daran zu
hindern, sich umzubringen (Verhinderung
von Weglaufen, Festhalten, Herbeiholen von
Hilfen und/oder Polizei, Entwaffnung, Fixierung, Einsperren).

Der Patient ist über die geplanten Schritte verständlich aufzuklären. Die entsprechenden rechtlichen Grundlagen müssen berücksichtigt werden.
Eine sorgfältige Dokumentation ist unerlässlich.

Sofortige körperlich-neurologische Untersuchung

Auch wenn bei einem Notfallpatienten psychische
Symptome oder Verhaltensauffälligkeiten ganz
oder zumindest überwiegend im Vordergrund stehen, sollte nach Möglichkeit versucht werden, eine

Übersicht 1.6. Orientierender Untersuchungsgang des Notfallpatienten

Allgemein	Atmung	Herz-Kreislauf	Bewusst-sein	Verhalten
Unauffälliges Äußeres, Kleidung	Stabil	Stabil	Klar	Geordnet, kooperativ
	Dyspnö	Bradykardie	Benommen	
Haut:	Hypopnö	Tachykardie	Somnolent	Feindselig aggressiv
- Turgor	Hyperpnö	Rhythmusstörungen	Sopor	
- Schweiß	Husten	Stauungszeichen	Koma	Unruhig
- Ödeme	Asthmatische Atmung (Giemen etc.), Stridor	Hypotension		Ängstlich
- Exantheme		Herzinsuffizienz		Verbal:
- Temperatur		Schock		- Drohungen
- Zyanose		Herz-Kreislauf-Still-stand		- Beschimp-fungen
- Hämatome	Hämoptö			- mutistisch
Verletzungen Wunden, Distorsionen	Schnappatmung, inverse Atmung, Cheyne-Stokes-Atmung			Unmittelbare Selbsttötungsten-denz:
Frakturen:	Atemstillstand			Strangulation
- geschlossen				Bewaffnung:
- offen				- Messer
				- Handfeuer-waffen

orientierende körperlich-neurologische Untersuchung durchzuführen.

Die Prüfung der ABC-Funktionen (Airways-Breathing-Circulation) steht an erster Stelle.

Neben der Überprüfung der Bewusstseinslage ist eine orientierende neurologische Untersuchung unverzichtbar:
- Gangbild,
- Pupillomotorik und Optomotorik,
- Nackensteifigkeit,
- Muskeltonus und
- Reflexe zum Ausschluss von Lähmungen.

Erste Hinweise auf eine neurologische Genese des Notfalls geben:
- Myoklonien,
- Hyperkinesen,
- dysarthrische oder aphasische Störungen.

Unmittelbare psychiatrische Untersuchung

 CAVE
Psychopathologische Befunde können Vorpostsymptome einer internistischen oder neurologischen Erkrankung sein, die sofortiger Intervention bedürfen.

Der Umfang der psychiatrischen Befunderhebung wird durch die Modalitäten der Zuweisung und der Art und Intensität der vorherrschenden psychischen Symptomatik bestimmt.
- Bei einem Hausbesuch oder einer Konsultation im Freien oder einer Gaststätte ist als Erstes zu klären, ob weitere Personen hinzugezogen werden müssen.
- Wird der Patient durch Angehörige oder andere Personen über Krankenwagen oder Polizei zur Untersuchung gebracht, so ist zunächst zu klären, inwieweit der Patient bereit ist, sich auf ein diagnostisch (-therapeutisches) Gespräch einzulassen. Psychiatrisch gestörte Patienten kommen oft nicht aus eigener Motivation, sondern auf Initiative von Bezugspersonen, die sich durch die Verhaltensstörungen überfordert fühlen. Im Extremfall werden sie unter Anwendung von Gewalt durch die Ordnungskräfte in eine Rettungsstelle oder Aufnahmestation gebracht.

Schon vor der Aufnahme des ersten direkten Kontaktes sollte der Arzt auf strikte Neutralität achten: Der Patient darf nicht den Eindruck bekommen, dass der Untersucher Interessensvertreter von Angehörigen oder Polizei ist. Die Ablehnung einer psychiatrischen Exploration durch den Patienten kann entweder gezielt und willentlich gesteuert oder durch die Unfähigkeit bedingt sein, die aktuelle Situation sachgerecht einzuschätzen. Letzteres ist beispielsweise bei verwirrten oder psychotischen Patienten der Fall. Hieraus ergibt sich, dass der Gesprächsführungsstil (Wortwahl, Taktik der Gesprächsführung) des Notarztes variabel und den Umständen entsprechend angemessen sein muss.

Worauf bei der psychiatrischen Untersuchung eines Notfallpatienten zu achten ist, zeigt ▶ Übersicht 1.7:

Übersicht 1.7. Aspekte bei der psychiatrischen Untersuchung eines Notfallpatienten im Überblick
- Umgebungsfaktoren
- Verhaltensbeobachtung
- Anamnestisches Gespräch:
  - Unmittelbarer Anlass, der zur Konsultation geführt hat
  - Entwicklung der Symptomatik
  - Früher bestehende psychiatrische Erkrankungen und/oder Auffälligkeiten
  - Fremdanamnese
  - Erhebung eines psychopathologischen Befundes
  - Ggf. weitergehende Anamnese (Familie, berufliche Entwicklung, soziale Situation etc.)
- (Vorläufige) Diagnose – Differenzialdiagnose – Prognose – Therapie
- Dokumentation

Umgebungsfaktoren

Zunächst sind die Umstände abzuklären, unter denen der Bereitschaftsarzt gerufen wurde oder der Patient in eine Rettungsstelle kam:
- Kam der Patient allein und aus eigener Initiative?

- Rief er selbst den Notarzt?
- Haben Familienangehörige oder andere Bezugspersonen den Notarzt gerufen?
  - Taten sie dies mit seinem Einverständnis?
  - Taten sie dies gegen seinen ausdrücklichen Willen?
- Weshalb wurde der Notarzt gerufen?
- Wurde der Notarzt von fremden Personen gerufen?
- Geschah dies mit Wissen des Patienten?
- Wie reagiert der Patient auf die Anwesenheit des Notarztes?
- Welche Erwartungen haben der Patient oder die Angehörigen an den Notarzt?
- Wurde der Patient durch Polizei, Feuerwehr oder Krankenwagen vorgefahren?

In der präklinischen Phase werden im Freien oft neugierige Zuschauer angezogen, wenn ein schwer verhaltensgestörter Patient versorgt werden muss. Die Entfernung dieser Voyeure ist vordringlich, da Erregung, Unruhe oder maniforme Stimmung durch deren Anwesenheit eher verstärkt werden. Ähnliches gilt bei anwesenden Personen in der Wohnung. Reizabschirmung und Ruhe sind erste unspezifische Maßnahmen, um einen erfolgreichen Gesprächskontakt aufbauen zu können.

Verhaltensbeobachtung

Die Beobachtung und sorgfältige Erfassung des Verhaltens des Patienten geben in der Notfallsituation wichtige diagnostische Hinweise auf die zugrunde liegende psychische Störung (▶ Übersicht 1.8). Je ablehnender, erregter oder weniger explorierbar ein Patient ist, umso wichtiger wird die Beachtung und Dokumentation der Verhaltensstörungen.

Kleidung

- Eine durchgehend unsaubere Kleidung kann ein Hinweis auf eine allgemeine Verwahrlosung sein. Gehäuft ist sie bei Suchtpatienten, chronischen Psychotikern, aber auch bei wahnhaften Depressionen zu beobachten.
- Eine partielle Verschmutzung oder zerrissene Kleidungsstücke lassen an Fremdeinwirkung denken (Unfall, Schlägerei, Überfall).

- Eine auffällige, inadäquate oder bizarre Garderobe wird von Manikern, Schizophrenen oder bestimmten Persönlichkeitsstörungen getragen.
- Das Tragen bestimmter Kleidungsstücke in Kombination mit spezifischem Schmuck, Gürtelschnallen, Schuhen oder charakteristischen Frisuren kann die Zugehörigkeit zu bestimmten Gruppen signalisieren (Drogenszene, Rechtsextremismus).

Haut

- Farbe, Turgor und allgemeine Beschaffenheit der Haut können orientierende Hinweise auf Intoxikations- oder Entzugssyndrome geben.
- Schweißausbrüche sind Begleitsymptome zahlreicher internistischer und neurologischer Erkrankungen. Sie können ferner im Zusammenhang mit Angstzuständen, Panikattacken, Alkohol- oder Tablettenentzug vorkommen.
- Ein verminderter Turgor weist auf eine Exsikkose bei hirnorganisch veränderten Alterspatienten oder bei Patienten mit einer gehemmten Depression.
- Narben an Hand- oder Ellenbogengelenken lassen an vorausgegangene Suizidversuche denken.
- Mehrfache Schnittnarben an unterschiedlichen Körperteilen können ein Beleg für autoaggressive Tendenzen sein.
- Kleine umschriebene Brandnarben am Körper lassen den Verdacht auf Misshandlungen aufkommen (Zigarettenausdrücken).
- Injektionsstellen und -narben, Superinfektionen und/oder Spritzenabszesse finden sich bei Drogenabhängigen.
- Hämatome können Folgen von Unfällen, Prellungen oder Gewaltanwendungen sein (Misshandlungen von Frauen, Kindern oder alten Menschen). Die Lokalisation der Hämatome kann hier weiterführen.

Augen

Die Art und Weise, wie ein Patient initial eine Beziehung zum Untersucher aufnimmt oder vermeidet, kann wichtige diagnostische Hinweise auf die

Übersicht 1.8. Äußere Erscheinung und Verhalten

Äußere Erscheinung:	Kommunikation und Verhalten:	Sprache:
Kleidung:	▬ offen	▬ verlangsamt
▬ ordentlich	▬ umgänglich	▬ beschleunigt
▬ verschmutzt	▬ kontaktfreudig	▬ verwaschen
▬ schlampig	▬ distanzlos	▬ undeutlich
▬ nachlässig	▬ devot	▬ fragmentarisch
▬ inadäquat	▬ überangepasst	▬ Dysarthrie
▬ bizarr	▬ anklammernd	▬ Dysprosodie
Haut:	▬ argwöhnisch	▬ Lautstärke
▬ Farbe	▬ misstrauisch	▬ Modulation
▬ Turgor	▬ skeptisch	▬ Artikulation
▬ Hämatome	▬ missbilligend	▬ Stottern
▬ Verletzungen	▬ unfreundlich	▬ Dialekt
▬ Narben, Tätowierungen	▬ ablehnend	▬ Manierismen
▬ Injektionsstellen	▬ negativistisch	▬ Neologismen
▬ Abszesse	▬ vorwurfsvoll	▬ Perseveration
Augen:	▬ drohend	▬ Wortwahl
▬ Pupillen	▬ fordernd	▬ monologisierend
▬ Nystagmus	▬ beschimpfend	▬ mutistisch
▬ Augenbewegungen	▬ ungehalten	
▬ Blickkontakt	▬ gereizt	
Mimik und Gestik:	▬ gespannt	
▬ grimassieren	▬ erregt	
▬ Tics	▬ gewalttätig	
▬ gebunden	▬ resignierend	
▬ starr	▬ unentschlossen	
▬ inadäquat	▬ hilflos	
▬ bizarr	▬ ratlos	
	autistisch	

bestehende psychische Störung geben – besonders dann, wenn der Patient sich verbal nicht, inadäquat oder unzureichend äußert. Durch den Blickkontakt und den Augenausdruck können Ablehnung, Misstrauen, Drohung, Angst, Entsetzen, Verlegenheit, Unsicherheit, Ratlosigkeit, Verzweiflung oder Hoffnungslosigkeit signalisiert werden.

▬ Ein fehlender Blickkontakt ist typisch für autistische oder mutistische Patienten: Sie »schauen durch den Arzt hindurch«.

▬ Ein Nystagmus findet sich bei Intoxikationen oder neurologischen Erkrankungen.

▬ Eine Anisokorie muss bis zum Beweis des Gegenteils an eine schwere intrazerebrale Störung (Blutung etc.) denken lassen.

▬ Eine hochgradige Miosis ist für Heroinintoxikationen kennzeichnend.

▬ Patienten, die Kokain oder Amphetamine eingenommen haben oder unter einem akuten Angstzustand leiden, fallen durch eine ausgeprägte Midriasis auf.

▬ Unkoordinierte Augenbewegungen und Abduzensparese können Symptome eines akuten neurologischen Prozesses sein.

1

Mimik und Gestik

- Lebhafte mimische Äußerungen in Verbindung mit einer raumgreifenden Gestikulation kennzeichnen einen Maniker.
- Gehemmt Depressive hingegen fallen durch starre Gesichtszüge und eine Verarmung der Gestensprache auf.
- Zusätzliche Seborrhö (»Salbengesicht«) weist auf ein Parkinson-Syndrom oder auf eine Überdosierung von Neuroleptika hin.
- Stereotypes Kauen, Schmatzen und Schlucken, Zungenwälzen oder -herausstrecken sind bei Spätdyskinesien zu beobachten.
- Eine periorale Bewegungsunruhe kann ein Hinweis auf das Vorliegen einer Demenz sein.
- Delirante Patienten fallen durch Nesteln, Tremor, unsichere Zielbewegungen und Beschäftigungsdrang auf.
- Inadäquate mimische Äußerungen, Grimassieren oder bizarre Bewegungsabläufe werden bei Schizophrenen oder schizotypischen Störungen gesehen.
- Bewegungsstereotypien können bei Psychotikern oder nach chronischem Kokain- oder Amphetaminmissbrauch im Intoxikationsstadium beobachtet werden.
- Aufgedunsene und verwaschene Gesichtszüge zeichnen den chronischen Alkoholiker aus.
- Dramatische oder übertriebene Äußerungsformen der Mimik und Gestik können bei einer dissoziativen Störung oder einer Borderline-Persönlichkeit vorkommen.

Gangbild

- Ein unsicherer, schwankender Gang findet sich bei Alkohol- oder Medikamentenintoxikationen.
- Breitbeiniges und schlürfendes Gehen kann Symptom einer Polyneuropathie sein.
- Ein kleinschrittiger, unelastischer Gang kennzeichnet ein Parkinson-Syndrom.
- Mit einem ataktischen Gang liegt der Verdacht auf eine chronische Benzodiazepinabhängigkeit nahe.

Kommunikation und Verhalten

Die Beachtung von Auffälligkeiten in diesem Bereich gewinnen umso mehr an Bedeutung, je weniger ein geordnetes Gespräch möglich ist. Die Gefahr einer unmittelbaren Eigen- oder Fremdgefährdung bzw. von Fehlhandlungen besteht besonders dann vermehrt, wenn eines der nachfolgenden Verhaltensmuster beobachtet wird:

- Der Patient ist übertrieben kontaktfreudig in Verbindung mit Distanzlosigkeit.
- Er verhält sich enthemmt, rücksichtslos oder taktlos.
- Er gibt sich überangepasst mit Neigung zu anklammerndem, ausweichendem oder devotem Verhalten.
- Er lehnt jede Form eines Gesprächs oder eines Hilfsangebotes ab.
- Er beschimpft ausfallend, beleidigend oder unflätig den Untersucher bei gleichzeitiger starker motorischer Unruhe und Erregung, die unmittelbar auf eine mögliche Gewalttätigkeit hinweisen.
- Er verkennt die Untersuchungssituation und ist deshalb unfähig, sie sachgerecht einzuschätzen, und er ist in seinem Verhalten unentschlossen.

Sprache

Die Form, in der sich der Patient sprachlich äußert, kann letztendlich ebenfalls wichtige diagnostische Hinweise auf die bestehende psychische Störung geben. Der Umfang des Wortschatzes und die Vielfalt der Ausdrucksmöglichkeiten weisen auf die intellektuelle Differenzierung des Patienten hin.

- Eine undeutliche, verwaschene oder dysarthrische Sprache kann Symptom einer Trunkenheit oder Tablettenintoxikation sein.
- Monologisierendes und beschleunigtes Sprechen ist für eine manische Störung charakteristisch.
- Lautstarke, wenig modulierte, verlangsamte und monologisierende Äußerungen kommen bei Alkoholintoxikationen vor.
- Verlangsamtes Denken kann Ausdruck einer Schwerbesinnlichkeit, eines organischen Psychosyndroms oder einer gehemmten Depression sein.
- Durch fragmentierte Sprechweise, Dysprosodie, übertriebene Modulation, manieristische Ausdrucksweise oder Neologismen fallen schizophrene Patienten auf.

Bewertung

Entscheidend ist die Synopsis der Auffälligkeiten in den verschiedenen Bereichen des Erscheinungsbildes, des Verhaltens und der Sprache. Sie erlaubt in vielen Notfallsituationen eine erste diagnostische Zuordnung.

1.6   Erstes Gespräch

Schaffung einer vertrauensvollen Atmosphäre

Das Ziel des ersten Gesprächskontaktes ist die Vermittlung von Vertrauen und Sicherheit. Selbst bei schwerstgestörten Patienten ist es sinnvoll, sich namentlich vorzustellen und Bedeutung und Notwendigkeit eines Gespräches mit dem Patienten zu erläutern. Ist der Patient gesprächsbereit, so ist in der präklinischen Phase sicherzustellen, dass mögliche Störfaktoren beseitigt werden. Erweist sich nach den ersten Worten, dass ein Gespräch mit wechselseitigem Eingehen möglich ist, so erleichtert eine gleichbleibende, interessierte, warmherzige und ausschließlich dem Patienten zugewandte Teilnahme den Beginn eines ersten therapeutischen Kontaktes.

- In der Wohnung eines Patienten ist ein ungestörtes Gespräch ohne Anwesenheit Angehöriger hilfreich, da vorausgegangene Konflikte oder Kränkungen dem Untersucher nicht bekannt sind. Ein Gespräch »unter vier Augen« fördert den Aufbau einer vertrauensvollen Beziehung.
- Entsprechende Voraussetzungen im Freien oder im Rettungswagen sind oft nicht gegeben. Jedoch ist auch hier die Vermittlung von Ruhe, Gelassenheit und Sicherheit durch die Haltung des Notarztes hilfreich: Sie kann zu einer Entdramatisierung der Notfallsituation führen.

Gesprächsführung

Inhaltlich wird im ersten Gespräch der unmittelbare Anlass thematisiert, der Ursache des Hilfeersuchens war. Den Patienten sollte Raum gegeben werden, seinen Bedürfnissen entsprechend über aktuelle Ereignisse und Belastungen zu berichten (▶ Übersicht 1.9). Wichtige Hinweise auf

die Akuität der zugrunde liegenden Störung geben:

- Art, Intensität und Dauer einer bestehenden Konfliktlage,
- Zeitpunkt, Dauer und Verlauf einer psychischen und/oder körperlichen Symptomatik.

Eine zunächst offene, wenig strukturierte Gesprächsführung – allenfalls unterbrochen durch Fragen im Sinne einer Ermunterung – mag zunächst den Eindruck eines nicht tolerierbaren Zeitaufwandes erwecken: Sie ist letztendlich diagnostisch und therapeutisch effizient. Ziel des Erstkontaktes ist die Herstellung eines therapeutischen Bündnisses, welches den Patienten in die Lage versetzt, wieder vermehrt eigenständig entscheidungs- und handlungsfähig und belastbar zu werden.

Übersicht 1.9. Fehler während der ersten Kontaktaufnahme

- Sich nicht als Arzt vorstellen
- Formalistische Gesprächsführung (»Verhör«)
- Hinweis auf Zeitmangel
- Bagatellisierung von Problemen und Belastungen (»Die Schwierigkeiten haben andere auch!«)
- Schuldzuweisung, Vorwürfe oder entwertende Äußerungen
- Äußerungen über eigene Hilflosigkeit (»Da kann ich Ihnen auch nicht helfen ...«)
- Gesprächsführung über Dritte
- Unprofessionelles Überengagement
- Unverhältnismäßiges Mitleid
- Fehlendes Setzen von Grenzen

Entwicklung der Symptomatik

Die Bestimmung des Zeitpunktes des ersten Auftretens der Störung gibt einen Hinweis auf die Akuität der zu behandelnden Störung. Leidet der Patient schon über einen längeren Zeitraum latent unter der nun akut belastenden Symptomatik, so interessieren Einflüsse und Stressoren, die zu einer unmittelbaren Verschlechterung und zur Dekompensation geführt haben. Als Beispiele seien angeführt:

- Entwicklung von Panikattacken bei einem chronischen Alkoholiker unter einem fieberhaften Infekt,
- Entwicklung von Suizidalität eines chronisch Depressiven bei drohender Trennung vom Partner,
- Entstehung einer Verwirrtheit eines dementen alten Patienten bei Wohnungswechsel.

Frühere psychiatrische Erkrankungen und Behandlungen

Angaben zu früheren psychiatrischen Auffälligkeiten geben Hinweise auf zuvor durchgeführte erfolgreiche oder gescheiterte Therapien.

- Die Erhebung einer Medikamentenanamnese mit der Klärung der Frage, auf welche Substanzen der Patient respondiert oder nicht angesprochen hat, kann für die einzuleitende Behandlung bedeutsam sein.
- Abgebrochene Psychotherapien geben Anhaltspunkte für Motivation und Einsicht für weitere psychotherapeutische Interventionen. Sie weisen auf Risiken einer ausreichenden Compliance hin.
- Erworbene oder nicht gelernte Coping-Strategien lassen ebenfalls Rückschlüsse auf den möglichen Erfolg einer anvisierten therapeutischen Maßnahme zu.
- Ein im Zusammenhang mit früheren Krankheitsepisoden erlittener sozialer Abstieg kann zu weitergehenden therapeutischen Entscheidungen – zum Beispiel Einweisung in eine Klinik – führen.

Anamnestisch sollte eruiert werden, ob der Patient schon mehrfach mit den gleichen Symptomen Notärzte gerufen hat oder Rettungsstellen aufgesucht hat (»emergency room repeaters«). Unter diesen Patienten finden sich unterschiedliche Verhaltensmuster:

- Patienten, die ständig um Hilfe suchen, dann aber nicht mitarbeiten,
- Patienten, die über ihre Rechte auf Behandlung gut informiert sind und alles besser wissen,
- Patienten, die den Arzt mit den immer gleichen Problemen zu mehr Zuwendung verführen,
- Patienten, die sich nicht an die empfohlene Behandlung halten und immer wieder im gleichen kritischen Zustand eingeliefert werden,
- chronisch psychotisch Kranke, die aus Mangel an adäquaten Versorgungsmöglichkeiten immer wieder die Institution aufsuchen.

Die Motivation zur Erarbeitung eines effektiven therapeutischen Bündnisses ist bei diesen Patienten in der Regel geringer. Sie belasten durch ihr Verhalten Notärzte oder das Behandlungsteam auf Aufnahmestationen und schaffen somit Voraussetzungen, die zu einer negativen Einstellung bis hin zu offen feindseliger Ablehnung durch das Personal führen.

Fremdanamnese

Die Möglichkeiten, zu einer ausreichenden Information über die Entwicklung einer Symptomatik, zu aktuellen Beschwerden oder vorausgegangenen Belastungen und Krankheiten zu kommen, können in einer Notfallsituation wegen bestehender körperlicher oder seelischer Einschränkungen durch den Patienten sehr begrenzt sein. Deshalb ist der Notfallarzt auf Informationen durch Angehörige, Bekannte, den Hausarzt oder auch Fremde, die bei dem akuten Ereignis Hilfestellung geleistet haben, dringend angewiesen. Angehörige können einen Sachverhalt völlig anders beurteilen als der Patient.

- Die Hinweise über die Entwicklung einer psychotischen Störung oder einer Verwirrtheit können hilfreich bei der Beurteilung der Akuität des zugrunde liegenden Prozesses sein.
- Genaue Schilderungen einer »Ohnmacht« erleichtern die Differenzialdiagnose zwischen einem epileptischen Anfall, einer kardiovaskulär bedingten Synkope und einem Schwindelanfall.
- Informationen über die Umstände, die zu einem Unfall geführt haben, weisen den Weg zu weiteren diagnostischen Maßnahmen.
- Die Kenntnis einer Abhängigkeit führt dazu, dass mit einer höheren Rate von Komplikationen gerechnet werden muss.

Angehörige können darüber hinaus hilfreiche Mitteilungen machen über:
- Verhaltensgewohnheiten,
- frühere ähnliche Störungen,
- wichtige Erkrankungen,
- die Zuverlässigkeit des Patienten bei Medikamenteneinnahmen,
- seine allgemeine Einstellung zu medizinischen Maßnahmen,
- suchtartiges Verhalten,
- bestehende individuelle oder soziale Belastungen,
- aktuelle Konflikte.

Letztendlich sind die Angaben Dritter wichtig zur Abschätzung einer Suizidalität (Zeitraum bestehender Suizidgedanken, konkrete Vorstellungen über die Art der geplanten suizidalen Handlung), da schwer Suizidgefährdete eher zu Dissimulation neigen.

Weitergehende Anamnese

Die Erhebung einer umfangreicheren Anamnese, die Aspekte der Sozialanamnese, von Familie und Beruf sowie weitere Belastungen umfasst, ist in der akuten Notfalldiagnostik nur begrenzt möglich. Auch sie sollte jedoch nach Abklingen der akuten Störung nachgeholt werden. Erst unter Kenntnis der prämorbiden Persönlichkeit, des Lebensplanes, der Vorerkrankungen und der vielfältigen Vulnerabilitätsfaktoren kann der Weg zu einer differenzierten und störungsspezifischen Therapie vermittelt werden. Patienten sind speziell nach Notfallinterventionen motiviert, sich auf weitergehende Behandlungen einzulassen.

1.7 Psychopathologischer Befund

In der sorgfältigen Erhebung und Dokumentation des psychopathologischen Befundes liegt der Schwerpunkt der umfassenden psychiatrischen Untersuchung.
- Auf der Untersuchung basiert die (vorläufige) Diagnose.
- Der Befund ist Grundlage für die einzuleitenden ergänzenden diagnostischen Maßnahmen.

- Die Ergebnisse sind Voraussetzung für die ersten therapeutischen Interventionen.
- Die spätere Beurteilung des Behandlungsverlaufes stützt sich auf den dokumentierten Befund.
- Die Dokumentation des Befundes dient der Information für den weiterbehandelnden Arzt.

Qualitative Bewusstseinsstörungen

Bei den qualitativen Bewusstseinsstörungen handelt es sich um graduelle Abstufungen von Überwachheit bis zum Koma.

Gesteigerte Bewusstseinslage. Der Patient ist überwach und seine Aufmerksamkeit ist erhöht. Es bestehen ferner:
- beschleunigte Reaktionsfähigkeit auf allgemeine Reize,
- gesteigerte Spontanaktivität,
- beschleunigtes Denken und Reden,
- verbesserte Konzentrations- und Gedächtnisleistungen,
- Intensivierung der Wahrnehmung; sie lässt sich beispielsweise bei manischen Syndromen oder unter der Einwirkung von Amphetaminen oder Kokain beobachten.

Synkopen. Die Synkope wird definiert als eine plötzliche, anfallsartig auftretende, kurze, verminderte Bewusstseinslage. Dabei kommen alle Abstufungen von vollständiger Bewusstlosigkeit bis leichter Benommenheit vor. Bei leichter Ausprägung der Synkope spricht der Patient auch von »Schwindelanfall«. Auf die nähere Differenzierung der Synkopen wird in ▶ Kap. 3 eingegangen.

Koma: Ansprechbarkeit und Abwehrbewegungen fehlen – auch bei stärksten Reizen.

Die qualitativen Bewusstseinsstörungen sind dadurch charakterisiert, dass das Bewusstsein »in Unordnung« geraten ist. Gemeinsam ist diesen Störungen, dass sie innerhalb eines kurzen Zeitraumes auftreten und dass sie mit Beeinträchtigungen der Aufmerksamkeit, der Kognition, der Wahrnehmung und der Psychomotorik einhergehen. Nach Abklingen des Syndroms besteht eine partielle bis vollständige Amnesie. Die Patienten können in eingeschränktem Maß verbal Kontakt aufnehmen oder Anweisungen Folge leisten. Sie erinnern sich jedoch nicht mehr daran.

Qualitative Bewusstseinsstörungen werden eingeteilt in:
- Delir
- Dämmerzustand (geordnet und ungeordnet)
- Einfacher Verwirrtheitszustand

Orientierungsstörungen

Störungen der Orientierung signalisieren immer eine neuropsychiatrische Störung. Je schneller sie sich entwickeln, um so eher ist an eine Notfallsituation zu denken. Bewusstseinsklare Patienten mit Orientierungsstörungen können in der Exploration zunächst weitgehend unauffällig wirken. Es muss gezielt die vollständige Orientierung in allen Bereichen abgefragt werden. Man unterscheidet Orientierungsstörungen:
- zur Zeit: Datum, Tageszeit, Wochentag, Monat, Jahr;
- zum Ort: gegenwärtiger Aufenthaltsort, Stockwerk, Wohnung, Ortsname;
- zur Situation: Erkennen der Untersuchungssituation, Benennung anwesender Personen;
- zu anderen Personen: z. B. Schwester, Arzt in Funktion und Bezug erkennen;
- zur eigenen Person: Wissen um die eigene Identität und um den Lebensweg.

Antriebsstörungen

Störungen dieser Art fallen schon im Zusammenhang mit der orientierenden Verhaltensbeobachtung auf.
- Eine Antriebssteigerung zeichnet sich durch vermehrte allgemeine Aktivität, Unruhe und Getriebenheit aus.
- Bei einer Verminderung der Antriebslage lassen sich Bewegungsarmut oder -verlangsamung, Aspontanität bis hin zum Autismus feststellen.

Wenn möglich sollte auch die subjektive Erlebnisqualität der beobachteten Antriebsstörung erfragt werden. Bestimmte Zustände von Unruhe, Getriebenheit oder Antriebsmangel werden von den Patienten als äußerst quälend erlebt.

Aufmerksamkeitsstörungen

Unter Aufmerksamkeit wird die Fähigkeit verstanden, sich auf die bestehende Situation und das Gespräch zu konzentrieren, die Konzentration zu halten und Reize in allen sensorischen Qualitäten aufzunehmen. Störungen der Aufmerksamkeit äußern sich in Ablenkbarkeit, Einengung oder vorzeitiger Ermüdbarkeit.

Denkstörungen

Die Beurteilung und Registrierung von Denkstörungen kann auch bei nicht kooperationsfähigen oder ablehnenden Patienten in der Notfallsituation wichtige diagnostische Hinweise geben. Man unterscheidet formale und inhaltliche Denkstörungen (▶ Übersicht 1.10).
- Verlangsamtes, verarmtes Denken in Verbindung mit Insuffizienz-, Versagens- oder Schuldgedanken sind typisch für Depressionen.
- Die Neigung zu Perseverationen, das Haften an bestimmten Themen, Umständlichkeit und Weitschweifigkeit des Denkens können Ausdruck einer hirnorganischen Störung sein.
- Inkohärentes Denken, Gedankenabreißen in Verbindung mit wahnhaftem Denken sind bei schizophrenen Psychosen zu beobachten.
- Beschleunigte Denkabläufe, Neigung zu Wort- oder Klangassoziationen und Größenideen werden bei manischen Syndromen oder unter Amphetaminintoxikationen angetroffen.
- Liegt zwanghaftes Denken vor, so ist zu klären, ob der Patient diese selbst als unsinnig empfindet. Dieses spricht für eine Zwangsstörung.
- Äußert ein Patient Suizidgedanken, so muss deren Intensität und eine mögliche unmittelbare Eigengefährdung abgeschätzt werden.

Störungen der Stimmung und des Affekts

Die vorherrschende Stimmungslage kann teilweise durch Verhaltensbeobachtung ausreichend beurteilt werden. Die Vielfalt affektiver Äußerungsmöglichkeiten wird erst im anamnestischen Gespräch und der subjektiven Einschätzung durch den Patienten möglich.

Übersicht 1.10. Wichtige psychopathologische Symptome im Notfall

Bewusstseins-störungen	Antriebsstörungen	Affektive Störungen	Formale Denkstörungen	Inhaltliche Denkstörungen
Überwachheit	Antriebshemmung	Affektverar-mung	Verlangsamung	Überwertige Ideen
Benommen-heit	Antriebsmangel	Affektstarre	Denkhemmung	Suizidgedanken
Somnolenz	Antriebsarmut	Affektlabilität	Umständliches Denken	Zwangsgedanken
Sopor	Gleichgültigkeit	Affektinkonti-nenz	Weitschweifiges Denken	Hypochondrisches Denken
Koma	Passivität	Affektverfla-chung	Verlust der Zielvorstel-lung	Phobisches Denken
	Trägheit	Affektstupor	Perseveration	Wahnhaftes Denken:
	Lethargie	Affektsperre	Beschleunigung	— Verfolgungs-wahn
	Aspontanität	Affektstau	Ideenflucht	— Vergiftungswahn
	Abulie	Depression	Gedankenjagen	— Größenwahn
	Stupor	Traurigkeit	Fragmentarisches Denken	— religiöser Wahn
	Katatonie	Leere	Tangentiales Denken	— Verarmungswahn
	Antriebssteigerung	Anhedonie	Inkohärentes Denken	— Schuldwahn
	Unruhe		Gedankenabbrechen, -abreißen	— Versündigungs-wahn
	Überaktivität		Gedankenausbreitung	— nihilistischer Wahn
	Getriebenheit		Grübeln	— Krankheitswahn
	Dranghaftigkeit			
	Sprunghaftigkeit			
	Enthemmung			
	Erregung			
	Ambitendenz			

— Eine gehobene oder euphorische Stimmungslage – unter Umständen mit erhöhter Gereiztheit – sind Symptome einer manischen Verstimmung, einer Alkohol- oder Psychostimulantienintoxikation oder einer Demenz.

— Auf hirnorganische Erkrankungen weisen Affektlabiliät oder -inkontinenz hin:
  — Unter Affektlabilität versteht man schwankende, schnell wechselnde Gefühle.
  — Affektinkontinenz bezeichnet mit und ohne Anstoß auftretende überschießende Gefühlsäußerungen wie hemmungsloses Weinen oder Lachen ohne adäquaten Anlass.

— Eine läppisch-flache Affektlage lässt an eine hebephrene Schizophrenie oder an unreife oder minderbegabte (meist jugendliche) Persönlichkeit denken.

— Auch inadäquater, der Situation nicht angemessener Affekt (Parathymie) findet sich überwiegend bei psychotischen Störungen.

— Depressive Patienten fallen dagegen durch eine Verarmung affektiver Ausdrucksmöglichkeiten auf.

— Eine gedrückte Stimmung kann Hoffnungslosigkeit und Perspektivlosigkeit signalisieren.

Die Bandbreite der affektiven Zuwendungsfähigkeit (Modulation) kann bis zur Erstarrung eingeengt sein. Subjektiv ist es möglich, dass der Patient den Verlust seines affektiven Erlebens beklagt und mit einem »Gefühl der Gefühllosigkeit« beschreibt.

Wahrnehmungsstörungen

Als für die Notfallsituation wichtige Störung der Wahrnehmungsfunktionen sind illusionäre Verkennungen und Halluzinationen zu nennen. Unter illusionären Verkennungen wird eine Fehlwahrnehmung realer Objekte oder Reize verstanden. Der Untersucher wird beispielsweise als ein Familienangehöriger verkannt.

Illusionäre Verkennungen. Sie können auch in normalen Zuständen vorkommen, zum Beispiel werden in der Dämmerung Bäume als Personen verkannt. Sie treten vermehrt unter Ermüdung oder Erschöpfung auf. Das Handeln von Patienten kann überwiegend bis ausschließlich unter Alkohol-, Sedativa oder LSD-Intoxikationen und bei deliranten Syndromen oder Verwirrtheitszuständen durch vielfältige illusionäre Verkennungen bestimmt werden. Hierdurch ist die Gefahr von Fehlhandlungen gegeben.

Halluzinationen. Darunter werden Wahrnehmungen ohne vorhandenen Sinnesreiz verstanden. Die Patienten hören, sehen, riechen, schmecken oder fühlen etwas, das objektiv nicht vorhanden ist.

- **Akustische** Halluzinationen treten in Form von Stimmenhören oder als elementar-akustische Halluzinationen auf. Das Stimmenhören kann das Handeln des Patienten bestimmen und ihn potentiell gefährden: zum Beispiel Stimmen, die ihm befehlen, sich umzubringen. Man unterscheidet:
  - dialogisches,
  - imperatorisches oder
  - kommentierendes Stimmenhören.
- **Optische** Halluzinationen weisen eher auf eine hirnorganische Störung oder auf eine Intoxikation hin: Halluzinosen, Delir, LSD-, Haschisch-, Amphetamin- oder Kokainintoxikation, aber auch schwere internistische Erkrankungen, hohes Fieber oder indizierte Medikamente.

Störungen der Ich-Funktionen

Unter »Ich« wird ein abstrakter Begriff verstanden, der für menschliches Selbstsein steht. Für die Notfallsituation sind speziell folgende Störungen des Ich-Bewusstseins relevant:

- Depersonalisation,
- Derealisation,
- Veränderungen der Ich-Identität und
- Störungen der Ich-Konsistenz.

Liegt **Depersonalisation** vor, erlebt sich der Patient als entfremdet, unwirklich, neben sich stehend, erstarrt oder unlebendig. Sie kommt bei bestimmten Persönlichkeitsstörungen im Zusammenhang mit Krisensituationen oder bei schweren depressiven Verstimmungen vor.

Liegen psychotische Störungen vor, so ist sie oft mit **Derealisation** verbunden: Die Patienten erleben die Umwelt als fremd, unwirklich, bedrohlich oder unvertraut.

Störungen der Ich-Identität können zu diversen Verhaltensstörungen führen: Die eigene Identität wird in Frage gestellt, kann sich verändern oder verlorengehen. Der Patient ist der Überzeugung, ein anderer Mensch zu sein oder ein anderes Geschlecht zu haben und wird entsprechend (fehl-)handeln.

Patienten mit **Störungen der Ich-Konsistenz** erleben sich als gespalten, uneinheitlich, fragmentiert oder verdoppelt als Folge einer Desorientierung zum eigenen Körper. Sie finden sich bei schizophrenen oder toxischen Psychosen (Halluzinogene, PCP, Amphetamine etc.).

Störungen der Ich-Funktionen machen scheinbar »unverständliche« Handlungen von Notfallpatienten wie Selbstverstümmelungen oder inadäquate aggressive Durchbrüche nachvollziehbar.

Störungen des Gedächtnisses

Um die Gedächtnisfunktion überprüfen zu können, ist eine gewisse Kooperationsbereitschaft des Patienten Voraussetzung. Er muss zu einem diagnostischen Gespräch bereit sein. Es werden Störungen des Kurz- und Langzeitgedächtnisses unterschieden.

- Störungen des **Kurzzeitgedächtnisses** weisen auf Funktionseinbußen des Cortex, der Corpora mamillaria, des Hippocampus und des Thalamus hin. Die Prüfung erfolgt durch die Aufforderung, drei Worte unmittelbar nach Vorgabe und nach 10 Minuten zu wiederholen. Beeinträchtigungen des Kurzzeitgedächtnisses treten im Zusammenhang mit akuten neurologischen Dekompensationen wie Enzephalitiden, Schädel-Hirn-Traumen, Hirninfarkten oder -blutungen, aber auch bei Korsakoff-Syndromen und anderen Demenzen und bei Intoxikationen auf.

- Das Alt- oder **Langzeitgedächtnis** ist eher im Zusammenhang mit über einen längeren Zeitraum sich hinziehenden hirnorganischen Prozessen beeinträchtigt, wie zum Beispiel in fortgeschrittenen Stadien einer Alzheimer-Demenz.

Übergang zur Differenzialdiagnose

Aus der Synopsis der beobachteten psychopathologischen Auffälligkeiten lassen sich die Symptome bestimmten Syndromen zuordnen. Sie erlauben eine erste Arbeitshypothese und müssen differenzialdiagnostisch weiter abgeklärt werden. Die differenzialdiagnostischen Möglichkeiten und sich hieraus ergebende therapeutische Konsequenzen werden in den einzelnen Kapiteln angesprochen.

1.8 Diagnose, Differenzialdiagnose, Therapie, Prognose

Schritte zur Diagnose

Eine Diagnose als Grundlage einer Arbeitshypothese sollte auch unter größter Zeitnot immer schriftlich dokumentiert werden und führt zu entsprechenden etablierten Behandlungen. Oft ist der erste diagnostische Schritt die Beschränkung auf ein Syndrom. Dabei kommt es nicht darauf an, eine endgültige Diagnose zu stellen.

Wichtigste Behandlungsziele sind zunächst Entlastung, Vermittlung von Sicherheit und Empathie als Grundlage für den Aufbau einer therapeutischen Beziehung. Diese erlaubt eine erste Einschätzung einer psychiatrischen Störung oder einer belastenden Konfliktsituation und deren Entwicklung.

Die Zuordnung zu einer der typischen psychiatrischen Erkrankungen erfolgt erst später. Hilfreich ist eine Orientierung an den diagnostischen Manualen international akzeptierter Klassifizierungen. Für den praktisch klinischen Gebrauch eignen sich vorzugsweise die diagnostischen Systeme:
- ICD-10 oder
- DSM IV-TR.

Differenzialdiagnostische Möglichkeiten

Ob eine erschöpfende Differenzialdiagnose erhoben werden kann, hängt zumeist von den Umständen ab, unter denen der Notfallpatient versorgt werden muss. Außerhalb von Klinik und Praxis ist der Arzt auf die Bewertung und Zuordnung psychischer und körperlicher Symptome sowie beobachteter Verhaltensstörungen angewiesen. Die Berücksichtigung, dass möglicherweise eine bestimmte organische Krankheit vorliegt, wird jedoch z. B. die Wahl einzusetzender Medikamente beeinflussen.

Therapieschritte

Die einzuleitende Therapie orientiert sich zunächst an dem Ziel, die akute Störung (z. B. eine Erregung) zu beseitigen. Im zweiten Schritt sollte möglichst die Behandlung der zugrunde liegenden Störung eingeleitet werden (z. B. Entgiftung, antipsychotische Behandlung).

Prognostische Erwägungen

Das Handeln des Notfallarztes wird wesentlich von prognostischen Erwägungen gesteuert, z. B. ob eine Einweisung in ein Krankenhaus zwingend, mit oder ohne ärztliche Begleitung, fakultativ oder nicht erforderlich ist.

1.9 Dokumentation

Eine sorgfältige Dokumentation jedes Notfallpatienten ist unverzichtbar, um spätere Regressansprüche oder strafrechtliche Vorwürfe entkräften zu können. Die Dokumentation sollte umfassen:
- Untersuchungsbefunde,
- Diagnostik,
- eingeleitete Therapie,

1

- Weiterbehandlung,
- Ablehnung einer Behandlung.

Die Dokumentation aller relevanter **Untersu-chungsbefunde** bedeutet die Aufzeichnung der Symptome, die für die gestellte **Diagnose** richtungweisend sind. Aus der Dokumentation muss für einen Dritten – den Aufnahmearzt der Klinik oder den Hausarzt – die Stellung der Diagnose aus den mitgeteilten Befunden nachvollziehbar sein.

Eingeleitete **therapeutische Interventionen** – verabreichte Medikamente, Applikationsart – müssen dem weiterbehandelnden Arzt unbedingt zur Kenntnis gebracht werden.

Wird der Patient aus einer Notfallbehandlung nach Hause entlassen, so muss eine adäquate **Weiterbehandlung** sichergestellt werden:
- Information des Hausarztes und der Angehörigen,
- Sicherstellung der weiteren Medikation,
- Vorkehrungen gegen mögliche Verschlechterungen.

Bei Patienten, die eine Behandlung ablehnen, sollte dokumentiert werden, dass sie in der Lage waren, Bedeutung und Folgen der **Ablehnung** zu begreifen und die Entscheidung ihrem natürlichen Willen entspricht.

❶ CAVE

Die Dokumentation ist im Falle juristischer Verfahren ein wichtiges Beweismittel. Nicht dokumentierte Befunde und Behandlungen gelten juristisch gesehen als nicht erhoben bzw. als nicht durchgeführt.

1.10 Notfallkoffer

Allgemein verbindliche Bestimmungen über die Ausstattung eines Notfallkoffers liegen nicht vor. Trotz unterschiedlicher Aufgaben, die an einen Arzt in der Notfallmedizin gestellt werden, muss eine bestimmte apparative und medikamentöse Grundausstattung zur Behandlung aller vital gefährdenden Situationen vorhanden sein. Folgende Voraussetzungen sollte die Einrichtung eines Notfallkoffers erfüllen (nach Schuster 1984):

- optimale Ausstattung, d. h. umfassende Ausstattung unter Vermeidung von Überflüssigem,
- systematischer Aufbau und übersichtliche Anordnung nach funktionellen Gesichtspunkten,
- rasche Einsetzbarkeit,
- tragbares Gewicht.

Funktionsgruppen

Der systematische Aufbau des Notfallkoffers lässt sich in folgende Funktionsgruppen einteilen (nach Ahnefeld 1990, Schuster 1984):
- Diagnostische Hilfsmittel:
  - Stetoskop
  - Blutdruckmessgerät
  - Taschenlampe
  - Reflexhammer
  - Dextrostix-Teststäbchen
- Ausstattung zur Behandlung respiratorischer Störungen
- Ausstattung zur Behandlung zirkulatorischer Störungen
- Zusatzausstattung: Spritzen, Kanülen, Klemmen, Pinzetten, Schere, Skalpell, Pflaster, Kompressen, Folien
- Medikamente (▶ Übersicht 1.11)

Medikamente

Übersicht 1.11. Auswahl an Medikamenten für den neurologisch-psychiatrischen Bereich

- Dexamethason 100 mg/10 ml (Fortecortin)
- Morphin-HCl 20 mg/1 ml (z. B. Merck)
- Metamizol-Natrium (z. B. Novalgin)
- Clomethiazol (Distraneurin)
  - Tabletten
  - Saft
- Physostigmin 2 mg/5 ml (Anticholium)
- Atropin 0,5 mg/1 ml
- Methadon 5 mg/2 ml (l-Polamidon)
- Naloxon 0,4 mg/2ml (Narcanti)
- Haloperidol (z. B. Haldol)
- Olanzapin (z. B. Zyprexa)
  - Injektion
  - oral   ▼

- Zuclopentixol (Ciatyl-Z-Acuphase)
- Biperiden (Akineton)
- Diazepam (z. B. Valium)
- Lorazepam (z. B. Tavor)
- Flumazenil 0,2 mg (Anexate®)
- Doxepin (z. B. Aponal)

Für die Notfallmedizin sollten nur Medikamente gewählt werden, die möglichst in parenteraler und oraler Darreichungsform angeboten werden. Ferner sollten Präparate bevorzugt werden, die schon lange im Handel sind und die sich zur Behandlung akuter psychischer Störungen bewährt haben. Erfahrungen über – auch seltenere – unerwünschte Arzneimittelwirkungen sowie Interaktionen mit anderen Medikamenten liegen dann vor. Die Initialdosen sollten in der Notfallsituation ausreichend hoch angesetzt werden. Unterdosierungen können speziell bei psychiatrischen Notfällen eher zu einer Verschärfung der Notfallsituation führen.

Literatur

Ahnefeld FW, Dick W, Kilian J, Schuster HP (Hg) (1990) Notfallmedizin. Springer, Berlin Heidelberg New York Tokyo

Dick WF (1997) Ergebnisforschung in der Notfallmedizin. Intensivmed 34: 751–757

Dick WF, Ahnefeld FW, Enke A, Schuster HP (1996) Ethik und Forschung in der Notfallmedizin. Anaesthesist 45: 413–419

Freyberger HJ, Stieglitz RD (Hg) (1996) Kompendium der Psychiatrie und Psychotherapie, 10. Aufl. Karger, Basel

Halhuber M, Kirchmair H (1993) Notfälle in der Inneren Medizin. In: Harloff M (Hg) Hexal Notfall-Handbuch Innere Medizin, 11. Aufl. Urban & Schwarzenberg, München

Hewer W, Rössler W (1998) Das Notfallpsychiatrie Buch. Urban & Schwarzenbeck, München

Kaplan HI, Sadock BJ (1993) Pocket handbook of emergency psychiatric medicine. Williams & Wilkins, Baltimore

Kind H (1988) Leitfaden der psychiatrischen Untersuchung, 4. Aufl. Springer, Berlin Heidelberg New York Tokyo

Knuth P, Sefrin P (Hg) (2006) Notfälle nach Leitsymptomen, 5. Aufl. Deutscher Ärzte Verlag, Köln

Madler C, Luiz T (2005) Von der Notfallmedizin zur Akutmedizin. Traditioneller Auftrag, heutige Einsatzrealität und Zukunft der Notfallversorgung. In: Madler C, Jauch KW, Werdan K et al (Hg) Das NAW-Buch. Akutmedizin in den ersten 24 Stunden, 3. Aufl. Urban & Fischer, München, S 3–11

Munizza C, Furlan PM, d'Elia A et al (1993) Emergency psychiatry: a review of the literature. Acta Psychiatr Scand 88: 5–51

Pajonk FG, Moecke H (2005) Psychiatrische Notfälle in der Notfallmedizin – Definition, Häufigkeit, Epidemiologie. In: Madler C, Jauch KW, Werdan K et al (Hg) Das NAW-Buch. Akutmedizin in den ersten 24 Stunden, 3. Aufl. Urban & Fischer, München, S 751–756

Pajonk FG, Grünberg K, Paschen HR et al (2001) Arbeitsgruppe Psychiatrie und Rettungswesen. Psychiatrische Notfälle im Notarztdienst einer deutschen Großstadt. Fortschr Neurol Psychiat 69: 170–174

Pajonk FG, Lubda J, Siitinger H (2004) Psychiatrische Notfälle aus der Sicht von Notärzten – eine Reevaluation nach 7 Jahren. Anaesthesist 53: 709–716

Payk TR (2000) Pathopsychologie. Vom Symptom zur Diagnose. Springer, Berlin Heidelberg New York Tokyo

Porzsolt F, Gaus W (1993) Wirksamkeit und Nutzen medizinischer Maßnahmen. Klinikarzt 12: 522–528

Scharfetter C (1996) Allgemeine Psychopathologie, 4. Aufl. Thieme, Stuttgart

Schnyder U, Sauvant JD (Hg) (1993) Krisenintervention in der Psychiatrie. Huber, Bern

Schuster HP (2007) Intensivmedizin in Rückblick und Ausblick. Intensivmed 44: 471–474

Schuster HP (1984) Notfallmedizin, 3. Aufl. Enke, Stuttgart

Steinert T (1995) Aggression bei psychisch Kranken. Enke, Stuttgart

Walker JI (1983) Psychiatric emergencies – Interventions & resolution. Lppincott, Philadelphia

Juristische Probleme

2

2.1 Einführung

Im Zusammenhang mit Notfällen gewinnen rechtliche Aspekte besondere Bedeutung. Da der Arzt gezwungen ist, möglicherweise unmittelbar tätig zu werden und die einzuleitende Therapie unter Zeitdruck erfolgt, besteht die Gefahr, dass die einer Behandlung zugrunde liegende Rechtsgrundlage vernachlässigt wird.

❗ In der Notfallversorgung, während des Bereitschafts- und Rettungsdienstes besteht für den Arzt eine Garantenpflicht zur Fallübernahme. Das bedeutet, dass er verpflichtet ist, den Fall zur Versorgung zu übernehmen. Die Ablehnung eines Notfallpatienten kann strafrechtliche und/oder zivilrechtliche Konsequenzen haben. Die gleichen Voraussetzungen treffen für Aufnahmeärzte psychiatrischer Kliniken zu.

In akuten psychiatrischen Notfallsituationen, wie einem unmittelbar einsetzenden suizidalen Impuls oder einer sich konkret im Rahmen einer schweren Erregung entwickelnden motorischen Aggression, kann der Behandelnde in einen Konflikt zwischen ärztlicher Hilfspflicht und ärztlicher Sorgfaltspflicht geraten. Deshalb ist die Kenntnis der strafrechtlichen und zivilrechtlichen Grundlagen ärztlichen Handelns in der psychiatrischen Notfallversorgung besonders wichtig. Die zu beachtenden Gesetze zeigt ▶ Übersicht 2.1.

2.2 Ärztliche Sorgfalts-, Hilfs- und Behandlungspflicht

Der Arzt befindet sich auch in der Notfallsituation in der Garantenpflicht. Das bedeutet, dass er als Garant für die Unversehrtheit eines bedrohten Rechtsguts – hier die Gesundheit – einzustehen hat. Die Garantenpflicht beginnt bereits mit einer telefonischen Konsultation. Vom Beginn des Anrufes eines ihm unbekannten Patienten an hat er dafür zu sorgen, dass alles medizinisch Erforderliche geschieht (▶ Übersicht 2.2).

- Die Garantenpflicht erstreckt sich auch auf Anrufe Angehöriger oder Bekannter (Mitteilung über die Verwirrtheit eines alten Menschen, Äußerung von Suizidgedanken oder Intoxikation eines Jugendlichen).

Übersicht 2.1. Rechtliche Grundlagen ärztlichen Handelns in der psychiatrischen Notfallversorgung

Grundgesetz und Zivilrecht	Strafrecht
- Artikel 2 GG (Recht auf freie Entfaltung der Persönlichkeit und Recht auf Leben und körperliche Unversehrtheit)	- § 13 StGB (Unterlassene Hilfeleistung)
- Artikel 104 GG (Freiheitsentziehung)	- § 16 StGB (Einsichtsfähigkeit, Unrecht zu tun)
- § 104 bis § 108 BGB (Geschäftsfähigkeit)	- § 34 StGB (Abwendung von Gefahr)
- § 227 BGB (Notwehr)	- § 138 StGB (Offenbarungspflicht)
- § 249 BGB (Schadensersatz)	- § 2o3 StGB (Schweigepflicht)
- § 276 BGB (Vorsatz und Fahrlässigkeit)	- § 212 StGB (Totschlag)
- § 823 BGB (Verletzung von Leben, Körper, Gesundheit und Freiheit)	- § 216 StGB (Tötung auf Verlangen)
- § 831 BGB (Haftung und Sorgfaltspflicht bei Delegation einer therapeutischen Handlung)	- § 221 StGB (Aussetzen oder Verlassen hilfloser, gebrechlicher oder kranker Personen)
- § 839 BGB (Amtspflichtverletzung)	- § 222 StGB (Fahrlässige Tötung)
- PsychchKG (Unterbringungsgesetze je nach Bundesland unterschiedlich geregelt)	- § 223 StGB (Körperverletzung)
	- § 226 StGB (Einwilligung zur Körperverletzung)
	- § 230 StGB (Fahrlässige Körperverletzung
	- § 239 StGB (Freiheitsberaubung)
	- § 240 StGB (Nötigung)
	- § 323 c StGB (Unterlassene Hilfeleistung)

- Liegt eine unklare Sachlage vor oder lässt sich eine ernsthafte Bedrohung des Gesundheitszustandes nicht ausschließen, so muss der Arzt alles tun, um einen persönlichen Kontakt zu ihm herzustellen und den Patienten unverzüglich zu untersuchen.
- In der prähospitalen Phase muss ggf. ein Hausbesuch gemacht werden. In der durch den Anruf signalisierten Notfallsituation dürfen Hausbesuche nur abgelehnt werden, wenn sie offensichtlich unbegründet sind oder Missbrauch vorliegt.
- Auf Angaben Dritter darf er sich nicht verlassen (Problem der Ferndiagnosen und -behandlungen).

Übersicht 2.2. Sorgfaltspflichten des Arztes

- Die gründliche Voruntersuchung ist fundamentale Pflicht. Mängel an Ausbildung oder fehlende Erfahrungen entschuldigen zivilrechtlich nicht den Behandlungsfehler.
- Ferndiagnosen sind grundsätzlich Behandlungsfehler.
- Therapeutische Empfehlungen nach Ferndiagnose sind ebenfalls ein Behandlungsfehler.
- Im Zweifel gilt: für die Vorsicht und gegen das Risiko. Bei gleichwertigen Behandlungsmethoden muss der Arzt die sicherste wählen.
- Der Therapeut muss seine Grenzen kennen. Im Zweifelsfall: Hinzuziehung eines Spezialisten, Konsiliarius oder Überweisung in eine Klinik.
  Sonst Vorwurf des Übernahmeverschuldens.
- Der Therapeut muss sein Grundwissen und das Spezialwissen seines Faches jeweils auf dem Laufenden halten (BGH: Kenntnis der jeweils neuesten Auflage von Standardlehrbüchern).
- Der Wille des Patienten ersetzt nicht die mangelnde therapeutische Indikation.
- Delegation an Hilfspersonal ist zulässig, wenn die Verrichtung nicht das Können eines approbierten Arztes voraussetzt.

Strafe bei Unterlassung

Vernachlässigt der Arzt seine Garantenpflicht, so macht er sich je nach Ausgang des Falles wegen Körperverletzung oder Tötung strafbar. Juristisch ist der Suizid ein Unglücksfall. Er ist nicht strafbar; also ist auch die Beihilfe oder Unterlassung zu einer suizidalen Handlung kein strafbarer Tatbestand. Der Arzt ist jedoch aufgrund seiner Garantenpflicht gehalten, alles zu tun, um einen Suizid zu verhindern. Im Falle der Unterlassung kann er nach § 222 oder § 223 StGB belangt werden.

Allgemeine und ärztliche Hilfspflicht

Die Hilfspflicht erstreckt sich auf jeden Bürger. Danach macht sich nach § 323 cStGB strafbar, wer es unterlässt, bei Unglücksfällen, Gefahr oder Not die erforderliche oder zumutbare Hilfe zu leisten. Kommt es zur Abwehr einer Gefahr bei einem Unglücksfall auf ärztliche Sachkunde an, so muss der Arzt seine medizinischen Fähigkeiten voll nutzen und die ihm zur Verfügung stehenden Hilfsmittel einsetzen. Ein Unglücksfall liegt vor, wenn eine Krankheit eine plötzliche, sich rasch verschlimmernde Wende nimmt.

Abwägung der Zumutbarkeit

Unter den Bedingungen der Notfallmedizin muss der Arzt sich Gefahren aussetzen, die sich aus den besonderen Pflichten ergeben. So ergibt sich eine Hilfspflicht, z. B. gegenüber aggressiven psychotischen Patienten. Die Hilfe muss jedoch zumutbar sein. Eine konkrete Lebens- oder Leibesgefahr ist für den Arzt unzumutbar (► Übersicht 2.3). Die Grenze zwischen einer Hilfspflicht, die zumutbar oder nicht mehr zumutbar ist, kann bei der Behandlung eines randalierenden Alkoholikers oder eines gewalttätigen Psychotikers nicht immer vorab bestimmbar sein. Eine sorgfältige Dokumentation der Gründe einer therapeutischen Unterlassung ist zur Klärung möglicher juristischer Folgen hilfreich.

Freier Wille bei Ablehnung der Behandlung

Die aus einer freien Willensbildung nach umfangreicher Aufklärung über mögliche Folgen abgegebene Entscheidung eines Patienten über die Ablehnung einer medizinisch notwendigen Behandlung muss in jedem Fall akzeptiert werden. Selbst

2

Übersicht 2.3. Grenzen der Hilfs- und Behandlungspflicht

- Die Hilfspflicht endet, wenn der Patient sich in wirksamer Weise weigert, Hilfe in Anspruch zu nehmen.
  - Gegen den mangelfreien Willen darf nicht therapiert werden.
    Sonst: Vorwurf der Nötigung oder Freiheitsberaubung.
  - Auch wenn die Entscheidung des Patienten unvernünftig ist und den Tod des Patienten zur Folge haben könnte, ist seine Weigerung zu respektieren.
- Die Entscheidung des Patienten darf nicht durch Zwang oder Täuschung beeinflusst werden.
- Der Patient muss über Verstandesreife, Übersicht und Urteilsreife verfügen und die Bedeutung und Tragweite seines Entschlusses überblicken.
- Der nicht freie Wille ist rechtsunbeachtlich (z. B. Kinder, psychisch Kranke).
- Rechtsunbeachtlich ist auch der Wille des Suizidenten (umstrittene Rechtsprechung des BGH).

wenn das Unterbleiben einer Behandlung gesundheitliche Schäden oder den Tod zur Folge hat, ist der Wille des Patienten zu respektieren. Falls dies nicht geschieht, können die Voraussetzungen der Körperverletzung, Nötigung oder Freiheitsberaubung vorliegen. Dementsprechend gehört es zu den Pflichten des Arztes, die Notwendigkeit einer Behandlung eindringlich und umfangreich darzustellen, um den Patienten von seiner Weigerung abzubringen. Die Voraussetzung des freien Willens ist, dass der ablehnende Patient über den nötigen Verstand und die entsprechende Kritik- und Urteilsfähigkeit verfügt, um Umfang und Bedeutung seines Entschlusses würdigen zu können. Gerade in der psychiatrischen Notfallsituation kann es bei einem wenig kooperativen Patienten mit Erregung, Panik, Aggressivität oder Rückzug extrem schwierig werden, unter Zeitdruck eine frei bestimmte Urteils- und Einsichtsfähigkeit festzustellen.

Rechtsunbeachtlicher Wille

Eine besondere Situation ergibt sich bei urteilsfähigen und somit über einen wirksamen Willen verfügenden suizidalen Patienten. Die Selbsttötung und der Suizidversuch sind nach deutschem Recht straflos. Nach der Rechtssprechung des BGH ist der Wille des Suizidenten rechtsunbeachtlich, d. h. der Arzt hat aufgrund der weiter bestehenden Hilfspflicht alles zu unternehmen, um eine unmittelbar bevorstehende suizidale Handlung abzuwenden.

Sorgfaltspflicht

Im Rahmen der Sorgfaltspflicht ist der Arzt gehalten, den Patienten mit der gebotenen Sorgfalt zu behandeln. Diese wird durch den wissenschaftlichen Stand zum Zeitpunkt der Behandlung bestimmt. Ein Verstoß gegen die Sorgfaltspflicht ist ein Behandlungsfehler (»Kunstfehler«). Typische Fehlleistungen im Bereich der psychiatrischen Notfalltherapie können sein:

- Nichtbehandlung,
- abweichende Therapie,
- Übermaßbehandlung,
- begleitende Fehler oder
- Informationsfehler.

Nichtbehandlung ist das Unterlassen einer notwendigen Behandlung, z. B. der Verzicht auf eine Neuroleptikatherapie bei einer akuten Schizophrenie.

Abweichende Behandlung ist die Therapie mit einer nicht dem Standard entsprechenden Methode, z. B. die ausschließliche Behandlung einer wahnhaften Depression mit Gesprächen.

Unter dem Begriff Übermaßbehandlung werden Therapien mit Überschreitung zulässiger Dosen oder nicht gerechtfertigte diagnostische Eingriffe verstanden. Die gleichzeitige Behandlung mit 3 oder mehr Neuroleptika könnte hierunter fallen oder eine nicht ausreichend indizierte zerebrale Arteriografie bei einer Kopfschmerzsymptomatik.

Der häufigste begleitende Fehler ist das Übersehen von Kontraindikationen, Neben- und/oder Wechselwirkungen.

Unter Informationsfehler sind zu nennen das Unterlassen klarer Anweisungen wie Fahrverbot am Beginn psychopharmakologischer Behandlungen, unzureichende und/oder nicht dokumentierte Therapieanweisungen an das Pflegepersonal etc.

> **Fazit**
>
> Der Arzt hat in der psychiatrischen Notfallsituation eine Vielzahl juristischer Gebote und Verbote zu beachten, um einen optimalen Therapieerfolg sicherzustellen und um zivil- und strafrechtliche Konsequenzen zu vermeiden. Eine sorgfältige Dokumentation der Befunderhebung, der Therapie und des Verhaltens des Patienten ist bei juristischen Auseinandersetzungen ein wichtiges Beweismittel.

2.3 Einwilligung und Aufklärung psychisch Kranker

Einwilligungsfähigkeit des Notfallpatienten

Auch in der psychiatrischen Notfalltherapie ist die Einwilligung zu einer geplanten Behandlung erforderlich, sofern sie nicht im Rahmen gesetzlicher Zwangsbehandlung erfolgt. Der behandelnde Arzt ist verpflichtet, den Patienten über die Risiken seiner geplanten Therapie aufzuklären. Je nach Intensität, Umfang und Art der psychischen Störung wird er mit allen Abstufungen von frei verantwortlicher Handlungs- und Urteilsfähigkeit bis zur vollständigen Einsichtsunfähigkeit konfrontiert.

Der Patient muss Sinn und Inhalt der Aufklärung verstehen und die Einwilligung aus freier Willensbildung erteilen. Der Tatbestand allein, dass ein Patient psychisch gestört ist, sich ablehnend verhält oder den Arzt beschimpft, reicht zur Annahme einer Einwilligungsunfähigkeit nicht aus. Trotz Zeitdruck und fehlendem kooperativen Verhalten muss der Arzt abwägen zwischen dem Grad der Gefährdung und der Prüfung der Einwilligungsfähigkeit.

Einwilligungs- und Geschäftsfähigkeit

Die Einwilligung stellt die Gestattung einer Handlung und/oder eines Eingriffs dar und ist etwas anderes als Geschäftsfähigkeit. Einwilligungs- und Geschäftsfähigkeit fallen in einer Notfallsituation oft zusammen. Unter Geschäftsfähigkeit wird die Willenserklärung bezüglich eines Rechtsgeschäftes verstanden. Liegen Einwilligungs- und Geschäftsfähigkeit vor, so hat der Arzt die Ablehnung einer Behandlung durch den Patienten zu respektieren – auch wenn ein erheblicher Gesundheitsschaden die Folge sein kann. Die Einwilligungsfähigkeit kann nur ein Arzt feststellen.

Bewusstseinslage

In der Notfallsituation ist eine sorgfältige Beurteilung der Bewusstseinslage von zentraler Bedeutung, da eine Beeinträchtigung derselben einen maßgebenden Einfluss auf die Willensbildung und Entscheidungsfähigkeit haben kann.

- Bestehen mehr oder weniger ausgeprägte Bewusstseinsstörungen (◗ Tab. 2.1), z. B. bei Intoxikationssyndromen oder Trunkenheit, so kann eine Einwilligung des Patienten nicht wirksam sein. In diesem Fall ist eine Eilbetreuung zu erwirken, die ohne großen Zeitaufwand beim zuständigen Amtsgericht eingeholt werden kann.
- Liegt eine akute unmittelbare Gefahrenlage vor und/oder ist die Zustimmung eines gesetzlichen Vertreters bei Minderjährigen nicht umgehend einzuholen, so kommt rechtfertigender Notstand in Betracht: Der Arzt darf und muss handeln, ohne auf den Willen des Patienten Rücksicht zu nehmen, wenn ein Aufschub der Behandlung schweren gesundheitlichen Schaden oder die Gefahr des Todes bringen würde.
- Ist wegen bestehender schwerer psychotischer Störungen oder bei Bewusstlosigkeit keine Möglichkeit zur Kommunikation mehr gegeben, so liegen die Voraussetzungen der Geschäftsführung ohne Auftrag vor (§§ 677 bis 687 BGB). Der Patient ist dann so zu behandeln, wie es seinem mutmaßlichen Willen als Gesunder bzw. des gesetzlichen Vertreters entsprechen würde.

Richtlinien für ärztliches Handeln

Das Handeln des Arztes muss sich am aktuellen Stand ärztlicher Heilkunst und der allgemeinen Lebenserfahrung orientieren. Nicht gerechtfertigte Einwände von Angehörigen (z. B. Ablehnung einer Einweisung in die Klinik) müssen ignoriert werden.

◘ **Tab. 2.1.** Rechtsgrundlagen bei Bewusstseinsstörungen

Bewusstseinsstörung	Rechtsgrundlage	Konsequenz
Ungestört	Einwilligungs- und Geschäftsfähigkeit	Wille des Patienten muss respektiert werden
Vermindert, verändert, z. B. Delir	Einwilligungs- und Geschäftsunfähigkeit §§ 104–108 BGB	Wille des Patienten ist rechtsunbeachtlich
Vermindert, verändert; keine unmittelbare Bedrohung	Eilbetreuung BtG	Geplante Behandlungsmaßnahmen müssen angegeben werden
Vermindert, verändert; unmittelbare Bedrohung	Rechtfertigender Notstand § 34 StGB	Kollision von Rechtsgütern; Garantenpflicht des Arztes
Sopor, Koma	Geschäftsführung ohne Auftrag § 677 BGB	Behandlung nach dem wirklichen oder mutmaßlichen Willen des Patienten

❶ Eine Einwilligung zu einer Behandlung ohne Aufklärung ist unwirksam. Sie kann strafrechtliche Haftung (Körperverletzung) und/oder zivilrechtliche Haftung (Schadensersatz, Schmerzensgeld) zur Folge haben.

2.4   Schweigepflicht

Gesetzliche Grundlage

Die Schweigepflicht gehört zu den Grundrechten auf freie Entfaltung der Persönlichkeit gemäß Art. 1 und 2, Abs. 1 des Grundgesetzes (GG). Hierzu gehören der Schutz der Privat- und Intimsphäre, das Recht auf Selbstbestimmung und somit auch eine Entscheidungsbefugnis über persönliche Daten.

❶ Eine Verletzung der Schweigepflicht (▶ Übersicht 2.4) kann strafrechtliche und/oder zivilrechtliche Konsequenzen haben (Schadensersatz- und Schmerzensgeldansprüche).

Strafrechtlich relevant nach § 203 StGB ist die Weitergabe personenbezogener Daten, bei denen Personen- und Sachangaben so miteinander verbunden sind, dass eine bestimmte Person identifizierbar ist.

Übersicht 2.4. Grundlagen der Schweigepflicht

§ 203 Abs. I Nr. 1 verbietet es den Angehörigen der Heilberufe, unbefugt ein fremdes Geheimnis, namentlich ein zum persönlichen Lebensbereich gehörendes Geheimnis oder ein Betriebs- oder Geschäftsgeheimnis zu offenbaren, das ihnen in dieser Eigenschaft anvertraut oder auf sonstige Art bekannt worden ist.

Geheimnisse sind wahre (richtige), exklusive und sensible Einzelangaben (Informationen) über persönliche und/oder sachliche Verhältnisse einer bestimmten oder bestimmbaren Person.

Nicht nur Patienten-, sondern auch Drittgeheimnisse fallen unter den Geheimnisbegriff des § 203 StGB.

Die Schweigepflicht besteht auch nach dem Tode weiter.

Daten sollten nur in dem Umfang weitergegeben werden, wie sie zur Sicherung der Notfallversorgung unverzichtbar sind.

Zurückhaltung bei der Weitergabe intimer Informationen ist Voraussetzung.

Aufhebung der Schweigepflicht

Kollidierende Rechte bei Minderjährigen. Besondere Schwierigkeiten können bei der Einhaltung der Schweigepflicht in Fällen mit Minderjährigen entstehen – z. B. bei einer Drogenintoxikation eines Jugendlichen. Hier kann das Recht auf Verschwiegenheit nach dem Persönlichkeitsrecht des Minderjährigen dem grundgesetzlich geschützten Erziehungsrecht (Art. 6 GG) und daraus folgenden Informationsrecht entgegenstehen. Je älter ein Minderjähriger ist, je reifer der Entwicklungsstand und je gravierender die Eltern-Kind-Beziehung gestört ist, umso mehr vermindert sich die Mitteilungspflicht gegenüber den Eltern.

Gefahrenabwehr. Besonders in der prähospitalen Phase eines psychiatrischen Notfalls kann es zu einer Situation kommen, in der die Schweigepflicht durchbrochen werden muss. Wird der Arzt mit einem schweren Erregungszustand mit unmittelbarer Aggression oder einer manifesten Suizidalität konfrontiert, so ist er gezwungen, Informationen an die Ordnungsbehörde weiterzugeben, um eine Einweisung in eine Klinik sicherzustellen. Wenn Gefahr für das eigene Leben, die Gesundheit oder Freiheit des Arztes oder von Angehörigen nach § 34 StGB besteht, dürfen Informationen über den Patienten zur Gefahrenabwehr ebenfalls weitergegeben werden.

Rechtfertigender Notstand. Eine Durchbrechung der Schweigepflicht kann weiterhin nach § 34 StGB notwendig werden, wenn diese in Konkurrenz zu einem höherrangigen Rechtsgut tritt (▶ Übersicht 2.5).

Beispiele, die zu einem rechtfertigenden Notstand führen können sind:
- Misshandlung von Kindern
- Kenntnis drohender Verbrechen
- Gefährdung des Straßenverkehrs
- Unmittelbar drohende oder einsetzende Gewalttätigkeit
- Kenntnis von Infektionen (HIV) – Gefährdung Dritter
- Gewalttätigkeit in der Ehe
- »Dauergefahr« psychisch Kranker

❶ Liegen die Voraussetzungen der gesetzlichen Offenbarungspflicht nach § 138 StGB vor, so muss der Arzt die Schweigepflicht durchbre-

> **Übersicht 2.5. § 34 StGB – Rechtfertigender Notstand**
> Nach § 34 StGB handelt nicht rechtswidrig, wer in einer gegenwärtigen, nicht anders abwendbaren Gefahr für Leben, Leid, Freiheit, Ehre, Eigentum oder ein anderes Rechtsgut eine Tat begeht, um die Gefahr von sich oder einem anderen abzuwenden, wenn bei Abwägung der widerstreitenden Interessen, namentlich der betroffenen Rechtsgüter, und des Grades der ihnen drohenden Gefahren das geschützte Interesse das beeinträchtigte wesentlich überwiegt.

chen. Danach besteht eine Anzeigepflicht für die Kenntnis von Vorhaben oder Durchführung von Mord, Totschlag, Menschenraub oder Menschenhandel, Geiselnahme, Raub, räuberischer Erpressung, Geldfälschung oder Brandstiftung.

2.5 Unterbringung, Zwang

Aspekt der Schadensabwendung

Freiheitsentziehende Maßnahmen (Unterbringung, Zwangsbehandlung, Fixierung) werden vom Arzt in der Notfallsituation nicht eingesetzt, um den Patienten seiner Freiheit zu berauben. Sie dienen im Sinne ärztlicher Fürsorge dem Ziel, Schaden von ihm oder anderen Personen abzuwenden. Hierzu ist der Arzt rechtlich verpflichtet.

Freiheitsentziehende Maßnahmen können erforderlich sein bei:
- Androhung von Gewalt oder akut bedrohlichem Verhalten – verbunden mit Beschimpfungen und Beleidigungen bei insgesamt erregtem Verhalten und eingeschränkter oder aufgehobener Kommunikationsfähigkeit;
- manifester Gewalttätigkeit gegenüber anderen Personen;
- Zerstörung von Gegenständen und Einrichtungen in der Praxis und anderer wesentlicher fremder Güter am Behandlungsort;
- unmittelbar einsetzenden autoaggressiven Impulsen im Rahmen manifester Suizidalität (z. B. Strangulationsversuche, Schnittverletzungen);
- Verweigerung lebensrettender Maßnahmen bei bewusstseinsgestörten Patienten;

2

- vitaler Gefährdung durch Herausreißen von zentralen Zugängen, Infusionen oder Kathetern während intensivmedizinischer Behandlungen oder postoperativer Versorgung;
- Eigengefährdung durch Unterkühlung bei verwirrten alten Patienten.

PsychKG

Psychisch kranke Patienten, die sich oder andere gefährden, lehnen häufig wegen eines krankheitsbedingten Mangels an Einsichts- und Urteilsfähigkeit eine notwendige Behandlung ausdrücklich ab. Hier kann die Notwendigkeit einer Therapie gegen den Willen des Patienten gegeben sein. Die rechtlichen Grundlagen sind in den Gesetzen über Hilfen und Schutzmaßnahmen bei psychischen Krankheiten festgelegt, kurz als PsychKG bezeichnet. Die PsychKG ist Angelegenheit der einzelnen Bundesländer.

Die Modalitäten der Zwangseinweisung sind zwar in den einzelnen Bundesländern unterschiedlich geregelt, die Grundkonzeption und die Voraussetzungen zur Unterbringung stimmen jedoch weitgehend überein. Danach muss:

- die unterzubringende Person an einer psychischen Störung, einer Psychose, einer Sucht oder an Geistesschwäche leiden und
- durch die Krankheit in erheblichem Maße die öffentliche Ordnung und Sicherheit gefährden oder
- in erheblichem Maße seine Gesundheit oder sein Leben gefährden, und
- die Gefahr muss nach Ausschöpfung aller Möglichkeiten nicht anders als durch die Unterbringung abzuwenden sein.

Definition der Gefährdung

Maßgebend für die Zwangseinweisung ist die Definition der unmittelbaren Eigen- oder Fremdgefährdung. Die drohende Situation muss unmittelbar bevorstehen, oder sie kann wegen der Unberechenbarkeit des Kranken jederzeit zu erwarten sein. Auch früheres Fehlverhalten bei vorangegangenen psychotischen Rezidiven kann berücksichtigt werden.

Durchführung

In der Regel wird die Unterbringung auf drei verschiedene Arten möglich:

- die sofortige Einweisung,
- die vorläufige Unterbringung und
- die Unterbringung.

Die sofortige Einweisung auf eine geschlossene Station ist besonders für psychiatrische Notfälle vorgesehen, in denen Unterbringungen durch den zuständigen sozialpsychiatrischen Dienst und richterliche Entscheidungen nicht einzuholen sind – in der Regel in den Abend- und Nachtstunden oder am Wochenende. Die Einweisung erfolgt durch die herbeizurufende Ordnungsbehörde (Polizei), die auch den Transport sicherstellt.

❶ Der Krankenwagen darf erst gerufen werden, wenn mit der Ordnungsbehörde das weitere Vorgehen abgestimmt ist. Der Krankentransport ist bereits Bestandteil der Unterbringung.

Ärztliches Zeugnis

Die Ausstellung eines ärztlichen Zeugnisses ist erforderlich. Dieses muss enthalten:

- Diagnose
- Beschreibung des konkreten Tatbestandes der unmittelbar bestehenden Eigen- oder Fremdgefährdung
- Begründung der Fremd- und/oder Eigengefährdung
- Erklärung des Arztes, dass er den Patienten persönlich untersucht hat
- Zeitpunkt und Ort der Untersuchung

Aspekte der Indikation zur Zwangseinweisung

Ausschließlich fremdanamnestische Angaben reichen zu einer Unterbringung nicht aus. Auch theoretische Überlegungen über mögliche Fehlhandlungen – z. B. bei Vorliegen einer Psychose – sind keine Indikation für eine Zwangseinweisung.

❶ Das Vorliegen einer Diagnose und eine damit verbundene Behandlungsbedürftigkeit rechtfertigt nicht eine Zwangseinweisung.

Ist ein Arzt gezwungen, eine Zwangseinweisung zu veranlassen, nachdem eindringliches Zureden zu einer freiwilligen Behandlung keinen Erfolg gebracht hat, muss er zusätzlich die rechtlichen Grundlagen der ärztlichen Schweigepflicht berücksichtigen. Er ist gehalten, das Selbstbestimmungsrecht des Patienten gegenüber der Gefährdung seines eigenen Lebens, seiner Gesundheit oder anderer abzuwägen. Auch hier gelten die Voraussetzungen des rechtfertigenden Notstandes. Liegt konkrete Eigen- oder Fremdgefährdung vor, so darf der Arzt die Schweigepflicht brechen, d. h. er kann und/oder muss ohne Zustimmung des Patienten die Information über eine akute Suizidalität oder eine konkrete Bedrohung Dritter z. B. an die einweisende Behörde weitergeben.

Richterlicher Unterbringungsbeschluss

Unmittelbar am folgenden Tag muss ein vorläufiger Unterbringungsbeschluss durch einen Richter gefasst werden; andernfalls ist der Patient zu entlassen. Unzureichende Information über die Gründe, die den Arzt in der Nacht zu einer Zwangseinweisung veranlassten, sind nicht selten der Grund für eine Entlassung des Patienten am folgenden Tage mit der Möglichkeit, sich oder andere erneut in Gefahr zu bringen.

Einrichtung einer Betreuung

Von der Notfallversorgung zur Weiterbehandlung. Diagnostische Eingriffe und ärztliche Behandlungen bedürfen der Einwilligung des Patienten. Die unmittelbare und nicht aufschiebbare psychiatrische Notfallversorgung eines nicht einwilligungsfähigen Kranken ist durch die Geschäftsführung ohne Auftrag gedeckt. Die unmittelbar notwendige therapeutische Intervention kann in eine notwendige – jedoch aufschiebbare – weiterführende Behandlung übergehen.

Beispiel. Ein Kranker ist beispielsweise nach Behandlung und Abklingen eines schweren Erregungszustandes mit Fremdgefährdung weiterhin dringend behandlungsbedürftig. Er ist jedoch wegen bestehender Minderung der Kritik- und Urteilsfähigkeit bei weiter bestehenden Bewusstseinsveränderungen oder Orientierungsstörungen als nicht einwilligungsfähig anzusehen. In diesem Fall ist die Einrichtung einer Betreuung, ggf. einer Eilbetreuung, möglich.

Neues Betreuungsgesetz seit 1992. Statt der früher bestehenden Möglichkeit der Einrichtung einer Pflegschaft oder einer Entmündigung ist 1992 das neue Betreuungsgesetz in Kraft getreten. Das seit 1.1.1999 geltende Betreuungsänderungsgesetz tritt einer übermäßigen Bürokratisierung entgegen. Mithilfe des Betreuungsgesetzes ist es möglich, sehr umschriebene – auf die speziellen Bedürfnisse des Patienten zugeschnittene – Aufgabenbereiche unter Betreuung zu stellen. Voraussetzungen für die Einrichtung einer Betreuung sind das Vorliegen einer psychischen Erkrankung und die Unfähigkeit des Patienten, seine Angelegenheiten ganz oder teilweise zu besorgen.

> ❗ Die unmittelbare Hilfsbedürftigkeit muss – speziell bei einer Eilbetreuung – dem Richter vermittelt werden. Die Mitteilung einer Diagnose allein reicht nicht aus, um eine Betreuung einzurichten.

Die Betreuung kann zeitlich begrenzt werden. Eine im Rahmen einer Notfallsituation eingerichtete Betreuung ist nach Abklingen der Akutsituation und Wiederherstellung von Entscheidungsvermögen, Einsichtsfähigkeit und freier Willensbildung wieder aufzuheben.

Anforderungen an das Attest. Anträge zur Betreuung werden beim zuständigen Vormundschaftsgericht gestellt. Der behandelnde Arzt oder ein konsiliarisch hinzugezogener Psychiater sind die Gutachter – besonders bei anstehenden Eilentscheidungen.

- Notwendig ist ein Attest, aus dem für den Richter die unmittelbare Notwendigkeit einer Eilbetreuung deutlich wird. Pauschalierende Beschreibungen mit Diagnose und Angaben wie »nicht geschäftsfähig«, »nicht einwilligungsfähig« oder »nicht zurechnungsfähig« reichen nicht aus.
- Aus dem Attest muss für den Richter nachvollziehbar Art und Umfang stattgehabter oder möglicher Fehlhandlungen, potentieller Eigengefährdungen (durch Ablehnung notwendiger Behandlungsmaßnahmen) sowie ein differenzierter und dem Richter verständlicher psychopathologischer Befund hervorgehen.
- Auf die möglichen Folgen einer unterbliebenen Heilbehandlung muss hingewiesen werden.

Die Grenze zwischen Geschäftsführung ohne Auftrag und Notwendigkeit einer Eilbetreuung ist fließend. Eine sorgfältige Dokumentation des psychopathologischen Befundes und die Notwendigkeit einer bestimmten Therapie schützen den Arzt bei eventuellen Rechtauseinandersetzungen. Abgelehnte Eilbetreuungen sind überwiegend auf unzureichende ärztliche Atteste zurückzuführen.

Zwangsmedikation und Fixierung

Zwangsmaßnahmen stellen einen erheblichen Eingriff in das Recht auf körperliche Integrität und das Persönlichkeitsrecht dar.

Die im Grundgesetz festgelegten Persönlichkeitsrechte des Patienten dürfen nur in außergewöhnlichen Notfallsituationen verletzt werden. Grundlage sind:
- die ärztliche Garantenpflicht (Obhut, Fürsorge und Schutz des Kranken oder Dritter),
- die Hilfspflicht des Arztes und
- ggf. rechtfertigender Notstand.

❶ CAVE

Bei unzureichender Indikation sind strafrechtlich die Voraussetzungen der Freiheitsberaubung (§ 239 StGB), der Körperverletzung (§ 223, 230 StGB) und der Nötigung (§ 240 StGB) sowie der Tatbestand der Verletzung von Gesundheit und Freiheit nach § 831 BGB gegeben.

Zwangsmaßnahmen können erforderlich sein, um Patienten nicht nur vor sich selbst, sondern auch andere Personen vor dem Patienten zu schützen. Wesentliche Voraussetzungen sind fehlende Steuerungs-, Einsichts- und Urteilsfähigkeit des Patienten.

Eine sofortige Medikation kann in sehr akuten Notfallsituationen (schwere Erregung, manifeste Gewalttätigkeit, autoaggressive Handlungen) auch gegen den Willen des Patienten vor seinen Transport in die Klinik erforderlich sein. Sie ist humaner als lang andauernde Fixierungen während des Transportes und bei der Aufnahme in die Klinik.

❶ CAVE

Eine Zwangsmedikation darf nur durch einen Arzt durchgeführt werden.
Eine sorgfältige Dokumentation des psychopathologischen Befundes und der Begründung für die Zwangsmedikation sind unverzichtbar.

Rechtlich sind eine Zwangsbehandlung und/oder eine Fixierung nur erlaubt, wenn:
- auf andere Weise die Gefahr erheblichen Schadens für Leib und Leben nicht abgewehrt werden kann,
- die Maßnahme keinen Aufschub duldet,
- die Maßnahme mit größtmöglicher Schonung durchgeführt und nicht länger als notwendig aufrechterhalten wird.

Eine Fixierung muss grundsätzlich dokumentiert werden. Es müssen angegeben werden:
- die zuvor festgestellten Gefährdungen und Verhaltensstörungen,
- Beginn und Ende der Fixierung,
- Art und Umfang der Fixierung.

Zwangsmaßnahmen sind immer die letzte Möglichkeit therapeutischer Interventionen, nachdem alle anderen Angebote erfolglos waren. Es ist wichtig, auch während der Zwangsmaßnahmen mit dem Patienten in gleichbleibender Zuwendung in Kontakt zu bleiben und ihm im Gespräch die Notwendigkeit der Maßnahme zu erläutern.

Literatur

Bender A (1997) Das Verhältnis von ärztlicher Schweigepflicht und Informationsanspruch bei der Behandlung Minderjähriger. MedR: 15: 7–16

Fabricius D (1999) Arztgespräche mit Angehörigen von Patienten und ärztliche Schweigepflicht. Recht und Psychiatrie 17: 111–116

Habermeyer E, Saß H (2002) Ein am Willensbegriff ausgerichteter symptomorientierter Ansatz zur Prüfung der Geschäftunfähigkeit. Fortschr Neurol Psychiat 70: 5–10

Jürgens A, Kröger D, Marschner R, Winterstein P (1999) Das neue Betreuungsrecht, 4. Aufl. Beck, München

Konrad N (1997) Leitfaden der forensisch-psychiatrischen Begutachtung. Thieme, Stuttgart

Laufs A (Hg) (2002) Handbuch des Arztrechts, 3. Aufl. Beck, München

Nepodil N (2000) Forensische Psychiatrie, 2. Aufl. Thieme, Stuttgart

Rudolf GAE, Röttgers HE (2000) Rechtfragen in Psychiatrie und Neurologie, 2. Aufl. Deutscher Universitätsverlag, Wiesbaden

Schimmelpfennig-Schütte R (2002) Der Arzt im Spannungsfeld der Inkompabilität der Rechtssysteme. MedR 20: 286–292

Wömpner HB, Kinzler E (1987) Schwierige Patienten. Perimed, Erlangen

Bewusstseinsstörungen

3.1 **Übersicht und Einführung** – 34

3.2 **Quantitative Bewusstseinsstörungen** – 34
3.2.1 Benommenheit – 35
3.2.2 Somnolenz – 35
3.2.3 Sopor – 37
3.2.4 Koma – 37
3.2.5 Synkopen und nichtsynkopale Bewusstseinsstörungen – 41

3.3 **Qualitative Bewusstseinsstörungen** – 50
3.3.1 Formen des Delirs – 50
3.3.2 Delirien bei Kindern – 56
3.3.3 Entzugsdelir – 56
3.3.4 Durch allgemeinmedizinische Erkrankungen bedingtes Delir
  und Delir bei Demenz – 60
3.3.5 Postoperatives Delir – 62
3.3.6 Zentralanticholinerges Delir – 63
3.3.7 Verwirrtheitszustand – 64
3.3.8 Dämmerzustand – 64

Literatur – 66

3.1   Übersicht und Einführung

Bewusstsein beschreibt einen Zustand voller Wachheit, in dem der Mensch die Fähigkeit der Selbstwahrnehmung besitzt. Er ist in der Lage, das Umfeld und alle inneren und äußeren Ereignisse wahrzunehmen und alle Gedanken, Vorstellungen und Empfindungen bei voller Wachheit zu erfassen.

Störungen des Bewusstseins werden unterschieden in:
- quantitative und
- qualitative Bewusstseinsstörungen
  (▶ Übersicht 3.1).

Unter quantitativer Bewusstseinsstörung werden alle Grade einer Verminderung des Wachbewusstseins bis zur Bewusstlosigkeit verstanden. Sie deuten ganz überwiegend auf eine organische psychische Funktionsstörung hin.

Das klinische Bild der Bewusstseinsstörung lässt keine Rückschlüsse auf die Art der zugrunde liegenden Erkrankung zu.

Übersicht 3.1. Einteilung der Bewusstseinszustände

Zustände verminderten Bewusstseins:
- Benommenheit
- Somnolenz
- Sopor
- Koma

Zustände veränderten Bewusstseins:
- Delir
- Dämmerzustand
- Verwirrtheitszustand

- Bei den **quantitativen** Bewusstseinsstörungen handelt es sich um graduelle Abstufungen von der Wachheit über Benommenheit, Somnolenz, Sopor bis zum Koma.
- Die **qualitativen** Bewusstseinsstörungen hingegen sind dadurch charakterisiert, dass es hier nicht zu einer Dämpfung der psychischen Funktionen kommt, sondern dass sie nach Bleuler »in Unordnung« geraten sind. Hier finden sich neben einer Eintrübung des Bewusstseins Orientierungsstörungen, psychomotorische Störungen, Aufmerksamkeits- und Kurzzeitgedächtnisstörungen, illusionäre Verkennungen, Halluzinationen und wahnhafte Symptome.

Qualitative Bewusstseinstörungen sind vielgestaltig. Das klinische Bild hängt vom Lebensalter, der prämorbiden Persönlichkeit, der Intelligenz, der auslösenden Ursache, dem bevorzugten Befall bestimmter Hirnregionen und dem Tempo der Symptomentwicklung ab. Als typische Beispiele sind hier das Delir, der Verwirrtheitszustand oder der Dämmerzustand anzuführen. Die Syndrome »Delir«, »Verwirrtheitszustand«, »Dämmerzustand« werden nach ICD-10 und DSM IV-TR unter »Delir« subsumiert.

- Bewusstseinsstörungen müssen als Leitsymptom akuter organisch bedingter psychischer Störungen angesehen werden. Die Ursache der Störung kann durch eine zugrunde liegende internistische oder neurologische Erkrankung, eine Intoxikation oder durch eine Therapie mit Medikamenten bedingt sein.
- Das Fehlen einer Bewusstseinsstörung schießt eine organische Erkrankung nicht aus.

3.2   Quantitative Bewusstseinsstörungen

Quantitative Bewusstseinsstörungen sind gekennzeichnet durch eine abgestufte Verminderung der Wachheit und der Vigilanz. Je nach Intensität des Zustandes kommt es zu einer sukzessiven Verlangsamung und Verminderung bis zur Aufhebung aller psychischen Funktionen. Unter klinischen Aspekten erfolgt die Einteilung in
- Benommenheit,
- Somnolenz,
- Sopor und
- Koma.

Die einzelnen Zustände sind nicht scharf abgegrenzt, sondern gehen ineinander über. Mit zunehmender Eintrübung des Bewusstseins steigt die Gefährdung des Patienten. Maßgeblich ist der Zeitfaktor.

> ❗ Je schneller ein Patient die verschiedenen Stadien von leichter Benommenheit bis zum Koma durchläuft, um so stärker ist er gefährdet und um so eingreifender und zügiger müssen lebensrettende Maßnahmen eingeleitet werden. Jeder Patient muss bis zur Erreichung voller Wachheit überwacht und versorgt werden. Ältere Menschen sind hier in besonderem Maß gefährdet.

Die Ursache einer Bewusstseinsstörung ist nicht selten eine ärztlich verordnete Langzeit-Polymedikation.

3.2.1 Benommenheit

Auffälligkeiten

Die Patienten fallen durch eine leichte Verlangsamung aller psychomotorischen Funktionen auf: Sie wirken auf den Untersucher verhangen, lethargisch, teilnahmslos oder dösig. Die Aufmerksamkeit ist schon unter leichter Benommenheit deutlich vermindert. Sie sind ansprechbar, können einem Gespräch mit großer Anstrengung folgen. Auf Fragen reagieren sie mit Verzögerung unter Einlegung von Pausen. Mimik und Gestik sind verarmt. Der motorische Bewegungsablauf ist verlangsamt. Die Orientierung ist in allen Qualitäten (noch) erhalten.

Differenzialdiagnose

- Missbrauch sedierender Substanzen (Benzodiazepine!)
- Alkohol
- Drogen
- Überdosierung verordneter psychotrop wirkender Medikamente
- Erstes Zeichen einer Verschlechterung einer bestehenden internistischen oder neurologischen Erkrankung
- Fieber
- Sonnenexposition
- Psychogen (unerwartete Belastung, Trance)

Besondere Risiken

Patienten mit chronischem Gebrauch von Sedativa fallen häufig durch Zustände der Benommenheit auf. Sie sind durch ihre Unachtsamkeit und Verlangsamung unfallgefährdet. Stürze sind der Anlass, weshalb der Notarzt gerufen wird.

Zu hoch dosierte sedierende Neuroleptika oder Antidepressiva können ebenfalls Benommenheitszustände zur Folge haben.

Zustände der Benommenheit bedürfen einer Überwachung, da ohne Kenntnis der auslösenden Ursache eine Entwicklung bis zum Koma nicht auszuschließen ist. Angehörige sind über diese Möglichkeit aufzuklären.

3.2.2 Somnolenz

Auffälligkeiten

Die Bewusstseinsklarheit ist hier deutlicher als bei der Benommenheit beeinträchtigt. Die Patienten wirken schläfrig. Sich selbst überlassen, schlafen sie umgehend wieder ein. Während der Exploration reagieren sie auf Fragen verzögert. Die Patienten wirken in ihrem Verhalten abwesend, erfassen oft nicht den Sinn einer Frage. Fragen werden als belastend erlebt. Die Antworten kommen stark verzögert unter Einlegen von »Kunstpausen«. In ihrer affektiven Zuwendungsfähigkeit wirken sie affektiv unbeteiligt bis apathisch-stumpf. Konzentration und Aufmerksamkeit sind stark herabgesetzt. Es kommt zu schnellen Ermüdungsreaktionen während der Exploration. Mit zunehmender Somnolenz treten Orientierungsstörungen auf. Die Patienten können sich hinterher nur unsicher oder bruchstückhaft an einzelne Ereignisse erinnern.

Leitsymptomatik

- Neigung zum Schlafen in jeder Lage
- Verlangsamung aller psychomotorischen Funktionen
- Verhangen-geistesabwesender Gesichtsausdruck
- Verminderte Auffassungsfähigkeit
- Verlangsamung des Gedankenganges
- Ratlosigkeit
- Hemmung der Spontaninitiative
- Verzögerte Reaktionsfähigkeit
- Herabsetzung von Konzentrations- und Merkfähigkeit (Schwerbesinnlichkeit)
- Zeitliche und örtliche Orientierungsstörungen

Diagnostik

Im präklinischen Bereich:
- Fahndung nach Medikamenten und Alkohol
- Inspektion
- Foetor:
- Alkohol
- Aceton (Diabetes)
- Aromatischer Geruch (Schnüffelstoffe)
- Foetor hepaticus (Leber)
- Harngeruch (Urämie)
- RR
- Puls

Körperliche Untersuchung, Neurologie:
- Muskeltonus (leicht) herabgesetzt
- Eigen- und Fremdreflexe erhalten

Differenzialdiagnose

- Narkolepsie:
  Die isolierte Hypersomnie ist durch täglich mehrfache auftretende plötzliche Schlafanfälle charakterisiert. Sie können Sekunden bis 15 (bis 30) Minuten dauern, aus denen die Patienten jederzeit erweckbar sind. Die polysymptomatische Form kann mit Kataplexie (anfallsartiger Tonusverlust der Muskulatur) und hypnagogen Halluzinationen einhergehen. Der Tonusverlust der Muskulatur kann zu Sprech- und Bewegungsunfähigkeit führen. Der Zustand lässt sich durch Ansprache oder Anfassen beenden. Zur Sicherung der Diagnose sind EEG-Untersuchungen (Ausschluss von Anfallsleiden) und Schlaflabor (multipler Schlaflatenztest) erforderlich.
- Epilepsie:
  Zustände von Somnolenz sind nach abgelaufenen zerebralen Krampfanfällen (Grand mal, Dämmerattacken) zu beobachten. Die Sicherung der Diagnose erfolgt durch Suche nach weiteren Begleitsymptomen in der Beschreibung durch Angehörige:
  - Zungenbiss,
  - Einnässen,
  - vegetative und muskuläre Erscheinungen.
- Intoxikationen durch Alkohol, Drogen oder Medikamente. Für die Abklärung:
  - Foetor,
  - Alkoholtest,
  - Asservierung von Blut zum Drogenscreening.

- Hohes Fieber im Rahmen von Infektionen
- Stoffwechselentgleisungen und endokrine Störungen
- Demenz:
  Dementielle Prozesse können mit starken Vigilanzschwankungen einhergehen, so dass die Patienten am Tage in einem schläfrig-dösigen Zustand verharren.
- Intrazerebrale Prozesse, die zur Erhöhung des Hirndrucks führen
- Leichtere stuporöse Zustände:
  Sie können phänomenologisch wie Somnolenz wirken. Die Patienten reagieren jedoch nicht auf Ansprache und sind nicht oder wenig zu beeinflussen. Auch fehlen die Phänomene der Schläfrigkeit und Erweckbarkeit.
- Schizophrenie:
  Gelegentlich kann eine Schizophrenie mit zunehmender »Entrücktheit«, Abkapselung und träumerisch-verhangenem Gesichtsausdruck als Folge davon, dass der Patient seine Aufmerksamkeit weitgehend auf intrapsychische Erlebnisse ausrichtet, wie Somnolenz wirken.

Therapie

Die Therapie beschränkt sich auf die Sicherstellung der regelmäßigen Überwachung der Vitalfunktionen, bis der somnolente Zustand abgeklungen ist.

 CAVE
Es muss immer damit gerechnet werden, dass es sich um ein Durchgangsstadium einer sich weiter entwickelnden Bewusstseinsstörung bis hin zum Koma handelt.

Weiterhin ist nach den Ursachen der Somnolenz zu suchen. Lässt sich die Ursache während eines Hausbesuchs nicht feststellen, so sollte der Patient im Zweifelsfall in eine Klinik eingewiesen werden.

Narkolepsie

Therapie der Hypersomnie:
- Schlafpausen am Tag
- 200 mg Modafinil (Vigil) in 1–2 Einzeldosen
- Ggf. steigern auf 400 mg/d
  Alternativ:
- 10–30 mg Phenylphenidat (z. B. Ritalin) in 1–3 Einzeldosen (letzte Dosis am frühen Nachmittag)

- Ggf. um jeweils 10 mg steigern
- Maximaldosis 60 mg/d

Bei leichten Formen der Narkolepsie empfiehlt sich ein Behandlungsversuch mit:
- 4–8 mg Reboxetin (z. B. Edronax)

Kataplexie und Schlaflähmung

Kombination von Modafinil oder Methylphenidat mit Antidepressiva:
- 4–8 mg Reboxetin (z. B. Edornax) oder
- 25–200 mg Nortriptylin (z. B. Nortrilen) langsam steigernd oder
- 25–200 mg Clomipramin (z. B. Anafranil)

3.2.3 Sopor

Als Sopor wird eine stärkere Form einer quantitativen Bewusstseinsstörung als die Somnolenz bezeichnet.

Auffälligkeiten

Es besteht ein tiefschlafähnlicher Zustand, aus dem der Patient nur noch durch starke Weck- oder Schmerzreize zu erwecken ist. Er reagiert mit gezielten und ungezielten Abwehrbewegungen. Kurzfristiges Augenöffnen ist möglich. Der Muskeltonus ist deutlich herabgesetzt, die Muskeleigenreflexe sind abgeschwächt auslösbar.

Die möglichen Ursachen entsprechen dem des Komas und werden im folgenden Abschnitt angegeben.

Differenzialdiagnose

Stupor:
- Bewegungsarmut
- Stereotypien
- Negativismus, oft mit Mutismus verbunden
- Klares Bewusstsein

Katatonie:
- Bewegungsstarre
- Stereotypien
- Innere Gespanntheit
- Flexibilitas cerea
- Klares Bewusstsein

Wachkoma:
- Scheinbar wach
- Offene Augen
- Pathologischer Reflexstatus
- Pyramidenbahnzeichen
- Allgemeinveränderung im EEG

Locked-in-Syndrom:
- Tetraparese
- Hirnnervenausfälle

Weitere Ursachen stimmen mit denen des Komas überein und werden im folgenden Abschnitt beschrieben.

Therapie
- Einweisung in die Klinik unter Kontrolle der Atmung
- Überwachung der Vitalfunktionen
- Rasche Verschlechterung bis zum Koma ist möglich

3.2.4 Koma

Koma bezeichnet die schwerste Form einer quantitativen Bewusstseinsstörung. Der Patient ist durch äußere Reize nicht mehr erweckbar.

Quantifizierung

Für das therapeutische Vorgehen (Erstversorgung, Transportsicherung) im prästationären Bereich ist eine Beurteilung der Tiefe des Komas erforderlich.

Stadium I (Präkoma). Der Patient führt auf Schmerzreize noch koordinierte Bewegungen aus. Atmung und Kreislauf sind noch intakt. Pupillenreaktion prompt oder verzögert. Bulbi konjugiert. Reflexe regelrecht oder abgeschwächt.

Stadium II (schweres Koma). Geringe Reaktion auf Schmerzreize – ungezielte Abwehrbewegungen, Atmung und Kreislauf sind noch ausreichend, Pupillenreaktion ist träge – Anisokorie möglich. Hypertonie oder Hypotonie der Muskulatur, evtl. Streckkrämpfe.

Stadium III (tiefes Koma). Keine Schmerzreaktion, Atmung ist abgeflacht, Kreislauf ist noch ausreichend, Anstieg der Pulsfrequenz, träge bis fehlende Pupillenreaktion, Tonusverlust der Muskulatur, fehlende Reflexe, fehlender Husten- und Würgereflex.

Stadium IV. Pupillen weit und reaktionslos. Zusätzliche Störungen oder Ausfall von Atmung (Cheyne-Stokes-Atmung), Kreislauf (Zyanose) und Thermoregulation.

Zur Quantifizierung der Komatiefe hat sich auch die Glasgow-Koma-Skala (▶ Tab. 3.1) bewährt, die ursprünglich für Patienten mit einem Schädel-Hirn-Trauma entwickelt wurde. Weitere diagnostische Hinweise geben neurologisch fokale oder Halbseiten-Ausfälle als Hinweis auf eine Lateralisierung und die Zeit, in der sich die Bewusstlosigkeit entwickelte: langsam/schnell, progredient, akut oder schlagartig-perakut.

Ursachen komatöser Zustände

Liegen Sopor oder Koma vor, so ist für eine sachgerechte und möglichst umgehende Einweisung in eine Klinik Sorge zu tragen. Wird der Arzt zu einem komatösen Patienten gerufen, so muss er Differenzialdiagnostisch die Ursache abklären (▶ Tab. 3.2).

Bis zum Eintreffen in der Klinik können so erste Hilfsmaßnahmen eingeleitet oder schon wesentliche therapeutische Maßnahmen durchgeführt werden (z. B. intravenöse Gaben von Glukose bei hypoglykämischem Koma).

Untersuchung vor dem Transport

Bevor der Patient in die Klinik transportiert wird, muss er zügig, aber sorgfältig untersucht werden, damit durch eine Einschätzung der Komatiefe das Risiko und mögliche Zwischenfälle während des Transports vorhergesehen werden können. Eine Orientierung für den Ablauf dieser Untersuchung gibt ▶ Übersicht 3.2.

◻ Tab. 3.1. Glasgow-Koma-Skala

	Funktion	Bewertung
Augen öffnen	Spontanes Öffnen	4
	Öffnen auf Ansprechen	3
	Öffnen auf Schmerzreiz	2
	Keine Reaktion	1
Verbale Reaktion	Orientiert	5
	Verwirrt, desorientiert	4
	Unzusammenhängend	3
	Unverständlich	2
	Keine	1
Motorische Reaktion	Befolgt Aufforderung	5
	Gezielte Abwehrbewegung	4
	Beugen auf Schmerz	3
	Strecken auf Schmerz	2
	Keine Reaktion	1

◘ **Tab. 3.2.** Ursachen komatöser Zustände

Ursache		Wichtige Leitsymptome
Intoxikationen	Schlafmittelvergiftungen	Medikamentenscreening
	Überdosierung illegaler Drogen (Heroin etc.)	Einstichstellen, Miosis (Heroin)
	Alkoholvergiftung	Foetor, Alkohol-Test
	CO-Vergiftung	Kirschrotes Gesicht, Methämoglobin
	Andere Vergiftungen (Lösungsvermittler, Reinigungsmittel)	Aromatischer Foetor
Extrakranielle Ursachen	Gedeckte Schädel-Hirn-Traumen	Hämatome, Schwellungen, Verletzungen am Kopf
	Polytraumen	
	Insolation	Sonnenbrand, Temperaturerhöhung
	Strangulation	Druck-, Würgezeichen am Hals
Intrakranielle Ursachen	*Blutungen:* ▬ Hirninfarkt ▬ Aneurysma ▬ Hämangiom ▬ Subarachnoidalblutung ▬ Subdurales Hämatom ▬ Diffuse Blutungen unter Antikoagulantien ▬ Intrakranielle Mangeldurchblutungen (Stenosen der großen zuführenden Gefäße)	*Neurologisch:* Lateralisation, fokale Symptome, Halbseitensymptomatik, Pyramidenbahnzeichen *Muskeltonus* – je nach Schwere des Komas: Beine: erhöht → generell erhöht → stark erhöht → gering erhöht → schlaff
	Raumfordernde Prozesse: ▬ Hirntumoren ▬ Hirnödem	*Extremitäten* – je nach Schwere des Komas: Streckhaltung der Beine → Beugung der Arme → Streckspasmen aller Extremitäten
	Entzündliche Erkrankungen: ▬ Meningitis ▬ Enzephalitis	Nackensteifigkeit
Herz–Kreislauf–Erkrankungen	Herzinfarkt	Kaltschweißige Haut, Zyanose Unregelmäßiger Puls, Pulsdefizit
	Herzrhythmusstörungen	*Rechtsherz:* Venenstauung, Perikardreiben?
	Akute Herzinsuffizienz	*Linksherz:* Tachykardie, Hypotonie, Lungenödem
	Hypotonie	RR
	Obstruktive Lungenerkrankungen	*Auskultation:* Giemen, Brummen, abgeschwächtes Atemgeräusch

3

◘ **Tab. 3.2.** Fortsetzung

Ursache		Wichtige Leitsymptome	
Stoffwechsel- und endokrine Erkrankungen	Urämie	Foetor urämicus, trockene bräunlich–graue Haut	
	Diabetisches Koma: ■ Ketoazidotisches Koma ■ Hypeosmalares Koma ■ Hypoglykämisches Koma	Dehydratation, Aceton-Geruch, gerötetes Gesicht, trockene Schleimhaut, Kussmaul-Atmung, Exsikkose, *Hyperglykämie:* > 400 mg/dl (Stix) *Hypoglykämie:* < 50 mg/dl	
	Koma hepaticum	Foetor hepaticus, Ikterus	
	Hyperthyreose	Tachykardie, Fieber, Schwirren über der Schilddrüse	
	Mixödem	Verdickte Haut, Oedeme, trockene , brüchige Haare Hypothermie, Bradyarrythmie	
	Morbus Addison	Abnorme Pigmentierung	
	Hypophyseninsuffizienz	Exsikkose, Hypotonie, Verlust der Sekundärbehaarung	
Entgleisungen des Elektrolyt- stoffwechsels	Hyponatriämie		Fremdanamnese (vorbestehende Erkrankungen)
	Hypernatriämie		
	Hypokaliämie	Exsikkose, Tachykardie	
	Hyperkalzämie		

Übersicht 3.2. Untersuchungsgang eines komatösen Kranken außerhalb der Klinik

1. Prüfung der Atmung und der Atemwege (Zeit-
   bedarf 10 s):
   - Prüfung des Atemgeruchs (Alkohol, Aze-
     ton, Foetor uraemicum, hepaticum)
   - Atemfrequenz:
     – Hyperventilation
     – Hypoventilation
   - Atemtyp:
     – Behinderung der Atmung
     – Kussmaul-Atmung (metabolische
       Azidose)
     – Cheyne-Stokes-Atmung (z. B. Insult)
2. Prüfung der Kreislauffunktionen (Zeitbedarf
   10 s):
   - Pulsfrequenz und -qualität
   - Herzaktion, -rhythmus
   - Karotis- und Femoralispuls
   - Blutdruck

3. Augen- und Pupillenprüfung (Zeitbedarf 10 s):
   - Weite der Pupillen
   - Pupillendifferenz
   - Reaktion der Pupillen auf Licht
   - Augenmotilität
   - Ggf. Augenhintergrund
4. Weitere neurologische Untersuchung (Zeitbe-
   darf variierend; mindestens 30 s):
   - Meningismus
   - Okulozephaler Reflex
   - Hustenwürgereflex
   - Babinski-Zeichen
   - Muskel-Eigenreflexe
5. Allgemeine Inspektion (Zeitbedarf 30 s):
   - Hautfarbe:
     – blass,
     – gerötet,
     – zyanotisch,
     – ikterisch

▶   ▼

- Hautturgor:
  - schwitzend
  - trocken
- Hauttemperatur
- Blutungen:
  - Mund
  - Nase
  - Rachen
  - Gehörgang
  - Rektal
- Verletzungen:
  - Kopfverletzung
  - Hämatome
- Einstichstellen
- Thrombosen
- Urinausscheidung

Je nach Komatiefe und den durch die Untersuchung erhobenen Befunden müssen die weiteren Maßnahmen für den Transport in das Krankenhaus getroffen werden. Liegt der Verdacht auf Vergiftungen vor, so ist fremdanamnestisch nach den zuletzt genommenen Medikamenten zu fragen und alle umherliegenden Bestandteile, die potentiell mit der Einnahme von Medikamenten in Zusammenhang stehen können, zu asservieren (Inhalt umherstehender Wassergläser, Spritzen, Medikamentenschachteln, Erbrochenes u. a.).

Therapie

Schnellste Krankenhauseinweisung veranlassen
Stabile Seitenlagerung
Atmung:
- Inspektion des Rachenraumes
- Entfernung von Prothesen und ggf. Speiseresten oder anderen Hindernissen in den Atemwegen
- Bei fehlender Spontanatmung:
  - Überstreckung des Halses
  - Mund-zu-Mund-Beatmung (Frequenz 2 s) oder Maske
Blutdruck- und Kreislaufüberwachung:
- Bei fehlenden Kreislaufzeichen Herzdruckmassage:
  - Flache Lagerung auf harter Unterlage
  - Kompression und Entlastung des Brustbeins durch Druck beider Hände auf den Brustkorb

  - Drucktiefe: 4–5 cm
  - Frequenz: 100/min
Anlegen eines venösen Zugangs:
- Infusion einer isotonischen Lösung
- Zugabe von Glukose (25 g, 20%ig)

❶ CAVE
Jeder komatöse Patient muss während des Transportes unter ständiger ärztlicher Überwachung verbleiben.

Auf eine Darstellung der klinischen Behandlung komatöser Zustände wird verzichtet und auf intensivmedizinische Fachbücher verwiesen.

3.2.5 Synkopen und nichtsynkopale Bewusstseinsstörungen

Charakteristik

- Die Synkope wird definiert als eine plötzliche, anfallsartig auftretende kurzfristige Bewusstlosigkeit mit Tonusverlust der Muskulatur und spontaner Erholung nach maximal 2–3 Minuten. Sie wird durch eine zerebrale Minderperfusion hervorgerufen.
- Unter »nichtsynkopalen Bewusstseinsstörungen« werden alle flüchtigen Bewusstseinsstörungen zusammengefasst, die nicht durch eine zerebrale Minderperfusion bedingt sind (❑ Tab. 3.3).

In der Notfallsituation ist eine Trennung oft nicht möglich. Der Bewusstseinsverlust kann schlagartig einsetzen oder mit Prodomalsymptomen von Benommenheit, Schwindel, Sehstörungen, Schweißausbrüchen, aufsteigendes Hitzegefühl oder Übelkeit beginnen. In der Bevölkerung oft als »Ohnmacht« bezeichnet, sind Synkopen in allen Bereichen der Medizin anzutreffen. Viele Zustände, die mit einem kurzfristigen Bewusstseinsverlust einhergehen, klingen ohne Folgen ab.

❶ Neben harmlosen Ursachen können sich hinter den Synkopen ernste, vital bedrohliche Krankheitsbilder verbergen. Bei bis zu 20% der Patienten mit Synkopen lässt sich eine behandlungsbedürftige Herzerkrankung finden.

Die häufigste Komplikation von Synkopen sind Stürze, die zu schweren Verletzungen oder Frakturen führen können. Alte Patienten sind durch Schenkelhalsfrakturen gefährdet. Synkopen können das erste klinische Zeichen einer noch nicht erkannten Krankheit sein. Rezidivierende Synkopen vermindern die Lebensqualität und führen nicht selten zu einem Vermeidungsverhalten.

Anamnese

Da der herbeigerufene Notarzt einen bewusstseinsklaren Patienten vorfindet, ist eine sorgfältige Erhebung der Anamnese möglich und unverzichtbar. In ▶ Übersicht 3.3 sind die wichtigsten Fragen zusammengestellt.

Diagnostische Abklärung

Wegen des häufigen Auftretens und des flüchtigen Charakters dieser Störung werden in vielen Fällen notwendige diagnostische Maßnahmen nicht durchgeführt. Da bestimmte Synkopen mit einem erhöhten Mortalitätsrisiko einhergehen, ist neben der Anamnese eine sorgfältige diagnostische Abklärung durch körperlich-neurologische Untersuchung einschließlich Blutdruckmessen an beiden Armen im Liegen und Stehen, Auskultation und Pulstasten der Karotiden vor Ort notwendig. Eine nachfolgende weitere Klärung ist je nach Befund ambulant oder stationär sicherzustellen (Labor, EKG, Belastungs-EKG, 24-h-EKG, Echokardiografie, Schellong-Test, Kipptischuntersuchung, EEG, bildgebende Verfahren).

Hierbei ist zu berücksichtigen, dass bei alten Menschen im Rahmen ihrer Multimorbidität und der damit verbundenen Dauertherapie mit verschiedenen Medikamenten mehrere Faktoren die Entstehung einer Synkope begünstigen können. Die Zuordnung flüchtiger Bewusstseinsstörungen zu vaskulären, kardialen, zerebrovaskulären, intoxikationsbedingten und weiteren Ursachen (▶ Übersicht 3.4) erscheint zunächst etwas willkürlich, da zwischen den einzelnen Symptomen enge funktionelle Zusammenhänge bestehen. Sie ist jedoch praktisch-klinisch sinnvoll, da durch sie der Hauptansatzpunkt erster therapeutischer Maßnahmen festgelegt wird.

Diagnose und Differenzialdiagnose

Um flüchtige Bewusstseinsstörungen Differenzialdiagnostisch klären zu können, ist eine systematische Untersuchung des Patienten mit Beachtung bestimmter Schwerpunkte notwendig.

Der Untersuchungsgang bei plötzlichen Bewusstseinsstörungen umfasst:

1. Internistisch-neurologische Untersuchung:
   - Untersuchung auf Zungenbissnarben, Einnässen, Hämatome, Verletzungen, Beurteilung des Hautturgors
   - Blutdruckmessung im Liegen und abrupten Stehen (an beiden Armen)
   - Pulsfrequenz im Liegen und Stehen an beiden Armen und an den Karotiden
   - Beurteilung der Pulsqualität an Armen und Beinen (Aortenbogensyndrom ?),
   - Auskultation des Herzens und der Karotiden (Vitien?)

Übersicht 3.3. Fragen zur Zuordnung der plötzlichen Bewusstlosigkeit

Situativ	Somatisch
- Langes Stehen oder Sitzen?	- Bekannte Vorerkrankungen? Speziell:
- Abrupter Lagewechsel (schnelles Aufstehen)?	– Rythmusstörungen?
- Während körperlicher Belastung?	– Herzerkrankung?
- Nach Husten ?	– Diabetes mellitus?
- Nach Miktion oder Stuhlgang?	– Epilepsie?
- Plötzlicher Schmerz?	– Parkinson?
- Nach dem Essen (Magenresektion?)?	- Umstellung von Medikamenten?
- Anblick von Blut oder Verletzungen?	- Neues Medikament (Antihypertensiva, Antiarrythmika)?
- Vorausgegangene Herzbeschwerden (Herzdruck, Palpitationen, Herzjagen)?	

Übersicht 3.4. Ursachen für Synkopen und nichtsynkopale Bewusstseinsstörungen

Synkopen	Nichtsynkopale Bewusstseinstörungen
Kardial bedingte Synkopen:	Zerebro-vaskuläre Synkopen:

Kardial bedingte Synkopen:
- Erkrankung der Herzklappen
- Herzinfarkt
- Lungenembolie
- Pulmonale Hypertonie
- Kardiomyopathien
- Defekte künstliche Herzklappe
- Vorhofthrombus
- Vorhofmyxom

Rythmusbedingte Synkopen:
- Tachyarrhythmien
  - Supraventrikuläre Tachykardie
  - Kammerflattern
  - Kammerflimmern
  - Hypokaliämie
  - Digitalis
  - Antiarrythmika
- Bradyarrhythmien
  - Sinusbradykardie
  - AV-Blockierungen
  - Schrittmacher-Störung
  - Hyperkaliämie
  - Atropin

Neurokardiogene (vasovagale) Synkope:
- Orthostatische Hypotonie
- Karotis-Sinus-Syndrom
- Subclavian-steal-Syndrom
- Aortenbogen-Syndrom
- Ausgedehnte Varicosis

Neurogene Orthostase:
- Polyneuropathien
- Rückenmarkerkrankungen
- Multisystematrophien
- Morbus Parkinson

Reflektorische Synkope:
- Miktionssynkope
- Pressorische Synkope
- Schlucksynkope
- Vestibulär bedingte Synkope
- Okulovagale Synkope
- Konvulsive Synkope

Erlebnisbedingte neurokradiogene Synkope:
- Akute Schrecksituation
- Akuter Angstzustand
- Akuter Schmerz
- Blutabnahme

Zerebro-vaskuläre Synkopen:
- TIA
- Basilaris-Syndrom

Pulmonale Synkopen:
- Chronisch-obstruktive Lungenerkrankungen
- Lungenembolie
- Pertussis
- Respiratorische Affektkrämpfe
- Hyperventilations-Syndrom

Synkopen durch Volumenverlust:
- Akuter Blutverlust
- Exsikkose

Medikamentös bedingte Synkopen:
- β-Rezeptorenblocker
- Chinidin
- Sedierende Neuroleptika oder Antidepressiva
- Lithium
- Antihypertonika
- Saluretika
- Muskelrelaxantien
- Antiparkinson-Mittel

Intoxikationsbedingte Synkopen:
- Barbiturat- und Hypnotikaabhängigkeit
- Benzodiazepinabhängigkeit
- Alkoholismus

Metabolisch bedingte Synkopen:
- Hypoglykämie
- Hyperglykämie
- M. Addison
- Leberzirrhose

Zerebrale Anfallsleiden(keine Synkopen):
- Absencen
- Astatisches Petit mal
- Grand mal
- Psychogene Anfälle

Narkolepsie

- Prüfung der Beweglichkeit der Halswirbelsäule: Rotation, Beugen und Strecken (Basilarissyndrom?)
- Pupillenweiten und Reaktion (Intoxikation?)
- Augenbewegungen (Nystagmus?, Barbiturate?)
- Neurologische Herdsymptomatik (TIA?)
2. Psychiatrische Untersuchungen:
- Abhängigkeit der Anfälle von Vigilanz, Stimmung und Antriebslage (z. B. epileptische Verstimmungszustände)
- Unspezifische Belastungs- und Auslösesituationen (Klima, Infektion etc.)
- Suchtanamnese
- Erfassung spezifischer Auslösesituationen durch psychodynamisch orientierte Anamneseerhebung (psychogene Anfälle)
3. Ergänzende Untersuchungen:
- Blutzucker (Dextrostix)
- EKG
- Schellong-Test
- Hämotokrit, Hämoglobin
- Natrium, Kalium, ggf. Lithium
- Kreatinin
- Schnelltests auf Alkohol, Benzodiazepine; Barbiturate
- EEG
- Provokation durch Hyperventilation
4. Ggf. weitergehende Untersuchungen:
- 24-h-EKG
- Belastungs-EKG
- Echokardiografie
- Kipptischtest
- Karotissinus-Druckversuch unter EKG- und RR-Monitoring
- Arterielle Blutgasanalyse
- Blutvolumenbestimmung
- Digitalisspiegel
- Reaktion auf Atropin
- CCT, MRT
- Doppler-Sonografie

Vasovagale Synkope

Unter den **Reflex-Synkopen** ist die vasovagale Synkope oder die gewöhnliche Ohnmacht die häufigste Ursache. Die vasovagale Reaktion besteht in einer Hemmung des vaskulären und kardialen Sympathikus bei gleichzeitiger Aktivierung des kardialen Parasympathikus. Nachfolgend kommt es zu einer peripheren Vasodilatation und einer Abnahme der Herzfrequenz und Herzkontraktibilität. Sie tritt bei gesunden Personen nach langem Stehen oder im Sitzen auf. Begünstigend wirken:
- warme, schlecht durchlüftete Räume,
- enge Kleidung,
- viele Menschen im Raum,
- vorausgegangene unspezifische Stressfaktoren wie Schlafentzug, längere Nahrungskarenz,
- vorausgegangener übermäßiger Alkoholgenuss,
- banale Infekte oder
- länger bestehende Erschöpfungszustände.

Die Synkope kündigt sich hier durch Prodromalerscheinungen, wie Schwindel, profuse Schweißausbrüche, Neigung zu Übelkeit und muskulärer Schwäche an. Gelegentlich kommt es in diesem Stadium zu Hyperventilation, die ihrerseits die Entwicklung der Ohnmacht fördert. Der Blutdruck kann bis auf nicht messbare Werte abfallen. Auch unerwartete Erlebnisse und belastende Wahrnehmungen können zu einer Dysregulation des peripheren und zentralen autonomen Nervensystems und damit zur Ohnmacht führen: unerwartete Katastrophen, der Anblick von Blut, von Verkehrsunfällen, Blutabnahme im Krankenhaus, Mitteilung von unerwarteten Todesfällen von Angehörigen, Bedrohung oder Überfall. Die Behandlung beschränkt sich in sachgerechter Lagerung, Öffnen der Kleidung, Flach- oder Tieflagerung des Kopfes. Besteht Atembehinderung: Seitenlagerung. Die Bewusstseinsstörung klingt schnell ab, der Patient ist danach sofort voll ansprechbar (im Gegensatz zu zerebralen Anfallsleiden).

Hyperventilationssyndrom

Atemstörungen entwickeln sich aus einem mit Angst verbundenen Gefühl, nicht genügend Luft zu bekommen oder nicht ausreichend durchatmen zu können. Es kommt zu einem Circulus vitiosus zwischen sich ständig steigernder Angst, Panik und Unruhe und zunehmender Beschleunigung der Atemfrequenz. Fast immer finden sich weitere vegetative Regulationsstörungen:
- Parästhesien in Armen und Beinen ,

- Herzdruck und Herzschmerzen,
- Tachykardien,
- starker Harndrang,
- Mundtrockenheit,
- Fusionsstörungen.

Bevor die Bewusstseinsstörung eintritt, manifestieren sich Muskelverkrampfungen und die charakteristische Pfötchenstellung der Hände. Die Patienten kommen oft unter dramatischen Begleitumständen in Erste-Hilfe-Stationen und nehmen häufig Bereitschaftsärzte in Anspruch. Die Diagnose ist bei charakteristischer Entwicklung der Symptomatik leicht zu stellen.

Orthostatische Hypotension

Die durch eine orthostatische Hypotension bedingten Synkopen sind ebenfalls sehr häufig. Ursache ist eine konstitutionell bedingte oder erworbene arterielle Hypotension. Als labilisierende Faktoren können mangelnde Körperbewegung, Rekonvaleszenz, Medikamente, Infektionen und psychologische Einflüsse wirksam werden. Die normale zentralnervöse Regulation auf Lageveränderungen des Körpers ist bei diesen Kranken herabgesetzt oder verzögert. Die notwendige periphere Vasokonstriktion im Stehen ist unzureichend. Orthostatische Synkopen treten überwiegend nach langem Stehen oder nach schnellem Aufstehen aus liegender Position auf.

Posturale Tachykardie u. a.

Beim posturalen Tachykardie-Syndrom (POT) kommt es ebenfalls zu einer unzureichenden Vasokonstriktion beim Stehen, die durch eine erhöhte Herzaktivität kompensiert wird. Mit zunehmender Dauer des Stehens steigt die Pulsfrequenz an. Es treten Benommenheit, Schwitzen, Palpitationen auf, die in einer Synkope enden können. Letztendlich können Synkopen durch Husten, Pressen (Miktion, Stuhlgang) oder Schlucken provoziert werden.

Aortenbogen-Syndrom

Das Syndrom ist charakterisiert durch eine Stenose der vom Aortenbogen abgehenden Gefäße, welche durch sklerotische (bei alten Menschen) oder entzündliche (bei jungen Patienten) Prozesse bedingt ist. Im Gegensatz zu den gut tastbaren Fußpulsen sind die Pulse der A. radialis und der A. carotis schlecht oder nicht zu fühlen. Die Synkopen treten auch hier – im Gegensatz zur orthostatischen Synkope – eher unter körperlicher Belastung auf.

Carotis-sinus-Syndrom

Die Störung tritt bei älteren Patienten auf, wenn durch Druck auf den Corotissinus (Einengung des Halses durch Krawatten) ein Bewusstseinsverlust eintritt. Durch einen Carotis-sinus-Druckversuch unter EKG- und RR-Kontrolle kann die Diagnose gesichert werden.

Subclavian-steal-Syndrom

Die Ursache liegt in einer Stenose vor dem Abgang der Aorta vertebralis. Durch starke muskuläre Belastung des entsprechenden Armes kommt es hierdurch zu einer Störung der Autoregulation des Hirngefäßsystems. Der Bewusstseinsverlust tritt im Zusammenhang mit Morgengymnastik (Liegestütz), Tennisspielen, Rudern, Holzhacken u. ä. auf. Bei der Untersuchung finden sich Unterschiede in der Pulsqualität beider Arme. Auch Blutdruckdifferenzen werden beobachtet. Therapeutisch ist eine operative Korrektur anzustreben.

Kardial bedingte Synkopen

Die Abgrenzung kardial bedingter Synkopen steht in der Notfallsituation im Vordergrund aller Differenzialdiagnostischen Überlegungen, da es hier zu Todesfällen kommen kann. Im Gegensatz zur orthostatischen tritt die kardial bedingte Synkope eher unter körperlicher Belastung auf. Wegweisend in der Notfalluntersuchung sind:
- Pulsarrythmien,
- Herzvitien und
- EKG.

Länger als 15 Sekunden dauernde Bewusstlosigkeit führt zu einer zyanotischen Verfärbung der Gesichtshaut und der Gefahr eines zerebralen Krampfanfalls: **konvulsive Synkope**. Bei der konvulsiven Synkope treten die tonisch-klonischen Anfälle verzögert nach der Bewusstseinsstörung auf.

❶ CAVE

Liegen Hinweise auf eine kardiogene Synkope vor, so ist je nach Gefährdung eine umgehende Krankenhauseinweisung oder eine Überweisung zum Kardiologen obligatorisch.

Transitorisch ischämische Attacke

Unter den zerebro-vaskulär bedingten paroxysmalen Bewusstseinsstörungen muss in erster Linie an das Vorliegen einer transitorisch ischämischen Attacke (TIA) gedacht werden. Sie geht mit flüchtigen und wechselnden neurologischen Ausfällen einher.

❶ CAVE

Transitorisch ischämische Attacken stellen Vorboten späterer Hirninfarkte dar. Neben der diagnostischen Klärung ist eine entsprechende prophylaktische Behandlung anzustreben.

Bei der Untersuchung (einschließlich Auskultation der Karotiden) finden sich entsprechend der zerebralen Lokalisation herdförmige neurologische Ausfälle:
- Aphasien
- flüchtige Artikulations- oder Wortfindungsstörungen,
- latente Paresen,
- Reflexdifferenzen,
- einseitige Pyramidenbahnzeichen,
- halbseitige Sensibilitätsstörungen.
  Die neurologischen Symptome können sich kurzfristig wieder vollständig zurückbilden.

Basilarisinsuffizienz

Hierbei werden plötzliche Bewusstseinsstörungen durch abrupte oder extreme Bewegungen im Bereich der Halswirbelsäule ausgelöst. Die Anfälle werden durch extensive Dreh-, Beuge- oder Streckbewegungen der Halswirbelsäule provoziert. So treten sie typischerweise bei Drehbewegungen, z. B. beim Rückwärtsfahren im Auto, beim Hochschauen auf hohe Gebäude oder zum Himmel oder beim Baden auf. Auch forcierte krankengymnastische Behandlungen, wie Massagen, chiropraktische Maßnahmen, Glissonschlinge, können hier eine plötzliche Bewusstseinsstörung auslösen. Klinisch sind sie meist begleitet von Schwindel, Schwarzwerden vor den Augen, Sehstörungen, Parästhe-

sien, flüchtigen ataktischen Störungen. Unter vorsichtiger Prüfung der Beweglichkeit der Halswirbelsäule (Rotation, Reklination, Beugung) können bei der Untersuchung ähnliche Symptome provoziert werden. Die weitergehenden neuroradiologischen Untersuchungen und die Gefäßdarstellung dienen dem Ausschluss anderer Ursachen.

Pulmonal bedingte Bewusstseinsstörungen

Sie treten im Zusammenhang mit spastischen Bronchitiden und chronisch obstruktiven Lungenerkrankungen auf, speziell bei Männern im mittleren Lebensalter, die meist auch noch starke Raucher sind. Durch heftige Hustenanfälle entwickelt sich ein Valsalva-Effekt. Die Bewusstseinstörungen sind meist kurz, eine Eigengefährdung durch Sturz ist eher selten. Heftiges, länger anhaltendes Husten führt im Zusammenhang mit einer Erhöhung des intraabdominalen Drucks zu einem intrazerebralen Druckanstieg mit der Folge einer Dysregulation des autonomen Nervensystems.

Respiratorische Affektkrämpfe

Es handelt sich um psychogene Anfälle, die im Zusammenhang mit Atemstörungen bei Kindern im Vorschulalter auftreten. Die Synkopen entwickeln sich in engem zeitlichem Zusammenhang mit Enttäuschung, Wut oder Ärger des Kindes. Als Folge hiervon steigert sich das Kind in ein immer stärker werdendes Schreien oder Weinen hinein, wobei die Intervalle zum Atemholen immer kürzer werden. Vor Einsetzen der Bewusstseinsstörung kommt es zu einer kurzen Apnoe mit nachfolgender Zyanose und Muskelerschlaffung. Die Kinder sind in der Regel tiefgreifend verhaltensgestört, es finden sich deshalb oft weitere psychosomatische oder neurotische Symptome. Mit Beginn des Schulalters verschwinden diese Anfälle, um anderen Verhaltensstörungen Platz zu machen. Oft findet sich eine schwer gestörte Familienkonstellation. Die Behandlung der Eltern kann zu einer schnellen Besserung beim Kind führen. In schweren Fällen kann durch Einatmen in einen Plastikbeutel der Zustand durchbrochen werden. Hierdurch erreicht man einen Wiederanstieg des unter der Hyperventilation rapid abgefallenen CO_2-Gehalts im Blut. Nach Wiedererlangen des Bewusstseins können Agitation, Angst und Unruhe persistieren.

Zerebrale Krampfanfälle

Synkope dieser Ursache sind durch EEG-Untersuchungen, klinische Beobachtung und fremdanamnestische Angaben abzugrenzen.

Psychogene Anfälle

Die Störungen können mit echten Bewusstseinsverlusten einhergehen, sie können jedoch auch nur vorgetäuscht sein. Die Anfälle entwickeln sich überwiegend in Gegenwart oder unmittelbarer Nachbarschaft zu anderen Personen. Verletzungen treten praktisch nie auf. Sie »gleiten« langsam und mit reflektorischen Abstützreaktionen hin auf den Boden.

- Untersucht man die Pupillen, so tritt reflektorisches Flattern der Augenlider auf.
- Die Pupillen reagieren meist prompt auf Licht.
- Auch reagieren die Patienten reflektorisch auf Geräusche (Händeklatschen in unmittelbarer Nähe des Ohres).

Betroffen sind überwiegend jüngere Frauen mit einfacher Struktur oder unterdurchschnittlicher Intelligenz. Nicht selten finden sich unter den Bezugspersonen oder unter Familienangehörigen Epileptiker. Die persönliche Kenntnis von epileptischen Anfällen und das Erlebnis von Zuwendung und Aufmerksamkeit durch andere Familienmitglieder können »bahnend« für die Entwicklung der psychogenen Anfälle sein. Oft besteht ein sekundärer Krankheitsgewinn, der zu einer eher ungünstigen Prognose führt.

Schmerzattacken

Synkopen sind ferner unter akuten, ohne Prodromalerscheinungen auftretenden Schmerzattacken zu beobachten. Die Verarbeitung von Schmerzen hängt unter anderem von der Persönlichkeitsstruktur und von den Vorerfahrungen ab, die der Patient mit Schmerzen gehabt hat.

Volumenverlust

Im Zusammenhang mit Volumenverlust muss an die verschiedenen Möglichkeiten von Blutungen im gastrointestinalen Trakt gedacht werden (Ulkusblutung, hämorrhagische Gastritis, Colitis, Morbus Crohn, Tumoren des Gastrointestinal-

Trakts, Haemorrhoiden etc.). Auffällige Blässe auch nach Abklingen der Sykope in Verbindung mit persistierender Kreislaufschwäche (Tachykardie, Hypotonie) im Zusammenhang mit anamnestischen Angaben über entsprechende Vorerkrankungen sollten den Untersucher zu einer unmittelbaren Klinikeinweisung bzw. im Krankenhaus zur Einleitung entsprechender diagnostischer Maßnahmen veranlassen.

Wesentlich häufiger sind kurzfristige Bewusstseinsstörungen im Zusammenhang mit Störungen des Wasserhaushalts. Alte Menschen mit hirnorganischer Wesensänderung haben in der Regel eine Störung der Regulation des Durstgefühls. Sich selbst versorgende Patienten geraten hierdurch in eine zunehmende **Exsikkose**. Sie ziehen sich durch Ohnmachtsanfälle Stürze zu, bei denen sie sich erheblich verletzen. Handelt es sich um jüngere Frauen, so kann es sich um einen Missbrauch von Saluretika im Zusammenhang mit einem idiopathischen Ödem handeln. Ferner kommen massive Diarrhöen oder Erbrechen (z. B. im Zusammenhang mit einer anorektischen Symptomatik) in Betracht.

Medikamentös verursachte Synkopen

Die kurzen Bewusstseinsstörungen durch medikamentöse Wirkungen sind als Begleiterscheinungen einer meist nicht sorgfältig überwachten Therapie zu interpretieren. Sie können auf verschiedene Weise hervorgerufen werden:

- Veränderung der Reizleitung des Herzens (Überdosierung mit Digitalispräparaten, Beta-Rezeptorenblockern, Chinidinderivaten),
- zu schnelle Senkung eines hohen Blutdrucks (Antihypertonika, Saluretika),
- zu starke Ausschwemmung einer Herzinsuffizienz (Saluretika).

Zu ausgeprägten orthostatischen Hypotensionen können **anticholinerg wirkende Psychopharmaka** führen. Hierzu zählen Phenothiazin- und Thioxanthen-Derivate und sedierende trizyklische Antidepressiva vom Amitriptylin-Typ. Da diese Substanzen vorwiegend abends verordnet werden, kann es nachts beim Gang zur Toilette oder am Morgen zu plötzlich auftretenden Ohnmachtsanfällen mit zum Teil gravierenden Verletzungen

3

kommen. Vor allen Dingen bei Einleitung einer ambulanten psychopharmakologischen Behandlung sollten die Patienten auf die Gefahr dieser Komplikation eindringlich hingewiesen werden. Besonders gefährdet sind alte Menschen, Kranke, die unter einer Dauertherapie von Antihypertensiva stehen, und Patienten mit Hypotonie.

Ähnliches trifft auch für **muskelrelaxierende Verbindungen** zu. Hierbei ist zu berücksichtigen, dass auch bestimmte Benzodiazepine (z. B. Diazepam) ausgeprägte muskelrelaxierende Eigenschaften haben. Auch Lithium kann bei zu schneller Dosissteigerung nicht nur zu den bekannten paroxysmalen Muskelschwächen in den Beinen, sondern in seltenen Fällen auch zu kurzer Bewusstlosigkeit führen.

Weiterhin sind flüchtige Bewusstseinsstörungen ein Hinweis für eine beginnende **Lithiumintoxikation**. Es finden sich dann jedoch weitere neurologische Ausfallserscheinungen (Ataxie, Tremor, Diarrhöen).

Als Letztes müssen noch **Antiparkinsonmittel** erwähnt werden (Adamantine, L-Dopa etc). Die Patienten, bei denen es schon krankheitsbedingt zu einer Fehlfunktion des autonomen Nervensystems gekommen ist, gefährden sich durch die Synkopen erheblich, da sie sich bei Stürzen meist gravierende Verletzungen zuziehen.

Intoxikatonsbedingte paroxysmale Bewusstseinstörungen

Synkopen treten am häufigsten bei chronischer Benzodiazepin- und Schlafmittelabhängigkeit auf. Unter dem einerseits enthemmenden, andererseits sedierenden Einfluss der Hypnotika kommt es zu einem Kontrollverlust über die weitere Einnahme der Substanzen. Hieraus resultieren flüchtige Synkopen bis länger anhaltende Zustände tiefer Bewusstlosigkeit. Man findet bei diesen Patienten oft zahlreiche Hämatome als Folge der vielfachen Stürze im Zusammenhang mit den Bewusstseinsstörungen. Liegt der Verdacht auf eine Barbituratintoxikation vor, so bestehen zusätzlich zerebelläre Symptome:

- grobschlägiger Nystagmus,
- Ataxie,
- Dysarthrie sowie
- Affektentgleisungen und Einschränkung der Kritik- und Urteilsfähigkeit.

Letztendlich lassen sich gehäuft kurzfristige Bewusstseinsstörungen bei einer Kombination von Alkohol und Benzodiazepinen beobachten.

Metabolisch bedingte Synkopen

In dieser Gruppe kommt den Störungen des **Glukosestoffwechsels** die größte Bedeutung zu. Vor allen Dingen bei älteren Menschen mit Herzinsuffizienz oder zerebralen Durchblutungsstörungen kann schon eine geringfügige Unterschreitung des normalen Glukosespiegels im Plasma zu einer Bewusstseinsstörung führen. Die charakteristischen Zeichen einer beginnenden Hypoglykämie (Anfälle von Heißhunger, Schweißausbrüche, Tachykardie, Frösteln, Zittern) können fehlen oder unvollständig ausgeprägt sein. Da flüchtige Bewusstseinsstörungen den Beginn einer diabetischen Stoffwechselentgleisung signalisieren können, ist bei entsprechendem Verdacht eine umgehende Diagnostik durchzuführen (Dextrostix oder Hämoglucotest, Gluco-Test im Urin und in der Tränenflüssigkeit, Ketostix). Die Gabe von Zucker oder zuckerhaltigen Getränken bessert den Zustand schnell; -gegebenenfalls ist eine umgehende Krankenhauseinweisung unter den entsprechenden Vorsichtsmaßnahmen bzw. therapeutischen Maßnahmen zu veranlassen.

Zerebrale Krampfanfälle

Sie können phänomenologisch den synkopalen Anfällen sehr ähnlich sein. Eine Klärung ist gelegentlich nur durch stationäre Beobachtung mit der Möglichkeit differenzierter neurophysiologischer Untersuchungsmethoden möglich.

- Dem zerebralen Krampfanfall kann eine Aura vorausgehen.
- Der Zungenbiss spricht eher für einen epileptischen Anfall: Er ist bei der Synkope sehr selten.
- Nach dem Anfall ist der Patient im Gegensatz zu den synkopalen Anfällen oft noch verlangsamt, inadäquat in seinem Verhalten, müde und abgeschlagen. Die Reorientierung nach einer Synkope gelingt dagegen schnell.
- Nach einem epileptischen Anfall können nachfolgend Zustände von Unruhe, Reizbarkeit und Erregung auftreten.

❗ **CAVE**
Zu beachten ist, dass epileptische Anfälle in postparoxysmale Dämmerzustände übergehen können. Ist anamnestisch ein Anfallsleiden nicht bekannt, so ist unbedingt eine Klärung der Genese des Anfalls anzustreben, da sie das erste klinische Zeichen eines Hirntumors oder eines anderen Hirnprozesses sein können.

Menière-Anfall

Das Leitsymptom dieser Störung ist im allgemeinen ein akut auftretender Schwindel. In seltenen Fällen kann der Anfall so stark sein, dass es zu einem flüchtigen Bewusstseinsverlust kommt. Die weiteren Symptome weisen in die richtige Richtung:
- einseitige Gehörverminderung,
- Horizonzalnystagmus zum kranken Ohr,
- Romberg-Zeichen: Fallneigung zum kranken Ohr.

Narkoleptischer Anfall

Kennzeichnend ist ein plötzliches Einschlafen in jeder Lebenslage. Entwickelt sich der Schlafanfall während des Stehens (z. B. während eines längeren Stehens bei einer Busfahrt), so sinkt der Patient in sich zusammen, und der Anfall imponiert phänomenologisch wie eine Ohnmacht. Der Patient ist jedoch durch stärkeres Ansprechen oder Rütteln aus diesem Zustand erweckbar. Die EEG-Untersuchung zeigt ein typisches Schlaf-EEG.

Therapie

Die Therapie der vasovagalen Synkopen richtet sich nach der Häufigkeit des Auftretens, dem Vorhandensein von Prodromalerscheinungen und den potentiellen Gefährdungen. Die Prognose ist gut. Allgemeine Empfehlungen bilden die Basis der Behandlung:
- Sicherung der Diagnose durch Kipptischuntersuchung und Schellong-Test
- Ausreichende Flüssigkeitszufuhr: 2-3 l/Tag
- Kochsalzreiche Nahrung
- Stützstrümpfe, Stützhosen
- Schlafen mit erhöhtem Oberkörper
- Moderates sportliches Training
- Medikamentöse Therapie, wenn die allgemeinen Maßnahmen nicht ausreichen:
  - 3-mal 2,5 mg Midodrin (Gutron) als Tabletten oder Tropfen
  - Ggf. nach 3 Tagen steigern auf 3-mal 5 mg
  - Ggf. nach weiteren 3 Tagen steigern auf 3-mal 7,5 mg
  - Maximaldosis: 30 mg/Tag
  - Letzte Medikation 4 h vor dem Schlafengehen (Gefahr der Liegend-Hypertension)

Die Wirksamkeit von Midodrin beruht auf umfangreichen klinischen Erfahrungen. Kontrollierte Studien liegen nur vereinzelt und in kleinen Fallzahlen vor. Der Langzeiteffekt ist unzureichend geklärt (Evidenzlevel C).

Alternativ kann ein Mineralokortikoid eingesetzt werden:
- 0,1 mg Fludrocortison (z. B. Astonin H)
- Ggf. nach 1 Woche steigern auf 0,2 mg Fludrocortison
- Maximaldosis: 0,3 mg/Tag

Die Datenlage ist ebenfalls unzureichend (Evidenzlevel C).

Behandlungserfolge wurden auch mit Betablockern oder SSRI beschrieben. Sie beruhen auf klinischen Erfahrungen und Expertenmeinung (Evidenzlevel D).

Die Therapie des **posturalen Tachykardiesyndroms** und durch **Grunderkrankungen** bedingte Synkopen entspricht der der vasovagalen Synkope.

Kardiogene Synkopen bedürfen spezifischer kardiologischer Behandlung (Medikamente, Schrittmacher, implantierbare Defibrillatoren). Die Notfallversorgung besteht in der Zuweisung entsprechender Institutionen.

Fazit

Kurzfristige Bewusstseinsstörungen können das erste Anzeichen verschiedenster internistischer, neurologischer oder psychiatrischer Krankheiten oder eine unerwünschte Arzneimittelwirkung von Medikamenten sein. Bis zum Ausschluss der verursachenden Faktoren sollte man mit einer unkritischen Annahme einer einfachen Ohnmacht, die jeden einmal treffen könne, zurückhaltend sein. Eine sorgfältige Anamneseerhebung in Verbindung mit einer gründlichen internistischen, neurologischen und psychiatrischen Untersuchung führt in den meisten Fällen schon zur Klärung der Ursache.

3

3.3 Qualitative Bewusstseinsstörungen

3.3.1 Formen des Delirs

Das Delir wurde zum ersten Mal durch Thomas Sutton im Jahre 1813 beschrieben. Unter dem Begriff Delir werden nach den Klassifikationssystemen ICD-10 und DSM IV alle akuten psychoorganischen Störungen zusammengefasst, die mit einer Bewusstseinsstörung und kognitiven Störungen einhergehen.

Prognostische Aspekte

Delirien verschlechtern die Prognose eines bestehenden Grundleidens:
- Unabhängig von einer zusätzlich bestehenden Demenz führt ein Delir innerhalb von 12 Monaten zu einer erhöhten Mortalität und/oder zu langfristigen kognitiven Defiziten.
- Postoperative Delirien führen zu einer Erhöhung von Komplikationen.

Delirien erhöhen die Behandlungskosten erheblich:
- Die Aufenthaltsdauer im Krankenhaus verlängert sich.
- Zusätzliche Belastungen entstehen durch erhöhten Pflegeaufwand, Rehabilitationsmaßnahmen oder Heimunterbringungen.

Bedingt durch die zunehmende Lebenserwartung, einen erhöhten Missbrauch psychotroper Substanzen einschließlich Alkohol und neuer intensiver medizinischer Behandlungsformen ist mit einem weiteren Anstieg von Delirien zu rechnen. Das Delir ist somit ein erstrangiger psychiatrischer Notfall.

❶ CAVE
Die Prognose ist umso günstiger, je früher das Delir diagnostiziert, seine möglichen Ursachen identifiziert und je eher mit der Therapie begonnen wird.

Häufigkeit

Die Datenlage zur Häufigkeit von Delirien ist unübersichtlich, bedingt durch unterschiedliche Definitionen, selektive Patientenpopulationen und ungleiche Grunderkrankungen. Überwiegend wurden bestimmte Risikogruppen wie z. B. alkoholische Entzugsdelirien, Delir und Demenz oder postoperative Delirien berücksichtigt. Hinzu kommt eine steigende Zahl von Einzelbeobachtungen deliranter Syndrome durch neu eingeführte Medikamente. Der überwiegende Anteil der Delirien findet sich auf allgemeinmedizinischen Stationen, intensivmedizinischen Abteilungen und in Pflege- und Altenheimen.
- Auf intensivmedizinischen Abteilungen entwickeln alte Patienten bis zu 70% während der Hospitalisation ein Delir.
- Die Häufigkeit postoperativer Delirien schwankt je nach Abteilung oder Art eines operativen Eingriffs stark:
  - auf allgemeinchirurgischen Stationen wurden zwischen 5 und 15%,
  - nach Hüftgelenkoperationen zwischen 40 und 50%,
  - nach Herzoperationen bis zu 70% entdeckt.
- Auf internistischen Abteilungen wurden zwischen 10 und 30%,
- bei Verbrennungen zwischen 20 und 30%,
- auf intensivmedizinischen Abteilungen und bei Aids-Erkrankten um 30%,
- bei moribunden Kranken bis zu 80% diagnostiziert.

Diagnose – Klinik

Die Diagnose wird klinisch-psychopathologisch gestellt (▶ Übersicht 3.5). Als Leitsymptome finden sich im Klassifikationssystem von ICD-10 Störungen der Bewusstseinslage, der Kognition, ein plötzlicher Beginn in Verbindung mit einem fluktuierenden Verlauf und die Forderung nach einem Nachweis der Ursache.

> **Übersicht 3.5. Symptome des Delirs nach ICD-10 (WHO – Forschungskriterien 1994)**
> 1. Bewusstseinsstörung:
>   - Verminderte Klarheit in der Umgebungswahrnehmung
>   - Reduzierte Fähigkeit, die Aufmerksamkeit zu fokussieren, aufrechtzuerhalten und umzustellen   ▼

2. Störung der Kognition, manifestiert durch die zwei folgenden Merkmale:
   - Beeinträchtigung des Immediatgedächtnisses und des Kurzzeitgedächtnisses bei relativ intaktem Langzeitgedächtnis
   - Desorientierung zu Zeit, Ort und Person
3. Mindestens eine der folgenden psychomotorischen Störungen:
   - Rascher, nicht vorhersehbarer Wechsel zwischen Hyper- und Hypoaktivität
   - Verlängerte Reaktionszeit
   - Vermehrter oder verminderter Redefluss
   - Verstärkte Schreckreaktion
4. Störung des Schlaf-Wach-Rhythmus, mindestens eines der folgenden Merkmale:
   - Schlafstörung
     - bis zur völligen Schlaflosigkeit,
     - mit oder ohne Schläfrigkeit am Tage oder
     - Umkehr des Schlaf-Wach-Rhythmus
   - Nächtliche Verschlimmerung der Symptome
   - Unangenehme Träume oder Alpträume, die nach dem Erwachen als Halluzinationen oder Illusionen fortbestehen können
5. Plötzlicher Beginn und schneller Wechsel aller Symptome während des Tages
6. Ursache: zerebrale, systemische oder intoxikationsbedingte Erkrankung

Psychotische Symptome

Unter den Kriterien sind die sehr häufigen psychotischen Symptome nicht erwähnt. Sie sind es, die in Verbindung mit Störungen der Affektivität und Angst das klinische Bild oft beherrschen und für vielfältige Verhaltensstörungen verantwortlich gemacht werden müssen: (überwiegend optische) Halluzinationen, illusionäre Verkennungen und wahnhafte Gewissheiten. Das klinische Erscheinungsbild ist sehr variabel und wechselnd.

> ❶ CAVE
> Das Delir ist ein potenziell lebensbedrohender Zustand. Er erfordert umgehende diagnostische Abklärung, Überwachung und Therapie.

Dauer

Das Delir entwickelt sich meist innerhalb weniger Stunden. Die Intensität der Symptomatik nimmt gegen Abend zu. Allgemein gültige Kriterien für Beginn und Ende eines Delirs existieren nicht. Die Dauer eines Delirs schwankt in den meisten Fällen zwischen Stunden und 1 bis 2 Wochen. Bei etwa 5% ist mit einer Dauer von 4 Wochen zu rechnen. Delirien in Kombination mit Demenzen können chronifizieren mit entsprechend ungünstiger Prognose.

Wechsel von hyperaktivem und hypoaktivem Delir

Charakteristisch ist eine schnell wechselnde Abfolge von Unruhe, Umtriebigkeit, Beschäftigungsdrang und Ängstlichkeit und ruhigen, äußerlich unbeteiligt wirkenden Verhalten. Phänomenologisch wird ein hyperaktives und ein hypoaktives Delir unterschieden (► Übersicht 3.6), wobei beide Formen in der Phase des voll ausgebildeten Delirs häufig wechseln.

Besonderheiten des hypoaktiven Delirs

Während Patienten unter einem hyperaktiven Delir durch ihre Unruhe, Umtriebigkeit und störendes Verhalten schnell auffallen – und somit diagnostiziert werden, wird ein beachtlicher Anteil hypoaktiver Delirien von Ärzten und Pflegepersonal – vorwiegend bei alten Patienten – übersehen. Hierdurch erhöht sich das Risiko zusätzlicher Komplikationen mit unter Umständen irreversiblen Folgen.

> ❶ CAVE
> Das hypoaktive Delir fällt nicht auf, da die Patienten teilnahmslos und nur eingeschränkt kontaktfähig im Bett liegen. Sie wirken verhangen, in sich gekehrt, abgelenkt oder träumend und nehmen keinen Blickkontakt auf. Der Zustand wird nicht selten bei oberflächlicher Untersuchung als Eigenheit der Persönlichkeit, als natürliche Begleitsymptomatik des internistischen Grundleidens, als Narkosefolge oder als gehemmte Depression fehldiagnostiziert.

3

Übersicht 3.6. Merkmale des hyper- und hypoaktiven Delirs

Hyperaktives Delir	Hypoaktives Delir
▬ Ängstliche Erregung	▬ Fehlende Kontaktaufnahme
▬ Unruhe	▬ Teilnahmslosigkeit
▬ Erhöhte Irritierbarkeit und Schreckhaftigkeit	▬ Passivität
▬ Beschäftigungsdrang	▬ Immobilität
▬ Nesteln	▬ Fehlender oder verminderter Blickkontakt
▬ Verkennungen und Fehldeutungen des Umfeldes und von Personen	▬ Patienten wirken phänomenologisch:
▬ Optische Halluzinationen	– verhangen
▬ Elementarakustische Halluzinationen	– abwesend
▬ Desorganisiertes Denken	– träumend
▬ Zusammenhanglose Äußerungen	▬ Reaktion auf Ansprache mit Verzögerung
▬ Starke vegetative Symptome:	▬ Halluzinationen, Verkennungen erst durch gezieltes Explorieren feststellbar
– massives Schwitzen	
– Tachykardie	
– Tremor	

Erst die differenzierte Exploration macht deutlich, dass der Patient unter Halluzinationen, illusionäre Verkennungen und Orientierungsstörungen steht. Hypoaktive Delirien sind häufiger durch metabolische Störungen, Exsikkose, hirnorganische Störungen oder anticholinerge Substanzen bedingt. Begleitet wird die delirante Symptomatik von vegetativen Störungen unterschiedlicher Intensität. Nach Abklingen des Delirs kann sich der Patient nicht an die vorangegangenen Ereignisse erinnern. Die Intensität und psychopathologische Ausgestaltung eines Delirs lassen keine Rückschlüsse auf seine Verursachung zu.

Vorausgehende Symptome

Obwohl ein Delir in der Regel akut oder perakut einsetzt, weisen fremdanamnestische Angaben darauf hin, dass in den vorausgegangenen Stunden/Tagen schon »Vorpostensymptome« des Delirs bestanden haben:
▬ vermehrte Unruhe,
▬ allgemeine Nervosität,
▬ Reizbarkeit,
▬ Schlafstörungen,
▬ unspezifische Ängstlichkeit und
▬ Beginn vegetativer Dysregulationen.

Zusätzlich können gegen Abend flüchtige Verkennungen oder Halluzinationen auftreten: »Prädelir«, »beginnendes«, »unvollständiges« oder »abortives« Delir.

Abgrenzung zum Delir

Eine einheitliche Definition existiert nicht, die Abgrenzung zum Delir ist problematisch. Orientiert am DSM IV wird ein »subsyndromales« Delir beschrieben, welches die vorgegebenen Kriterien des DSM IV nur unvollständig erfüllt. Bei alten Patienten führen »subsyndromale« Delirien ebenfalls zu längeren stationären Aufenthalten, kognitiven Defiziten und erhöhter Mortalität.

Einteilung

Unter Notfallaspekten hat sich aus therapeutischen Gründen die folgende Unterscheidung bewährt:
▬ Entzugsdelir,
▬ durch allgemeinmedizinische Erkrankungen bedingtes Delir,
▬ Delir bei Demenz,
▬ postoperatives Delir und
▬ zentralanticholinerges Delir.

Ursachen
Prädisposition

Zu unterscheiden sind prädisponierende und verursachende Faktoren, die zu einer Entstehung eines Delirs führen. Als prädisponierende Faktoren sind zu nennen:

- Alter
- Schlechter Allgemein- und Ernährungszustand
  - Störungen des Wasserhaushaltes:
  - Exsikkose
  - Elektrolytentgleisungen
- Polymedikation
- Lange Medikamentenanamnese
- Viele Vorerkrankungen und/oder Operationen
- Chronische Schmerzen
- Anhaltende Schlafstörungen
- Verminderung alltagspraktischer Fähigkeiten
- Stress (erhöhte Kortisolproduktion)
- Seh- oder Hörbehinderung (Brille, Hörgerät)
- Ortswechsel (Wohnung, Station, Krankenzimmer)
- Soziale Isolation – fehlende Bezugspersonen

Risikofaktoren

Als bedeutendster Risikofaktor ist das Alter des Patienten anzusehen. Je mehr der genannten Faktoren zusammenkommen, um so eher ist mit dem Auftreten eines Delirs zu rechnen. Eine vorbestehende Demenz erhöht die Rate beträchtlich und gilt neben dem Alter als gesicherter Risikofaktor. Die Häufigkeit von Delirien mit Demenz schwankt zwischen 22 und 89%. Das Delir ist jedoch ein von einer Demenz unabhängiger Faktor, der noch 1 Jahr nach einem Klinikaufenthalt zu bleibenden kognitiven Defiziten führen kann. Die Ursachen, die zur Entstehung eines Delirs beitragen, sind vielfältig (▸ Übersicht 3.7). Wegen der vitalen Bedrohung der Störung sollten diese identifiziert werden. Etwa 20% aller Delirien bleiben ungeklärt.

Medikamentös bedingte Delirien

Sie gewinnen wegen der verbreiteten Polymedikation vieler Patienten zunehmend an Bedeutung. Erste Symtpome können schon 1–2 h nach Einnahme der Medikamente auftreten. Begünstigende Faktoren sind:

- hohes Alter,
- schlechter Allgemein- und/oder Ernährungszustand,
- Fieber,
- hoher Dosis-Anstiegs-Gradient,
- hohe Tagesdosis,
- gleichzeitiger Behandlungsbeginn von 2 oder mehr Medikamenten mit direkten oder indirekten Wirkungen auf das ZNS,
- abruptes Absetzen hochdosierter Medikationen.

Je mehr dieser Faktoren zusammentreffen, umso eher ist mit der Entwicklung eines Delirs zu rechnen.

Ergänzende Untersuchungen

Die vielfältigen Faktoren, die zur Entstehung eines Delirs beitragen, machen neben einer sorgfältigen körperlich-neurologischen Untersuchung in Abhängigkeit vom klinischen Bild und den erhobenen Befunden ergänzende Laboruntersuchungen einschließlich elektrophysiologischer und bildgebender Verfahren erforderlich (▸ Übersicht 3.8).

Therapie
Allgemeine Maßnahmen

Je älter ein deliranter Patient ist, umso schneller und umfassender müssen im Rahmen einer Notfallintervention die möglichen Ursachen identifiziert werden, da zusätzliche Risiken – u. a. Multimorbidität, Polymedikation, höhere Empfindlichkeit gegen erforderliche Medikationen – zu berücksichtigen sind. Da ein Delir immer eine potentiell vital bedrohliche Störung ist, ist stets eine klinische Einweisung erforderlich. Hier sind die Voraussetzungen für eine umfassende Diagnostik, einen kontrollierten Behandlungsbeginn und eine kontinuierliche Überwachung gegeben.

 CAVE
> Zu den ersten Maßnahmen gehört das Absetzen aller potentiell delirfördernden Medikamente und Noxen.

Da die Intensität und der Verlauf des Delirs wesentlich durch das Umfeld mitbestimmt werden, sind allgemeine Hilfen zur Verbesserung der Ori-

Übersicht 3.7. Ursachen von Delirien

- Hirnorganische Erkrankungen:
  - Alzheimer Demenz
  - Zerebrovaskuläre Demenz
  - Andere Demenzen
  - Morbus Parkinson
- Raumfordernde Prozesse:
  - Hirntumore
  - Abszesse
  - Hirnödem
  - Subdurales Hämatom
  - Hydrozephalus
- Schädel-Hirn-Traumen
- Hirninfarkt
- Kardiovaskuläre Störungen:
  - Herzrythmusstörungen
  - Arterielle Hypertension
  - Herzinsuffizienz
- Störungen des Wasser- und Elektrolythaushaltes:
  - Ketoazidose
  - Laktatazidose
  - Hyperosmolare Zustände
  - Hyponatriämie
  - Hypo- und Hyperkalzämie
  - Hypo- und Hypermagnesiämie
  - Hypophosphatämie
- Endokrine Störungen:
  - Diabetes mellitus
  - Morbus Cushing
  - Morbus Addison
  - Hypo- oder Hyperparathyreoidismus
  - Thyreotoxikose
  - Myxödem
  - Hypopituitarismus
- Infektionen:
  - Virusinfektionen
  - Infektionen des Urogenitalsystems
  - Enzephalitiden
  - Meningitiden
  - Aids
  - Malaria
  - Lues
  - Toxoplasmose
- Metabolisch:
  - Chronische Lebererkrankungen
  - Niereninsuffizienz
  - Porphyrie
  - Akute Pankreatitis

- Toxische Ursachen (Intoxikation oder Entzug):
  - Alkohol
  - Hypnotika
  - Benzodiazepine
  - Psychostimulantien (Amphetamine, Exstasy)
  - Kokain
  - Halluzinogene
  - Phencyclidin
  - Inhallantia
- Medikamente:
  - Anticholinergika (Spasmolytika, Atropin, Belladonna, Scopolamin)
  - Antidepressiva (Trizyklika, Venlafaxin)
  - Antiparkinsonmittel (Biperiden, Bromocriptin, L-Dopa, Trihexyphenidyl, Amantadin)
  - Antikonvulsiva (Phenobarbital, Phenytoin, Valproat)
  - Betarezeptorenblocker (z. B. Propanolol)
  - H_2-Blocker (z. B. Cimitidin)
  - Kortikosteroide
  - Anästhetika
  - Trizyklische Neuroleptika
  - Disulfiram
  - Digitalis
  - Antibiotika, Virostatika, Fungizide, Tuberkulostatika:
    Chloroquin, Aciclovir, Gyrase-Hemmer, Vancomycin, Amphotericin B, Rifampicin, Penicilline, Sulfonamide, Metronidazol, Aminogylkoside Clindamycin, Vancomycin, Cycloserin, Cyclosporin, Rifampicin, Isoniazid
  - Interferone
  - Antihypertensiva
- Analgetika: Opioide, Pethidin
- Vitaminmangel:
  - Vitamin B_1
  - Vitamin B_6
  - Vitamin B_{12}
- Andere:
  - Operation
  - CO-Intoxikation
  - HCN-Intoxikation
  - Anämie
  - Hypothermie – Hyperthermie

entierung und zur Reduzierung von Angst und Unruhe hilfreich (Hewer und Förstl 1994):

- Vermeiden einer lauten und unruhigen Umgebung
- Vermeiden einer sensorischen Deprivation
- Vermeiden von Ortswechsel (Pflegeheim, Station, Krankenzimmer)
- Gute Beleuchtung
- Korrektur von Seh- oder Hörbehinderung (Brille, Hörgerät)
- Konstanz der Bezugspersonen
- Regelmäßige Kontakte zu Angehörigen
- Einfache und unmissverständliche, emotionale Zuwendung
- Vermittelnde Gesprächsführung
- Beachtung von Medikamenten-Interaktionen

Übersicht 3.8. Delir – ergänzende Untersuchungen

Laboruntersuchungen	Apparative Untersuchungen
- BSG	- EKG
- Blutbild einschließlich Differenzialblutbild	- EEG (Verlaufskontrolle)
- Blutgasanalyse	- Röntgen: Thorax
- Glukose	- Kraniale Computertomografie (CCT)
- Elektrolyte:	- Magnetresonanztomografie (MRT) des Schädels
– Na	- Doppler- und Duplexsonografie der hirnversorgenden Arterien
– K	
– Ca	
– Cl	
– Mg	
– Phosphat	
- Kreatinin, Harnstoff	
- Leberwerte:	
– GOT	
– GPT	
– γ-GT	
– alkalische Phosphatase	
– Bilirubin	
- Alkoholspiegel	
- Medikamentenscreening:	
– Drogen	
– Benzodiazepine	
– Digitalis	
- T3, T4, TSH	
- Prophyrine	
- CPK	
- Lues-Serologie	
- HIV-Test	
- Folsäure – Vitamin B_{12}	
- Urinstatus	
- Ggf.:	
– Liquordiagnostik	
– Immunglobuline	

3

Pharmakotherapie

Wegen der oft schnell wechselnden psychopathologischen Symptomatik besteht jederzeit die Gefahr von Fehlhandlungen. Eine psychopharmakologische Behandlung – orientiert an Zielsymptomen – ist deshalb immer indiziert. Eine delirspezifische Pharmakotherapie existiert nicht. Die Wahl des Medikaments hängt ab von der zugrunde liegenden Erkrankung, der Art und Schwere des Delirs und der erforderlichen Begleitmedikation.

3.3.2   Delirien bei Kindern

Delirien bei Kindern und Heranwachsenden sind selten. Die Symptomatologie entspricht der der Erwachsenen. Die Mortalität ist mit 20% hoch.

3.3.3   Entzugsdelir

Entstehung

Eine Voraussetzung, die zur Entstehung eines Entzugsdelirs führen kann, ist ein kontinuierlicher Missbrauch von Alkohol (»Spiegeltrinker«) oder Medikamenten. Chronischer Alkoholmissbrauch bindet und aktiviert GABA-A-Rezeptoren und blockiert glutamaterge NMDA-Rezeptoren mit der Folge einer vermehrten Expression dieser Rezeptoren. Wird die Zufuhr von Alkohol plötzlich unterbrochen, wird die Blockade der NMDA-Rezeptoren aufgehoben, und gleichzeitig kommt es zu einer Verminderung der Daueraktivierung der GABA-A-Rezeptoren. Die Imbalance zwischen GABAerger Inhibition und glutamaterger Exzitation führen über Unruhe, Erregung und Schlafstörungen zum Delir. Das Vollbild eines Entzugsdelirs entwickelt sich zwischen 48 und 72 Stunden.

Symptomatik

Psychopathologisch fallen die Patienten durch Unruhe und Umtriebigkeit in Verbindung mit örtlichen, zeitlichen und situativen Orientierungsstörungen auf. Ihr Verhalten wird durch zahlreiche illusionäre Verkennungen und eine ausgeprägte Suggestibilität bestimmt. Pflegepersonal und Ärzte werden als Fremde oder Angehörige

verkannt. Vielfältige optische Halluzinationen wechselnden Inhaltes mit oft szenenartig bewegten Abläufen ängstigen den Kranken und führen zu Fehlhandlungen. Zum Vollbild des Delirs werden oft identische Objekte unterschiedlicher Größe halluziniert (Staubpartikel, Käfer, Drähte, Hunde, Fratzen etc.). Mit nestelnden Bewegungen versucht der Patient, sich ihrer zu erwehren. Massive, bedrohend erlebte Halluzinationen können zu abrupten suizidalen Handlungen führen oder akute Angstanfälle und Erregung provozieren. Durch die Kombination von Halluzination und Verkennung können die Patienten ihre Umgebung insgesamt vollständig verkennen: So glauben sie, sich statt in einer Praxis oder im Krankenhaus in ihrer Stammkneipe aufzuhalten oder auf ihrer Arbeitsstelle.

 CAVE
Wegen der Eigen- und Fremdgefährdung bedürfen schwere Entzugsdelirien ständiger Überwachung.

Vorherrschend im Bereich der vegetativen und körperlichen Funktionen sind:
- profuse Schweißausbrüche,
- Tachykardie,
- Anorexie,
- Übelkeit,
- Erbrechen,
- Diarrhoen,
- Fieber,
- Schlafstörungen.

Neurologisch imponieren:
- zunächst feinschlägiger, später grobschlägiger Tremor,
- ataktische Störungen und
- Dysarthrie.

Entzugsdelirien klingen oft mit einem terminalen Tiefschlaf aus. Für den Ablauf besteht eine mnestische Lücke, die allenfalls inselartige Erinnerungsbruchstücke zurücklässt. Im Verlauf der zunehmenden Entzugserscheinungen überschreitet der Patient einen »Scheitelpunkt«, nachdem es dem Patienten nicht mehr möglich ist, die Symptome durch Zufuhr von Alkohol oder kreuztolerante Sedativa zu kupieren.

Therapie

Für die pharmakologische Behandlung stehen verschiedene Substanzen zur Verfügung (☐ Tab. 3.3). Im Gegensatz zu Delirien, die durch allgemeinmedizinische Erkrankungen oder Medikamente entstehen, sind hier zusätzliche Aspekte zu berücksichtigen. Zerebrale Krampfanfälle können ein Entzugsdelir einleiten und/oder während des Verlaufs auftreten. Hinzu kommen durch schwere vegetative Entzugssymptomatik bedingte Störungen des Wasserhaushaltes und Elektrolytentgleisungen.

Zur Standardversorgung eines Entzugsdelirs gehören:

- Herz-Kreislauf-Überwachung (Stürze!)
- Infusionstherapie
- Elektrolytausgleich
- 100 mg Thiamin i.m. (Prophylaxe einer Wernicke-Korsakoff-Enzephalopathie)
- Titration des gewählten Medikamentes
- Ggf. parenteraler Ernährung
- Lagerung, Mobilisation
- Pneumonieprophylaxe
- Thromboseprophylaxe

Clomethiazol

Psychopharmakologisch werden Substanzen bevorzugt, die antikonvulsive Eigenschaften besitzen. In Mitteleuropa ist das Mittel erster Wahl weiterhin Clomethiazol. Die Substanz wirkt GABAerg und antidopaminerg. Sie besitzt antikonvulsive, vegetativ-dämpfende, sedierende und hypnotische Eigenschaften. Ein weiterer Vorteil ist eine durch eine kurze Plasmahalbwertszeit bedingte gute Steuerungsfähigkeit. Sie macht entsprechend dem klinischen Befund ein schnelles Auftitrieren möglich (Evidenzlevel A). Durch die Einführung von Clomethiazol in die Delirtherapie konnte die Mortalität dramatisch gesenkt werden. Kontraindiziert ist die Substanz bei gleichzeitig bestehenden chronisch obstruktiven pulmonalen Prozessen, da die Sektretabsonderung in den Bronchien verstärkt wird. Für die Dosierung gilt:

- 1–2 Kapseln Clomethiazol (Distraneurin) oder 10–20 ml Saft
- Wiederholung der Dosis im Abstand von 10–20 min, bis ausreichende Sedierung erreicht ist

- Maximaldosis innerhalb von 2 h: (4 Kapseln oder 40 ml Saft)
- Maximaldosis/24 h: 24 Kapseln oder 240 ml Saft

Benzodiazepine

Ähnlich überzeugend ist die Behandlung mit Benzodiazepinen. In den USA sind sie Mittel der ersten Wahl (Evidenzlevel A). Zu bevorzugen sind Derivate mit langer oder mittellanger Plasmahalbwertszeit. Die einzelnen Verbindungen unterscheiden sich hinsichtlich der Wirksamkeit nicht. Eine symptomorientierte Titration ist effektiver als eine festgelegte Tagesdosierung: Die benötigte Gesamtmenge des Benzodiazepins ist deutlich niedriger und die Behandlungsdauer kürzer. Benzodiazepine besitzen eine Kreuztoleranz gegenüber Alkohol. Sie sollten nicht zu lange verordnet werden, um eine Abhängigkeit zu vermeiden. Bei schweren Leberfunktionsstörungen ist **Lorazepam** zu bevorzugen, bei eingeschränkter Nierenfunktion **Diazepam**:

- 10 mg Diazepam (z. B. Valium) oral oder i.v.
- Bei unzureichender Sedierung: nach 30–60 min weitere 10 mg Diazepam
- Jeweils im Abstand von 4–8 h weitere 10 mg Diazepam – Ziel: gleichbleibende Sedierung
- Fortführung der am 1. Behandlungstag benötigten Gesamtdosis über 3 Tage, danach stufenweise Reduktion innerhalb von 14 Tagen
- Maximaldosis/24 h: 100 mg
  Alternativ:
- 1–2 mg Lorazepam (z. B. Tavor) oral oder i.v.
- Wiederholung nach 30–60 min, bis ausreichende Sedierung erreicht ist
- Weiteres Vorgehen wie bei Diazepam
- Maximaldosis/24 h: 12,5 mg

Als wirksam hat sich alternativ eine Kombination des Dopamin-D2-Antagonisten **Tiaprid** mit **Carbamazepin** erwiesen. Die Kombination erwies sich als effektiv, wenn Patienten noch alkoholintoxikiert sind (Evidenzlevel B):

- 100–200 mg Tiaprid (z. B. Tiapridex) + 200 mg Carbamazepin (z. B. Tegretal) oral
- Wiederholung der Dosis nach 1–2 h, bis ausreichende Sedierung erreicht ist
- Sicherstellung der Sedierung durch weitere Gaben im Abstand von 4–8 h

◨ Tab. 3.3. Psychopharmakotherapie des Entzugsdelirs

Substanz	Dosierung; D/24 (max. täglich)	Kontraindikationen	Wirkungsprofil
Clomethiazol Evidenz A	1–2 Kapseln oder 5–10 ml Saft Ggf. erneute Gabe nach jeweils 20–30 min, bis ausreichende Sedierung erreicht ist Reichlich Flüssigkeitszufuhr Reduzierte Dosierung bei Niereninsuffizienz D/24: 24 Kapseln	Obstruktive Lungenerkrankungen Pneumonie Schwere Herzinsuffizienz	Stark sedierend Vegetativ dämpfend Antikonvulsiv Sehr gut steuerbar Kurze Halbwertszeit Hohes Abhängigkeitspotential
Benzodiazepine, z. B. Diazepam Evidenz A	10 mg Diazepam oral oder i.v. Wiederholung nach 30–60 min, bis ausreichende Sedierung erreicht wurde Danach alle 4–8 Stunden gleiche Dosis Nach 3 Tagen Beginn der Reduktion D/24: 100 mg	Myasthenia gravis	Gute Sedierung Vegetativ dämpfend Antikonvulsiv Anxiolytisch Fehlende antipsychotische Effekte Schlecht steuerbar Lange Halbwertszeit Deutliches Abhängigkeitspotential
Lorazepam Evidenz A	0,5–1 mg Lorazepam Wiederholung nach 30–60 min Weiteres Vorgehen wie bei Diazepam D/24: 12,5 mg	Myasthenia gravis	Gute Sedierung Vegetativ dämpfend Antikonvulsiv Anxiolytisch Gut steuerbar Keine aktiven Metaboliten Geringe Interaktion mit anderen Medikamenten Abhängigkeitspotential
Carbamazepin Evidenz B für beginnende leichte Delirien	Initial 200–400 mg Alle 2–4 h weitere 200 mg D/24: 1600–2000 mg	AV-Block Vorbehandlung mit irreversiblen MAO-Hemmern Schwere Lebererkrankungen Knochenmarkschädigung Porphyrie	Wenig sedierend Mäßig vegetativ dämpfend Gut antikonvulsiv Fehlende antipsychotische Effekte Kein Abhängigkeitspotential Bei schwerem Delir als Monotherapie nicht ausreichend
Tiaprid + Carbamazepin Evidenz B	100–200 mg Tiaprid und 200 mg Carbamazepin Wiederholung in 12 h D/24 Tiaprid: 1200 mg	Tiaprid: — hypophysäre Prolaktinome — Brustkrebs — Phäochromocytom — Kombination mit Levodopa	Gute Sedierung Vegetativ dämpfend Antikonvulsiv Kein Abhängigkeitspotential Auch für schweres Delir geeignet

◻ **Tab. 3.3.** Fortsetzung

Substanz	Dosierung; D/24 (max. täglich)	Kontraindikationen	Wirkungsprofil
Valproat Evidenz B für beginnende, leichte Delirien	Initial 300 mg Alle 4 Stunden weitere 300 mg, bis ausreichende Sedierung erreicht ist D/24: 2000 mg Dosisreduktion bei Niereninsuffizienz	Lebererkrankung Pankreaserkrankung Porphyrie Knochenmarkschädigung Hyponatriämie Lupus erythematodes	Wenig sedierend Gut vegetativ dämpfend Gut antikonvulsiv Fehlender antipsychotischer Effekt Kein Abhängigkeitspotential Als Monotherapie ungeeignet
Haloperidol Evidenz C In Kombination mit Benzodiazepinen: Evidenz A	Initial 2,5–10 mg i.v., i.m. oder oral Stündliche Wiederholung bis zur ausreichenden Sedierung D/24: 20–50 mg Nach Sistieren des Delirs schnelle Reduktion auf 5–10 mg/Tag	Parkinson-Syndrome Andere Stammhirnerkrankungen Manifestes Anfallsleiden Deutliche Hypotonie Überleitungsstörungen im EKG: QT>450 msec Prolaktinome	Wenig sedierend Gering vegetativ dämpfend Herabsetzung der Krampfschwelle Mäßige Steuerbarkeit Kein Abhängigkeitspotential Gute antipsychotische Effekte Als Monotherapie wenig geeignet Gute Wirkung in Kombination mit Benzodiazepinen oder Antikonvulsiva
Alkohol Evidenz D	50–70 g beim Mann, 20–30 g bei der Frau 96%ig in Fruchtsaft verdünnt	Lebererkrankungen	Nur bei Notoperationen kurzfristig postoperativ gerechtfertigt Unwirksam bei voller Ausprägung des Delirs

- Maximaldosen: 1200 mg Tiaprid; 2000 mg Carbamazepin
- Langsames Ausschleichen der Medikamente nach 3 Tagen

Carbamazepin allein ist zur Behandlung einer Entzugssymptomatik und bei beginnendem Delir wirksam (Evidenzlevel B). **Valproat** ist als Monotherapie ebenfalls lediglich für beginnende delirante Syndrome geeignet. Die Substanz ist gut steuerbar. Nachteilig wirken sich toxische Effekte auf Leber und Blutgerinnungssystem aus (Evidenzlevel B):

- Initial 150–300 mg Valproat (z. B. Convolex)
- Weitere 150–300 mg jeweils nach 2–3 h, bis ausreichende Sedierung erreicht ist
- Fortführung der erreichten Tagesdosis über 3 Tage
- Maximaldosis: 2400 mg/24 h
- Reduktion individuell um jeweils 300 mg/Tag

Die Wirkung der beiden letztgenannten Substanzen ist bei einem voll ausgeprägten schweren Delir unzureichend. Die Indikation der Antikonvulsiva liegt in erster Linie in der Vermeidung von Krampfanfällen. Bei schweren Delirien sind sie als Komedikation zu Haloperidol geeignet. Der alpha-2-Agonist **Clonidin** (3-mal 0,15 mg/Tag oral) hat sich zur Therapie vegetativer Entzugserscheinungen bewährt. Wegen fehlender antikonvulsiver und antipsychotischer Eigenschaften ist die Substanz bei voll ausgebildetem Delir ungeeignet (Evidenzlevel C).

Unbefriedigend ist auch die Monotherapie des Entzugsdelirs mit **Haloperidol,** da das Risiko einer Provokation epileptischer Anfälle steigt. Die vegetative Entzugssymptomatik wird ebenfalls nur unzureichend beeinflusst. Eine Indikation ist gegeben, wenn ausgeprägte psychotische Symptome das klinische Bild bestimmen. Hier erweist sich eine Kombinbnation von Haloperidol mit einem

Benzodiazepin, Clomethiazol oder Antikonvulsiva als sehr effektiv. Auch schwerste Delirien können beherrscht werden (Evidenzlevel A):

- 2,5–10 mg Haloperidol (z. B. Haldol) oral, i.m. oder i.v. + 5–10 mg Diazepam (z. B. Valium) oral oder i.v.
- Wiederholung der Dosis nach 1 h
- Weitere Gaben über den Tag verteilt zur Aufrechterhaltung der Sedierung
- Maximaldosen: 20–50 mg Haloperidol, 50 mg Diazepam

Alkoholsubstitution

In einzelnen chirurgischen Abteilungen ist es immer noch üblich, speziell nach Notoperationen postoperativ bei beginnender Entzugssymptomatik oder bekanntem schweren Missbrauch den Patienten mit Alkohol zu substituieren, um einen ungestörten postoperativen Verlauf sicherzustellen. Der Behandlungserfolg beruht ausschließlich auf klinischen Erfahrungen (Evidenzlevel D).

3.3.4 Durch allgemeinmedizinische Erkrankungen bedingtes Delir und Delir bei Demenz

An erster Stelle der Therapie stehen die Behandlung der Grunderkrankung, eine Stabilisierung metabolischer Entgleisungen und das Absetzen delirfördernder Medikamente. Substanzen der ersten Wahl sind hochpotente Neuroleptika (▶ Übersicht 3.9). Die Behandlung eines Delirs wird mit einer niedrigen Dosis eingeleitet und in festgelegten Intervallen schrittweise erhöht (»titriert«), da die Ätiologie oft multifaktoriell bedingt oder unbekannt ist und mögliche Interaktionen mit anderen Medikamenten zu berücksichtigen sind. Das Ende der Titration wird durch psychopathologische Befunderhebung bestimmt und kann zusätzlich durch Verwendung von Delirskalen gestützt werden. Eine wertvolle Hilfe zur Beurteilung des Verlaufs ist durch EEG-Kontrollen gegeben, da der Grad der Verlangsamung des Grundrythmus mit dem Ausmaß der Bewusstseinsstörung korreliert.

Haloperidol

Die weltweit am besten untersuchte Substanz ist Haloperidol.

- Haloperidol wirkt wenig sedierend und ist vergleichsweise kreislaufneutral. Es besitzt wenig aktive Metaboliten, geringe anticholinerge Effekte und liegt in allen Darreichungsformen vor. Die Wirksamkeit ist gut belegt (Evidenzlevel A).
- Unvorteilhaft wirkt sich aus, dass vegetative Symptome und Schlaf-Wach-Rythmusstörungen unzureichend beeinflusst werden. Nachteilig erweist sich letztendlich ein fehlender antikonvulsiver Effekt.

Um Schlafstörungen oder vegetative Störungen zusätzlich zu beeinflussen, kann eine Kombination mit **Lorazepam** sinnvoll sein. Lorazepam allein ist – mit Ausnahme beim Entzugsdelir – weniger effektiv als Haloperidol.

Obwohl Haloperidol als gut verträglich anzusehen ist, können selten schwere unerwünschte Arzneimittelwirkungen auftreten: Speziell bei intravenöser Gabe sind als seltene unerwünschte Arzneimittelwirkung (UAW) schwere arterielle Hypotension, Verlängerungen des QT-Intervalls im EKG und als vital bedrohende Komplikation Torsade de pointes beschrieben worden. Bei einer Verlängerung des QT-Intervalls auf >450 msec ist eine Behandlung mit Haloperidol nur unter ständigem EKG-Monitoring durchzuführen. Speziell bei Delirien, deren Ätiologie akut nicht befriedigend abgeklärt werden kann, oder bei bestehender Polymedikation bleibt Haloperidol Mittel der ersten Wahl. Für die Dosierung gilt:

- 1–2 mg Haloperidol (z. B. Haldol) oral
- Wiederholung nach jeweils 2–4 h, bis ausreichende Sedierung erreicht ist
- Maximaldosis/24 h: 20 mg
- Bei deutlicher vegetativer Begleitsymptomatik und vorherrschender diffuser Angst:
    - 0,5–1 mg Lorazepam (z. B. Tavor)
    - Ggf. Wiederholung nach 2–4 h
    - Maximaldosis/24 h: 5 mg

Übersicht 3.9. Delir – psychopharmakologische Behandlung

Patienten <65 Jahre	Patienten >65 Jahre und demente Patienten
■ 1–2 mg Haloperidol ■ Wiederholung der Dosis im Abstand von 2–4 h, bis ausreichende Sedierung erreicht ist ■ Maximaldosis: 10–20 mg/24 h je nach Verträglichkeit ■ Ggf. Zusatzmedikation von 0,5–1 mg Lorazepam	0,25–0,50 mg Haloperidol, steigernd alle 4 Stunden
Schwere Delirien:	
■ 5–10 mg Haloperidol i.v. ■ Wiederholung jede Stunde oder Dauertropfinfusion von 5–10 (bis 20) mg Haloperidol/h ■ Ggf. Zusatzmedikation von Lorazepam	■ 2,5 mg Haloperidol i.v. ■ Wiederholung jede Stunde oderDauertropfinfusion von 2,5–5 mg Haloperidol/h
Titration alternativer Substanzen (Initialdosis):	
■ 0,5–1 mg Risperidon oder ■ 40 mg Pipamperon oder ■ 25–50 mg Melperon oder ■ 2,5 mg Olanzapin oder ■ 25–50 mg Quetiapin oder ■ 20 mg Ziprasidon	■ 0,5 mg Risperidon oder ■ 20 mg Pipamperon oder ■ 25 mg Melperon oder ■ 2,5 mg Olanzapin oder ■ 25 mg Quetiapin oder ■ 10 mg Ziprasidon

Delir bei Parkinson-Syndrom oder Lewy-Körper-Demenz:
- ■ 1 Kapsel (192 mg) Clomethiazol oder 5 ml (157,5 mg) Clomethiazol-Saft Paradoxreaktionen möglich!

Oder:
- ■ 6,25 mg Clozapin (z. B. Leponex) (bei deutlichen psychotischen Symptomen)
- ■ Ggf. Wiederholen nach 2–4 h

---

❶ CAVE

Benzodiazepine dürfen nicht gegeben werden, wenn die Patienten unter einer Behandlung mit atemdepressorisch wirkenden Substanzen (z. B. Opioide) stehen.

Benzodiazepine als Monotherapie sind außer bei Entzugsdelirien ungeeignet. Besonders bei alten Patienten ist mit erhöhter Sturzgefahr, zu starker Sedierung und Verschlechterung kognitiver Defizite zu rechnen.

Andere Psychopharmaka

Alternativ zu Haloperidol wurden in den letzten Jahren vermehrt **atypische Neuroleptika** eingesetzt. Naturalistische und kontrollierte Studien liegen bis heute nur in begrenztem Umfang vor. Die Fallzahlen in den Publikationen sind klein. Übereinstimmend wird eine bessere Verträglichkeit besonders hinsichtlich extrapyramidaler UAW beschrieben. In erster Linie muss hier auf die Gefahr einer tardiven Dyskinesie hingewiesen werden, die mit zunehmenden Alter der Patienten ansteigt. Nach einjähriger Behandlung mit klassischen Neuroleptika entwickelten 29% der alten Patienten (>65 Jahre) im Vergleich zu 4% der jüngeren Patienten eine tardive Dyskinesie. Weitere Studien sind deshalb dringend erforderlich, um Nutzen und Nachteil der atypischen Neuroleptika für die Behandlung deliranter Syndrome besser einschätzen zu können. Zu beachten ist, dass bestimmte atypische Neuroleptika (z. B. Clozapin, Risperidon, Olanzapin) in Einzelfällen selbst ein Delir hervorbringen können. Atypische Neuroleptika sind zur Behandlung von Delirien nicht zugelassen.

Risperidon hat sich besonders bei alten Patienten in der Behandlung von Delirien als dem Haloperidol gleichwertig und gut verträglich erwiesen (Evidenzlevel B). Für die Dosierung gilt:
- 0,5–1 mg Risperidon (z. B. Risperdal)
- Weitere Gabe von 0,5–1 mg Risperidon im Abstand von 2–4 h, bis ausreichende Sedierung erreicht wurde
- Maximale Dosis/24 h: 5 mg
- Nachteil: Risperidon liegt nur in oraler Form vor

Ähnlich gut ist die Wirksamkeit von **Olanzapin** einzuschätzen (Evidenzlevel B). Nachteilig kann sich eine zu starke Sedierung auswirken. Olanzapin erwies sich als weniger effizient bei Patienten, die älter als 70 Jahre waren, gegenüber jüngeren. Ferner sprachen hypoaktive und »schwere« Delirien weniger gut an. Dosierung:
- 2,5 mg Olanzapin (z. B. Zyprexa) oral oder i.m.
- Ggf. Wiederholung nach 2–4 h
- Maximaldosis/24 h: 10 mg

Die Wirksamkeit von **Quetiapin** und **Aripiprazol** entspricht der des Haloperidol. Die Datenlage ist unzureichend (Evidenzlevel D).

Melperon und **Dipiperon** heben sich ebenfalls zur Behandlung von Delirien bewährt. Die Wirksamkeit und Verträglichkeit beruht auf jahrzehntelangen klinischen Erfahrungen. Studien liegen nur unzureichend vor. Melperon ist zur Behandlung deliranter Syndrome (»Verwirrtheitszustände«) zugelassen (Evidenzlevel C).

3.3.5 Postoperatives Delir

Besonderheiten

Postoperative Delirien unterscheiden sich psychopathologisch nicht von anderen Delirien. Eine gesonderte Berücksichtigung rechtfertigt sich dadurch, dass hier spezielle Einflüsse durch den operativen Eingriff und die Narkose als spezifische Auslösefaktoren zu berücksichtigen sind. Ob postoperativ ein Delir entsteht, hängt von der Art und Länge der Narkose, der damit verbundenen Intensität der zerebralen Hypoxydose, der Art der Operation und dem Ausmaß des Blutverlustes zusammen. Hinzu kommen Entgleisungen des Elektrolyt- und Wasserhaushaltes.

Eine frühzeitige Erkennung und Behandlung postoperativer Delirien kann für den weiteren Verlauf der Grunderkrankung entscheidend sein:
- Die Rate der postoperativen somatischen Komplikationen ist bei auftretenden Delirien erhöht.
- Die Dauer der stationären Behandlung ist mindestens um das Doppelte verlängert.
- 6 Monate nach Beginn des Delirs sind 25% der Patienten verstorben.
- Bei mindestens 30% der Patienten verbleiben noch nach Monaten kognitive Defizite in Form von Gedächtnisstörungen, Konzentrations- und Auffassungsstörungen, Wesensveränderungen und Störungen praktischer Alltagstätigkeiten.

Die Dauer des Delirs korreliert signifikant mit der Aufenthaltsdauer auf der Intensivstation und der Dauer der Krankenhausbehandlung. Nach einem postopativen Delir kommt es häufiger zu Verlegungen in rehabilitative Einrichtungen oder zu einer Langzeitpflege.

Therapie

Therapeutisch müssen vorrangig Elektrolytentgleisungen und Störungen des Wasserhaushaltes korrigiert und der Kreislauf stabilisiert werden. Eine schnelle Rückbildung des Delirs fördern allgemein stabilisierende Maßnahmen wie:
- Kontaktaufnahme
- Regelmäßige Ansprachen
- Orientierungshilfen
- Ausreichende Lichtverhältnisse
- Frühzeitige Aktivierung

- Kontinuität des Pflegepersonals
- Regelmäßige Kontakte zu Angehörigen

Medikamente können hierdurch eingespart werden. Das Medikament der ersten Wahl ist Haloperidol (siehe oben).

3.3.6 Zentralanticholinerges Delir

Differenzialdiagnose

Differenzialdiagnostisch sollte immer ein zentralanticholinerges Delir abgegrenzt werden, da hier spezielle therapeutische Interventionen möglich sind. Periphere Leitsymptome sind hier:
- Trockene Haut und Schleimhäute als Folge einer verminderten Schweiß-, Schleim- und Speichendrüsensekretion
- Ausgeprägte Gesichtsröte als Ausdruck einer Vasodilatation
- Midriasis
- Obstipation

Ursache

Die Ursache ist in einer Verordnung von Medikamentenkombinationen im Zusammenhang mit dem operativen Eingriff und einer vorbestehenden Dauermedikationen zu sehen, deren anticholinerges Potential sich addieren kann und deren Wechselwirkungen nicht zu übersehen sind. Medikamente mit zentral-anticholinerger Wirkung können schon in therapeutischen Dosen ein Delir provozieren – erst recht unter den metabolischen Veränderungen, wie sie unter einer Narkose zu erwarten sind. In der Allgemeinanästhesie kommt das zentralanticholinerge Delir in 9,4% der Fälle vor. Ein Vergleich verschiedener Anästhesieverfahren ergibt ein besonders hohes Risiko bei Lachgas-Fentanyl- und Lachgas-Rapifen-Anästhesien.

Therapie

Die Behandlung besteht in der Gabe von Physostigmin (Anticholium).
  Atropin i.v. als Antidot bereithalten (Gefahr der Bradykardie)!
  - 2 mg Physostigmin i.m. oder
  - 1 mg sehr langsam i.v. unter EKG-Monitoring

Treten nach wenigen Minuten keine Nebenwirkungen in Form von Bradykardie, profusen Schweißausbrüchen oder vermehrtem Speichelfluss auf:
- Erneut 1 mg i.v.
- Ggf. bei unzureichender Wirkung nach jeweils 20 min wiederholen
UAW: Übelkeit, Erbrechen, vermehrter Speichelfluss, Hypotonie
Maximaldosis 0,4 mg/kg KG.
Kontraindikation: Asthma bronchiale

In den letzten Jahren werden zunehmend Kasuistiken über eine erfolgreiche Intervention durch Cholinesterase-Inhibitoren berichtet (Evidenzlevel D). Hier sind weitere kontrollierte Studien zur Objektivierung des Therapieeffektes erforderlich.

Substitution durch Alkohol

Sie wird im Bereich der Psychiatrie aus grundsätzlichen Erwägungen abgelehnt. Es ist schlecht möglich, einen Alkoholiker zum Entzug zu bewegen und ihm gleichzeitig Alkohol zu verordnen. In operativen Abteilungen wird von der Methode zur Minimierung postoperativer Komplikationen bei großen operativen Eingriffen Gebrauch gemacht. Postoperativ kann bei chronischen Alkoholikern ein drohendes Delir vermieden werden, bis für den Patienten das Risiko nicht mehr besteht, sich durch Unruhe, mangelnde Kooperation, Fehlhandlungen (Herausreißen von Kathetern, Infusionen, Platzen der Operationswunden etc.) zu gefährden. Postoperativ können in diesen Situationen
- 50–70 g Alkohol pro Tag beim Mann oder
- 20–30 g pro Tag bei der Frau
als 96%iger Alkohol in Fruchtsaft verdünnt, je nach Unruhe, über den Tag verteilt gegeben werden. Nach Abklingen postoperativer Risiken ist sofortiger Entzug und Einleitung einer entsprechenden Therapie erforderlich.

Kontraindikationen
 CAVE
Für die Therapie deliranter Syndrome sind generell kontraindiziert: Morphinderivate, Scopolamin, Pethidin, Barbiturate, barbituratfreie Hypnotika (Methaqualon etc.), Phenothiazine, Antidepressiva und Anlagetika mit zentralatemdepressiver Wirkung (z. B. Pentazozin).

3.3.7 Verwirrtheitszustand

Der Verwirrtheitzustand wird diagnostisch nach ICD-10 und DSM IV-TR unter Delir subsumiert. Operationale Kriterien für einen Verwirrtheitzustand gibt es nicht. Unter Notfallaspekten ist die Beibehaltung des Begriffs »Verwirrtheitszustand« aus praktischen Gründen sinnvoll. Patienten mit Verwirrtheitszuständen können häufig in der vertrauten Umgebung verbleiben. Ein typisches Beispiel sind die häufig nachts auftretenden Verwirrtheitszustände alter Menschen, die am folgenden Tag wieder geordnet sein können.

Symptomatik

Die Symptomatik ist charakterisiert durch das Fehlen psychotischer Symptome wie Halluzinationen, Wahngedanken, Erregung und inkohärentem Denken.

Im Vordergrund der Symptomatologie stehen wechselnde zeitliche, örtliche und situative Orientierungsstörungen, während die Orientierung zur Person meist intakt bleibt.

- Im Wahrnehmungsbereich kommt es zu zahlreichen illusionären Verkennungen, die zu Fehlhandlungen führen können.
- Denkstörungen können in unterschiedlicher Ausprägung vorhanden sein: Ideenflucht, weitschweifiges, umständliches oder sprunghaftes Denken. Die Kranken fallen deshalb durch ihr unzusammenhängendes, »verworrenes« Sprechen auf. Sie reagieren auf Fragen nicht oder inadäquat und führen häufig Selbstgespräche.
- Die Patienten verhalten sich zeitweise sehr umtriebig und bringen ihre Wohnung in Unordnung.
- Oft besteht eine Affektlabilität.

Für die Zeit der Verwirrung besteht eine mnestische Lücke. Wegen ihrer Umtriebigkeit und Bettflüchtigkeit drängen Familienangehörige auf eine stationäre Einweisung.

Ursachen

Neben den unter »Delir« angeführten Ursachen können Verwirrtheitszustände im Alter ausgelöst werden durch:

- grippale Infektionen,
- schleichende Infektionen des Urogenitalsystems,
- Medikamente in adäquater Dosierung,
- Eigenmedikation,
- Alkohol,
- mangelnde Flüssigkeitszufuhr,
- Bagatelltraumen,
- Ortswechsel.

Therapie

Die Behandlung entspricht der oben angegebenen Delirtherapie alter Patienten:

- vorsichtig-einschleichende Dosierung,
- möglichst Monotherapie,
- Vermeiden von Kombinationspräparaten,
- geeignete Darreichungsform,
- ausreichende Behandlungsdauer.

Nachsorge und Vorbeugung

Um das Wiederauftreten erneuter Verwirrtheitszustände zu vermeiden, ist eine regelmäßige ärztliche Versorgung notwendig. Eine der wichtigsten Grundlagen der Vorbeugung ist die Erhaltung eines guten körperlichen und psychischen Allgemeinzustandes, wozu auch die Sicherstellung einer regelmäßigen und geordneten Lebensführung gehört. Unter diesen Voraussetzungen erweist sich die langfristige Betreuung dieser Kranken als dankbar und erfolgversprechend.

3.3.8 Dämmerzustand

Symptomatik und Diagnostik

Dämmerzustände sind als zeitlich begrenzte Bewusstseinstrübungen zu definieren, die Stunden bis Tage, seltener bis Wochen anhalten können. Der Patient bleibt dabei handlungsfähig. Dämmerzustände treten in erster Linie im Zusammenhang mit Epilepsien auf. Differenzialdiagnostisch sind andere Hirnerkrankungen und psychogene Dämmerzustände abzugrenzen. Die Bewusstseinslage ist bei grober Prüfung nicht erkennbar getrübt, jedoch auf nicht zu erklärende Weise eingeengt – dem Laien erscheint sie ungestört:

- Die Patienten bewegen sich »traumwandlerisch« mit auffällig ungeschickter Motorik, sie wirken verhangen und sind »nicht ganz da«.
- Die psychomotorischen Funktionen sind verlangsamt.
- Patienten verkennen die Bedeutung wahrgenommener Objekte und zeigen inadäquate Reaktionen auf einfache Reize, zum Beispiel auf einen auf sie zukommenden Menschen.
- Die Wahrnehmungsmöglichkeit ist eingeschränkt.
- Halluzinationen und illusionäre Verkennungen können vorkommen. Die Patienten sind dann von den Ereignissen des Umweltgeschehens »entrückt« und in diesen Situationen schwer ansprechbar.
- Generell sind die Steuerungsfähigkeit und die Urteilsfähigkeit vermindert.
- Interkurrent kann ein nicht zu bremsender Rededrang auftreten.
- Sich selbst überlassen sind sie ratlos.
- Trotz ihrer verlangsamten, automatenhaften Bewegungen und ihres teilweise versonnenverklärten Verhaltens erleben sie einfache Ereignisse wie Kontakt aufnehmende Menschen als bedrohend oder angsterzeugend. Sie wirken deshalb gespannt und latent explosiv.

Abzugrenzen sind hier »orientierte Dämmerzustände«, in denen die Kranken in ihren Ausführungen allenfalls verlangsamt, aber sonst völlig geordnet wirken. Hier sind sie in der Lage, einer längeren Exploration zu folgen und differenzierte Handlungen durchzuführen. Auffällig ist, dass es nicht gelingt, einen Blickkontakt herzustellen. Trotzdem bleibt der Eindruck, als ob die Kommunikationsebene verschoben ist.

Unter Notfallaspekten ist zu berücksichtigen, dass die Kranken wegen ihrer Einschränkung der Wahrnehmungsqualitäten eine Kontaktaufnahme durch den Arzt oft als bedrohend empfinden. Diese Fehlinterpretation kann zu plötzlichen Veränderungen von Affektivität, Stimmung und Antrieb führen. So fallen die Kranken durch plötzlich einsetzende heftige Erregungszustände, Angstanfälle, Zorn- und Wutausbrüche, dann wieder durch Apathie und Teilnahmslosigkeit auf.

CAVE
Der Dämmerzustand kann für die Notfallarzt gefährlich werden, da mit unerwarteten heftigen – oft persönlichkeitsfremden – Aggressionen, Schlägereien, Tobsuchtsanfällen, dranghaftem Weglaufen mit ziellosem Herumirren, sexuellen Enthemmungen und vereinzelt Gewaltverbrechen zu rechnen ist.

Dokumentation

Eine sorgfältige Dokumentation des psychopathologischen Befundes ist wesentlich, da zu einem späteren Zeitpunkt mit Stellungnahmen zur Frage der Schuldfähigkeit (§§ 20 und 21 StGB) zu rechnen ist.

Verlauf

Der Dämmerzustand setzt meist unvermittelt ein, kann Stunden oder Tage anhalten, um dann genauso unvermittelt wieder zu verschwinden. Länger bestehende Dämmerzustände über Wochen sind selten. Für die Zeit des Dämmerzustandes besteht eine Amnesie. Vielfach kann sich der Patient bruchstückhaft an einzelne Szenen erinnern. Differenzialdiagnostisch ist dies wichtig gegenüber psychogenen Dämmerzuständen im Rahmen eines Ganser-Syndroms. Diese Kranken geben immer eine vollständige Erinnerungslücke an.

Differenzialdiagnose

- Grand-mal-Epilepsie: interiktal – postparoxysmal
- Petit-mal-Status
- (Beginnende) Enzephalitis
- Aids
- Pathologischer Rausch
- Somnambulismus
- Hypnose
- Dissoziative Fugue (Wandertrieb)
- Dissoziativer Trancezustand
- Simulation

Therapie

Die Dämmerzustände können nach einem zerebralen Krampfanfall auftreten (häufiger), sich jedoch auch unabhängig vom Anfall entwickeln. Die Behandlung des epileptischen Dämmerzustandes

3

besteht nicht in einer Erhöhung einer bestehenden Dauermedikation von Antikonvulsiva.

> **⊘ CAVE**
>
> **Wegen der potenziellen Gefährdung der Umgebung und der Unberechenbarkeit des Kranken ist immer eine Einweisung in eine Klinik indiziert.**

Bestehen Erregung, Aggressivität oder schwere Angstzustände, so führen Neuroleptika zu einer schnellen Sedierung:

- 5–10 mg Haloperidol (z. B. Haldol) oral, i.m. oder i.v.,
- ggf. wiederholte Gabe von jeweils 5 mg Haloperidol, bis ausreichende Sedierung erreicht ist.
  Die Datenlage zur Behandlung von Dämmerzuständen ist unbefriedigend (Evidenzlevel D).

Andere Ursachen

Hinter einem Dämmerzustand kann sich ein Status von **Absencen** verbergen. Die Bewusstseinsstörung wechselnder Intensität ist oft das einzige Symptom. Unter längerer Beobachtung können gelegentlich diskrete Myoklonien der Augenlider beobachtet werden. Die Diagnose wird durch das EEG gesichert: diskontinuierliche regel- oder unregelmäßige Spike-Wave- oder Poly-S-W-Komplexe – meist von langsamer Tätigkeit unterbrochen. Die Behandlung erfolgt mit Benzodiazepinen:

- 5–10 mg Diazepam i.v.,
- ggf. Wiederholung der Gabe, bis der Status durchbrochen ist.
  Anschließend Einleitung einer antikonvulsiven Therapie mit Ethosuximid oder Valproat.

Ein schneller Erfolg durch Benzodiazepine gilt in der Notfalltherapie als gesichert (Evidenzlevel C).

Dämmerzustände können ein erstes Symptom einer **neurologischen Erkrankung** sein. Eine klinische Einweisung ist bei Dämmerzuständen unklarer Genese in jedem Fall indiziert. Schwierig kann die Abgrenzung der verschiedenen psychogenen Dämmerzustände in der Notfallsituation sein. Fast immer finden sich prämorbide Auffälligkeiten in Form von Persönlichkeitsstörungen. Auch die persönlichen Kontakte zu Familie, Arbeitskollegen und Freunden sind oft gestört. Stresssituationen können eine Rolle spielen. Die Dämmerzustände können den Patienten helfen, unangenehmen Konflikten oder Belastungen auszuweichen. Die Abgrenzung zur Simulation kann schwierig werden. Vor Stellung der Diagnose eines **psychogenen Dämmerzustandes** müssen somatische oder toxische Ursachen ausgeschlossen werden. Die Diagnose psychogener Dämmerzustände muss durch klinische Beobachtung gesichert werden.

Somnabulismus (Schlafwandeln) kommt verhältnismäßig häufig bei Kindern vor (6%). Nach dem 20. Lebensjahr ist er eher selten zu beobachten. Die Störung entwickelt sich aus den Schlafstadien III und IV in den ersten 3 Stunden. Die Patienten setzen sich im Bett auf, nach einer Phase des Nestelns stehen sie auf und laufen mit offenen Augen und ausdruckslosem Gesicht durch die Wohnung. Komplexe Handlungen (Türen öffnen, essen etc.) können verlangsamt und automatenhaft durchgeführt werden. Gefahr besteht durch Verletzungen und Stürze, da die Patienten natürliche Begrenzungen nicht wahrnehmen, um zu einer in der Nähe befindlichen Lichtquelle zu gelangen. Stressfaktoren können zum Auftreten der Störung führen. Für das Schlafwandeln besteht eine Amnesie – auch wenn der Patient geweckt wurde. Die Therapie mit 5–10 mg Diazepam abends soll helfen, ist jedoch nicht gesichert.

Die **Hypnose** ist ein durch Suggestion herbeigeführter psychogener Dämmerzustand. Zu warnen ist vor dem unqualifizierten Gebrauch der Hypnose als Behandlungsmethode, da auch hier mit Fehlhandlungen des Patienten gerechnet werden muss.

Literatur

Al Samarrai S, Dunn J, Newmark T, Gupta S (2003) Quetiapine for treatment resistant delirium. Psychosomatics 44: 350–351

American Psychiatric Association (1999) Practice guideline for the treatment of patients with delirium. Am J Pychiat 156 (Suppl): 1–20

Beuler M (1993) Lehrbuch der Psychiatrie, 15. Aufl. Springer, Berlin Heidelberg New York Tokio

Breitbart W, Marotta R, Platt MM et al. (1996) A double blind trial of haloperidol, chlorpromazine and lorazepam in the treatment of delirium in hospitalized Aids patients. Am J Psychiatry 153: 231–237

Breitbart W, Trembley A, Gibson C (2002) An open trial of olanzapine for the treatment of delirium in hospitalized cancer patients. Psychosomatics 43: 175–182

Brignole M (2003) Randomized clinical trials of neurally mediated syncope. J Cardiovasc Electrophysiol 14 (Suppl) 64–69

Bundesärztekammer (Hg) (2000) Empfehlungen für die Wiederbelebung. Deutscher Ärzteverlag, Köln

Carnes M, Howell T, Rosenberg M et al. (2003) Physicians vary in approaches to the clinical managemant of delirium. J Am Geriatr Soc 51: 234–239

Centorrino F, Albert MJ, Drago-Ferrante G (2003) Delirium during clozapine treatment: incidence and associated risk factors. Pharmacopsychiatry 36: 156–160

Cole M, McCusker J, Dendukuri N et al. (2003) The prognostic significance of sybsyndromal delirium in elderly medical inpatients. J Am Geriatr Soc 51: 754–760

Davis MP, Dickerson ED (2001) Olanzapine: another psychotropic? Am J Hosp Palliat Care 18: 129–132

Daeppen JB, Gache P Landry U et al. (2002) Symptom triggert vs fixed–schedule doses of benzodiazepines for alcohol withdrawal: a randomized treatment trial. Arch Intern Med 162: 1117–1121

Fick DM, Agostini JV, Inouye SK (2002) Delirium superimposed on dementia: a systematic review. J Am Geriatr Soc 50: 1723–1732

Franz M, Dlabal H, Kunz S et al. (2001) Treatment of alcohol withdrawal: Tiapride and carbamazepine versus clomethiazole. A pilot study. Eur Arch Psychiatry Clin Neurosci 251: 185–192

Eli EW, Gautam S, Margolin R et al. (2001) The impact of delirium in the intensive care unit on hospital length of stay. Intensive Care Med 27: 1892–1900

Gallinat J, Möller H-J, Moser RL et al. (1999) Das postoperative Delir: Risikofaktoren, Prophylaxe und Therapie. Anaesthesist 48: 507–518

Gustafson Y, Berggren D, Brannstrom B et al. Acute confusional states in elderly patients treated for femoral neck fracture. J Am Geriatr Soc (1988) 36: 525–530

Hassaballa HA, Balk RA (2003) Torsade de pointes associated with the administration of intravenous haloperidol: a review of the literature and practice guidelines for use. Expert Opin Drug Saf 2: 543–547

Hewer W, Förstl H (1994) Verwirrtheitszustände im höheren Lebensalter – eine aktuelle Literaturübersicht. Psychiat Prax 21: 131–138

Inouye SK (1999) Predisposing and precipitating factors for delirium in hospitalized older patients. Dement Geriatr Cogn Disor 10: 393–400

Inouye SK (2006) Delirium in older persons. N Engl J Med 354: 1157–1165

Inouye SK, Bogardus ST Jr, Carpentier PA et al. (1999) A multicomponent intervention to prevent delirium in hospitalized older patients. N Engl J Med 340: 669–676

Inouye SK, Bogardus ST Jr, Wlliams CS (2003) The role of adherence on the effectiveness of nonpharmacologic interventions: evidence of the delirium prevention trial. Arch Intern Med 163: 958–964

Jeste DV, Caligiuri MP, Paulsen JS et al. (1995) Risk of tardive dyskinesia in older patients. Arch Gen Psychiatry 52: 756–765

Kapoor WN (2000) Syncope. N Engl J Med 343: 1856–1862

Klein G, Korte T (2005) Differenzialdiagnose Synkope. Intensivmed 42: 290–298

Lipowski ZJ (1990) Delirium – acute confusional states. Oxford University Press

Lucht M, Kühn KU, Arnbruster J et al. (2003) Alcohol withdrawal treatment in intoxicated vs non-intoxicated patients: a controlled open label study with tiapride/carbamezepin, clomethiazole and diazepam. Alcohol Alcoholism 38: 168–175

Majumdar SK (1991) Chlormethiazole: current status in the treatment of the acute ethanol withdrawal syndrome. Drug Alcohol Depend 27: 201–207

Marcantonio E, Ta T, Duthie E et al. (2002) Delirium severity and psychomotor types: their relationship with outcomes after hip fractur repair. J Am Getriatr Soc 50: 850–857

McCusker, Cole M, Dendukuri N (2001) Delirium in older medical inpatients and subsequent cognitive and functional status: a prospective study. JAMA 155: 575–583

Mc Cusker J, Cole M, Abramowicz M, Primeau F, Belzile E (2002) Delirium predicts 12-month mortality. Arch Intern Med 162: 457–463

McNicoll L, Pisani MA, Zhang Y (2003) Delirium in the intensive care unit: occurrence and clinical course in the older patients. J Am Geriatr Soc 51: 591–598

Metzger E, Friedman R (1993) Prolongation of the corrected QT and torsade de pointes cardiac arrythmia associated with intravenous haloperidol in the medically ill. J Clin Psychopharmacol 13: 128–132

Moller JT, Jensen PF, Rasmussen LS et al. (1998) Long-term postoperative cognitive dysfunction in the elderly: ISPOCD 1 study. Lancet 351: 857–861

Nickel B (2002) Akute Bewusstlosigkeit. In: Berzewski H, Nickel B (Hg) Neurologische und psychiatrische Notfälle. Urban & Fischer, München, S 55–68

Rosenbaum M, McCarty T (2002) Alcohol prescription by surgeons in the prevention and treatment of delirium tremens: historic and current practice. Gen Hosp Psychiatry 24: 257–259

Ross CA, Peyser CE, Shapiro I, Folstein MF (1991) Delirium: phenomenologic and etiologic subtypes. Int Psychogeriatr 3: 135–147

Schwartz TL, Masand PS (2002) The role of atypical antipsychotics in the treatment of delirium. Psychosomatics 43: 228–233

Targum SD (2001) Treating psychotic symptoms in elderly patients. Primary Care Companion J Clin Psychiatry 3: 156–163

Turker SB, Tavare CJ (2003) Delirium in children and adolescents. J Neuropsychiatry Clin Neurosci 15: 431–435

WHO (1994) Internationale Klassifikation psychischer Störungen. ICD-10 Kapitel V – Forschungskriterien. Huber, Bern

Woodward M, Moran J, Elliot R et al. (2001) Delirium in the hospitalized elderly. Aust J Hosp Pharm 31: 35–40

Zeleznik J (2001) Delirium: still searching for risk factors and effective preventive measures. J Am Geriat Soc 49: 1729–1732

Psychomotorische Erregungszustände

4.1   Einführung

Die Diagnostik und Therapie psychomotorischer Erregungszustände gehören zu den schwierigsten Aufgaben der psychiatrischen Notfallbehandlung. Der überwiegende Anteil entwickelt sich außerhalb klinischer Institutionen. Trotz der Häufigkeit des Auftretens dieser Störung wird der Psychiater vergleichsweise selten als erstuntersuchender Arzt mit diesem Problem konfrontiert. Weitaus häufiger werden Allgemeinärzte oder der Notarzt hinzugezogen. Der Psychiater sieht die Patienten erst im Falle einer Einweisung in eine Klinik oder wenn spezielle Erregungszustände im Rahmen einer stationären psychiatrischen Therapie auftreten. Neben seiner größeren Erfahrung verfügt er über variablere Behandlungsmöglichkeiten.

Aggressivität und Gewalttätigkeit

Erregungszustände können sich in Aggressivität und Gewalttätigkeit äußern.

- Aggressivität ist charakterisiert durch Intentionen, Äußerungen oder Verhalten, die eine Beschädigung oder Vernichtung von Personen oder Gegenständen zum Ziel haben.
- Unter Gewalttätigkeit wird die körperliche Tat gegen Personen oder Gegenstände verstanden.

Aggressivität und Gewalttätigkeit können sich spontan, durch psychotisches Erleben oder durch Provokation entwickeln. Sie können jedoch auch geplant und gezielt gegen bestimmte Personen oder Objekte eingesetzt werden.

Abgrenzung zur kriminellen Handlung. Aufgabe des Arztes ist die Behandlung und Versorgung krankheitsbedingter Erregungszustände. Der Notarzt steht vor der Entscheidung, diese von dissozial bedingten Erregungszuständen abzugrenzen. Letztere gehören in die Hände der Polizei. Bei schweren Erregungszuständen kann die diagnostische Zuordnung schwierig werden, zumal der Notarzt hier unter Zeitdruck steht. Er muss sich zusätzlich dem Druck von Angehörigen, Freunden oder der Polizei erwehren, die aus unterschiedlicher Interessenslage drängen, eine kriminelle Gewalttätigkeit als krankheitsbedingt zu werten.

Gefahr für den Notarzt. Die Situation kann für den Notarzt schwierig werden, wenn der Täter alkoholisiert ist und eine differenzierte ärztliche Untersuchung nicht möglich ist. Der Verhaltensbeobachtung kommt hier eine überragende Bedeutung zu.

Zweckgerichtete Erregungszustände zeigen sich eher in situationsangepasstem Verhalten. Krankheitsbedingte Erregungszustände sind dagegen durch eine fluktuierende Symptomatik (hohe affektive Beteiligung, unkontrollierter Rededrang, ungezielte Gewalttätigkeit gegen Sachen und Personen, kognitive Einengung) gekennzeichnet.

Patienten mit schweren psychomotorischen Erregungszuständen sind oft geschäfts- und entscheidungsunfähig. Juristische Aspekte müssen deshalb verstärkt beachtet werden. Neben möglicher Zwangsmedikation oder Fixierung müssen die eigene Sicherheit und die anderer berücksichtigt werden.

❗ **Die Bewertung der Schwere eines Erregungszustandes und die Einschätzung unmittelbarer Gefährdung beruhen überwiegend auf ärztlicher Erfahrung. Die Situation ist mit der Beurteilung einer Suizidalität vergleichbar.**

Psychopharmakologische Intervention

Die besondere Situation der Unberechenbarkeit, der Bedrohung und der fehlenden Kooperation machen es erforderlich, dass eine therapeutische Intervention zügig und kompetent erfolgen muss. Eine psychopharmakologische Intervention ist fast immer erforderlich. Entsprechend vielfältig ist das empfohlene therapeutische Angebot. Zur psychopharmakologischen Behandlung sind zahlreiche Substanzen aus der Gruppe der Opiate, Benzodiazepine, Barbiturate, Neuroleptika, Antidepressiva, Antikonvulsiva oder β-Rezeptorenblocker eingesetzt und empfohlen worden.

❗ **CAVE**
Oft werden identische Präparate bei ätiologisch unterschiedlich bedingten Erregungszuständen gegeben. Die Folge können Paradoxreaktionen oder schwere unerwünschte Arzneimittelwirkungen (UAW) sein.

Der überwiegende Teil von Behandlungsempfehlungen schwerer Erregungszustände ist nicht das Ergebnis wissenschaftlicher Forschung, sondern klinischer Alltagserfahrung, Fallbeschreibungen oder naturalistischer Studien. Schwer Erregte sind nicht oder nur beschränkt einwilligungsfähig und nicht bereit zu einer Kooperation. Placebo-kontrollierte Studien zur Objektivierung der antiaggressiven Wirksamkeit einer Substanz können deshalb nur an ausgewählten Patientenpopulationen durchgeführt werden. Zur Behandlung schwerer Erregungszustände werden oft höhere Dosen gegeben, als sie von dem Hersteller empfohlen werden. Als wirksam bekannte moderne Substanzen sind für die Indikation »psychomotorische Erregungszustände« nicht oder nur für bestimmte Störungen zugelassen (Off-Label-Use). Die ▶ Übersicht 4.1 zeigt die zugelassenen Medikamente.

> **Übersicht 4.1. Medikamente, die für die Indikation psychomotorische Erregungszustände zugelassen sind**
>
> | Neuroleptika | Benzodiazepine |
> |---|---|
> | ▬ Haloperidol | ▬ Diazepam |
> | ▬ Pipamperon | ▬ Lorazepam |
> | ▬ Melperon | ▬ Bromazepam |
> | ▬ Glianimon | ▬ Prazepam |
> | ▬ Zuclopenthixol | ▬ Alprazolam |
> | ▬ Perazin | ▬ Oxazepam |
> | ▬ Levomepromazin | ▬ Medazepam |
> | ▬ Perphenazin | ▬ Dikaliumchlo- |
> | ▬ Promethazin | azepat |

4.2 Allgemeine Voraussetzungen

Genaue Verhaltensbeobachtung

Zu unterscheiden sind Erregungszustände, die sich außerhalb klinischer Institutionen entwickelt haben, von denen bei Patienten, die in eine Ambulanz oder Aufnahmestation eines Krankenhauses gebracht wurden. Das Gefährdungspotential ist im ersten Fall für das Umfeld wie auch für den Un-

tersucher beträchtlich erhöht. Die Möglichkeiten der Kontaktaufnahme, Untersuchung und erster therapeutischer Maßnahmen sind begrenzt. Vor der verbalen Kontaktaufnahme mit dem Erregten kann eine genaue Verhaltensbeobachtung schon erste diagnostische Hinweise geben:

- Läuft er herum oder verharrt er auf der Stelle?
- Beschimpft oder bedroht er
  - Anwesende?
  - gezielt einzelne Personen?
- Wird er handgreiflich?
- Benutzt er herumliegende Gegenstände als Waffen?
- Lassen sich Wutausbrüche beobachten?
- Wie ist die Kleidung (geordnet, zerrissen, verschmutzt, auf bestimmte Peer-Gruppe hinweisend)?
- Riecht er nach Alkohol?
- Pupillen vergrößert?
- Sprache:
  - verwaschen,
  - dysarthrisch,
  - maniriert?
- Monologisiert er?
- Ist er ansprechbar?

Aufnahme des Gesprächskontaktes

Auch wenn der Patient sich nicht durch den Notarzt ansprechen lässt, ist es wichtig, sich mit Namen und Funktion vorzustellen und professionelle Hilfe anzubieten. Da zunächst damit gerechnet werden muss, dass der Patient bewaffnet ist, sollte ein Gesprächskontakt bei ausreichender Wahrung der Distanz zu ihm aufgebaut werden. Mit einer möglichen eigenen Gefährdung muss bei schwer Erregten immer gerechnet werden. Nicht nur unter dem Aspekt der Sicherheit ist es notwendig, umgehend eine ausreichende Zahl von Helfern hinzuzuziehen. Ihre Anwesenheit allein kann schon zu einer gewissen Beruhigung führen. Ein erster Kontakt gelingt oft, wenn dem Patienten neutral mitgeteilt wird, weshalb man gerufen wurde. Um eine vertrauensvolle Beziehung herzustellen, haben sich folgende Vorgehensweisen als wirksam erwiesen:

- Ansprechen neutraler Themen
- Strikte Neutralität – auch gegenüber Angehörigen oder der Polizei

- Gleichbleibende freundliche Zuwendung
- Auf Provokationen und Beschimpfungen gelassen und sicher reagieren
- Keine Belehrungen, Hinweise auf mögliche Folgen oder kritische Bemerkungen
- Keine Diskussionen über unterschiedliche Auffassungen
- Vermittlung von Sicherheit und Souveränität durch Haltung und Sprache
- Sich bei steigender Erregung nicht emotional beeinflussen lassen
- Angebot einer – medikamentösen – Therapie
- Entfernung von Personen, die die Erregung des Patienten steigern

> **Übersicht 4.2. Fehler, die zu einer Verstärkung der Erregung führen oder bei einem gespannten Patienten unmittelbare Gewalttätigkeiten provozieren können**
>
> - Eine ablehnende oder belehrende Haltung einnehmen
> - Ausschließlich mit Dritten über den Patienten kommunizieren
> - Bei einem erregten Psychotiker die Realität von Halluzinationen oder Wahngedanken anzweifeln
> - Mit einem Intoxikierten Konflikte, die ihn belasten, durchsprechen
> - Einem Alkoholiker Vorwürfe über seinen Alkoholmissbrauch machen
> - Mit einem Patienten nach Schädel-Hirn-Trauma und entsprechenden Verhaltensstörungen die Schuldfrage und Unfallursache diskutieren
> - Einem Erregt-Depressiven vermitteln, dass er sich zusammenreißen solle
> - Generell bei jedem erregten Patienten dessen Äußerungen in Frage stellen und Zweifel an seinen Einstellungen äußern

Die erste Kontaktaufnahme kann zumindest gewisse Aufschlüsse geben, ob psychotische Symptome, Hinweise für eine Intoxikation und – zumindest begrenzt – eine Krankheitseinsicht und Kooperation zur Behandlung vorliegen. Die Inten-

sität und Qualität einer therapeutischen Beziehung, die sich während des Erstkontaktes zwischen Untersucher und Patient aufbaut, hat einen wesentlichen Einfluss auf den weiteren Verlauf.

Maßnahmen bei Gewaltausbrüchen

Prädiktoren. Je weniger sich eine therapeutische Beziehung entwickelt, umso höher ist das Risiko gewalttätigen Verhaltens. Psychopathologisch erwiesen sich Feindseligkeit in Verbindung mit Misstrauen, Erregung und Denkstörungen bei allen psychiatrischen Störungen außer bei der Schizophrenie als gute Prädiktoren für Gewaltausbrüche.

Psychopharmakologische Sedierung. Die Therapie der ersten Wahl ist in diesen Situationen eine psychopharmakologische Sedierung. Die einzusetzenden Substanzen sollten in allen Darreichungsformen (Tabletten, Tropfen, Ampullen) zur Verfügung stehen, gut verträglich sein, schnell wirken, gut steuerbar und minimale Interaktionen mit anderen Medikamenten besitzen.

Schutz- und Zwangsmaßnahmen. Trotz intensiven Bemühens gelingt es nicht bei allen Patienten, die Situation zu entspannen. Kommt es zu unmittelbaren Gewalttätigkeiten gegen andere Personen oder zu erheblicher Sachbeschädigung, so sind umgehende Maßnahmen zur Abwendung weiterer Gefährdungen einzuleiten:

- Herbeirufen von Polizei
- Einbeziehen von Helfern
- Versuch, fremdanamnestische Angaben zu erhalten
- Festhalten des Erregten
- Verabreichung von Medikamenten – i.m.-Injektionen nur in Gegenwart von professionellen Helfern!
- Bei nicht möglicher Sedierung und weiterer Aggression: Fixierung
- Berücksichtigung der Verhältnismäßigkeit der eingesetzten Zwangsmaßnahmen
- Beachtung der geltenden Rechtsgrundlagen:
  - Hilfspflicht des Bürgers,
  - Garantenpflicht des Arztes,
  - rechtfertigender Notstand (§ 34 StGB)
- Sorgfältige Dokumentation der Gründe, die zu Zwangsmaßnahmen führten

Überlegungen zur Medikation. Die parenterale Applikation eines Medikamentes ist zweifellos die sicherste Möglichkeit, eine schnelle Sedierung sicherzustellen. Zuvor sollte in jedem Fall eine orale Medikation angeboten werden. Wird diese akzeptiert, so ist ein erster Schritt zur Entwicklung einer therapeutischen Beziehung gelungen.

Eine diagnostische Zuordnung ist bei schweren Erregungszuständen oft nur eingeschränkt möglich.

Bei der Auswahl der Medikamente ist die hohe Wahrscheinlichkeit zu berücksichtigen, dass bei dem Erregten unbekannte somatische Erkrankungen bestehen und/oder dass er unter Medikamenten, Alkohol oder illegalen Drogen steht.

Eine komplette körperlich-neurologische und psychiatrische Untersuchung muss zu einem späteren Zeitpunkt sichergestellt werden.

Stationäre Notfallversorgung

In Ambulanzen und Kliniken können Erregungszustände wegen der zur Verfügung stehenden diagnostischen und therapeutischen Möglichkeiten adäquater versorgt werden. Eine Befragung psychiatrischer Notfalldienste durch die American Association for Emergency Psychiatry ergab:

- Bei durchschnittlich 8,5% aller Patienten war eine Fixierung von im Schnitt 3,3 Stunden nötig.
- Eine Zwangsmedikation war bei 16% erforderlich.
  Die Zahl von Todesfällen durch Zwangsmaßnahmen wird in den USA auf 50–150 pro Jahr geschätzt.

Auch in der Klinik müssen während des Erstkontaktes zunächst allgemeine Maßnahmen berücksichtigt werden:

- Klärung der Bewusstseinslage, da bei Erregten mit eingetrübtem oder verändertem Bewusstsein mit unerwarteten und abrupt auftretenden aggressiven Durchbrüchen gerechnet werden muss
- Einschätzung einer unmittelbaren Bedrohung von Personen und Gegenständen durch den Patienten (z. B. Angriff auf Bezugspersonen, Tragen von Waffen, vorausgegangene Schlägereien)
- Schritte, um die Sicherheit von Personal und Bezugspersonen zu gewährleisten
- Maßnahmen zur eigenen Sicherheit (Fluchtweg, Notruf, Beseitigung von Gegenständen, die als Waffe benutzt werden können)
- Reizabschirmung: Verbringen des Patienten in eine ruhige und ungestörte Atmosphäre

4.3 Diagnose und Differenzialdiagnose

Auch wenn eine körperliche Untersuchung des Patienten wegen unmittelbar drohenden Fehlverhaltens nicht möglich ist, müssen differenzialdiagnostische Überlegungen angestellt werden. Eine sorgfältige Registrierung (und spätere Dokumentation) der äußeren Erscheinung, Sprache, Kommunikation und Motorik können Hinweise auf die Genese der Erregung geben. In der Notfallsituation ist zunächst eine orientierende Zuordnung hilfreich:

- Intoxikations- oder entzugsbedingte Erregungszustände
- Erregungszustände bei psychotischen Störungen (Schizophrenie, Manie u. a.)
- Erregungszustände bei Alterserkrankungen (Demenzen)
- Erregungszustände, die im Zusammenhang mit internistischen oder neurologischen Leiden stehen (z. B. Hypoglykämie, Aids)
- Erregungszustände bei anderen psychiatrischen Störungen (z. B. Persönlichkeitsstörungen)

Die Häufigkeit gewalttätigen Verhaltens ist bei Schizophrenen 5-mal größer als in der Normalbevölkerung. Jeder zehnte an Schizophrenie Erkrankte weist aggressive Verhaltensmuster auf. Relevant ist ferner die Identifizierung von Psychotikern, die unter imperatorischem Stimmenhören leiden. Das Risiko zu Gewalttätigkeiten ist bei diesen Patienten um das Doppelte erhöht.

 CAVE

Auch wenn die Möglichkeit einer körperlich-neurologischen Untersuchung wegen unmittelbar drohenden Fehlverhaltens nicht gegeben ist, müssen differenzialdiagnostische Erwägungen angestellt werden. Sie bestimmen die Wahl des Medikaments.

4.4   Therapie

4.4.1   Allgemeine Aspekte der pharmakologischen Notfallsedierung

Die wirkungsvollste Behandlung akuter Erregungszustände ist eine schnelle pharmakologische Sedierung. Sie wird in der amerikanischen Literatur als »rapid neuroleptization«, »rapid tranquilization« oder »psychotolysis« bezeichnet.

- Gemeinsames Charakteristikum ist die parenterale oder orale Applikation einer psychotropen Substanz in kurzfristigen, regelmäßigen Abständen über einen begrenzten Zeitraum.
- Das Intervall zwischen den einzelnen Medikamentengaben liegt zwischen 15 min und 2 h.
- Die kontrollierte Behandlungsdauer schwankt zwischen 1 und 24 h bei einer durchschnittlichen Behandlungszeit von 6 h.
- Die i.m.-Injektion wird bevorzugt wegen der sicheren Compliance, der schnellen Injektionsmöglichkeit, bei vielen Medikamenten einer schnelleren Resorption und einer größeren Bioverfügbarkeit. Lipoidlösliche Substanzen, wie Diazepam, sollten zur Erreichung einer möglichst schnellen Wirkung eher oral oder i.v. verabfolgt werden.

Studien zur psychopharmakologischen Notfallbehandlung liegen nur begrenzt vor. Die Ursachen liegen in einer heterogenen Ausprägung psychopathologischer Auffälligkeiten und unterschiedlicher Verhaltensstörungen. Sie lassen einen Vergleich der Studien nur mit Einschränkung zu.

Die am besten für die Notfalltherapie untersuchte hochpotente neuroleptische Substanz ist **Haloperidol**. Sie gilt seit Jahrzehnten als »Goldstandard« in der Notfalltherapie. Neben vielen pharmakologischen Vorteilen wurden unerwünschte Arzneimittelwirkungen (UAW) des extrapyramidalen-motorischen Systems in Kauf genommen. In der Notfalltherapie spielen Akathisie, Parkinson-Syndrom oder Spätdyskinesie keine Rolle, da nach Sistieren des Erregungszustandes bei weiterem Bedarf einer medikamentösen Behandlung ein Wechsel indiziert ist. Zu beachten sind akute dyskinetische Syndrome (Verkrampfungen im Gesicht, an Zunge, Hals- und Atemmuskulatur), die zuverlässig und schnell durch **Biperiden** behandelt werden können. Die im letzten Jahrzehnt nach Clozapin in den Handel gekommenen **atypischen Neuroleptika** wirken in der Notfalltherapie gut auf psychotische und manische Erregungszustände bei fehlenden oder geringen extrapyramidalen UAW. Atypische Neuroleptika sind potente 5-HT2A-Rezeptor-Antagonisten und relativ schwache D2-Antagonisten Die Wirkung auf das serotonerge System scheint eine wesentliche Ursache für die antiaggressiven Eigenschaften der atypischen Neuroleptika zu sein, zumal erniedrigte Werte der 5-Hydroxyindolessigsäure bei Patienten mit aggressivem und autoaggressivem Verhalten gefunden wurden.

> ❗ CAVE
>
> **Atypische Neuroleptika sind für die Indikation »psychomotorische Erregungszustände« nicht zugelassen (Off-Label-Use).**

4.4.2   Diagnostisch nicht zu klärende Erregungszustände

Einsatz von Haloperidol

Zur Behandlung schwerster Erregungszustände, deren Ursache durch mangelnde Möglichkeit einer Untersuchung, Exploration oder Fremdanamnese nicht abgeklärt werden kann, sind Neuroleptika Medikamente der ersten Wahl. Das am besten untersuchte und seit Jahrzehnten bewährte Medikament ist Haloperidol (Evidenzlevel A). Die Substanz kann bei Patienten eingesetzt werden, die möglicherweise unter Medikamenten, Drogen oder Alkohol stehen. Durch die fehlende Sedierung werden somatische Erkrankungen nicht verschleiert.

Haloperidol steht in allen Darreichungsformen zur Verfügung. Für die Verabreichung gilt:

- 5–10 mg Haloperidol (z. B. Haldol) i.v. oder i.m.
- Nach 20–30 min jeweils weitere 5 mg Haloperidol parenteral, bis ausreichende Sedierung erreicht ist
- Maximaldosis/24 h: 100 mg
- 5 mg Biperiden (Akineton) bereithalten, um Frühdyskinesien zu behandeln

Alternative: Ziprasidon

Ziprasidon erwies sich bei der Behandlung schwerer Erregungszustände ebenfalls als gut verträglich und wenig sedierend. Auch bei intoxikierten Patienten zeigte sich die Substanz als effektiv. In einer naturalistischen nicht randomisierten Studie wurde Ziprasidon in einer New Yorker psychiatrischen Notfallambulanz eingesetzt. Ergebnisse bei i.m.-Injektion von 20 mg Ziprasidon:

- Sowohl psychotische als auch alkohol- und drogenbedingte Erregungszustände konnten jeweils innerhalb von 2 Stunden beeinflusst werden.
- Die Zeit einer notwendigen Fixierung reduzierte sich um die Hälfte.
- Die Verträglichkeit war gut.

Die Zahl der Studien und der kontrolliert behandelten Patienten sind gering (Evidenzlevel C). Ein weiterer Nachteil ist, besonders im akuten Notfall, dass die Injektionslösung nicht fertig vorliegt, sondern immer erst zubereitet werden muss. Für die Dosierung gilt:

- 10 mg Ziprasidon (Zeldox) i.m.
- Ggf. jeweils weitere 10 mg Ziprasidon im Abstand von 2 h
- Maximaldosis/24 h: 40 mg
- Maximaldauer parenteraler Ziprasidon-Behandlung: 3 Tage
- Möglichst kurzfristig EKG-Kontrolle (mögliche Verlängerung des QT-Intervalls)

⊘ CAVE
Kontraindiziert ist bei unklaren Erregungszuständen in der prähospitalen Versorgung die Verordnung von Benzodiazepinen (Gefahr der Atemlähmung).

4.4.3 Psychotische Erregungszustände

Substanzen der ersten Wahl sind Neuroleptika (▶ Übersicht 4.1). In placebokontrollierten Studien an schizophrenen Erregungszuständen mit i.m.-appliziertem Olanzapin in unterschiedlicher Dosierung konnte eine dem Haloperidol gleichwertige Wirkung auf die Erregung erreicht werden. Die Rate der UAW war deutlich geringer als unter Haloperidol – besonders die extrapyramidalen

UAW. Für den Einsatz von Olanzapin in Notfallsituationen sind weitere Studien wünschenswert (Evidenzlevel B). Für manische Erregungszustände liegen unter kontrollierten Bedingungen ebenfalls Studien vor, die für eine schnelle Wirksamkeit auf die Erregung sprechen. Das zuverlässige Ansprechen von Olanzapin auf manische Syndrome kann als gesichert gelten (Evidenzlevel B). Einen Überblick gibt ◘ Tab. 4.1.

Haloperidol und Lorazepam

Die Kombinationstherapie von Haloperidol und Lorazepam hat sich seit Jahrzehnten bewährt und ist bei Patienten, deren Anamnese nicht zu erheben ist, Therapie der ersten Wahl (Evidenzlevel A). Weist die Vorgeschichte von schizophrenen Patienten mit chronischem oder rezidivierenden Verlauf auf häufiges aggressives Verhalten hin, so ist eine Behandlung mit Clozapin indiziert.

Clozapin

Über Clozapin liegen umfangreiche Erfahrungen zur Behandlung psychotischer Erregungszustände vor. Wegen seines schnellen und zuverlässigen Wirkungseintritts und dem Fehlen extrapyramidaler UAW wird es zur Behandlung aggressiven Verhaltens als das Mittel der ersten Wahl angesehen. Clozapin ist zur Initialbehandlung psychotischer Erkrankungen nicht zugelassen, jedoch für Schizophrenien, die auf andere Neuroleptika unzureichend angesprochen haben. Die hervorragenden sedierenden Eigenschaften der Substanz in Verbindung mit fehlenden extrapyramidal-motorischen Begleitwirkungen rechtfertigen in schwierigen Notfallsituationenen den kurzfristigen Einsatz. Die Arbeitsgruppe um Naber diskutieren zu Recht die Frage, ob Clozapin unabhängig von der zugrunde liegenden psychotischen Störung spezifische antiaggressive Eigenschaften besitzt. Eindrucksvoll reduzierte sich die Frequenz aggressiver Vorfälle und die Häufigkeit von Zwangsmaßnahmen.

Ziprasidon

Ziprasidon ist parenteral gut verträglich. Die Substanz wurde unter kontrollierten Bedingungen bei erregten Psychotikern (Schizophrenien, schizoaffektive Störungen, Manien) eingesetzt. Bei einer

4

⬛ Tab. 4.1. Behandlung psychotischer Erregungszustände

Störung	Medikation	Akute UAW
Schizophrenie und andere wahnhafte Störungen	Injektion: ■ 10 mg Olanzapin (z. B. Zyprexa) i.m. ■ Ggf. nach 2 h weitere 10 mg i.m.· ■ Maximaldosis parenteral: 30 mg/24 h Oral: ■ 10 mg Olanzapin (Zyprexa velotab)· ■ Ggf. jeweils weitere 10 mg Olanzapin im Abstand von 1 h, bis ausreichende Sedierung erreicht ist	■ Orthostatische Hypotension ■ Synkopen ■ Schwindel ■ Bradykardie ■ Schläfrigkeit ■ Zerebrale Krampfanfälle (selten)
	Alternativ: ■ i.v. oder i.m. oder oral Kombination von – 5–10 mg Haloperidol (Haldol) – und 1–2 mg Lorazepam (z. B. Tavor) ■ Ggf. Wiederholung der Dosis nach 30–60 min, bis ausreichende Sedierung erreicht ist· ■ Maximaldosis/24 h: – Haloperidol: 100 mg – Lorazepam: 8 mg	■ Benommenheit ■ Frühdyskinesie Cave: Atemstillstand ■ Dysarthrie ■ Thrombosegefahr ■ Arterielle Hypotension ■ Verlängerung des QT-Intervalls ■ Ventrikuläre Arrythmie (selten)
	Alternativ: ■ Injektion von Ziprasidon (Zeldox)· – 10 mg i.m. – Ggf. jeweils weitere 10 mg Ziprasidon im Abstand von 2 h – Maximaldosis/24 h: 40 mg – Maiximaldauer parenteraler Ziprasidon-Behandlung: 3 Tage ■ Oral:· – 20–40 mg Ziprasidon (Zeldox) oral· – Ggf. nach 2–4 h wiederholen· – Maximaldosis/24 h: 160 mg	■ Orthostatische Hypotension ■ Frühdyskinesie ■ Bradykardie ■ EKG-Veränderungen: QT-Überleitungsstörungen ■ Hypertonie ■ Kopfschmerzen ■ Brennen der Injektionsstelle
Schizophrenie mit häufigen aggressiven Verhalten in der Anamnese	■ 12,5–25 mg Clozapin (z. B. Leponex)· ■ Ggf. jeweils nach 2–4 h wiederholen, bis ausreichende Sedierung erreicht ist ■ Maximaldosis in den ersten 24 h: 100 mg·	■ Orthostatische Hypotension mit oder ohne Bewusstseinsverlust ■ Kreislaufkollaps ■ Zerebrale Krampfanfälle *Bei schneller Dosissteigerung:* Delir Agranulotytose spielt in der Akutbehandlung der ersten Tage keine Rolle
Manie	Behandlung wie bei Schizophrenie *Alternativ:*· ■ 300 mg Valproat (z. B. Orfiril) ■ Ggf. jeweils weitere 300 mg Valproat im Abstand von 4 h ■ Maximaldosis in den ersten 24 h: 1500 mg	■ Schwindel ■ Schläfrigkeit ■ Tremor ■ Parästhesie Kontrolle des Blutbildes und der Leberwerte
	Alternativ: ■ 200 mg Carbamazepin (z. B. Tegretal) ■ Ggf. jeweils alle 2 h um weitere 200 mg steigern ■ Maximaldosis/24 h: 1600 mg	■ Somnolenz ■ Ataktische Störungen ■ Bradykardie ■ Herzrythmusstörungen ■ Arterielle Hypotension

◘ Tab. 4.1. Fortsetzung

Störung	Medikation	Akute UAW
Agitierte Depression	5–10 mg Olanzapin (z. B. Zyprexa) oral oder i.m. Bei Bedarf jeweils um 5 mg steigern Ggf. Kombination mit Antidepressiva: ■ 15–30 mg Mirtazapin (z. B. Remergil) oder· ■ SNRI oder· ■ SSRI	Mirtazapin: ■ Verstärkte Sedierung ■ Orthostatische Hypertension ■ Schwindel ■ Muskelfaszikulationen ■ Ödeme

Dosierung von 20 mg i.m. setzt schon nach 15 min eine deutliche Sedierung ein – nach 4 h hatte sich bei viele Patienten die Erregung gelegt. Extrapyramidale UAW sind selten (Evidenzlevel B). Wegen einer Verlängerung des QTC-Intervalls im EKG sollte Ziprasidon bei vorbestehenden Überleitungs- und/oder Rhythmusstörungen nur mit Einschränkung verordnet werden.

Medikation zur schnellen Sedierung

Psychomotorische Erregungszustände im Rahmen agitierter wahnhafter Depressionen bedürfen einer schnellen Sedierung, weil bei mangelnder Kooperation mit unmittelbarem Wechsel zwischen Aggression und Autoaggression gerechnet werden muss. Sedierende atypische Neuroleptika sollten deshalb bevorzugt werden. Eine Kombination mit Antidepressiva ist die Behandlung erster Wahl.

4.4.4 Erregungszustände bei Alterserkrankungen

Vorkommen

Zu Erregungszuständen alter Patienten kommt es sehr oft. Sie finden sich bevorzugt in Alters- und Pflegeheimen, gerontologischen Abteilungen oder Kliniken. Häufigste Ursache ist eine bestehende Demenz. Hierdurch bedingte kognitive Defizite führen zu unzureichenden oder falschen Einschätzungen von Alltagsereignissen, die dann einen Erregungszustand hervorrufen. Überwiegend kommt es zu Angriffen auf einzelne Personen aus dem Pflegebereich oder Angehörige. Beschimpfungen leiten den Erregungszustand ein. Gegenstände werden herumgeworfen oder auch gezielt auf Personen gerichtet.

Allgemeine Maßnahmen

In der Regel lässt sich ein Gesprächskontakt herstellen. Hilfreich ist das Hinzuziehen einer Vertrauensperson. In vielen Fällen gelingt ist, durch gleichbleibende Zuwendung und ein beruhigendes Gespräch die Erregung zu reduzieren. Kommt es zu rezidivierenden Erregungszuständen, so ist eine pharmakologische Einstellung notwendig (◘ Tab. 4.2). Die Wahl des Medikamentes wird bestimmt von den zusätzlich bestehenden Begleiterkrankungen und einer möglicherweise vorhandenen Polymedikation. Die Dosierung muss den Allgemein- und Ernährungszustand des Patienten einbeziehen. Wird zu schnell aufdosiert oder eine zu hohe Anfangsdosis gewählt, so ist mit Paradoxreaktionen, orthostatischen Hypotensionen und Stürzen zu rechnen.

Einsatz verschiedener Substanzen

Erregungszustände im Rahmen einer Demenz sprachen gut auf **Risperidon** an. Die Wirkung ist durch zahlreiche kontrollierte Studien belegt (Evidenzlevel A). Bei einer Dosierung von 2 mg Risperidon steigt die Rate von extrapyramidalmotorischen UAW jedoch deutlich an. Die Verträglichkeit ist besser als bei Haloperidol.

Unter Olanzapin konnte ebenfalls eine gute Wirksamkeit auf Erregungszustände dementer Patienten belegt werden (Evidenzlevel A). In höheren Dosen kann sich die sedierende Wirkung von Olanzapin offensichtlich nachteilig auf das allgemeine Befinden der Patienten auswirken.

Ist eine orale Medikation nicht möglich, so ist auch bei Patienten mit Demenz Haloperidol Mittel der ersten Wahl (Evidenzlevel A).

Tab. 4.2. Behandlung von Erregungszuständen bei Alterserkrankungen

Erkrankung	Medikament

Demenzen:
— Morbus Alzheimer
— Frontotemporale Demenz
— Vaskuläre Demenz
	— 0,5 mg Risperidon (z. B. Risperdal) oral
	— Ggf. nach 2–4 h weitere 0,5 mg Risperidon
	— Maximaldosis/24 h: 2 mg
	Oder:·
	— 2,5 mg Olanzapin (z. B. Zyprexa) oral
	— Ggf. nach 8 h weitere 2,5 mg Olanzapin
	— Maximaldosis/24 h: 10 mg
	Oder:·
	— 0,5 mg Haloperidol (z. B. Haldol) oral
	  oder 2,5 mg Haloperidol i.m. oder i.v.
	  – Ggf. jeweils nach 30 min wiederholen
	  – Ggf. Kombination mit 0,5–1 mg Lorazepam (z. B. Tavor)·
	    Alternativ: 25–100 mg Melperon
	— 20 mg Zipasidon (Zeldox)·
	  ggf. nach 30 min wiederholen
	Oder:·
	— 40–80 mg Dipiperon

Lewy-Körper-Demenz	— 0,5 mg Lorazepam — Ggf. weitere 0,5 mg Lorazepam im Abstand von 2–4 h Keine Neuroleptika!
Paranoid-halluzinatorische Alterspsychosen	Neuroleptika – Initialdosis: — 2,5–5 mg Olanzapin — oder 1 mg Risperidon — oder 20 mg Ziprasidon (Zeldox) — oder 5 mg Aripiprazol (Abilify) oder 25 mg Quetiapin (Seroquel) — oder 1 mg Haloperidol
Psychogene Erregungszustände	Gespräch

⊘ CAVE

Alle Substanzen sollten nicht als Dauermedikation eingesetzt werden, da möglicherweise das Risiko eines Hirninfaktes erhöht wird.

Zur Behandlung von Erregungszuständen bei Demenz wurden auch weitere atypische Neuroleptika (Quetiapin, Zipsrasidon), Antikonvulsiva (Valproat, Carbamazepin) und Cholinesterasehemmer in offenen und kontrollierten Studien eingesetzt. Die Datenlage ist insgesamt noch unzureichend (Evidenzlevel C).

Cholinesterasehemmer erweisen sich bei rezidivierenden Erregungszuständen dementer Patienten im Sinne einer vorbeugenden Behandlung als wirksam. Sie können zur Beeinflussung leichter bis mittelschwerer Aggressionen bei Patienten mit einer Alzheimer Demenz oder einer Lewy-Körper-Demenz hilfreich sein. Zur unmittelbaren Beeinflussung eines Erregungszustandes sind sie ungeeignet (Evidenzlevel C).

Unter den **Antikonvulsiva** hat sich Carbamazepin in Dosierungen bis zu 300 mg als effektiv bei rezidivierenden schweren Erregungen und Aggressionen erwiesen. In offenen Studien mit Valproat konnte ebenfalls in Tagesdosierungen von 150–250 mg eine Reduktion von Agitation und Aggression erzielt werden. Insgesamt ist die Datenlage über Antikonvulsiva in der Notfalltherapie noch zu unzureichend, um sie als Medikamente erster Wahl einzusetzen (Evidenzlevel C).

Seit Jahrzehnten haben sich niedrig potente **typische Neuroleptika** in der Behandlung von Erregungszuständen alter Patienten bewährt:
— Dipiperon,
— Melperon,

- Levomepromazin,
- Perazin etc.

Sie sind für die Indikation »psychomotorische Erregungszustände« zugelassen. Die Verordnung beruht überwiegend auf Expertenmeinung. Kontrollierte Studien liegen für diese Präparate nur unzureichend vor (Evidenzlevel C).

Fazit

Erregungszustände im Rahmen paranoid-halluzinatorischer Alterspsychosen manifestieren sich im Zusammenhang mit wahnhaftem Erleben, bestohlen oder vergiftet worden zu sein. Auch die Gewissheit, dass Unbekannte die Wohnung betreten haben, kann hier erregungsfördernd wirken. Die Einleitung einer neuroleptischen Medikation in niedriger Dosierung, die vorsichtig erhöht werden kann, führt hier zum Erfolg.

Insgesamt bleibt festzustellen, dass durch die Einführung der atypischen Neuroleptika die therapeutischen Möglichkeiten in der Notfalltherapie alter Menschen deutlich erweitert wurden. Das Risiko von medikamentenbedingten Komplikationen (Spätdyskinesie, Sturz, Kollaps Schenkelhalsfraktur) kann durch sorgfältige Auswahl und einschleichende Dosierung der Substanz in Zukunft gemindert werden. Hierfür sprechen auch Berichte über Behandlungserfolge psychotischer Störungen bei Morbus Parkinson. Nachteilig können sich dabei allerdings Hypotension und zu starke Sedierung auswirken.

Für die notfallbedingte Sofortintervention liegen nur unzureichende Daten vor.

4.4.5 Erregungszustände, die im Zusammenhang mit einer internistischen oder neurologischen Erkrankung stehen

Sowohl eine Verschlechterung des Grundleidens wie auch eine Veränderung der medikamentösen Therapie können einen Erregungszustand auslösen (◘ Tab. 4.3). Vor Einleitung einer psychophar-makologischen Behandlung steht die Stabilisierung des Grundleidens im Vordergrund.

- Ungeeignet sind Substanzen mit zentral atemdepressorischer Wirkung, da als Paradoxeffekt die Erregung zunehmen kann.
- Zentral anticholinerg wirkende psychotrope Substanzen bergen die Gefahr der Provokation eines Delirs.
- Besondere Vorsicht ist bei entzündlichen Prozessen des ZNS geboten (Enzephalitis, zerebrale Manifestation von Aids), da selbst in sehr niedrigen Dosen schwere UAW auftreten können.
- Liegt eine Niereninsuffizienz vor, so sind Substanzen zu bevorzugen, die vorwiegend in der Leber metabolisiert werden (z. B. Diazepam).
- Umgekehrt eignen sich Verbindungen, die durch Glukoronisierung ausgeschieden werden, zur Behandlung von Leberleiden (z. B. Lorazepam).

Die Datenlage für atypische Neuroleptika ist unzureichend, sodass bevorzugt Butyrophenone und Benzodiazepinen die Mittel der ersten Wahl bleiben. Die Therapie von Erregungszuständen, die im Zusammenhang mit somatischen Erkrankungen auftreten, beruht ganz überwiegen auf Expertenmeinungen, Kasuistiken und naturalistischen Studien (Evidenzlevel D).

4.4.6 Intoxikations- und entzugsbedingte Erregungszustände

Alkoholintoxikation

Erregungszustände im Rahmen einer Alkoholintoxikation gehören zu den häufigsten psychiatrischen Komplikationen, mit denen Rettungsdienste, Aufnahmestationen, Ärzte im Bereitschaftsdienst und Polizei konfrontiert werden (◘ Tab. 4.4). Oft findet sich eine Komorbidität mit bestimmten Persönlichkeitsstörungen (antisoziale, passiv-aggressive, Borderline-Persönlichkeit etc.).

Das Ausmaß der Umtriebigkeit und Aggressivität lässt keine Rückschlüsse auf die Schwere der Intoxikation bzw. die Höhe des Blutalkoholspiegels zu. Jederzeit kann das Stadium der Erregung in ein narkotisches oder asphyktisches Stadium

◻ Tab. 4.3. Erregungszustände im Zusammenhang mit internistischen und neurologischen Erkrankungen

Erkrankung	Medikament
Schädel-Hirn-Traumen Entzündliche Hirnerkrankungen Tumoren	▬ 0,5 mg Lorazepam (z. B. Tavor) ▬ Ggf. nach 30–60 min jeweils um 0,5 mg Lorazepam steigern, bis ausreichende Sedierung erreicht ist *Alternativ oder in Kombination:* 0,5–1 mg Haloperidol (z. B. Haldol)
Epileptische Dämmerzustände	▬ 5–10 mg Haloperidol (z. B. Haldol) i.v., i.m. oder oral ▬ Ggf. nach 30–60 min weitere 5–10 mg Haloperidol Oder: ▬ 5–10 mg Diazepam (Valium) i.v. oral oder i.m. Oder: ▬ 10–20 mg Clobazam (Frisium) oral
Parkinson- Syndrom	▬ 0,5 mg Lorazepam (z. B. Tavor) ▬ Ggf. nach 30–60 min jeweils um 0,5 mg Lorazepam steigern, bis ausreichende Sedierung erreicht ist *Alternativ:* ▬ 6,25 mg Clozapin (z. B. Leponex)· ▬ Ggf. im Abstand von 8 h wiederholen
Hypoglykämie	Glukose- und Flüssigkeitszufuhr – keine Psychopharmaka
Hyperthyreose Porphyrie	▬ 1–2 mg Lorazepam oral oder i.v.
Niereninsuffizienz	▬ 5 mg Diazepam oral, i.v. oder i.m.
Leberinsuffizienz Perniciosa	▬ 1–2 mg Lorazepam ▬ Ggf. wiederholen

umschlagen, besonders, wenn sich der Erregte noch in der Anflutungsphase befindet.

❶ **Benzodiazepine können die narkotische Wirkung des Alkohols dramatisch potenzieren. Zu berücksichtigen ist ferner, dass die Intoxikation ein vital bedrohliches Leiden verschleiern kann (Hypoglykämie, Herzinfarkt, subdurales Hämatom).**

Obwohl die Untersuchung randalierender oder gewalttätiger Patienten unter Alkoholeinfluss oft nicht oder nur unvollständig möglich ist, sollte man aus den oben genannten Gründen mit dem Einsatz psychotrop wirkender Medikamente äußerst zurückhaltend sein.

▬ Bei schweren Intoxikationen mit erheblicher Bewusstseinstrübung ist in der Klinik **Physostigmin** unter **EKG-Monitoring** das Mittel der Wahl.

▬ Als Alternative stehen **Haloperidol** und **Tiaprid** zur Verfügung.

▬ In naturalistischen Studien hat sich **Ziprasidon** i.m. als wirksam und gut verträglich erwiesen.

Die pharmakologische Intervention alkoholbedingter Erregungszustände ist durch Studien unzureichend belegt und beruht auf langjährigen klinischen Erfahrungen (Evidenlevel C). Zur Behandlung eines Erregungszustandes im Rahmen eines alkoholbedingten Entzugssyndroms sind die für Entzugsbehandlungen indizierten Medikamente weiterhin Substanzen erster Wahl:

▬ Clomethiazol,
▬ Carbamazepin,
▬ Tiaprid,
▬ Benzodiazepine oder
▬ Haloperidol.

◘ Tab. 4.4. Behandlung toxisch bedingter Erregungszustände

Substanz	Medikament	Allgemeine Maßnahmen	Kontra-indikation
Intoxikation:			
Alkohol	Möglichst keine Medikamente	Reizabschirmung	Opiate
Patholo-gischer Rausch	— In der Klinik Physostigmin (Anti-cholium): – 2 mg i.m. – oder sehr langsam i.v. 0,03– 0,04 mg/kg KG Atropin als Gegenmittel bereithalten *Alternativ:·* — 2,5–10 mg Haloperidol (z. B. Haldol) i.v., i.m. oder oral — oder·100 mg Tiaprid (z. B. Tiapridex) i.m. oder oral — oder·10 mg Ziprasidon (Zeldox) i.m.	Versuch der Beruhigung Im Extremfall: Fixierung Bei Ateminsuffizienz oder Herz-Kreislauf-Störungen: Intensivmedizin	Barbiturate Antidepressiva atemdepresso-rische Substan-zen
Amphet-amine Kokain LSD	— 1–2 mg Lorazepam (z. B. Tavor) i.v., i.m. oder oral als Expedit — oder 10 mg Diazepam (z. B. Valium) oral oder i.v. — oder (nur in der Klinik): Midazolam 0,1 mg/kg KG Bei Hypertonie: 20–40 mg Propanolol Ggf. Wiederholung	Absolute Reizabschirmung »talk down« Engmaschige RR-Kontrolle Bei Hyperthermie: Eispa-ckungen Flüssigkeitszufuhr Beschleunigte Ausschei-dung durch Ammonium-chlorid	Opiate Barbiturate Antidepressiva Neuroleptika
Entzug:			
Alkohol	— 1–3 Kapseln Clomethiazol (Distraneu-rin) — Wiederholung der Dosis im Abstand von 1–2 h Oder: — 200–400 mg Carbamazepin (z. B. Tegre-tal) — und 100–200 mg Tiaprid — plus: – 5–10 mg Haloperidol i.v., i.m. oder oral – oder 300 mg Valproat – oder·1–2 mg Lorazepam	Überwachung Flüssigkeitszufuhr Einleitung einer Entzugs-behandlung Ggf. Intensivmedizin	Opiate Antidepressiva Anticholinerg wirkende Subs-tanzen Barbiturate
Heroin	— Substitution mit 2,5–5 mg L-Polamidon i.m. oder s.c. — Jeweils weitere 2,5 mg nach15–30 min	Überwachung der Atmung! Nachsorge: qualifizierte Ent-zugsbehandlung	Barbiturate Benzodiazepine
Benzodi-azepine	— Substitution mit 1–2 mg Lorazepam	Überwachung der Atmung! Nachsorge: qualifizierte Ent-zugsbehandlung	Opiate Antidepressiva

4

Amphetamin-, Kokain- und LSD-Intoxikation

Psychomotorische Erregung im Rahmen einer Amphetamin-, Kokain- und LSD-Intoxikation ist charakterisiert durch starke Unruhe und Getriebenheit, schreckhafte Reaktionen auf akustische und visuelle Reize mit nachfolgenden Panikreaktionen und explosiver Aggressivität. Die Patienten verhalten sich generell enthemmt und distanzlos. Das Denken ist beschleunigt und fragmentarisch. Es fallen Bewegungsstereotypien auf. Zusätzlich können optische und akustische Halluzinationen und Verkennungen sowie paranoide Beziehungserlebnisse vorhanden sein. Die Bereitschaft zu gewalttätigem Verhalten ist groß, wobei es auch zu autoaggressiven Handlungen in Form von Selbstverletzungen kommen kann.

  — Unter Kokain wird aggressives Verhalten bevorzugt stimuliert.
  — Unter LSD herrschen vielfältige optische Halluzinationen vor, die bedrohlich und angstinduzierend erlebt werden können. Als Ausdruck einer vegetativen Entgleisung finden sich Hyperthermie, starke Hyperhidrosis, Mundtrockenheit, Tachykardie, hohe Blutdruckwerte, Herzrhythmusstörungen, Tachypnoe sowie Nystagmus und Tremor.

Die Therapie der Wahl besteht in der Gabe von Benzodiazepinen. Innerhalb von 12 bis maximal 24 Stunden bilden sich die psychischen und körperlichen Symptome zurück (Evidenzlevel C). Eine kontinuierliche Überwachung ist bis zum Abklingen der körperlichen Symptome erforderlich; um Komplikationen wie Herzinfarkt, hypertensive Krisen oder Hirninfarkte rechtzeitig zu erkennen. Erregungszustände als Symptom eines Heroinentzugs werden durch kurzfristige Substitution mit Opiaten beherrscht.

> **⊘ CAVE**
> Die Substitution dient ausschließlich der Abwendung der Notfallsituation.
> Ein nachfolgender klinischer Entzug ist unbedingt anzustreben.
> Cave Atemdepression, da die Patienten gelegentlich zusätzlich andere zentraldämpfende Pharmaka eingenommen haben.

4.4.7 Erregungszustände bei anderen psychiatrischen Störungen

Hier sind vorrangig Persönlichkeitsstörungen, ferner Panikattacken, Minderbegabungen und psychogene Erregungszustände zu nennen (⊡ Tab. 4.5).

Persönlichkeitsstörungen

Problematisch und belastend kann für den Notarzt die Versorgung von Patienten mit Erregungszuständen sein, die ihre Wurzel in Persönlichkeitsstörungen haben. Die dissoziale Persönlichkeitsstörung fällt auf durch:

  — antisoziales Verhalten,
  — geringe Frustrationstoleranz und damit verbundener niedriger Schwelle für gewalttätiges Verhalten,
  — dickfelliges Unbeteiligtsein,
  — permanente Reizbarkeit und
  — die Neigung, generell andere zu beschuldigen.

Verschärfend wirkt sich aus, wenn diese Patienten alkoholisiert sind. Die Problematik ergibt sich aus dem Umstand, dass diese Personen nicht selten gezielt und überlegt gewalttätig werden. Oft fehlt eine Bereitschaft, sich überhaupt auf ein Gespräch einzulassen. In diesen Fällen ist eine Übergabe der Person an die Ordnungsbehörde – ggf. zur Ausnüchterung – indiziert.

Borderline-Persönlichkeitsstörung

Patienten mit einer Borderline-Persönlichkeitsstörung neigen zu unangemessenen, intensiven und schwer kontrollierbaren Wutausbrüchen und sind ausgeprägt stimmungslabil. Eine spezifische pharmakologische Behandlung für Borderline-Persönlichkeitsstörungen existiert nicht.

  — Eine Wirksamkeit auf Wut, Aggressivität und interpersonelle Schwierigkeiten konnte in Studien mit Olanzapin nachgewiesen werden (Evidenzlevel B).
  — Ist der Patient alkoholisiert, so sollte Haloperidol bevorzugt werden.
  — Eine Kombination mit Lorazepam kann sich günstig auswirken, wenn keine Hinweise auf eine Intoxikation bestehen.

⊡ Tab. 4.5. Behandlung von Erregungszuständen bei anderen psychiatrischen Störungen

Art der Störung	Medikation
Persönlichkeitsstörungen: ■ Dissoziale Persönlichkeit ■ Emotional-instabile Persönlichkeit ■ Borderline-Persönlichkeit	■ 5–10 mg Olanzapin (z. B. Zyprexa) i.m. oder oral ■ Ggf. nach jeweils 30–60 min wiederholen, bis ausreichende Sedierung erreicht ist Alternativ:· ■ 5–10 mg Haloperidol (z. B. Haldol) i.v., i.m. oder oral ■ Ggf. nach jeweils 30–60 min wiederholen, bis ausreichende Sedierung erreicht ist ■ Ggf. Kombination mit: ■ 1–2,5 mg Lorazepam (z. B. Tavor) ■ oder·5–10 mg Diazepam (Valium)
Panikattacken	■ 0,5-1 mg Alprazolam (z. B. Tafil) ■ Ggf. nach 15 min jeweils wiederholen Oder:· ■ 1–2 mg Lorazepam· ■ Ggf. wiederholen·
Psychogene Erregung Akute Belastungsreaktion Posttraumatische Belastungsstörung	■ 1–2,5 mg Lorazepam Oder: ■ 5–10 mg Diazepam
Intelligenzminderung	■ 0,5-1 mg Risperidon (z. B. Risperdal) ■ Ggf. nach 2–4 h wiederholen, bis ausreichende Sedierung erreicht ist Alternativ (Initialdosis):· ■ 40 mg Pipamperon (z. B. Dipiperon) ■ oder 15 mg Chlorprotixen (z. B. Truxal) ■ oder 25–50 mg Melperon (z. B. Eunerpan) ■ oder 0,5–1 mg Haloperidol

Panikattacke

Im Rahmen einer Panikattacke kann das subjetive Gefühl, zu sterben oder verrückt zu werden, die Intensität einer Gewissheit erreichen mit der Folge eines schweren Erregungszustandes. Die Patienten sind meist trotz schwerer Erregung ansprechbar. Durch beruhigende Zusprache und Aufklärung kann die Erregung reduziert werden. Eine einmalige Gabe eines **Benzodiazepinderivates** ist oft ausreichend. Aus dem Erlebnis der Bedrohung heraus ist der Patient zu einer Vermittlung einer störungsspezifischen Psychotherapie empfänglich.

Psychogene Erregungszustände

Unter psychogenen Erregungszuständen werden Ausnahmezustände oder aggressive Durchbrüche verstanden, die sich im Zusammenhang mit einer schweren Kränkung, einer unerwarteten Belastung oder einer nicht zu beherrschenden Konfliktsituation entwickeln.

— Überwiegend handelt es sich um Patienten, die im Laufe ihres Lebens unzureichende Bewältigungsstrategien im Zusammenhang mit Belastungen entwickelt haben.

— Auch bei chronischen Konfliktsituationen in der Familie oder im Beruf kann es durch schwere Kränkungen zu einer Zuspitzung des Konfliktes in Form eines schweren Erregungszustandes kommen. Eine mögliche Gewalttätigkeit richtet sich hier gegen die beteiligten Personen.

4

— Es kommt vor, dass Patienten mit psychogenen Erregungszuständen von Angehörigen unter Vorspiegelung falscher Informationen in eine Aufnahmestation gebracht werden.

Therapeutisch steht in allen Fällen das Bemühen um einen Zugang zu den Patienten an erster Stelle. Über den Gesprächskontakt gelingt es, ausreichende Informationen über vorausgegangene Kränkungen und Auseinandersetzungen zu erhalten und im Sinne einer Krisenintervention psychotherapeutisch tätig zu werden. Nur bei schwerer Erregung oder mangelnder Kooperation sind kurzfristig Benzodiazepine erforderlich.

Weitere Ursachen eines psychogenen Erregungszustandes können sein:
— eine akute Belastungsstörung (schwerer Unfall, Überfall, Vergewaltigung etc.) oder
— eine posttraumatische Belastungsstörung (Mobilisierung früherer traumatischer Erlebnisse durch erneute objektive Belastung).

Auch hier stehen Reizabschirmung, entlastendes Gespräch und Vermittlung von Empathie im Mittelpunkt der Behandlung.

Intelligenzminderung

Erregungszustände bei intellektueller Minderbegabung sind meist durch unspezifische alltägliche Belastungen oder banale Kränkungen bedingt. Der Patient ist unfähig, die Situation differenziert zu übersehen, und reagiert affektiv überschießend. Einem Gespräch ist er in der akuten Erregung oft nur unzureichend zugänglich. Bei rezidivierenden Aggressionen ist eine pharmakologische Behandlung mit Neuroleptika notwendig. Medikamentöse Interventionen akuter Erregungszustände bei Patienten mit leichter, mittlerer oder schwerer Intelligenzminderung sind durch Studien unzureichend belegt (Evidenzlevel C).

Fazit

Bei allen Erregungszuständen sollte vor einer medikamentösen Behandlung immer der Versuch gemacht werden, einen Zugang zu den Patienten über das **Gespräch** zu finden. Bei hochgradig erregten und psychotischen Patienten kann dies schwierig und auch zeitraubend sein. Auch diese Patienten haben jedoch einen Anspruch auf einen humanen Umgang. Psychotiker erinnern sich oft lange an unwürdige Situationen, die sie im Zusammenhang mit psychotischen Erregungen erlebt haben: das Festhalten durch mehrere Pfleger, die Applikation von Spritzen ohne Erklärung, eine Fixierung. Diese Erfahrungen sind dann häufig der Anlass für eine Ablehnung langfristiger therapeutischer Maßnahmen.

Die Entwicklung der **atypischen Neuroleptika** hat trotz geringer Fallzahlen in den Studien zu einer Erweiterung des Spektrums psychopharmakologischer Interventionsmöglichkeiten in der Notfalltherapie geführt. Besonders geeignet für die Notfallbehandlung sind Olanzapin und Ziprasidon, da diese Medikamente in allen Darreichungsformen angeboten werden. Hervorzuheben ist die bessere Verträglichkeit dieser Substanzen. Sie ist eine Voraussetzung, um bei Patienten, die krankheitsbedingt rezidivierend zu aggressiven Verhaltenmustern neigen, eine größere Compliance sicherzustellen. In der Notfallsituation muss oft von eine Off-Label-Use-Medikation gewählt werden, da viele wirksame Substanzen für die Indikationen »psychomotorische Erregungszustände« nicht zugelassen sind.

Literatur

Allen MH, Currier GW (2004) Use of restraints and pharmacotherapy in academic emergency services. Gen Hosp Psychiatry 26: 42–49

Beauford JE, McNiel DE, Binder RL (1997) Utility of the initial therapeutic alliance in evaluating psychiatric patients' risk of violence. Am J Psychiatry 154: 1272–1276

Breier A, Meehan K Birkett M et al. (2002) A double blind, placebo-controlled dose-reponse comparison of intramuscular olanzapin and haloperidol in the treatment of acute agitation in schizophrenia. Arch Gen Psychiatry 59: 441–448

Brieden T, Ujeyl M, Naber D (2002) Psychopharmacological treatment of aggression in schizophrenic patients. Pharmacopsychiatry 35: 83–89

Briken P, Nika E, Krausz M et al (2002) Atypische Neuroleptika in der Behandlung von Aggressivität und Feindseligkeit bei schizophrenen Patienten. Fortschr Neurol Psychiat 70: 139–144

Brook S (2003) Intramuscular ziprasidone: moving beyond the conventional in the treatment of acute agitation in schizophrenia. J Clin Psychiatry 19 (Suppl): 13–18

Chengappa KN, Vasile J, Levine J (2002) Clozapine: its impact on aggressive bevaviour among patients in a state psychiatric hospital. Schizophr Res 53 : 1–6

Daniel DG, Potkin SG, Reeves KR (2001) Intramuscular (IM) ziprasidone 20 mg is effective in reducing acute agitation associated with psychosis: a double blind, randomized trial. Psychopharmacology 155: 128–134

DeDeyn PP, Rabheru K, Rasmussen A et al (1999) A randomized of risperidone, placebo, and haloperidol for behavioral symptoms of dementia. Neurology 53: 946–955

Fontaine CS, Hynan LS, Koch K et al. (2003) A double blind comparison of olanzapine versus risperidone in the acute treatment of dementia-related behavioural disturbances in extended care facilities. J Clin Psychiatry 64: 726–730

Geddes, J, Freemantle N, Harrison P et al (2000) Atypical antipsychotics in the treatment of schizophrenia: systematic overview and meta-regression analysis. BMJ 321: 1371–1376

Katz IR, Jeste D, Mintzer J et al. (1999) Comparison of risperidone and placebo for psychosis and behavioral disturbances associated with dementia: a randomized double-blind trial. J Clin Psychiatry 60: 107–115

Klotz SG, Preval H, Southard R (2003) Injectable ziprasidone in the psychiatric emergency service. Abstract – Poster American Psychiatric Association (APA) 156th Meeting, San Francisco May 17–22

Leucht S, Pitschel-Walz G, Abraham D et al. (1999) Efficacy and extrapyramidal side-effects of the new antipsychotics olanzapine, quetiapine, risperidone, and sertindole compared to conventional antipsychotics and placebo: a meta-analysis of randomized controlled studies. Schizophr Res 35: 51–68

McKeith I, Del Ser T, Anand R et al. (2000) Rivastigmine provides symptomatic benefit in dementia with Lewy bodies: findings from a placebo-controlled international multicenter study. Lancet 356: 2031–2036

McNiel DE, Binder RE (1995) The relationship between acute psychiatric symptoms, diagnosis and short-term risk of violence. Hosp Community Psychiatry 45: 133–137

McNiel DE, Eisner JP, Binder RL (2000) The relationship between command hallucinations and violence. Pschiatr Serv 51: 1288–1292

Meehan K, Zhang F, Davis S (2001) A double blind, randomized comparison of the efficacy and safety of intramuscular injections of olanzapine, lorazepam, or placebo in treating acutely agitated patients diagnose with bipolar mania. J Clin Psychopharmacol 21: 389–397

Steinert T (1995) Aggression bei psychisch Kranken. Enke, Stuttgart

Street JS, Clark WS, Gannon KS at al. (2000) Olanzapine treatment of psychosis and behavioral disturbances in Patients with Alzheimer's disease in nursing care facilities. Arch Gen Psychiatry 57: 968–976

Portainsson AP, Tariot PN, Erb R et al. (2001) Placebo-controlled Study of divalproex sodium for agitation in dementia. Am J Geriatr Psychiatry 9: 58–66

Tariot PN, Jakimovich LJ, Erb R et al. (1999) Withdrawal from controlled carbamezepine therapy followed by further carbamezepine treatment in patients with dementia. J Clin Psychiatry 60: 684–689

Tohen M, Jacobs TG, Grundy SL (2000) Efficacy of olanzapine in acute bipolar mania: a double-blind, placebo-controlled study. Arch Gen Psychiatry 57: 841–849

Stupor

5.1   Einführung

Unter stuporösen Zuständen sind alle Abstufungen einer verminderten psychomotorischen Aktivität zu verstehen:

Sie reichen von leichter Verarmung von Bewegungsabläufen bis zur völligen Reglosigkeit, der **Akinese.**

Leichtere Formen der Antriebsverarmung äußern sich in

- einer Verminderung der Spontaninitiative,
- Gleichgültigkeit,
- Kraftlosigkeit,
- Trägheit und Passivität: **Hypokinese.**

Schwere Formen äußern sich durch völlige Reglosigkeit: **Stupor.**

Stuporöse Zustände gehen in der Regel mit einer deutlichen Einschränkung der sprachlichen Kommunikation einher bis zur Aufgabe jeglicher sprachlicher Äußerungen bei intaktem Sprachvermögen: **Mutismus.** Dabei handelt es sich um einen Verlust des Sprechantriebes als Ausdruck schwerer Antriebsstörungen.

Eine aktive, willentlich gesteuerte Verweigerung einer Kommunikation mit anderen Menschen wird als **Negativismus** bezeichnet.

Autismus bedeutet eine zunehmende Abkapselung von der Umwelt, in der der Patient völlig auf sich bezogen passiv in seiner Wahnwelt lebt.

Stuporöse Zustände sind von quantitativen (Sopor) oder qualitativen Bewusstseinsstörungen (hypoaktives Delir) abzugrenzen. In der Notfalltherapie bereitet die Versorgung stuporöser Patienten wegen der fehlenden verbalen und nonverbalen Kommunikationsmöglichkeiten – und oft fehlender Vorinformationen – besondere Schwierigkeiten. Eine klinische Einweisung ist in jedem Fall erforderlich.

5.2   Symptomatologie

Allgemeine Zeichen

Verminderte Spontanbewegungen. Im Stupor fällt der Patient zunächst durch verlangsamte und verminderte Spontanbewegungen auf. Im fortge-schrittenen Stadium bewegt er sich nicht mehr und ist allenfalls durch Ansprache noch zu eingeschränkten, einfachen Handlungsabläufen zu bewegen.

Starrer Blick. Der Gesichtsausdruck ist indifferent, starr, ratlos, gequält oder ängstlich: »vor Angst erstarrt«. Die Augen blicken umher; es gelingt jedoch nicht, einen Blickkontakt herzustellen. Patienten mit einem katatonen Stupor können stundenlang ein Objekt fixieren oder starr in die Ferne schauen, ohne sich durch äußere Reize ablenken zu lassen.

Vernachlässigter Allgemeinzustand. Stuporöse Patienten haben meist unzureichend Nahrung und Flüssigkeiten zu sich genommen. Der Allgemeinzustand ist deshalb oft reduziert, es finden sich Zeichen von Verwahrlosung, Exsikkose und Inkontinenz.

Mangelnde Kontaktaufnahme. Sie reagieren auf Fragen entweder überhaupt nicht oder stark verzögert und einsilbig. Durch einfache, wiederholt gestellte Fragen kann es möglich sein, einen marginalen Kontakt herzustellen, indem der Patient mit Kopfnicken oder -schütteln reagiert. Eine Antwort kommt – wenn überhaupt – allenfalls verzögert unter Einlegen langer Pausen. Obwohl er nicht spricht und nicht reagiert, hört und sieht er alles, was um ihn herum geschieht. Nach Abklingen des Stupors kann er nachträglich Ereignisse schildern, die er während des Stupors erlebt – unter anderem auch Halluzinationen und Wahngedanken.

Negativismus. Als Ausdruck einer inneren Spannung ist der Muskeltonus oft erhöht. Bei dem Versuch, Arme oder Beine des Patienten passiv zu bewegen, reagiert er mit Widerstand. Unter Negativismus ist ein Widerstand gegen jede Form äußerer Einwirkungen zu verstehen. Negativistisches Verhalten ist nicht nur bei Psychosen zu beobachten; es ist beispielsweise auch zu erwarten, wenn ein Patient gegen seinen Willen zu einer Untersuchung gebracht wird. Er weigert sich aktiv, jegliche Form von Kontakt aufzunehmen und auf Fragen zu antworten. Wenn man ihn zu einer Handlung auffordert, so macht er das Gegenteil von dem, was man von ihm erwartet.

Katalepsie. Im Rahmen psychotischer Störungen ist ferner das Phänomen der Katalepsie zu nennen: Werden die Gliedmaßen eines Patienten in unterschiedliche Stellungen gebracht, können sie ohne Ermüdungserscheinungen lange Zeit verharren.

Anforderungen an den Notfallarzt

In der Notfallsituation ist der Arzt mit der Situation konfrontiert, einen Kranken zu untersuchen, der nicht oder nur wenig spricht, sich nicht bewegt, keinen Blickkontakt aufnimmt und/oder sich generell völlig unbeteiligt und passiv verhält. Im ungünstigsten Fall sind auch keine fremdanamnestischen Angaben zu erhalten. In dieser Situation werden von dem untersuchenden Arzt gründliche Kenntnisse der Psychopathologie, Intuition, Phantasie, Geschicklichkeit und Erfahrung erwartet.

5.3   Diagnose und Differenzialdiagnose

Anamnese

Das diagnostische Vorgehen hängt in erster Linie von den Umständen ab, unter denen der Kranke zur Untersuchung kommt. Wird er ohne Begleitung Angehöriger vorgefahren, so ist der Untersucher gezwungen, ohne anamnestische Angaben auszukommen. Bei einem Hausbesuch sind fremdanamnestische Angaben möglich. Hier interessiert in erster Linie die Zeitspanne, in dem sich der Zustand entwickelt hat, als Hinweis auf die Akuität des zugrunde liegenden Krankheitsprozesses. Weiter sind relevant:

- somatische und psychiatrische Erkrankungen,
- Drogen- und Alkoholabusus,
- aktuell verordnete und eingenommene Medikamente,
- vorausgegangene Ohnmachten, Stürze, Krampfanfälle,
- von dem Patienten zuvor angegebene Schmerzen oder Koliken,

- Hinweise auf mangelnde Nahrungs- und/oder Flüssigkeitsaufnahme,
- Fieber,
- Inkontinenz,
- Vernachlässigung der Körperpflege und Kleidung,
- Verletzungen oder Kontrakturen.

Optischer Eindruck

Zunächst ist eine sorgfältige Registrierung noch vorhandener oder fehlender Reaktionsmöglichkeiten erforderlich. Bestimmte Patienten zeigen keine mimischen Reaktionen, sie sprechen nicht und sitzen oder liegen bewegungslos. Auf Ansprache und einfache Aufforderungen reagieren sie nicht.

- Maßgebend ist die Beurteilung von Augenbewegungen und das Halten oder Fehlen eines Blickkontaktes zu dem Untersucher.
- Der Gesichtsausdruck gibt weitere Hinweise auf eine mögliche Ursache des Stupors:
  - Die Gesichtszüge des **Katatonen** wirken eher starr, angespannt, oft verbunden mit Ratlosigkeit oder Ängstlichkeit.
  - Der Gesichtsaudruck des **depressiven Stupors** wird durch Verzweiflung, Schuld, Versagen und Angst geprägt.
  - Die Mimik eines **dementen** Patienten ist eher indifferent.

Die Prüfung des Muskeltonus ist wesentlich zur Abgrenzung quantitativer Bewusstseinsstörungen: Im Sopor ist der Tonus schlaff. Patienten in nicht voll ausgeprägten stuporösen Zuständen sprechen nicht oder nur einzelne Worte nach längeren Pausen. Sie halten Blickkontakt und reagieren auf einfache Fragen und Anweisungen verlangsamt durch Kopfschütteln und -nicken.

Körperliche Untersuchung

Unabdingbar ist vor Einleitung einer Behandlung bei jedem Patienten eine gründliche körperlich-neurologische Untersuchung. Wichtige Untersuchungskriterien zeigt ► Übersicht 5.1.

5

Übersicht 5.1. Kriterien der körperlich-neurologischen Untersuchung

Äußere Erscheinung	Körperpflege
	Kleidung
	Körperhaltung
Hautbeschaffenheit	Temperatur (!)
	Turgor
	Farbe
	Hämatome
	Dekubitus
	Injektionsstellen
	Schleimhäute
Augen	Blickkontakt
	Lidschlag
	Blickbewegungen
	Form und Reaktion der Pupillen
	Augenhintergrund
Motorik	Tonus der Muskulatur
	Haltungsverharren der Gliedmaßen oder des Kopfes beim Anheben im Liegen
	Widerstand beim passiven Bewegen der Muskulatur
	Zahnradphänomen
	Flexibilitas cerea
	Kontrakturen
Neurologie	Herdsymptome
	Reflexdifferenzen
	Pyramidenbahnzeichen
	Tremor
	Hyperkinesen
Spontanmotorik	Grimassieren
	Iterativ-, Wisch- und Reibebewegungen
	Rumpfschaukeln
	Grunzen
	Stereotypien, Tics
Reaktion auf akustische Reize	

Ergänzende Untersuchungen

Zur weiteren Klärung der Genese des Stupors müssen nachfolgend ergänzende Untersuchungen durchgeführt werden (◘ Tab. 5.1), da eine definitive Diagnose der zugrunde liegenden Erkrankung in der Notfalluntersuchung nicht gestellt werden kann.

Hinter stuporösen Zuständen können sich differenzialdiagnostisch eine Vielzahl – zum Teil bedrohlicher – Krankheitsbilder verbergen (◘ Tab. 5.2).

Katatonie

Der katatone Stupor im Rahmen einer **Schizophrenie** ist charakterisiert durch einen Zustand extremer psychomotorischer Hemmung. Die Reaktion auf die Umgebung ist äußerst gering bis aufgehoben. Mutistische Verhaltensmuster in mehr oder weniger starker Ausprägung sind regelmäßig anzutreffen. Die Bewusstseinslage ist klar: Die Patienten registrieren Ereignisse der Umgebung sehr genau und können sie hinterher detailliert schildern. Sie wirken trotz ihres abgekapselten Verhaltens innerlich gespannt. Der Muskeltonus ist erhöht. Mit einem plötzlichen Umschlagen ohne äußeren Anlass in heftige psychomotorische Erregung mit Hin- und Herlaufen, Schreien, Schimpfen und Schlagen muss jederzeit gerechnet werden. In diesen Zuständen können die Kranken nicht nur andere, sondern auch sich selbst durch autoaggressive Handlungen (Verstümmlungen, Verletzungen, suizidale Reaktionen) gefährden.

Nach ICD-10 und DSM IV-TR sind folgende weitere Kriterien für diese Störung typisch:
- Haltungsstereotypie mit Beibehalten bizarrer oder absurder Stellungen,
- Negativismus,
- Befehlsautomatismus,
- verbale Perseverationen,
- in Extremfällen: Katalepsie, wächserne Biegsamkeit (Flexibilitas cerea).
  - Die Laborwerte liegen bis auf eine eventuell erhöhte CK im Bereich der Norm.
  - Das EEG ist unauffällig.

Typische Katatonien sind heute sehr selten geworden, abortive Formen verbergen sich hinter einer allgemeinen Verwahrlosung in Verbindung mit zunehmender Isolation und Rückzug. Gelegentlich werden sie unter der Diagnose einer ungeklärten **Kachexie** in die Klinik gebracht.

◻ Tab. 5.1. Grundlegende Diagnostik autistisch-stuporöser Syndrome

Untersuchungsverfahren	Indikation
Blutbild einschließlich Differenzialblutbild:	Allgemeines Screening möglicher körperlicher Ursachen
Urinstatus	pH, Glukose, Infektionen
Elektrolyte: Na, K, Ca	Elektrolytentgleisungen, Hyperkaliämie
Blutzucker	Hypoglykämie, diabetische Ketoazidose
Kreatinin	Niereninsuffizienz (Rhabdomyolyse)
Blutgasanalyse (BGA)	Metabolische Azidose, Ketoazidose
GOT, GPT, γ-GT, alkalische Phosphatase, Bilirubin	Leberfunktionsstörungen
Kreatinkinase (CK)	Muskelnekrosen
Myoglobin	Rhabdomyolyse
Kortisol	Endokrine Störungen
T3, T4, TSH	Hypothyreose, Myxödem
Medikamenten-Screening	Drogen, Neuroleptika
Porphyrine	Porphyrie
EKG	Herzrythmusstörungen
EEG	Ausschluss hirnorganischer Ursachen, Petit-mal-Status
Lumbalpunktion	Enzephalitis, Meningitis
Dopplersonografie der Halsgefäße	Gefäßverschluss
CCT, MRT	Demenz, Hirntumor, Blutung

Major-Depression

Stuporöse Symptome bei einer Major-Depression – nicht selten mit Wahn – kommen erheblich häufiger vor. Sie sind bevorzugt unter älteren Patienten zu beobachten. Die bestehende deutliche Antriebshemmung mit starker Verlangsamung aller psychomotorischen Funktionen lässt sich phänomenologisch kaum von einer **Demenz** unterscheiden.

Die Differenzialdiagnose zwischen einer Demenz und einer depressiven Pseudodemenz kann schwierig werden.

- Das EEG kann hier hilfreich sein.
- Die Laborwerte sind unauffällig.
- Selbst wenn die Kranken mutistisch sind, nehmen sie doch Blickkontakt auf.
- Sie verhalten sich während der Untersuchung nicht so abgekapselt und bizarr wie der Schizophrene, sondern generell passiv-apathisch.

Hirnorganische Ursachen

Hirnorganisch bedingte stuporöse Zustände können symptomatologisch durchaus einer katatonen Schizophrenie ähneln. Auch hier lassen sich Negativismus, Stereotypie oder Perseverationen feststellen. Der neurologische Befund kann – wenn auch gelegentlich sehr diskret – auffällig sein. Im EEG lassen sich Allgemeinveränderungen, Herdbefunde oder eine erhöhte Krampfbereitschaft finden. Durch das EEG lässt sich ein **Petit-mal**-Status abgrenzen: Es finden sich kontinuierliche oder intermittierende Spike-Wave-Komplexe. Die Sicherung einer hirnorganisch bedingten Genese erfolgt durch:

- bildgebende Verfahren oder
- durch eine Untersuchung des Liquors.

Schleichend sich entwickelnde **Enzephalitiden** können mit dem Einsetzen schwerer Bewusst-

◪ Tab. 5.2. Differenzialdiagnose und Therapie stuporöser Zustände

Art der Erkrankung		Therapie
Zunächst nicht zu diagnostizierender Stupor		Lorazepam
Funktionell-psychotisch	Katatone Schizophrenie	Lorazepam, Clozapin, Olanzapin, EKT
	Stupor bei Manie	Lorazepam, Olanzapin
	Depression	Clomipramin- oder Mirtazapin-Infusionen, EKT
Hirnorga-nisch	Enzephalitis	Antibiotika, Virostatika
	Meningitis	Antibiotika
	Raumfordernde Prozesse (frontal, temporal, III. Ventrikel, Basalganglien)	Neurochirurgische Intervention, Bestrahlungen
	Hirnödem	Dexamethason, Glycerol, Mannit
	Demenz	Lorazepam, Cholin-Esterase-Hemmer
	Parkinson-Syndrom	Dopaminsubstitution
	Petit-mal-Status	Clonazepam
	Postikal nach Grand mal	Diazepam
Durch allge-meinmedi-zinische Er-krankungen bedingt	Lebererkrankungen	Lorazepam
	Urämie	Diazepam
	Myxödem	L-Thyroxin i.v., Hydrocortison
	Morbus Addison	Hydrocortison i.v., Volumensubstitution
	Hyperkaliämie	Ausgleich mit Bikarbonat
	Ketoazidose	Rehydratation, Insulin- und Kaliumsubstitution, Azidose-Korrektur
	Porphyrie	Absetzen auslösender Medikamente; Bilanzierung von Elektrolyt- und Wasserhaushalt
Psychogen bedingt	Akute Belastungsreaktion	Entlastendes Gespräch, Lorazepam
	Dissoziativer Stupor	Entlastendes Gespräch, Lorazepam, Psychotherapie
	Ganser-Syndrom – Simulation	Psychotherapie, Lorazepam
Medika-mentenbe-dingt	Malignes neuroleptisches Syndrom	Dantrolen
	Neuroleptika-Intoxikation	Biperiden parenteral
	Intoxikation mit PCP oder LSD	Diazepam

seinsstörungen das Syndrom einer Katatonie imitieren.

Zeichen allgemeinmedizinischer Erkrankung

Stupor kann ein wegweisendes Symptom bei akuter Verschlechterung einer allgemeinmedizinischen Erkrankung sein.

— Eine plötzlich einsetzende allgemeine Reaktionslosigkeit bei einer bestehenden **hepatitischen Enzephalopathie** weist auf eine akute Dekompensation des zugrunde liegenden Leberleidens hin.

— Genereller Rückzug und Mutismus signalisieren eine vitale Gefährdung eines **Diabetikers.**

Die Diagnose wird neben auffälligen körperlichen Befunden durch die pathologischen Glukosewerte (>300 mg/dl) gesichert.

- Unter den endokrinen Störungen ist in erster Linie eine **Hypothyreose** auszuschließen. Speziell bei alten Patienten fehlen hier die typischen klinischen Symptome (Hypotonie, Bradykardie, Hypothermie, Makroglossie, Myxödem der Haut etc.). Sie wirken stark antriebsgehemmt, apathisch, stellen den Kontakt zur Umgebung ein und können von Angehörigen als Altersveränderung fehlinterpretiert werden. Zu beachten ist, dass ein Myxödemkoma (hohe Letalität!) durch die Verordnung von Phenothiazinderivaten oder Barbituraten bei nicht erkannter Hypothyreose ausgelöst werden kann.

- Hinter einem stuporösen Zustand kann sich die ausgeprägte Adynamie eines **Morbus Addison** verbergen. Die Kranken wirken antriebsarm und apathisch, in ihren psychomotorischen Funktionen stark verlangsamt und in sich gekehrt. Je nach Ausmaß der Dekompensation sind alle Übergänge von Wachheit bis zum Stupor zu beobachten. Bei Verdacht auf eine Addison-Krankheit muss orientierend klinisch auf folgende Symptome geachtet werden:
  - Hpotonie und Adynamie der Muskulatur,
  - Haut- und Schleimhautpigmentationen (Haut kann durch Sonneneinwirkung gebräunt sein),
  - weiche Bulbi,
  - geringe Ausprägung der sekundären Geschlechtsmerkmale,
  - Brechreiz,
  - Diarrhö,
  - Oligurie.

Psychogen bedingter Stupor

Psychogene Zustände von Reglosigkeit oder mutistischem Verhalten entwickeln sich als schockähnliche Reaktion nach einer akuten, das Selbstwertgefühl und die Persönlichkeit zutiefst treffenden Traumatisierung. Die Patienten werden fast immer von Angehörigen, Freunden, Bekannten oder der Polizei gebracht; sie sprechen nicht und reagieren wenig oder gar nicht auf Ansprache oder allgemeine Zuwendung. Sie lassen sich von Dritten passiv zur Untersuchung führen. Die Gesichtszüge wirken blass, die mimische Ausdrucksfähigkeit ist erstarrt. Blickkontakt wird nicht oder erst nach längerem Zuspruch aufgenommen.

Erste Hinweise über **auslösende Belastungen** sind fremdanamnestisch oft durch die Begleitpersonen zu erhalten. Der Kranke ist zunächst außerstande, das Erlebte in einer anderen Form zu verarbeiten. Das auslösende Ereignis erweist sich als so unerwartet, belastend und überwältigend, dass es eine ernsthafte Bedrohung des psychischen Gleichgewichts, der Sicherheit oder der körperlichen Unversehrtheit bedeutet. Vorausgegangen sind beispielsweise: Raubüberfall mit vitaler Bedrohung, Vergewaltigung, Verkehrsunfälle mit Tod oder schwerer Verletzung eigener Familienangehöriger oder Tötung anderer Verkehrsteilnehmer, Massenunfälle und andere Katastrophen. Die Symptomatik klingt innerhalb von Stunden – selten bis Tagen – unter entsprechender Therapie ab. Die Patienten bedürfen ständiger Überwachung, da es hier ebenfalls zu abruptem Wechsel in einen Erregungszustand mit Unruhe, hemmungslosem Weinen, Schreien und kopflosem Weglaufen kommen kann.

Ist der Stupor Symptom einer **dissoziativen Störung**, so kann es schwierig werden, diesen phänomenologisch von anderen Ursachen abzugrenzen. Auch diese Patienten bewegen und sprechen nicht oder nur wenig. Es besteht ein zeitlicher Zusammenhang zu länger bestehenden unlösbaren Konflikten, die sich zuvor verschärft haben. Auch chronisch gestörte Beziehungen müssen bedacht werden. Die Auslösesituation ist – isoliert betrachtet – nicht zwangsläufig besonders gravierend. Der durch unlösbare Konflikte oder Schwierigkeiten hervorgerufene unerträgliche Affekt wird in einen Stupor umgesetzt. Die Persönlichkeit kann auffällig sein, die Zeichen lassen sich anamnestisch eruieren:

- infantile Verhaltensmuster,
- hohe Suggestibilität,
- Egozentrik und Selbstbezogenheit,
- theatralisches Ausdrucksverhalten und
- oberflächliche Affektivität .

Eine andere Erklärungsmöglichkeit besteht in einer **mangelnden Integration** von Menschen in einer sprach- und kulturfremden Umgebung. So wurden mutistisch-stuporöse Syndrome unter Asylbewerbern und illegal sich im Land aufhaltenden Personen gesehen, die Analphabeten sind. Auslösesituationen waren unübersichtliche Forderungen oder Belastungen in der für sie fremden Umwelt oder eine drohende Abschiebung. Im letzteren Fall kann es sich differenzialdiagnostisch auch um eine **Simulation** handeln.

Medikamentöse Intoxikation

Unter den toxisch bedingten Ursachen spielen die Komplikationen und Überdosierungen durch Neuroleptika eine überragende Rolle. Das **maligne neuroleptische Syndrom** ist eine seltene, lebensbedrohliche Komplikation, die sich unter einer neuroleptischen Standardbehandlung entwickeln kann.

- Es wird überwiegend durch hochpotente Neuroleptika ausgelöst und vornehmlich während der ersten zwei Behandlungswochen.
- Männer sind doppelt so häufig betroffen wie Frauen.
- Die Patienten sind meist stuporös, das Bild ähnelt phänomenologisch einer Katatonie.
- Die Ätiologie ist unbekannt, die Mortalität liegt bei ca. 20%.
- Die Differenzialdiagnose zu einer febrilen Katatonie kann äußerst schwierig sein. Mit einem Fieberanstieg bis auf 42 Grad muss gerechnet werden.

Für das Vorliegen eines malignen neuroleptischen Syndroms sprechen:

- Leukocytose,
- Rigor mit Zahnradphänomen bei der Prüfung des Muskeltonus,
- Tremor,
- vegetative Dysregulationen (profuse Schweißausbrüche, labile Blutdruckwerte, Tachypnoe, Tachykardie) und
- Bewusstseinsstörungen.
- Die CK ist deutlich erhöht.
- Geringe bis mäßige Erhöhungen finden sich auch bei der Katatonie.
- Erhöhtes Myoglobin im Serum weist auf eine Rhabdomyolyse mit der Gefahr einer Crush-Niere hin.

Die Diagnose ist schnell zu stellen, wenn einerseits der zeitliche Zusammenhang mit einer begonnenen Neuroleptika-Medikation gesehen wird, andererseits eine **febrile Katatonie** noch unbehandelt zur Aufnahme kommt. Kaum abzugrenzen ist jedoch eine mit Neuroleptika anbehandelte **katatone Symptomatik**.

Ein stuporöses Syndrom kann ferner im Zusammenhang mit einer **Akinese** auftreten, die durch zu hoch dosierte typische Neuroleptika bedingt ist. Wird die zu behandelnde schizophrene Symptomatik von Stereotypien und bizarrem Verhalten geprägt, kann die Nebenwirkung zunächst übersehen werden.

Letztendlich führen auch Intoxikationen von **PCP** und **LSD** zu stuporösen Zustandsbildern. Die zusätzlichen Intoxikationssymptome weisen hier den Weg (► Kap. 12, Intoxikationen).

5.4   Therapie

Zuwendung und Kontakt

Auch wenn der Patient nicht spricht und auf Anrede nicht reagiert, ist eine gleichbleibende Zuwendung der an der Behandlung beteiligten Personen Grundlage der Behandlung jedes Stupors. Ein häufiger Wechsel der an der Behandlung beteiligten Personen wirkt sich nachteilig aus. Durch regelmäßige Ansprache des Patienten kommt ein averbaler Kontakt zustande, der vertrauensbildend und entlastend wirkt, wie Patienten nach Abklingen des Stupors berichten.

Medikamentöse Behandlung

Ist zu Beginn einer Therapie eine diagnostische Zuordnung nicht möglich, so ist ein Behandlungsversuch mit Lorazepam Maßnahme der ersten Wahl:

- 2 mg Lorazepam (z. B. Tavor) oral oder i.v.
- Weitere 2 mg Lorazepam nach 4–8 h, wenn sich der Stupor etwas gelöst haben sollte und ein erster Gesprächkontakt möglich ist
- Maximaldosis/24 h: 8 mg
- Ggf. Therapiewechsel, wenn diagnostische Zuordnung möglich ist

Lorazepam ist das am meisten eingesetzte und untersuchte Medikament zur Behandlung von stuporösen Zuständen. Die Verträglichkeit ist gut, und die Substanz ist gut steuerbar. Die Datenlage beruht überwiegend auf retrospektiven Analysen und ist unzureichend (Evidenzlevel C).

Katatoner Stupor

Ein katatoner Stupor im Rahmen einer funktionellen Psychose muss grundsätzlich stationär behandelt werden. Die Einweisung sollte in Hospitäler erfolgen, die als Behandlungsangebot eine **Elektrokrampftherapie (EKT)** vorhalten. Die Patienten sind durch mangelnde Nahrungs- und Flüssigkeitszufuhr gefährdet für Elektrolytentgleisungen. Mit einem abrupten Wechsel in einen katatonen Erregungszustand mit Fehlhandlungen und Aggressionen muss jederzeit gerechnet werden. Sie bedürfen regelmäßiger Überwachung und Pflege, um mögliche Komplikationen zu verhindern.

Erste therapeutische Maßnahmen

Die psychotische Symptomatik muss mit konsequenter Medikation hochpotenter **Neuroleptika** durchbrochen werden, nachdem ein medikamentenbedingter Stupor sicher ausgeschlossen ist:

- 10 mg Olanzapin (z. B. Zyprexa) i.m. oder als Schmelztablette
- Ggf. nach 2 h weitere 5–10 mg Olanzapin i.m.
- Maximaldosis/24 h: 30 mg Olanzapin i.m.
- Nach 3 Tagen Umsetzen auf orale Medikation

Weitere Behandlungsmaßnahmen sind:

- Regelmäßige Temperatur- und Herz-Kreislauf-Kontrolle
- Regelmäßige sorgfältige Kontrolle der Motorik
- Bei Schlafstörungen: zusätzlich 2 mg Lorazepam oral oder i. v.
- Ergänzend:
  - Sorgfältige Lagerung der Extremitäten durch Sandsäcke und Fußkasten, um Kontrakturen zu vermeiden
  - Regelmäßiges passives Durchbewegen der Gelenke
  - Dekubitusprophylaxe.
- Bei Nahrungsverweigerung:
  - Sondenernährung
  - Nach 3 Tagen: parenterale Ernährung
- Bei Zeichen einer Exsikkose: Korrektur durch parenterale Flüssigkeitszufuhr: 2000–4000 ml einer isotonen Voll- Elektrolytlösung (z. B. Sterofundin); Menge abhängig von Körpertempertur
- Zur Beurteilung des Säure-Basen-Haushalts: Blutgasanalyse und Kontrollen der Serumelektrolyte
- Bei hohen Temperaturen: Eispackungen
- Zur Thromboseprohylaxe: Heparin s.c. oder Acetylsalicylsäure

Eine Sitzwache ist sinnvoll, da der Patient die ständige Gegenwart eines ihn ansprechenden Betreuers beruhigend erlebt. Es wird oft übersehen, dass auch ausgeprägt katatone Schizophrene über eine klare Bewusstseinslage verfügen, den Inhalt von Gesprächen registrieren und nach Abklingen der Psychose memorieren können. Unbedachte Äußerungen wirken sich später nachteilig auf die weitere Behandlung aus.

Elektroheilkrampftherapie

Ist innerhalb der ersten Behandlungswoche unter der neuroleptischen Medikation keine deutliche Tendenz zur Besserung zu sehen und bestehen unverändert hohe, nicht infektionsbedingte Temperaturen, so ist umgehend eine Elektroheilkrampftherapie (EKT) indiziert.

Die EKT gilt immer noch als die am schnellsten wirksame und zuverlässigste Behandlungsmethode bei der febrilen Katatonie. Verzögerungen können zu einer Verschlechterung der Prognose führen. Da der Patient nicht in der Lage ist, seine Zustimmung zu geben, muss im Zweifelsfall eine Eilbetreuung beim zuständigen Vormundschaftsgericht eingeholt werden.

Weitere medikamentöse Behandlung

Alternative Medikamente, die ebenfalls zur Behandlung einer Katatonie verordnet werden können, sind (Initialdosen):

- 5–10 mg Haloperidol (z. B. Haldol) i.v. oder i.m.
  Maximaldosis/24 h:100 mg
- 25 mg Clozapin (z. B. Leponex) oral
  Maximaldosis/24 h: 600 mg

Zur pharmakologischen Behandlung liegen wegen der Seltenheit katatoner Stupores lediglich Fallbeschreibungen, retrospektive Studien und Meinungen von Experten vor. Neuroleptika können katatone Syndrome gut beeinflussen (Evidenzlevel C). Die EKT ist der Behandlung mit Neuroleptika überlegen: Die Wirkung setzt schneller ein (Evidenzlevel C).

Depressiver Stupor

Handelt es sich um einen depressiven Stupor, so ist wegen der mangelnden Kommunikationsmöglichkeit davon auszugehen, dass wahnhafte Denkinhalte vorhanden sind (Schuld-, Versündigungs-, Verarmungswahn, nihilistische oder hypochondrische Gedanken). Geht die Kontaktstörung zurück und ist die orientierende Erhebung einer Anamnese möglich, muss verstärkt mit einer möglichen Suizidalität und entsprechenden Fehlhandlungen gerechnet werden. Die Behandlung besteht in einer Kombinationstherapie von Antidepressiva mit Neuroleptika oder Benzodiazepinen. Sinnvoll ist der Beginn mit einer Infusionstherapie. Neben der zuverlässigen Medikamentenzufuhr wird hierdurch gleichzeitig eine ausreichende Flüssigkeitszufuhr sichergestellt:

- 25 mg Clomipramin (Anafranil als Dauertropfinfusion in 500 ml isotoner Infusionslösung)
- Zusätzlich 5 mg Haloperidol
- Steigerung der Dosis von Clomipramin um täglich 25 mg bis zu einer Tagesdosis von maximal 150 mg
- Haloperidol-Dosierung konstant 5–10 mg/Tag
- Alternativ: Zugabe von 2–4 mg Lorazepam/Tag

Alternativ:
- 6 mg Mirtazapin (Remergil) in 500 ml Glukose-Lösung 5%ig
- Täglich steigern um 3 mg Mirtazapin
- Maximaldosis/24 h: 21 mg

Sobald der Patient ansprechbar und kooperativ ist, kann auf eine orale Medikation mit einem selektiven Antidepressivum bzw. atypischen Neuroleptikum umgestellt werden.

Die Höhe der Neuroleptika-Dosierung richtet sich nach dem Vorhandensein und der Ausgestaltung eventueller wahnhafter Gedanken. Da es sich häufig um eher ältere Patienten handelt, ist auch

hier vorbeugend auf die Vermeidung von Komplikationen zu achten:
- ausreichende Flüssigkeitszufuhr,
- Thromboseprophylaxe,
- Krankengymnastik,
- Pneumonieprophylaxe,
- EKG-Kontrollen.

Zeigen sich während der ersten Woche keine Tendenzen einer Besserung, führt auch hier eine EKT in der Regel zu einem schnellen Erfolg.

Hirnorganische oder internistische Erkrankung

Ist die Ursache eines Stupors in einer hirnorganischen oder internistischen Erkrankung zu suchen, so stehen die sorgfältige diagnostische Abklärung und eine entsprechende kausale Behandlung des Grundleidens im Vordergrund (Operation, Antibiotika, Substitutionstherapie etc). Eine Behandlung mit Lorazepam (2–8 mg /24 h) kann sich zusätzlich günstig auf die Rückbildung des Stupors auswirken.

Die akinetische Krise eines **Parkinson-Syndroms** führt zu einer weitgehenden Immobilität, zu Dysphagie, Schwitzen, Tachykardie und ähnelt einem Stupor. Die neurologische Untersuchung weist in die richtige Richtung:
- hochgradiger Rigor,
- Zahnradphänomen,
- Steigerung der Muskeleigenreflexe etc.

Therapie:
- 100 mg L-DOPA/Benserazid (z. B. Madopar LT) als Magensonde
- Weitere 100 mg L-Dopa/benzserazid alle 3–4 h

Zusätzlich:
- 200 mg Amantadin/500 ml Infusion: 2-mal täglich
- Infusionsdauer: 3 h
- Kontrolle von Wasser- und Elektrolythaushalt
- Pneumonieprophylaxe
- Theromboseprophylaxe

Handelt es sich um einen durch EEG-Untersuchung gesicherten **Petit-mal-Status**, so versprechen folgende Applikationen Erfolg:
- 1 mg Clonazepam (Rivotril) i.v.
- Ggf. Wiederholung der Injektion bis zur Durchbrechung des Status

- Zur Einstellung des Anfallsleidens: Ethosuximid oder Valproat

Medikamentös bedingter Stupor

Hier dürften Überdosierungen durch hochpotente typische Neuroleptika die häufigste Ursache sein. Sie können ferner durch zu hohe Applikation von Depot-Neuroleptika bedingt sein. Eine weitere Möglichkeit ist in einer eigenmächtigen Erhöhung der empfohlenen Tagesdosis durch den Patienten (»Viel hilft viel!«) zu suchen. Entwickelt sich eine schwere Akinese unter adäquater Neuroleptika-Medikation, so kann eine zuvor nicht erkannte Hirnschädigung die Ursache sein.

Die durch eine neurologische Untersuchung objektivierte schwere Akinese kann schnell und effizient beeinflusst werden durch:

- 2 mg Beperiden (z. B. Akineton) i.v.
- Ggf. und je nach Verträglichkeit nach 0,5–3 h jeweils weitere 2 mg Biperiden i.v.
- Schnelle Reduktion und Absetzen des Neuroleptikums und Umstellung auf ein atypisches Neuroleptikum

Dabei ist auf mögliche Veränderungen der Bewusstseinslage zu achten, um ein evtl. beginnendes **Biperiden-Delir** nicht zu übersehen. Die während der ersten 24 h benötigte Beperiden-Dosis sollte in den nächsten Tagen unter sorgfältiger, regelmäßiger Kontrolle (möglichst oral und retardiert) weiterhin gegeben werden, bis sich ein ausreichender Kontakt und eine zufriedenstellende Motorik eingestellt haben.

Weitere spezielle Therapien

Hinsichtlich weiterer therapeutischer Maßnahmen sowie für die Behandlung des malignen neuroleptischen Syndroms, die Therapie bei Intoxikationen mit PCP oder Halluzinogenen ▶ Kap. 12.

Behandlung traumatisierter Patienten

Liegen im Zusammenhang mit einer psychogen bedingten mutistischen Verhaltensweise Hinweise auf eine vorausgegangene erhebliche Traumatisierung vor, so müssen die Voraussetzungen geschaffen werden, dass sich der Patient während der ersten Kontaktaufnahme in einer ruhigen, reizarmen und möglichst angenehmen Atmosphäre aufhalten kann.

Das zunächst einseitig verlaufende Gespräch sollte diskret, verständnisvoll und entlastend geführt werden. Vom Untersucher ist dabei Fantasie und Vorstellungskraft gefordert. Man kann unterstellen, dass im Rahmen des nicht verarbeiteten Traumas vielfältige Empfindungen von Erniedrigung mit Verlust der eigenen Identität und Selbstachtung vorliegen. Je weniger Vorinformationen vorhanden sind, umso langwieriger und zeitaufwendiger kann sich der diagnostisch-therapeutische Prozess hinziehen.

- Nicht selten kommt es im Zusammenhang mit den ersten Worten, die der Patient spricht, zu heftigen affektiven Durchbrüchen in Form von hemmungslosem Weinen, kopflosem Wegrennen oder auch Selbstvorwürfen.
- Auch ist mit abrupten suizidalen Reaktionen zu rechnen.

> ❗ Ziel des Erstgespräches ist es, ein Stück der Selbstachtung wiederzugewinnen. Es ist wichtig, den Patienten erzählen zu lassen: Je länger er spricht, umso entspannter wird er werden.

Man sollte es dem Patienten überlassen, wie detailliert er über das traumatisierende Ereignis berichten will. Ungünstig auf den weiteren Verlauf wirkt sich drängendes Explorieren aus, um den vollen Umfang des traumatisierenden Ereignisses zu erfahren.

- Während der nächsten Tage sollte eine zuverlässige Betreuung durch Familienangehörige oder andere enge Bezugspersonen sichergestellt werden.
- Lebt der Patient allein oder bestehen familiäre Schwierigkeiten, so ist eine kurzfristige stationäre Aufnahme zur Krisenintervention vorzuziehen.
- Wird der Patient ambulant betreut, so sind tägliche stützend-entlastende psychotherapeutische Konsultationen notwendig.

Kurzfristiges Ziel der Therapie sind emotionale Unterstützung, Wiedergewinn der Selbstachtung, Abbau von Schreckhaftigkeit und Angst und Verhinderung einer langfristigen psychiatrischen Störung wie zum Beispiel eine posttraumatische Belastungsstörung. Leidet der Patient unter stärkeren Ängsten oder Schlafstörungen, so kann eine kurzfristige Verordnung von 0,5-1 mg Lorazepam (z. B. Tavor) erfolgversprechend sein.

Dissoziative Störung

Durch eine dissoziative Störung bedingtes stuporös-mutistisches Verhalten bildet sich oft schnell zurück, wenn diese Patienten zum Beispiel stationär aufgenommen werden. Einmalige Gaben von Lorazepam sind meist ausreichend. Im Mittelpunkt der Behandlung steht die psychotherapeutische Bearbeitung der zugrunde liegenden chronischen Konflikte und Belastungen und die Vermittlung einer nachfolgenden störungsspezifischen Psychotherapie.

Fazit

Der Arzt wird bei Patienten mit Kommunikationsstörungen in Form von Rückzug, Abkapselung oder Verweigerung mit schwierigen und oft zeitaufwendigen diagnostischen und therapeutischen Problemen konfrontiert. Eine stationäre Aufnahme wird bis auf wenige Ausnahmen (kurzfristige Dauer des stuporösen Zustandes) immer erforderlich sein.

Literatur

Bräunig P, Krüger S, Höffler J (1995) Verstärkung katatoner Symptome unter Neuroleptika-Therapie. Nervenarzt 66: 379–386

Brenner RP (2005) The interpretation of the EEG in stupor and coma. Neurologist 11: 271–284

Fink M, Taylor MA (2003) Catatonia: A clinicians guide to diagnosis and treatment. Cambridge University Press, Cambridge UK

Folkerts H (1997) Elektrokrampftherapie. Enke, Stuttgart

Hawkins JM, Archer KL, Strakowski SM, Keck PE (1995) Somatic treatment of catatonia. Int J Psychiatry Med 25: 345–369

Northoff G, Krill W, Wenke H et al (1996) Subjektives Erleben in der Katatonie: Systematische Untersuchung bei 24 katatonen Patienten. Psychiat Prax 23: 69–73

Krauseneck T, Graz C, Krähenmann O et al (2007) Psychiatrische Notfälle auf der Intensivstation. Anästhesiol Intensivmed Notfallmed Schmerzther 42:10–13

Taylor MA, Fink M (2003) Catatonia in psychiatric classification: a home of its own. Am J Psychiatry 160: 1233–1241

Tharyan P, Adams CE (2002) Electroconvulsive therapy for schizophrenia. Cochrane Database Syst Rev CD000076

Ungari GS, Chiu HF, Chao LY et al (1999) Lorazepam for chronic catatonia: a randomiced, double-blind, placebo-controlled cross-over study. Psychopharmacology (Berl) 142: 393–398

Van den Eede F, van Hecke J, van Dalfsen A (2005) The use of atypical antipsychotica in the tratment of catatonia. Eur Psychiatry 20: 422–429

Manie

6.1   Symptomatik

Übersicht

Manische Verstimmungen treten im Vergleich zu depressiven Störungen deutlich seltener auf. Manische Syndrome bedeuten eine ernstzunehmende psychiatrische Notfallsituation. Maßgebend hierfür sind im Rahmen einer mangelnden Selbstkritik eine eingeschränkte bis aufgehobene Krankheits- und Behandlungseinsicht. Sie führen zu vielfältigen Verhaltensstörungen: Aggressivität, dissoziales Verhalten und selbstschädigende Entscheidungen wie sinnlose Geldausgaben, Aufgabe des Berufs oder Abschluss absurder Verträge. Die Datenlage ist unzureichend. Unter Einbeziehung hypomanischer Zustände ist von einer Lebenszeitprävalenz von 1,2–3,1% auszugehen. Nicht berücksichtigt sind hier manische Syndrome, die durch Intoxikationen, somatische Erkrankungen oder unerwünschte Wirkungen von Arzneimitteln bedingt sind.

Die Behandlung manischer Syndrome schließt im ambulanten wie stationären Bereich eine Fülle von Schwierigkeiten und Problemen ein. Sie ergeben sich aus der vorherrschenden Symptomatik (▶ Übersicht 6.1).

Symptomatische Verhaltensweise

Das Verhalten der manischen Patienten ist gekennzeichnet durch das Fehlen eines Krankheitsgefühls. Im Gegenteil: Sie erleben sich als äußerst vital, gesund, aktiv, leistungsfähig, omnipotent und unwiderstehlich. Maniker sind – wenn überhaupt – nur unter großem Zeitaufwand durch Drängen von Familienangehörigen, Freunde oder Arbeitskollegen dazu zu bringen, einen Arzt, eine Rettungsstelle oder ein Krankenhaus aufzusuchen. Wegen ihres aufdringlichen, belästigenden und distanzlosen Verhaltens – gepaart mit einem kaum zu beeinflussenden Rede- und Beschäftigungsdrang – kommt es bei manischen Patienten in der Öffentlichkeit häufig zu Auseinandersetzungen. Sie können den Einsatz der Polizei erforderlich machen.

Dysphorisch-gereizte Manie

Psychopathologisch kann eine heiter-euphorische von einer dysphorisch-gereizten Manie abgegrenzt werden. Letztere dulden keinen Widerspruch. Sie wissen alles besser. Versuche von Angehörigen,

Übersicht 6.1. Symptomatik des manischen Syndroms

Störung der Stimmung:
- Abnorme anhaltend grundlos gehobene Stimmungslage
- Euphorie
- Reizbarkeit
- Missmutigkeit

Störungen des Denkens:
- Logorrhoe – Rededrang
- Ideenflucht
- Inkohärenz
- Gefühl des Gedankenrasens
- Erhöhte Ablenkbarkeit
- Steigerung von Einfallsreichtum und Fantasie
- Übersteigertes Selbstwertgefühl
- Einschränkung bis Fehlen von Kritik- und Urteilsfähigkeit und Krankheitseinsicht
- Größenideen und Größenwahn

Störungen des Antriebs:
- Psychomotorische Unruhe
- Erhöhter Bewegungs- und Tatendrang
- Fehlende Ermüdbarkeit
- Übermäßige Beschäftigung mit angenehmen Tätigkeiten mit der Folge unangenehmer Konsequenzen

Störungen der Kontaktfähigkeit:
- Distanzlosigkeit
- Aufdringlichkeit
- Enthemmung
- Expansionsdrang

Körperliche Begleitsymptome:
- Erhöhtes allgemein-körperliches Wohlbefinden
- Vermindertes Schlafbedürfnis
- Gesteigerte Libido

die Aktivitäten des manischen Patienten zu beeinflussen, führen zu heftigen Auseinandersetzungen im Rahmen einer sich steigernden Erregung. Die erhöhte Streitlust führt zu vielfältigen Auseinandersetzungen in der Familie, im Umgang mit Freunden und Bekannten oder mit Arbeitskollegen. Bedingt durch ihre Größenideen und Allmachtsgefühle richten Maniker oft großen Schaden an: unsinnige Geldausgaben, Verschwendung oder »Kaufrausch«, Abschluss von Kaufverträgen, Auflösungen von Konten, Kündigung von sicheren Berufspositionen, Zechtouren, sexuelle Enthemmung und Distanzlosigkeit, Alkohol- und/oder Drogenexzesse.

Heiter-euphorische Manie

Auch die heiter-euphorische Manie kann große Schwierigkeiten in der Versorgung bereiten. Verantwortlich hierfür sind die vorherrschende Störungen der Kritik- und Urteilsfähigkeit, die Selbstüberschätzung, die fehlende Krankheitseinsicht und die Größenideen. Dem Therapeuten begegnen sie distanziert-herablassend, besserwisserisch, belehrend oder gönnerhaft.

Steigerungsformen

Unbehandelt kann eine Manie in einen schweren tobsüchtigen Erregungszustand oder in eine »verworrene« Manie münden. Sie ist charakterisiert durch eine Steigerung des beschleunigten Gedankenganges und der Ideenflucht bis zur Denkzerfahrenheit oder Denkinkohärenz.

Bei einem Teil der Patienten entwickelt sich ein synthymer Wahn: Größenwahn, Caesaren- oder Abstammungswahn, religiöser Wahn, Liebeswahn oder Erfinderwahn. Der Wahnbildung gehen in der Regel Phasen der Selbstüberschätzung, des Erlebens eigener Grandiosität und Selbstsicherheit voraus. In Zuständen schwerster Manien können auch flüchtige Halluzinationen oder Verkennungen, paranoides Beziehungserleben oder katatone Symptome hinzutreten.

Körperliche Zeichen

Im körperlichen Bereich lassen sich vermindertes Ermüdungsgefühl, geringes Schlafbedürfnis, Gewichtsverlust trotz ausreichender Nahrungsaufnahme und gesteigerte Libido nachweisen.

Folgen des dissozialen Handelns

Im Rahmen einer Manie kann es zu dissozialen Handlungen kommen mit der Folge forensischpsychiatrischer Begutachtungen und bleibender sozialer Beeinträchtigungen. Typische strafrechtlich relevante Tatbestände sind

- Zechprellerei,
- Fahren mit überhöhter Geschwindigkeit,
- Nötigung,
- Körperverletzung und
- Sexualdelinquenz.

Im zivilrechtlichen Bereich sind Beurteilungen zur Geschäftsfähigkeit, der Testierfähigkeit, der Erlaubnis zum Fahren von Kraftfahrzeugen oder zum Besitz von Waffen zu erbringen.

Nach Abklingen der manischen Episode verbleiben oft Scham- und Schuldgefühle sowie Selbstvorwürfe. Tiefgreifende Beziehungsstörungen, Verlust von Freunden oder des Arbeitsplatzes, sozialer Abstieg oder Schulden können die Folge sein.

6.2   Diagnose und Differenzialdiagnose

Diagnose

Verhaltensbeobachtung und Anamnese

Die Diagnose stützt sich auf den psychopathologischen Befund, die Verhaltensbeobachtung und – wenn möglich – eigen- und fremdanamnestische Angaben. Da der Patient sehr redefreudig ist, bereiten die Erhebung eines psychopathologischen Befundes und die Beurteilung des Schweregrades eines manischen Syndroms in der Regel keine Schwierigkeiten. ▶ Übersicht 6.2 zeigt die Kriterien nach ICD-10.

Probleme kann die Bewertung eines hypomanischen Zustandsbildes bereiten, da die Grenze des Spektrums vom »noch normalen« zum »schon krankhaften« und somit behandlungsbedürftigen Zustand unscharf ist und wesentlich durch die Einstellung des Untersuchers und fremdanamnestische Angaben mitbestimmt werden. Familienangehörige drängen gelegentlich bereits dann auf Behandlung und stationäre Aufnahme, wenn Patienten mit mehrfachen vorausgegangenen affektiven Episoden eine durchaus adäquate Aktivitätssteigerung entwickeln. Hier gilt es, die Interessen des Patienten wahrzunehmen.

Weitergehende Untersuchungen

Spätestens nach Erreichen einer begrenzten Kooperationsfähigkeit muss der Untersuchungsgang

6

Übersicht 6.2. Symptome des manischen Syndroms nach ICD-10

A. Abnorme gehobene, expansive oder gereizte Stimmung

Dauer: 1 Woche – in der Notfallsituation in der Regel kürzer

B. Drei (vier) der folgenden Merkmale müssen vorliegen:

1. Gesteigerte Aktivität oder motorische Ruhelosigkeit
2. Rededrang
3. Ideenflucht
4. Verlust normaler sozialer Hemmungen
5. Vermindertes Schlafbedürfnis
6. Überhöhte Selbsteinschätzung oder Größenwahn
7. Ablenkbarkeit oder dauernder Wechsel von Aktivitäten oder Plänen
8. Tollkühnes oder leichtsinniges Verhalten
9. Gesteigerte Libido oder sexuelle Taktlosigkeit

---

durch eine körperlich-neurologische Untersuchung, Medikamentenanamnese und durch Ergänzungsuntersuchungen (Labor, Medikamentenscreening, EEG, bildgebende Verfahren) vervollständigt werden (▶ Übersicht 6.3).

Übersicht 6.3. Untersuchungen bei manischen Patienten

Blutbild	Ggf. Schwangerschaftstest
Urinstatus	Ggf. HIV-Test
Kreatinin, Elekrolyte	EKG
Leberwerte	EEG
Medikamenten- und Drogenscreening	CT oder MRT
T3, T4, TSH	

Differenzialdiagnose

In erster Linie müssen funktionelle manische Syndrome im engeren Sinn von symptomatischen und organischen abgegrenzt werden (◘ Tab. 6.1).

Monopolare und bipolare affektive Störungen

Lassen sich anamnestisch oder fremdanamnestisch frühere depressive oder manische Episoden erfassen, so ist eine Zuordnung zu einer monopolaren Episode oder zu einer bipolaren affektiven Störung vom Typ I oder Typ II nicht schwer. Aus therapeutischen und prognostischen Gründen ist es wichtig, sich Kenntnis zu verschaffen über:

- die Frequenz zuvor durchgemachter affektiver Episoden,
- die Länge der Remissionszeiten,
- frühere Behandlungen,
- die Response oder Nonresponse auf zuvor verordnete Medikamente,
- die Compliance,
- den Einfluss von Angehörigen.

Typ II ist charakterisiert durch das Entstehen einer (hypo)manischen Verstimmung unmittelbar nach einer vorausgegangenen depressiven Episode. Bipolare Mischzustände sind durch das gleichzeitige oder schnell wechselnde sequentielle Vorliegen von manischen und depressiven Symptomen gekennzeichnet. Die Stimmung schwankt zwischen einer vorherrschenden schweren gereizten Dysphorie und einer Depression. Häufig finden sich psychotische Symtome; auch muss hier mit Suizidimpulsen gerechnet werden. »Rapid Cycling« ist definiert durch das Vorliegen von mindestens vier affektiven Episoden/Jahr. Vielfach erreichen diese Patient nicht mehr oder nur selten ihr emotionales Ausgangsniveau. Sie schwanken ständig zwischen einer manischen und depressiven Stimmung.

Schizoaffektive Störung

Liegt eine schizoaffektive Störung vor, so lassen sich zusätzliche Symptome wie Stimmenhören, paranoides Beziehungserleben, bizarres Denken, Manierismen etc. explorieren.

▢ Tab. 6.1. Differenzialdiagnose manischer Syndrome

Ursache		ICD 10	DSM IV-TR
Manische Episode		F 30.x	296.0x
▬ Einzeln:	Hypomanie	F 30.0	(296.89)
	Ohne psychotische Symptome	F 30.1	296.03
	Mit psychotischen Symptomen	F 30.2	296.04
Rezidivierend			
Manie bei bipolarer affektiver Störung		F 31.x	296.4x
▬ Typ I:	Ohne psychotische Symptome	F 31.1	296.43
	Mit psychotischen Symptomen	F 31.2	296.44
▬ Typ II		F 31.0	296.89
▬ Gemischte Episode		F 31.6	296.6x
▬ Rapid Cycling		F 31.81	296.xx
Manie bei schizoaffektiver Psychose		F 25.0	295.70
Organisch bedingte Manie		F 06.3	293.83
▬ Demenz (Alzheimer, vaskuläre Demenz)			
▬ Temporallappenepilepsie			
▬ Hirntumore:	Parasaggitale Meningiome		
	Suprasella͏̈re Zwischenhirntumore		
	Dienzephale Gliome		
	Tumore im Occipitalbereich		
▬ Enzephalitiden			
▬ Chorea Huntington			
▬ Multiple Sklerose			
▬ Neurolues			
▬ Organische Psychosyndrome unklarer Genese			
Symptomatisch bedingte Manien		F 06.8	293.83
▬ Virusgrippe			
▬ Hyperthyreose			
▬ Morbus Cuching			
▬ Morbus Addison			
▬ Aids			

◘ Tab. 6.1. Fortsetzung

Ursache	ICD 10	DSM IV-TR
Substanzinduzierte Manien	F 06.8	293.83
— Antidepressiva		
— Kortikosteroide		
— Anticholinergika		
— Levodopa		
— Isoniazid		
— Bromide		
— Metoclopramid		
— Bronchodilatatoren		
— Procarbazine		
— Amphetamine		
— Kokain		
— Halluzinogene		

Symptomatisch oder hirnorganisch bedingte Manie

Tritt ein manisches Syndrom zum ersten Mal auf, so ist eine symptomatische oder eine hirnorganische Ursache auszuschließen. Je älter ein Patient beim ersten Auftreten eines manischen Syndroms ist, umso größer ist die Wahrscheinlichkeit einer symptomatischen oder somatischen Genese.

— Bei jüngeren Patienten müssen vorrangig Intoxikationen von Psychostimulantien (Kokain, Amphetamin, Ecstasy u. a.) bedacht werden.

— Manische Zustände können auch die ersten Symptome eines (primären oder sekundären) Hyperkortizismus sein.

— Hypomanische oder manische Zustände im höheren Lebensalter können das erste auffällige Zeichen einer beginnenden Alzheimer-Demenz oder eines anderen dementiellen Prozesses sein.

— Auch raumfordernde und entzündliche Prozesse des ZNS (z. B zerebrale Manifestation einer HIV-Infektion) können sich hinter dieser Störung verbergen.

In der Regel finden sich nach Abklingen der manischen Stimmungslage durch Psychopharmaka bei sorgfältiger Untersuchung dann weitere, zumindest diskrete neurologische und/oder kognitive Defizite.

6.3   Therapie

Ausgangssituation

Die Behandlung richtet sich nach der Intensität und Ausgestaltung der manischen Symptomatik. Grundsätzlich ist davon auszugehen, dass bei den Patienten eine Einsicht in die Notwendigkeit einer Therapie nicht oder allenfalls sehr eingeschränkt besteht. Entsprechend muss von einer schlechten Compliance ausgegangen werden.

Kontaktaufbau

Trotz dieser ungünstigen Voraussetzungen lohnt sich der Versuch einer kontinuierlichen und zeitlich aufwendigen Kontaktaufnahme im Rahmen eines diagnostisch-therapeutischen Gesprächs. Zu prüfen ist, ob die Einschaltung von Familienangehörigen oder anderen Bezugspersonen sich positiv oder negativ auf das Verhalten des Patienten auswirkt.. Es ist davon auszugehen, dass der ärztlichen Untersuchung eine nicht zu übersehende Serie von Auseinandersetzungen, Kränkungen und Belastungen in Familie und Beruf vorausgegangen sind, die zu tiefgreifenden Beziehungsstörungen geführt haben. In der Manie ist der Patient in der Lage, alles, was sich an Ärger und Frustrationen angesammelt hat, oder Situationen, in denen er sich anders verhielt, als er eigentlich wollte, zu beschreiben. Vorgesetzte werden als stümperhaft oder inkompetent bezeichnet, Lebenspartner werden beschimpft, Freunde als Egoisten abqualifiziert.

❗ Der Erstkontakt mit einem manischen Patieten bringt den Zeitplan des Arztes durcheinander. Eine zeitlich nicht begrenzte und kontinuierliche Zuwendung verhindert in vielen Fällen eine Zwangseinweisung und bildet die Grundlage für eine nachfolgende vertrauensvolle Beziehung im Rahmen einer später notwendigen Erhaltungstherapie und/oder Prophylaxe.

Zwangseinweisung

Ist die manische Symptomatik stark ausgeprägt (Entwicklung von zusammenhanglosem, ideenflüchtigem Denken, Größenwahn, zielloser Hyperaktivität, hochgradiger Erregung, Aggression), so lässt sich prästationär trotz aller Bemühungen um einen therapeutischen Zugang zu dem Patienten eine Zwangseinweisung nicht umgehen. Das bedeutet:

- Verhinderung von Weglaufen,
- Hinzuziehen von Polizei
- Zwangsmedikation bei schwerster Aggression,
- Bescheinigung über die Notwendigkeit der Einweisung auf eine geschlossene Abteilung,
- sorgfältige Dokumentation,
- Information der zuständigen Klinik.

Psychopharmakologie

Der Schwerpunkt der Behandlung eines manischen Syndroms liegt in der Psychopharmakotherapie.

- Prästationär oder nach Aufnahme in eine psychiatrische Klinik werden regelhaft im ambulanten Bereich hochpotente Neuroleptika in Kombination mit Benzodiazepinen oder niederpotenten Neuroleptika verabreicht.
- Im stationären Setting werden Stimmungsstabilisierer mit (atypischen) Neuroleptika bevorzugt.

Die Auswahl und Art der Kombinationstherapie werden von der Schwere des manischen Syndroms und der psychopathologischen Ausformung bestimmt. Therapeutische Empfehlungen über bestimmte Kombinationen in der Notfallbehandlung beruhen überwiegend auf der Meinung von Experten oder auf naturalistischen Studien. Kontrollierte Studien sind nur in Ansätzen und kleinen Fallzahlen vorhanden, zumal Patienten mit schwerer Manie geschäftsunfähig sind und ein »informed consent« nicht möglich ist.

Bereitschaft zur Medikation

Oft ist der Patient bereit, nach mehr oder weniger langer Diskussion einmalig ein Medikament zur Beseitigung eines Symptoms zu nehmen, z. B. einer Schlafstörung. Ein Fehler ist hier eine eher zu niedrig angesetzte Erstmedikation. Der Patient wird eine weitere Medikation ablehnen mit dem Hinweis auf die fehlende Wirkung.

Zwangsmedikation

Bei schweren Manien mit unmittelbarer Fremdaggression oder Randalieren kann eine Zwangsmedikation mit parenteralen Substanzen erforderlich sein (Beachtung juristischer Voraussetzungen; Dokumentation!).

- Da es sich bei den affektiven Erkrankungen in der Regel um ein chronisches Leiden mit der Neigung zu Rezidiven handelt, sollte neben einer schnellen und zuverlässigen Beeinflussung der akuten Manie gleichzeitig eine **Phasenprophylaxe** durch Stimmungsstabilisierer wie Lithium, Valproat oder Carbamazepin eingeleitet werden.
- Die Auswahl und initiale Dosis des Medikaments und die Gesamtdosis hängen von der Schwere des Krankheitsbildes, der Konstitution und dem Behandlungsort (prästationär, Praxis, Klinik) ab.
- Wegen der oft mangelhaften Kooperation des Patienten sind Substanzen zu bevorzugen, die

6

parenteral, als Schmelztabletten oder Tropfen gegeben werden können.

Eine stationäre Behandlung ist (fast) immer indiziert, um den Patienten vor weiteren Fehlenscheidungen, Geldausgaben, aggressiven Auseinandersetzungen und dissozialen Handlungen zu schützen.

6.3.1 Schwere manische Zustände unklarer Ätiologie

Notfallmedikation

In der Notfallsituation außerhalb von Klinik oder Praxis ist es für den Arzt im Bereitschaftsdienst oft nicht möglich, eine manische Erregung diagnostisch zuzuordnen. Zu berücksichtigen ist weiter, dass möglicherweise zusätzlich Alkohol oder Drogen eingenommen wurden. Die Medikation der ersten Wahl ist hier **Haloperidol**. Die Wirksamkeit von Haloperidol auf manische Syndrome unterschiedlicher Ausgestaltung ist seit Jahrzehnten gut belegt. Haloperidol gilt als »Goldstandard« in der Behandlung manischer Syndrome und als wichtigste Referenzsubstanz bei Zulassungsstudien anderer Neuroleptika.

Bei gleichzeitig bestehender **Alkoholintoxikation** ist der Einsatz dieser Verbindung zu vertreten:
- 10 mg Haloperidol (z. B. Haldol) i.v. oder i.m oder oral,
- 5 mg Haloperidol jeweils im Abstand von 30–60 min, bis eine ausreichende Sedierung und Koopertionsfähigkeit erzielt wurde.
  - Bei unzureichender Wirkung nach spätestens 1 h Augmentation mit
  - 2 mg Lorazepam i.m, i.v. (Cave Alkoholintoxikation und Niereninsuffizienz!) oder
  - 2,5 mg Lorazepam Expedit

Lorazepam ist Diazepam vorzuziehen wegen des Fehlens aktiver Metaboliten, der geringeren Interaktion mit anderen Medikamenten und der kürzeren Halbwertszeit.

❗ CAVE
Benzodiazepine sind zur Behandlung manischer Syndrome nicht zugelassen – jedoch für die Indikation »psychomotorische Erregungszustände«.

Alternativ ist wegen ihrer **sedierenden Wirkung** die Verordnung von niederpotenten Neuroleptika möglich (Initialdosis):
- 50 mg Chlorprothixen (z. B. Truxal)
- oder 100 mg Perazin (z. B. Taxilan)
- oder 25–50 mg Levomepromazin (z. B. Neurocil)

Bei **schwersten manischen Erregungszuständen** hat sich das Depot-Neuroleptikum Zuclopentixol bewährt:
- 50–150 mg Zuclopentixol (Ciatyl-Z-Acuphase) i.m.
- Die Substanz besitzt sehr gute sedierende Eigenschaften.
- Die Depotwirkung von 3 Tagen gestattet im Gegensatz zu anderen Depotneuroleptika eine vergleichsweise gute Steuerungsmöglichkeit.

Weiterbehandlung

Die in den ersten 24 h notwendige Gesamtmedikation sollte nach Klärung der Ursachen und nach klinischer Besserung in den folgenden Tagen sukzessiv reduziert werden.

Liegen eine **mono- oder bipolare affektive Störung** vor, so ist ein Wechsel zu einer Kombinationsbehandlung eines atypischen Neuroleptikums mit einem Stimmungsstabilisierer indiziert (◘ Tab. 6.2).

6.3.2 Euphorische Manie

Monotherapien **akuter schwerer Manien** führen zu unbefriedigenden Ergebnissen – vor allem im prästationären Bereich. Eine Kombination eines atypischen Neuroleptikums mit einem Stimmungsstabilisierer ist hier das Mittel der Wahl. Die Medikation sollte im Abstand von 2 Stunden erneut verabreicht werden bis eine ausreichende Sedierung erreicht ist (»rapid neuroleptisation«). Eine parenterale Applikation ist zu Beginn der Behandlung vorzuziehen. Die antimanische Wirkung der atypischen Neuroleptika ist gut belegt. Für die Kombinationsmedikation gilt:
- 10 mg Olanzapin (z. B. Zyprexa) i.m. oder 20 mg oral als Schmelztabletten
- Ggf. weitere 10 mg Olanzapin jeweils im Abstand von 2 h, bis eine ausreichende Sedierung erreicht wurde

Tab. 6.2. Therapie akuter manischer Syndrome

Art der Störung	Medikation	Prophylaktikum
Manie unklarer Genese (z. B. Kombination mit Alkohol)	Haloperidol oder Zuclopenthixol Depot Lorazepam (Vorsicht: Atmung!)	Erst nach Klärung der Genese
Euphorische Manie	Atypisches Neuroleptikum (1. Wahl): ■ Olanzapin ■ Ziprasidon ■ Risperidon ■ Quetiapin ■ Aripiprazol Typisches Neuroleptikum (2. Wahl)	Lithium (1. Wahl) Valproat (2. Wahl)
Psychotische Manie	Atypisches Neuroleptikum (1. Wahl) Typisches Neuroleptikum (2. Wahl)	Valproat (1. Wahl) Lithium (2. Wahl)
Mischzustände	Atypisches Neuroleptikum (1. Wahl) Typisches Neuroleptikum (2. Wahl)	Valproat (1. Wahl) Lithium (2. Wahl) Carbamazepin
Rapid Cycling	Atypisches Neuroleptikum (1. Wahl) Typisches Neuroleptikum (2. Wahl)	Valproat + Lithium oder Carbamazepin Lamotrigin
Schizomanisches Syndrom	Atypisches Neuroleptikum (1. Wahl) Typisches Neuroleptikum (2. Wahl)	Carbamazepin (1. Wahl) Valproat (1. Wahl) Lithium (2. Wahl)
Manisches Syndrom bedingt durch medizinische Erkrankung	Lorazepam Haloperidol	Behandlung der Grunderkrankung
Substanzinduzierte Manie	Lorazepam Haloperidol	Absetzen der Substanz

Oder:
- 10 mg Ziprasidon (Zeldox) i.m. oder 40 mg oral
- Ggf. im Abstand von 2 h um die gleiche Dosis steigern
Oder:
- 2–4 mg Risperidon (z. B. Risperdal), nur oral
- Steigern um jeweils 2 mg
Oder:
- 100–200 mg Quetiapin (Seroquel), nur oral
- Steigern um jeweils 100–200 mg
Oder:
- 15–30 mg Aripiprazol (Abilify), nur oral
- Steigern um jeweils 15 mg

Die antimanische Wirkung der atypischen Neuroleptika ist durch Studien gut belegt (Evidenzlevel A).

Bei Verdacht auf **Alkohol- oder Sedativamissbrauch** ist Haloperidol das Mittel der ersten Wahl.

Lithium ist als Stimmungsstabilisierer für die Behandlung der **euphorischen Manie** das Mittel der ersten Wahl. Für die Therapie gilt:
- Laborbefunde vor Beginn (Kreatinin, Clearence, T_3, T_4, TSH, Elektrolyte, Glukose, Blutbild, Urinstatus, EKG, EEG)
- 450 mg Lithiumcarbonat (z. B. Quilonum retard), 2–3-mal/24 h
- Engmaschige Kontrolle des Lithiumspiegels wegen geringer therapeutischer Breite; Toleranzbereich: 0,8–1,2 mmol
- Kontraindikation: Niereninsuffizienz, Herzinfarkt, Hypothyreose, Epilepsie
- Unerwünschte Wirkungen (UAW) bei schnellem Aufdosieren beachten (Übelkeit, Erbrechen, Diarrhö, Tremor, Muskelschwäche u. a.; ► Kap. 12, Intixokationen)

Die antimanische und prophylaktische Wirkung von Lithium ist gut belegt (Evidenzlevel A).

6.3.3 Mischzustände

Mischzustände sind charakterisiert durch das gleichzeitige Vorliegen manischer und depressiver Symptome. Sie werden im ambulanten Bereich oft verkannt. Je nach Vorherrschen einer manischen, depressiven, psychotischen oder Angstsymptomatik werden die Mischzustände anderen Störungen zugeordnet. Wegen der stark ausgeprägten und wechselnden psychopathologischen Auffälligkeiten werden Notfallärzte oder Erste-Hilfe-Stationen oft in Anspruch genommen. Die empfohlenen Behandlungen beruhen überwiegend auf naturalistischen Studien. Kontrollierte Studien liegen nur vereinzelt und in kleinen Fallzahlen vor.

Die Therapie der ersten Wahl besteht in einer Kombination von atypischen Neuroleptika mit Valproat:
- Behandlung mit einem atypischen Neuroleptikum wie bei der euphorischen Manie
- Olanzapin ist zu bevorzugen, da es auch für eine Prophylaxe zugelassen ist
- 300 mg Valproat (z. B. Orfiril) oral
- Weitere 300 mg Valproat jeweils nach 2–4 h je nach Wirkung und Verträglichkeit
- Maximaldosis/24 h: 2400 mg
- Valproatspiegel: 50–100 µg/ml
- Evidenzlevel B

In sehr schweren Fällen ist eine parenterale Applikation indiziert:
- 300 mg Valproat sehr langsam i.v.
- Ggf. nach 2–4 h erneut 300 mg Valproat i.v. als Kurzinfusion oder Dauerinfusion
- Maximaldosis/24 h: 2400mg
- UAW: Schläfrigkeit, Tremor, Ataxie, Parästhesien, Kopfschmerzen, Tinnitus, schwere Hautreaktionen, Gerinnungsstörungen
- Kontraindikation: anamnestische oder manifeste Leber- und/oder Pankreaserkrankungen, Porphyrie
- Valproat führt zu einer Einsparung von Neuroleptika

Lithium hat sich zur Behandlung der Mischzustände als schwach wirksam erwiesen. Allenfalls bei hoher Suizidalität oder Suizidversuchen in der Anamnese kann Lithium wegen seiner antisuizidalen Wirkung als Augmentation eingesetzt werden (Evidenzlevel C).

6.3.4 Rapid Cycling

Die Behandlung hängt ab von der Frequenz des Auftretens der affektiven Episoden.
- Zur schnellen Sedierung kommen atypische Neuroleptika kurzfristig in Betracht.
- Olanzapin ist im Rahmen einer Kombinationstherapie auch für die Langzeitbehandlung geeignet.

Die Datenlage zur Behandlung von Rapid Cycling ist unzureichend. Vorrangig muss durch eine Kombination von Stimmungsstabilisierern das Auftreten weiterer Rezidive verhindert werden:
- Atypische Neuroleptika zur initialen Sedierung (Olanzapin u. a.)
- Kombination von Valproat (▶ oben) und Lithium (▶ oben); Evidenzlevel C

Zusätzlich bei unzureichendem Effekt:
- 25 mg Lamotrigin (z. B. Lamictal)
- Steigern alle 2 Wochen um 25 mg bis auf 200–300 mg/24 h
  - Kontraindikation: Niereninsuffizienz
  - UAW: Hautausschläge, Kopfschmerzen, Schwindel, Ataxie, gastrointestinale Beschwerden, Übelkeit, Erbrechen. Selten Blutbildveränderungen und Leberparenchymschäden
  - Hemmung des Lamotriginmetabolismus durch Valproat
  - Lamotriginspiegel: regelmäßige Kontrolle von Blutbild und Leberwerten

Der antimanische Effekt bei einer Monotherapie mit Lamotrigin ist gering (Evidenzlevel C).

6.3.5 Schizomanische Episode

Nach ICD-10 wird die schizomanische Episode durch das gleichzeitige Auftreten von manischen und schizophrenen Symptomen definiert. Diagnostisch wegweisend ist in Abgrenzung zu einer Manie mit psychotischer Symptomatik das gleichzeitige Vorliegen typischer schizophrener Symptome wie Stimmenhören, Gedankenausbreiten oder Wahnwahrnehmungen. Zum Notfall wird die Erkrankung durch Erregungszustände mit explosiv-aggressivem Verhalten. Die Behandlung besteht in einer Kombinationstherapie eines atypischen Neuroleptikums mit Valproat oder Carbamazepin:

— 400 mg Carbamazepin (z. B. Tegretal)
— Jeweils weitere 400 mg Carbamazepin im Abstand von 2–4 h
— Maximaldosis/24 h: 1600–2000 mg
  – Carbamazepinspiegel: 6–12 μg/ml
  – Kontraindikation: hämatologische Erkrankungen durch Knochenmarksschädigung, AV-Blockierungen, Porphyrie, schwere Herz-, Leber- und Nierenerkrankungen, Störungen des Natrium-Stoffwechsels, Kombination mit MAOI
  – UAW: allergische Reaktionen, Pruritus, Erythrodermie, Somnolenz, Ataxie, Kopfschmerzen, Blutbildveränderungen (▶ Kap. 12)
— Evidenzlevel C

Bei schwerer Erregung ist Valproat wegen des schnelleren Wirkungseintritts dem Carbamazepin vorzuziehen.

6.3.6 Hirnorganisch bedingte oder symptomatische Manien

Ein manisches Syndrom kann ein Vorpostensymptom eines noch nicht diagnostizierten Hirntumors, einer zerebralen Manifestastion einer HIV-Infektion, einer Hyperthyreose oder einer beginnenden Demenz sein. Deshalb sind eine sorgfältige körperlich-neurologische Untersuchung, Labor- und apparative Diagnostik so schnell wie möglich sicherzustellen. Finden sich neurologische Defizite, so sollte die Verordnung

typischer Neuroleptika vermieden werden (erhöhte Gefahr zerebraler Krampfanfälle, Frühdyskinesien oder Parkinson-Syndrome). Zu beachten ist ferner, dass eine zu starke Sedierung zu einer Verschleierung der zugrunde liegenden Krankheit führen kann.

Sinnvoll ist die Verabreichung von Lorazepam:

— 2 mg Lorazepam (z. B. Tavor) parenteral
— oder 2,5 mg Lorazepam oral
— Bei Bedarf weitere 2 mg Lorazepam im Abstand von 2–4 h, bis eine ausreichende Sedierung gesichert ist
— Maximaldosis/24 h: 7,5 mg
— Fortführung der ermittelten Tagesdosis bis zur Klärung der Genese; danach ausschleichendes Absetzen, um eine Gewöhnung oder Abhängigkeit zu vermeiden.
— Evidenzlevel C

6.3.7 Substanzinduzierte Manie

Unter medizinisch indizierten Langzeitbehandlungen mit Kortikosteroiden registrieren viele Patienten eine Verbesserung der Stimmung bis hin zu einer Euphorie. Sie tendieren folglich zur Einnahme einer höheren Dosis als notwendig. Im Rahmen des unkritischen Gebrauchs der Kortikosteroide kann sich ein manisches Syndrom entwickeln. Die Entwicklung manischer Verstimmungen wird noch gefördert durch eine Kombination von Kortikosteroiden mit ephedrinhaltigen Verbindungen, wie sie gern von jugendlichen Asthmatikern eingenommen werden.

Die Behandlung besteht ebenfalls in der Gabe von Lorazepam parenteral oder oral (s.o.).

Nach Reduktion oder Absetzen der auslösenden Medikamente bildet sich die manische Verstimmung schnell zurück.

Manische Syndrome, die durch Kokain, Amphetamine oder Exstasy hervorgerufen wurden, können Folge einer stärkeren Intoxikation sein. Eine klinische Überwachung ist deshalb notwendig (Temperatur- und Blutdruckerhöhung, somatische Komplikationen). Die Patienten neigen schnell zu aggressiven Durchbrüchen und sind gereizt. Die Behandlung erfolgt mit Benzodiazepinen:

- 2 mg Lorazepam i.v oder oral
- Wiederholung nach 2–3 h, bis eine ausreichende Sedierung erreicht ist

Alternativ:

- 10 mg Diazepam (z. B. Valium) i.v., i.m. oder oral
- 10 mg Diazepam alle 2–3 h bis zur ausreichenden Sedierung

Substanzinduzierte Manien bilden sich innerhalb weniger Tage zurück.

Literatur

Assion H (2006) Akutbehandlung der Manie. In: Assion H, Vollmoeller W (Hg) Handbuch bipoloarer Störungen. Kohlhammer, Stuttgart, S 134–153

Balderassini R, Tondo L, Hennen J et al. (2002) Is lithium still worth using? An update of selected recent research. Harv Rev Psychiatry 10:59–75

Bauer M (Hg) (2005) Neurobiologie und Therapie bipolarer Erkrankungen. UNI MED Bremen

Grunze H, Kasper S, Goodwin G et al. (2003) The World Federation of Societies of Biological Psychiatry (WFSBP) Guidelines for the biological treatment of bipolar disorders. Part II: Treatment of mania. World J Biol Psychiatry 4: 5–13

Kessler RC, McGonagle KA, Zhao S et al. (1994) Lifetime and 12 month prevalence of DSM-III-R psychiatric disorders in the United States. Arch Gen Psychiatry 51: 8–19

Laux G (2008) Bipolare affektive Störungen. In: Möller HJ, Laux G, Kapfhammer HP (Hg) Psychiatrie und Psychotherapie, Bd 2, 3. Aufl. Springer, Berlin Heidelberg New York Tokyo, S 471-494

Marneros A, Goodwin FK (2005) Bipolar disorders, mixed states, rapid cycling and atypical forms. Cambridge University Press, Cambridge

Müller-Oerlinghausen B, Felber W, Berghöfer A et al. (2005) The impact of lithium long-term medication on suicidal behaviour and mortality of bipolar patients. Arch Suicide Res 9: 307–319

Depression

7.1   Einleitung

Depressionen gehören zu den häufigsten behandlungsbedürftigen psychischen Störungen. Für die Notfallbehandlung ist eine gute Kenntnis der Psychopathologie und der Behandlungsmöglichkeiten wichtig.

- Depressionen gehen mit einem hohen Suizidrisiko einher (4–5% Lebenszeit-Suizidmortalität).
- Ein beträchtlicher Anteil von Depressionen wird nicht diagnostiziert.
- Depressive gehen in der Regel nicht aus eigenem Antrieb in Behandlung.
- Depressive erleiden den größten Verlust an Jahren von »years lived in disability«.
- Die Therapie nimmt in hohem Maß (überflüssige) medizinische Ressourcen in Anspruch.
- Depressive sind umfangreichen psychosozialen Belastungen ausgesetzt (Krankschreibungen, beruflicher Abstieg, vorzeitige Invalidisierung).

Die Ein-Jahres-Prävalenz depressiver Störungen liegt zwischen 5 und 10%, die Lebenszeit aller Depressionen über 10%. Depressionen neigen zur Chronifizierung oder zum Rezidiv:

- 15–30% aller Depressionen verlaufen chronisch.
- Rezidivierende Depressionen erkranken durchschnittlich an 4 Episoden, bipolare Störungen an 6.

Unter den 15 Hauptursachen für verlorene Lebensjahre durch schwerwiegende Behinderung oder Tod (Disability Adjusted Life Years, DALYS) rangiert die Major-Depression derzeit auf Platz 4. Nach Berechnungen der WHO und der Weltbank (1993) wird sie bis zum Jahre 2020 auf den 2. Rang hinter der ischämischen Herzerkrankung aufrücken.

Depressive suchen – wenn überhaupt – zuerst Hausärzte oder Internisten auf. Lediglich 5–10% gehen direkt zum Nervenarzt oder zum Psychotherapeuten. Viele werden diagnostisch nicht erfasst, wenn körperliche Symptome im Vordergrund stehen.

Während die Zahl monopolarer und bipolarer affektiver Psychosen relativ konstant bleibt, nimmt die Zahl der übrigen Depressionen zu. Als Erklärung für diesen Anstieg lassen sich anführen:

- höhere Lebenserwartung,
- zunehmende subjektiv erlebte Belastungen (Vereinsamung, Isolierung, Entwurzelung, chronische Stresssituationen),
- verstärkte Lockerung familiärer, sozialer und religiöser Bindungen,
- Anstieg von Alkohol-, Medikamenten- und Drogenabhängigkeit,
- Dauertherapien von Medikamenten, die depressive Verstimmungen induzieren können,
- Zunahme chronischer Krankheiten, die primär krankheitsbedingt oder sekundär im Sinne einer durch die Krankheit bedingten Anpassungsstörung zu depressiven Verstimmungen führen können (Erkrankungen des Herz-Kreislauf-Systems, Hirninfarkt, Morbus Parkinson, Diabetes, Krebs),
- verstärkte Migration großer Bevölkerungsgruppen (Gastarbeiter, Flüchtlinge), die durch das Leben in kultur- und sprachfremder Umgebung, Trennung der Familien, verminderte Startchancen, Unverständnis der Umgebung für eigene Lebensweisen zusätzlich belastet sind.

Empirisch als Vulnerabilitäts- und Risikofaktoren gesichert sind (Wittchen et al. 2000):

- Weibliches Geschlecht
- Familiengenetische Faktoren
- Neurologische Veränderungen: Störungen der Signalübertragung zwischen Neuronen, neuroendokrinologische Einflüsse, Störungen der Schlaf-Wach-Regulation
- Bestimmte dysfunktionale Kognitionsstile
- Vorangehende Angsterkrankungen
- Abhängigkeit von psychotropen Substanzen
- Akute und chronische psychosoziale (Stressbelastungs-) Faktoren wie Trennung, Arbeitslosigkeit, Lebenskrisen, Verlusterlebnisse und Einsamkeit
- Bestimmte chronische körperliche Erkrankungen (z. B. chronisches Schmerzsyndrom)

7.2   Diagnostik

Leitsymptomatik
Subjektives Befinden

Am Beginn einer depressiven Störung gibt der Patient zuerst oft Behinderungen an, die seine Leistungsfähigkeit betreffen: »Mir geht nichts von der Hand«, »ich schaffe meinen Haushalt nicht«, »ich bringe auf der Arbeit nichts Vernünftiges mehr zustande«. Erst bei gezieltem Nachfragen ergänzt er dann, dass er an nichts mehr Freude habe, der Besuch von Freunden ihn belaste und er am liebsten allein sein würde. Es folgen oft Selbstvorwürfe, im Beruf oder in der Familie versagt zu haben. Er ist überzeugt, nicht mehr gesund zu werden und sein wirtschaftliches Auskommen nicht mehr sicherstellen zu können. Von Angehörigen wird der Patienten in Verkennung der Störung nicht selten ermuntert, sich zusammenzureißen. Die zuvor bestehende eigene Sicherheit geht verloren, auf Alltagserlebnisse reagiert der Patient ängstlich und pessimistisch. Es fällt ihm schwer, selbst banale Entscheidungen zu fällen.

Körperliche Zeichen

Mit der Stimmungsstörung einhergehend finden sich vegetative Funktionsstörungen und Beeinträchtigungen der Vitalität: Müdigkeit, Obstipation, Schlafstörungen, Herzdruck, Appetit- und Gewichtsverlust, sexuelle Funktionsstörungen, Kopfschmerzen. Diffuse Schmerzen werden mit wechselnder Lokalisation angegeben und entsprechen nicht einem internistischen Krankheitsbild oder einem neurologischen Innervationsmuster. Die bestehenden körperlichen Symptome werden von dem Patienten für das schlechte psychische Allgemeinbefinden verantwortlich gemacht. Im Rahmen eines somatischen Krankheitskonzeptes drängt er auf weitgehende (oft überflüssige) diagnostische Interventionen.

Die psychopathologischen Symptome einer Depression zeigt ▶ Übersicht 7.1. Zu berücksichtigen ist, dass keines der angeführten Symptome für die Diagnose einer Depression spezifisch ist. Sie ergibt sich erst durch einen Verbund verschiedener Symptome. Als Kernsymptome nach ICD-10 und DSM IV-TR sind zu nennen:

- depressive Stimmung,
- Interessenverlust,
- Anhedonie und
- Antriebsverlust.

Kriterien der Notfallsituation

Zum psychiatrischen Notfall können depressive Patienten werden, wenn Besonderheiten der Psychopathologie vorherrschen oder äußere Umstände sofortiges Handeln erfordern.

Psychiatrische Notfallsituationen können sich durch folgende Komplikationen bei depressiven Patienten ergeben:
- Suizidalität
- Stupor – Mutismus
- Wahnhafte Depression
- Nahrungs- und/oder Flüssigkeitsverweigerung
- Ablehnung notwendiger diagnostischer oder therapeutischer Maßnahmen
- Selbstschädigende lebenswichtige Entscheidungen

Suizidalität

❗ Jeder depressive Patient muss auf eine mögliche Suizidalität hin exploriert werden, da Depressionen von allen psychischen Störungen das höchste Suizidrisiko aufweisen. Zwischen 10 und 15% aller Patienten mit einer Major-Depression versterben an Suizid.

Das Ansprechen möglicher Suizidalität wird von den Patienten emotional als stark entlastend empfunden. Besteht eine manifeste Suizidalität und ist während des Erstkontaktes mit dem Patienten der Gesprächs- und Beziehungskontakt unzureichend, so darf er nicht mehr allein gelassen werden, und der Blickkontakt muss aufrechterhalten bleiben. Zum weiteren Vorgehen und zum Umgang mit suizidalen Patienten ▶ Kap. 8.

Stupor

Bei bestimmten depressiven Patienten kann sich die depressive Hemmung bis zum Stupor steigern: Der Patient zeigt wenig spontane Bewegungen, er sitzt oder liegt teilnahmslos im Bett und starrt vor sich hin. Auf Ansprache reagiert er extrem ver-

Übersicht 7.1. Symptomatologie der Depression

Störungen des Antriebserlebens:	Störungen der Stimmung:	Formale Denkstörungen:

— Allgemeine Antriebsschwäche
— »Fehlender Schwung«
— Initiativlosigkeit
— Verlangsamung
— Apathie
— Neigung zu Rückzug
— Stupor
— Mutismus
— Unruhe
— Getriebenheit
— Agitation
— Unproduktive Überaktivität
	— Traurige, gedrückte oder
	   verzweifelte Stimmung
	— Freudlosigkeit
	— Niedergeschlagenheit
	— Schwermütigkeit
	— Gefühllosigkeit
	— Gefühl der Leere
	— Interessenverlust
		— Denkhemmung
		— Einengung des Denkens
		— Konzentrationsstörungen
		— Grübelzwänge
		— »Gedankenkreisen«
		— Einfallsarmut
		— Ratlosigkeit
		— Entscheidungsunfähig-
		   keit

Inhaltliche Denkstörungen:	Somatische Symptome:	Angst:

— Insuffizienzerleben
— Sinnlosigkeit
— Versagensgedanken
— Hypochondrische Gedanken
— Schuldgedanken
— Verarmungsgedanken
— Nihilistische Gedanken
— Versündigungsgedanken
Entwicklung zur Wahnbildung
möglich
	— Schlafstörungen
	— Gewichtsverlust
	— Gewichtszunahme
	— Obstipation
	— Druckgefühl auf Brust und
	   Oberbauch
	— Globusgefühl
	— Quälende Schmerzen in
	   verschiedenen Körper-
	   regionen mit wechselnder
	   Lokalisation
	— Sexuelle Funktions-
	   störungen
	— Amenorrhö
		— Lebensangst
		— Zukunftsangst
		— Erwartungsangst
		— Diffuse Angstzustände

langsam oder gar nicht. Er wirkt apathisch und indolent. Er bedarf aktiver Rundumversorgung, bis er aus dem stuporösen Zustand herausgekommen ist und Gespräche möglich sind.

Wahn

Die wahnhafte Depression ist zu diagnostizieren, wenn bestimmte inhaltliche Denkstörungen eine wahnhafte Intensität erreicht haben, d. h. die Patienten sind unkorrigierbar, unerschütterlich und mit absoluter Gewissheit der Überzeugung, schuldig, krank, verarmt zu sein oder sich versündigt zu

haben: Schuld-, Verarmungs-, Versündigungs- oder hypochondrischer Wahn. Es besteht in der Regel keine Krankheitseinsicht. Das Handeln der Patienten wird überwiegend durch die wahnhaften Erlebnisse bestimmt, wodurch Fehlhandlungen, Suizidimpulse und Fremdaggressionen bis hin zum erweiterten Suizid möglich sind.

Mangelnde Flüssigkeits- und Nahrungsaufnahme

Schwere Depressionen können speziell bei alten Patienten mit ausgeprägtem Appetitmangel und

Verlust des Durstgefühls einhergehen. Als Folge können sich beträchtlicher Gewichtsverlust bis hin zur Kachexie oder Exsikkose einstellen. Hier kann, um eine vitale Gefährdung abzuwehren, eine unmittelbare Intervention (Flüssigkeitsersatz, Sicherung der Nahrungszufuhr) erforderlich sein.

Ablehnende Haltung

In der Praxis oder Klinik kann es vorkommen, dass ein Patient ohne ausreichende Begründung eine dringend erforderliche diagnostische oder therapeutische Intervention ablehnt. Nach gezielter Exploration kann sich herausstellen, dass er unter einer – noch nicht diagnostizierten – Depression leidet. Seine Ablehnung ist nicht das Ergebnis einer freien Willensentscheidung, sondern Ausdruck seiner pessimistisch-nihilistischen Grundeinstellung.

Depressionsbedingte Fehlentscheidungen

Letztendlich gefährden schwer Depressive ihre Existenz, indem sie in einem Gefühl der Wertlosigkeit und weit reichender Schuldgedanken ihre Lebensstellung aufgeben, ihre Wohnung kündigen und andere wesentliche Entscheidungen fällen, die später nicht mehr zu korrigieren sind.

Versteckte Formen der Depression

Eine Depression kann durch vielfältige körperliche Beschwerden stark überlagert sein, während die psychischen Symptome eher zurücktreten: Man spricht von »larvierter«, »maskierter« oder somatoformer Depression. Der Anteil dieser Formen depressiven Erlebens soll in den letzten Jahrzehnten stark zugenommen haben. Der Verlauf ist gekennzeichnet durch:
- fehlende adäquate Befunde im organmedizinischen Bereich,
- häufigen Arztwechsel,
- zahlreiche diagnostische Untersuchungen ohne entsprechenden pathologischen Befund,
- Neigung zu Chronifizierung.

Wegen vielfältiger Ursachen, die zu einer Depression führen können, sind folgende Untersuchungen erforderlich:
- Körperlich-neurologische Untersuchung
- Sorgfältige Medikamentenanamnese
- Laboruntersuchungen:
  - Blut- und Urinstatus
  - Butzucker
  - Elektrolyte
  - Leberwerte
  - Kreatinin
  - Schilddrüsenparameter
  - Vitamin B_{12}, Folsäure
  - Cortisol (ggf. Dexamethason-Test)
  - Medikamenten- und Drogenscreening
- EKG
- EEG
- Ggf. bildgebende Verfahren (CT, MRT)
- Ggf. Liquor

7.3 Differenzialdiagnose

Die Symptomatologie eines depressiven Syndroms ist unspezifisch. Deshalb müssen psychogen bedingte Depressionen von einer Major-Depression (»endogene« Depression), einer persönlichkeitsbedingten oder organisch verursachten Depressionen differentialdiagnostisch abgegrenzt werden (◉ Tab. 7.1).

Depressive Reaktionen sind durch folgende Merkmale charakterisiert:
- Auftreten im engen zeitlichen Zusammenhang mit einer psychosozialen Belastung
- Abklingen der Störung mit Distanzierung vom auslösenden Ereignis
- Normalpsychologische Verständlichkeit
- Ohne das auslösende Ereignis wäre die Störung nicht entstanden
- Dauer: nicht länger als 6 Monate nach Aussetzen der Belastung – Ausnahme: lange depressive Reaktion

Diffenzialdiagnostisch ist zu beachten, dass psychosoziale Belastungen oder unspezifische Stresssituationen eine schwere depressive Episode hervorrufen können. Eher für eine Major-Depression sprechen:
- Gewichtsverlust
- Morgentief
- Durchschlafstörungen
- Vitale Traurigkeit

◼ Tab. 7.1. Differentialdiagnose depressiver Störungen

			ICD-10	DSM IV-TR
»Situativ bedingte« Depression	Anpassungsstörung – kurz		F 43.20	309.00
	Anpassungsstörung – lang		F 43.21	309.00
	Anpassungsstörung – mit Angst		F 43.1	309.89
	Akute Belastungsreaktion		F 43.0	308.3
»Funktionelle« Depression	Monopolare Depression (leicht, mittel, schwer, ohne oder mit Wahn)	Einzeln	F 32	296.xx
		Rezidivierend	F 33	
	Bipolare affektive Störung		F 31	296.xx
	Saisonabhängige Depression		F 38.80	296.5
	Rezidivierende kurze Depression		F 38.10	311.00
	Schizodepressive Störung		F 25.1	295.70
	Postschizophrene Depression		F 20.4	298.9
	Depressive Verstimmung NNB		F 32.9	296.20
Anhaltende oder persönlichkeitsbedingte Depression	Dysthymie		F 34.1	300.40
	Zyklothymia		F 34.0	301.13
	Emotional instabile Persönlichkeit		F 60.31	301.83
Somatisch verursachte Depression	Organische Depression		F 06.32	293.83
	Symptomatische Depression			290.11
	Substanzinduzierte Depression		F 1x.54 F 1x.72	290.21 292.84

Schizophrene Depression

Die schizophrene Depression tritt zu unterschiedlichen Zeiten im Verlauf der psychotischen Erkrankung auf. Entsprechend hat die Therapie einzusetzen.

— Schizophrene Depressionen entwickeln sich als Vorläufer eines beginnenden neuen Schubes. Vor allem bei ersten schizophrenen Episoden sind sie zunächst nicht von einer Major-Depression abzugrenzen. Unter der Medikation mit Antidepressiva kann es zu einer »Provokation« schizophrener Symptome und damit zur Sicherung der Diagnose kommen.

— Unter längerer Medikation mit hochpotenten typischen Neuroleptika entwickelt sich gegen Ende eines Schubes eine pharmakogen bedingte Depression: Sie geht nach Dosisreduktion oder Zusatz von kleinen Dosen Antidepressiva innerhalb von 2–3 Wochen zurück.

— Eine nach Abklingen eines schizophrenen Schubes sich manifestierende Depression kann Ausdruck einer psychogenen Reaktion auf die Auseinandersetzung mit der Krankheit, die Veränderung der Einstellung von Familienangehörigen und Freunden zum Kranken oder auf die subjektiven Behinderungen und Kränkungen durch die Notwendigkeit eines psychiatrischen Krankenhausaufenthaltes sein, die der Patient nicht verarbeitet hat. Hier ist eine die Ich-Funktionen stärkende Psychotherapie das Mittel der Wahl.

Somatisch verursachte Depressionen

Die somatisch verursachten Depressionen werden in organische und symptomatische Depressionen unterteilt (▶ Übersicht 7.2). Sie werden häufig nicht diagnostiziert und nicht behandelt. Sie können die Prognose des Grundleidens ungünstig beeinflussen.

Organische Depressionen beruhen auf einer Funktionsstörung des Zentralnervensystems (ZNS). Sie können ein Frühsymptom einer beginnenden neurologischen Erkrankung (beginnendes Parkinson-Syndrom, Enzephalomyelitis disseminata, Neuroborreliose, Lues cerebrospinalis, HIV-Infektion, raumfordernde Prozesse u. a.) bedeuten oder sich während des Verlaufs der neurologischen Erkrankung (Post-stroke-Depression) manifestieren. Im letzteren Fall müssen reaktive Anteile differentialdiagnostisch berücksichtigt werden.

Symptomatische Depressionen manifestieren sich als Folge einer chronischen und/oder unheilbaren internistischen Erkrankung.

- Sie können als dominierendes Krankheitszeichen im Rahmen der Grunderkrankung auftreten – zum Beispiel bei einer (noch nicht erkannten) Hypothyreose oder Perniziosa.
- In anderen Fällen signalisiert das Auftreten einer Depression eine Verschlechterung eines bestehenden Leidens: Depression als Hinweis auf eine Dekompensation einer Herzinsuffizienz oder eines chronischen Leberleidens.
- Depressionen können die Prognose eines körperlichen Leidens entscheidend verschlechtern. Ungünstig wirken sich hier man-

---

Übersicht 7.2. Differenzialdiagnose organischer Depressionen

Degenerative Erkrankungen des ZNS:
- Morbus Alzheimer
- Morbus Pick
- Chorea Huntington

Andere Erkrankungen des ZNS:
- Morbus Parkinson
- Enzephalitis
- Bakterielle Infektionen (Tuberkulose, Lues)
- Hirninfarkt
- Multiple Sklerose
- Epilepsie
- Subdurales Hämatom
- Tumoren (speziell frontal)
- Post-Kontusions-Syndrom

Infektionskrankheiten:
- Virus-Pneumonie
- Infektiöse Mononukleose
- Virus-Infektionen
- Endokarditis
- Tuberkulose
- Aids

Andere internistische Erkrankungen:
- Lebererkrankungen (Hepatitis, Zirrhose)
- Nierenerkrankunen (Urämie)
- Chronische Pyelonephritis

Endokrine Störungen:
- Hypothyreose
- Hyperthyreose
- Morbus Cushing
- Morbus Addison
- Hypopituitarismus
- Hyperparathyreoidismus
- Diabetes mellitus

Elektrolytstörungen:
- Hypokaliämie
- Hyponatriämie
- Hyperkalzämie

Vitamin-Mangel-Zustände:
- Perniciosa
- Pellagra
- Folsäure-Mangel

Neoplasma:
- Pankreas-Karzinom
- Lungen-Karzinom
- Karzinomatose

gelnde Mitarbeit, fehlender Gesundungswille, Apathie und Resignation aus. Auch neurobiologische Aspekte der Depression beeinflussen den Verlauf eines Grundleidens. Zur Illustration wird auf eine erhöhte Rezidivhäufigkeit eines Herzinfarktes verwiesen, wenn gleichzeitig eine Depression besteht.

❶ CAVE
Ausschließlich eine Depression zu behandeln, ohne eine mögliche somatische Ursache auszuschließen, ist ein schwerer Behandlungsfehler.

Substanzinduzierte Depression: Eine beträchtliche Zahl von Medikamenten oder Hormonen kann eine behandlungsbedürftige Depression auslösen. Sie entwickelt sich erst nach längerer Einnahme eines Medikaments, wie zum Beispiel im Rahmen einer Dauertherapie mit Antihypertensiva (▶ Übersicht 7.3). Die Identifizierung der verursachenden Substanz kann schwierig werden, wenn – besonders bei alten, multimorbiden Patienten – gleichzeitig mehrere Medikamente eingenommen werden müssen.

Therapieresistenz und Pseudo-Resistenz
Letztendlich kann eine therapieresistente Depression zu einer Notfallsituation führen. Die oft jahrelangen unwirksamen Behandlungen führen zu Resignation, Ablehnung weiterer Therapie oder zu Suizidimpulsen. Von der Therapieresistenz ist zunächst eine »Pseudo-Resistenz« diagnostisch zu klären. Dies erfordert eine subtile Anamnese aller vorausgegangenen Behandlungen. Hinweise für eine Pseudoresistenz lassen sich aus folgenden Fakten herleiten:
- Mangelhafte diagnostische Abklärung (Komorbidität)
- Mangelhafte Compliance
- Zu niedrige Dosierungen
- Zu schneller Wechsel des Antidepressivums
- Wechsel zu einem Antidepressivum mit identischem pharmakologischem Wirkprofil
- Eigenmächtiger Beigebrauch von Medikamenten oder Drogen: Benzodiazepine oder Cannabis

Die therpieresistente Depression liegt vor, wenn ein Patient auf zwei Antidepressiva mit unter-

Übersicht 7.3. Durch Medikamente bedingte Depressionen

Hormone:	Antihypertensiva:
▬ Glukokortikoide	▬ Reserpin
▬ ACTH	▬ Alpha-Methyl-Dopa
▬ Gestagene	▬ Clonidin
▬ Danazol	▬ Betablocker
Antiparkinsonmittel:	▬ Prazosin
▬ L-Dopa	▬ Hydralazin
▬ Amantadin	
▬ Bromocriptin	Antibiotika, Zytostatika, Chemotherapeutika:
Antirheumatika, Analgetika:	▬ INH
▬ Indomatazin	▬ Sulfonamide
▬ Chloroquin	▬ Tetrazykline
▬ Gold	▬ Streptomycin
▬ Phenacetin	▬ Vinblastin
▬ Phenylbutazon	▬ Griseofulvin
▬ Ibuprofen	▬ Interferon
▬ Opiate	▬ Interleukin
Antiepileptika:	▬ Ofloxacin
▬ Hydantoin	Kardiaka:
▬ Clonazepam	▬ Digitalis
Psychopharmaka:	▬ Procainamid
▬ Neuroleptika	▬ Lidocain
▬ Barbiturate	Sonstige:
▬ Disulfiram	▬ Cimetidin
	▬ Methisergid
	▬ Cholinesterase-hemmer
	▬ Flunarizin

schiedlichem psychopharmakologischem Wirkprofil hoch dosiert über die Dauer von 4–6 Wochen nicht anspricht.

7.4   Therapie

Allgemeine Aspekte
Zielsetzung. Das primäre Ziel der ärztlichen Notfalltherapie von Patienten mit einer akuten Depression ist eine rasche Stabilisierung der Stimmungslage und die Reduzierung des hohen Sterb-

lichkeitsrisikos, häufig verursacht durch Suizid, sowie die schnelle Wiederherstellung der sozialen Funktionsfähigkeit.

Anforderungen an Antidepressiva. Bei der Akutbehandlung depressiver Störungen steht in der Notfallsituation die konsequente Therapie mit Antidepressiva, begleitet von stützenden und ermutigenden psychotherapeutischen Gesprächen, im Vordergrund. Es sollte auf Medikamente zurückgegriffen werden,

- die schon Jahre im Handel sind,
- deren Spektrum an unerwünschten Wirkungen gut bekannt ist,
- bei denen mögliche Wechselwirkungen mit anderen – notwendigen – Medikamenten untersucht worden sind und
- deren Wirksamkeit evidenzbasiert gut belegt ist.

❶ Eine besondere Bedeutung haben hier Depressionen im Involutionsalter und im Senium. Sie sind ätiologisch vielschichtig, verlaufen oft chronisch und fördern bevorzugt die Isolation. Die Therapie muss entsprechend der multifaktoriellen Genese mehrdimensional sein.

Einflussfaktor Psychotherapeut und Exploration.
Der psychotherapeutische Umgang mit dem Patienten wird beeinflusst:

- durch die Persönlichkeit des Therapeuten,
- durch seine individuelle emotionale Einstellung und Wertung der Depression,
- durch seinen Ausbildungsstand und seine Erfahrungen in der Behandlung von Depressionen,
- durch seine theoretische Einstellung.

Die psychotherapeutische Exploration (die immer schon den ersten Schritt eines therapeutischen Prozesses beinhaltet,) sollte folgende Bereiche klären:

- die vorhandenen Beschwerden,
- Konfliktsituationen, die möglicherweise die Depression ausgelöst haben und/oder sie unterhalten,
- die aktuelle Lebenssituation: allgemeine Kontakte, Beziehung zum Partner, berufliche Situation,

- wichtige biografische Daten aus der früheren Entwicklung,
- nicht nur Erfassung der »harten« Daten, sondern ihre individuelle Bedeutung,
- Hinwendung der Aufmerksamkeit während der Diagnostik und Therapie neben den verbalen auf die averbalen Äußerungen,
- Registrierung der interaktionellen Vorgänge, die sich zwischen Patient und behandelndem Arzt entwickeln, als diagnostische Information und die sich daraus ergebenden Übertragungs- und Gegenübertragungsphänomene.

Psychogene Depressionen

Liegen psychogene Depressionen als kurz oder länger anhaltende depressive Reaktionen vor, so steht die psychotherapeutische Intervention an erster Stelle der Behandlungsmaßnahmen:

- Aufbau und Aufrechterhaltung einer vertrauensvollen und stützenden Beziehung
- Klärung belastender und entlastender Einflüsse
- Erarbeitung kurzfristiger realistischer Ziele
- Einbeziehung wichtiger Bezugspersonen
- Aktives Ansprechen möglicher Suizidgedanken oder -impulse

Bestehen stärkere Suizidimpulse, so können vorübergehend zusätzliche Gaben von Antidepressiva in niedriger Dosierung sinnvoll sein. Je nach syndromaler Ausprägung wird man ein eher sedierendes oder aktivierendes Antidepressivum bevorzugen:

- 15–30 mg Mirtazapin (Remergil u.a.) abends
Oder:
- 10–20 mg Citalopram (z. B. Cipramil) morgens
Oder:
- 50 mg Sertralin (z. B. Zoloft) morgens
Oder:
- 10 mg Paroxetin (z. B. Seroxat) morgens

Nach Besserung der Depression ist zu prüfen, ob eine weitergehende störungsspezifische Therapie indiziert ist.

Schwere unipolare oder bipolare Depression

Eine Notfallsituation kann vorliegen, wenn ein schwerer Verlauf einer unipolaren oder bipolaren

Depression vorliegt. Wegen des erhöhten Risikos selbstschädigenden Verhaltens ist einleitend zu klären, ob eine stationäre oder ambulante Behandlung erforderlich ist.

Eine Indikationen zu einer **klinischen Behandlung** ist gegeben, wenn

- eine manifeste Suizidalität vorliegt,
- Wahngedanken das Handeln des Patienten bestimmen,
- ein schlechter Allgemeinzustand besteht,
- der Patient alleinstehend ist und Bezugspersonen fehlen,
- ein spannungsreiches, konfliktbeladenes Familienmilieu vorliegt und
- das Verhalten des Patienten durch mangelnde Offenheit und Kooperationsfähigkeit gekennzeichnet ist.

Entsprechend können auch schwere depressive Episoden **ambulant** behandelt werden, wenn

- der Patient und der frühere Krankheitsverlauf dem Arzt bekannt sind,
- eine engmaschige Betreuung sichergestellt ist,
- ein stabiles familiäres Umfeld besteht,
- eine Rundum-Betreuung durch die Familie sichergestellt ist und
- der Patient kooperativ und behandlungswillig ist.

Schwere unipolare Depression

Die Behandlung einer schweren unipolaren Depression besteht in einer hoch dosierten und konsequenten Therapie mit Antidepressiva. Die Wirksamkeit trizyklischer Antidepressiva (TCA), SSRI, SNRI, NRI und irreversibler MAO-Inhibitoren ist gut belegt (Evidenzlevel A). Die Auswahl des Medikaments richtet sich nach den Erfahrungen des Arztes und nach Vorkenntnissen über frühere Response auf eine Substanz. Wegen der Toxizität und einer größeren Zahl von UAW bei gleicher Wirksamkeit ist die Behandlung mit TCA als 2. Wahl anzusehen. Zu bevorzugende Medikationen sind:

- 75–150 mg Venlafaxin (Trevilor retard)
- Alle 3 Tage je nach Verträglichkeit und Ansprechen um 75 mg steigern
- Maximaldosis/24 h: 375 mg

Oder:

- 10 mg Escitalopram (Cipralex)
- Alle 3 Tage steigern um je weitere 10 mg
- Maximaldosis/24 h: 40 mg

Oder:

- 30 mg Duloxetin (Cymbalta)
- Alle 3 Tage steigern um 30 mg
- Maximaldosis/24 h:120 mg

Während der ersten Behandlungstage kann wegen Insomnie, Unruhe oder ängstlicher Erregung eine zusätzliche Sedierung erforderlich sein:

- 1–2 mg Lorazepam (z. B. Tavor) jeweils bei Bedarf.

Benzodiazepine besitzen keine antidepressiven Eigenschaften. In der Akuttherapie führen sie jedoch als Komedikation zu einer schnellen Entlastung des Patienten und zu einer verbesserten Compliance. Hierdurch lässt sich möglicherweise ein besseres Behandlungsergebnis gegenüber einer Monotherapie erklären. Wegen der Gefahr einer Abhängigkeit sollte die Benzodiazepin-Medikation auf maximal 4 Wochen begrenzt werden.

❶ CAVE

Bei Patienten mit dem Risiko eines Missbrauchs oder einer Abhängigkeit von Alkohol oder Drogen sind Benzodiazepine kontraindiziert.

Alternativ zu Benzodiazepinen können sedierende und anxiolytisch wirksame Antidepressiva gegeben werden:

- 15–30 mg Mirtazapin (z. B. Remergil)

Oder:

- 10–50 mg Doxepin (z. B. Aponal)

Eine **Kombination** von Antidepressiva mit Benzodiazepinen oder mit sedierenden Antipepressiva (Mirtazapin, Doxepin, Trimipramin u. a.) hat sich in der Praxis sehr bewährt – sie ist jedoch nur unzureichend durch Studien belegt (Evidenzlevel C).

Der antidepressive **Effekt** setzt frühestens nach einer Woche – allgemein nach drei Wochen – ein. Über den verzögerten Wirkungsauftritt in Verbindung mit eventuell sofort einsetzenden UAW müssen die Patienten und ihre Angehörigen umfangreich aufgeklärt werden, um vorzeitigen Behandlungsabbrüchen vorzubeugen.

Erweist sich die Behandlung der Depression mit einem Antidepressivum nach dieser Zeit als unzureichend oder fehlend, so ist ein **Wechsel** zu einem anderen Antidepressivum angezeigt:
- 75 mg Clomipramin (z. B. Anafranil retard)
- Steigerung nach 2–3 Tagen je nach Verträglichkeit um jeweils 75 mg
- Maximaldosis/24 h: 300 mg

Alternativ ist eine **Augmentation mit Lithium** oder einem zweiten Antidepressivum möglich. Vorteilhaft wirkt sich aus, dass Umstellungs- und Absetzeffekte vermieden werden:
- 450 mg Lithiumcarbonat (Quilonum retard)
- Alle 2 Tage um 225 mg steigern
- Unter engmaschiger Kontrolle des Lithium-Plasmaspiegels aufdosieren bis 0,6–0,8 mmol/l Li

Wirksamkeit. Die Wirksamkeit der Lithiumaugmentation ist durch Studien gut belegt (Evidenzlevel A). Über den Effekt einer Kombination von zwei Antidepressiva liegen nur unzureichende Daten vor. In der Praxis haben sich Kombinationen eines SSRI mit einem NRI oder mit Mirtazapin bewährt (Evidenzlevel C).

Dauer. Nach Besserung der depressiven Symptomatik sollte das erfolgreiche Antidepressivum über die Dauer von mindestens 6 bis 9 Monaten in unveränderter Dosierung weiter verordnet werden, da bei zu frühem Absetzen mit einem Rückfall gerechnet werden muss (Evidenzlevel A).

Begleitende Therapie. Psychotherapeutisch wird der Patient zu Beginn einer schweren Depression mit einer stützenden, ermutigenden und entlastenden Basistherapie begleitet.

Weitergehende Therapie. Nach Besserung ist die Einleitung einer störungsspezifischen Psychotherapie sicherzustellen:
- kognitive Verhaltenstherapie (KVT) oder
- interpersonelle Psychotherapie (IPT).

Beide Verfahren haben sich als sehr effizient erwiesen (Evidenzlevel A).

Schwere bipolare Depression

Die Behandlung einer akuten schweren bipolaren Depression besteht in der Kombination eines Antidepressivums mit einem Stimmungsstabilisierer. SSRI sind wegen des geringeren Switch-Risikos gegenüber TCA zu bevorzugen:
- 10 mg Escitalopram (Cipralex)
- Alle 3 Tage steigern um weitere 10 mg
- Maximaldosis/24 h: 40 mg

Als Stimmungsstabilisierer ist bei typischer psychopathologischer Symptomatik (Tagesschwankungen, Gewichtsverlust, Durchschlafstörungen, »vitaler Traurigkeit«) **Lithium** zu bevorzugen:
- 450 mg Lithiumcarbonat (Quilonum retard)
- Alle 2 Tage um 225 mg steigern
- Unter engmaschiger Kontrolle des Lithium-Plasmaspiegels aufdosieren bis 0,6–0,8 mmol/l Li

Bei atypischer Symptomatik, Rapid Cycling oder Komorbidität mit Persönlichkeitsstörungen hat sich **Valproat** bewährt:
- 300 mg Valproat (z. B. Orfiril retard)
- Alle 4–7 Tage je nach Verträglichkeit um weitere 300 mg steigern
  schnellere Aufdosierung möglich
- Übliche Dosierung/24 h: 900–1800 mg
  Maximaldosis/24 h: 2500 mg
- Valproat-Plasmaspiegel: 50–120 µg/l

Alternativ ist die Wirksamkeit von **Lamotrigin** nachgewiesen. Nachteilig wirkt sich hier die langsame Steigerungsmöglichkeit aus:
- 25 mg Lamotrigin (Lamictalu-a.)
- Steigerung alle 2 Wochen um weitere 25 mg
- Übliche Dosierung/24 h: 100–200 mg

Alternativ zur Kombinationstherapie ist auch eine Behandlung mit dem atypischen Neuroleptikum **Quetiapin** wirksam:
- 50 mg Quepiatin (Seroquel): morgens und abends je 25 mg
- Tägliche Steigerung um jeweils 50 mg
- Übliche Dosis/24 h: 300–400 mg

Bei der Verordnung von Quetiapin handelt es sich um Off-Label-Use.

Depressiver Stupor

Die Behandlung eines depressiven Stupors mit und ohne Mutismus kann nur in der Klinik sichergestellt werden. Deshalb ist eine umgehende Einweisung in eine psychiatrische Klinik zu veranlassen. Wegen der mangelnden Mitarbeit und Kommunikationsfähigkeit des Patienten bis hin zur Nahrungs- und Flüssigkeitsverweigerung ist eine antidepressive Infusionstherapie vorzuziehen (▸ Übersicht 7.4), über die zusätzlich eine ggf. bestehende Exsikkose ausgeglichen werden kann.

Stuporös-depressive Patienten bedürfen intensiver Überwachung und Pflege:
- Sachgerechte Lagerung zur Vermeidung von Kontrakturen
- Dekubitusprophylaxe
- Thromboseprophylaxe
- Passive Gelenkmobilisation
- Pneumonieprophylaxe: Atemtherapie und/oder Inhalationen
- Bei Nahrungsverweigerung: parenterale Ernährung und Flüssigkeitssubstitution

Ist nach zwei Wochen keine Besserung des stuporösen Syndroms zu erreichen, so sollte möglichst umgehend eine **Elektrokrampftherapie** (EKT) durchgeführt werden. Die EKT ist bis heute die effizienteste Behandlung für schwere Depressionen (Evidenzlevel A). Als größter Risikofaktor der EKT ist die Narkose anzusehen.

Generell ist eine Indikation zu einer **ambulanten Infusionsbehandlung** für die Behandlung von Depressionen gegeben, wenn Zweifel an der Zuverlässigkeit der Einnahme der verordneten Medikamente bestehen. Sie hat viele Vorteile:
- Sie sichert die Compliance.
- Der Patient wird täglich gesehen, das Ausmaß der fehlenden oder eingetretenen Besserung kann täglich überprüft werden.
- Der »First-pass-Effekt« wird umgangen.
- Die erforderlichen Dosen sind niedriger; somit sind geringere Nebenwirkungen zu erwarten.
- Der Patient fühlt sich zu einem Zeitpunkt des Tages, an dem es ihm erfahrungsgemäß besonders schlecht geht, unter dem Schutz des Arztes in der Praxis geborgen und erlebt die Versorgung positiv.

- Durch die Infusionsbehandlung wird den Angehörigen vermittelt, dass es sich um eine schwere Erkrankung handelt – sie werden verständnisvoller auf den Patienten reagieren.

Eine antidepressive Infusionsbehandlung sollte ferner bevorzugt bei **hypochondrischen Depressionen** eingesetzt werden, da diese Patienten oft besondere Schwierigkeiten bereiten. Sämtliches Denken, Handeln und Fühlen kann fast ausschließlich auf die vielfältigen körperlichen Beschwerden und die entsprechende Befürchtung, eine unheilbare Krankheit zu haben, eingeengt sein Die Patienten brechen deshalb wegen geringfügiger Nebenwirkungen die Medikamenteneinnahme ab, da diese Nebenwirkungen ebenfalls hypochondrisch verarbeitet werden. Die Befürchtungen des Patienten können häufig nur durch eine stationäre Behandlung durchbrochen werden, obwohl sonst von der Intensität der depressiven Verstimmung eine ambulante Therapie möglich wäre.

Wahnhafte Depression

Liegt eine wahnhafte Depression vor, so ist die Kombination eines Antidepressivums mit einem atypischen Neuroleptikum erforderlich. Kombinationstherapien haben sich in der Praxis bewährt und werden in großem Umfang ambulant und stationär durchgeführt. Therapieempfehlungen für bestimmte Kombinationen basieren überwiegend auf naturalistischen Studien oder Expertenmeinungen. Vergleichsuntersuchungen verschiedener Kombinationen fehlen (Evidenzlevel C und D). Die Auswahl der Substanzen sollte mögliche Interaktionen zwischen den beiden gewählten Medikamenten berücksichtigen.

❶ Wird das Handeln und Denken der Patienten von ausgeprägten Schuld-, Versündigungs- oder Krankheitswahn bestimmt, so ist auch unter stationären Bedingungen von einem hohen Suizidrisiko auszugehen.

Da sich bei einer Kombination eines Antidepressivums mit einem Neuroleptikum Nebenwirkungen addieren oder die psychotrope Wirkung eines der beiden Verbindungen inhibieren können, sollten Kombinationen vermieden werden, bei denen beide Substanzen über dasselbe Zytochrom-P450-

Übersicht 7.4. Antidepressive Infusionsbehandlung

Dauertropfinfusionsbehandlung jeweils vormittags mit 250–500 ml Sterofundin oder 0,9%iger NaCl-Lösung oder 5%iger Lävuloselösung oder anderen isotonischen Lösungen. Infusionsdauer: 1–3 h

Behandlungsdauer:		10–14 Tage, dann ausschleichende Umstellung auf orale Medikation
Clomipramin (z. B. Anafranil):	1. Behandlungstag:	25 mg Clomipramin, z. B. 1 Amp. Anafranil/Infusion
	2. Behandlungstag:	50 mg Clomipramin: 2 Amp./Infusion
	3. Behandlungstag:	75 mg Clomipramin: 3 Amp./Infusion
	4.–14. Behandlungstag:	Weiter 75 mg Clomipramin/Infusion oder bei mangelnder therapeutischer Ansprechbarkeit und guter Verträglichkeit: tägliche Steigerung der Dosis bis auf maximal 150 mg Clomipramin (6 Amp.)
	ab 15. Behandlungstag:	Reduktion der Clomipramin-Medikation um täglich 25 mg und Ersatz durch jeweils 1–2 Drg. Clomipramin (25–50 mg)
	Kontraindikationen:	Akutes Glaukom, Prostataleiden oder Pylorusstenose Gegebenenfalls Erhöhung oder Erniedrigung der oralen Medikation wegen individuell unterschiedlicher Resorption oder Metabolisierung!
Alternativ: Mirtazapin (Remergil) in 500 ml 5%iger Glukoselösung	1. Behandlungstag:	6 mg Mirtazapin (Remergil/Infusion)
	2. Behandlungstag:	12 mg Mirtazapin/Infusion
	3. Behandlungstag:	15 mg Mirtazapin/Infusion
	4. Behandlungstag:	21 mg Mirtazapin/Infusion usw. Maximaldosis/24 h: 30 mg

Weitere Alternativen (2. Wahl):

Wirkstoff:	Präparat:	Maximaldosis/24 h:
Trimipramin	z. B. Stangyl	150 mg
Doxepin	z. B. Aponal	150 mg
Maprotilin	z. B. Ludiomil	150 mg
Trazodon	Thombran	150 mg

Isoenzym metabolisiert werden. Zu bevorzugen sind schwache CYP-Inhibitoren oder -Induktoren. Die Verträglichkeit sollte engmaschig überprüft werden. Für die Verabreichung der Kombination gilt:

- 10 mg Escitalopram (P450-CIP 2D6; Cipralex) + 5 mg Olanzapin (450-CIP 1A2; z. B. Zyprexa)
- Escitalopram alle 3 Tage um weitere 10 mg steigern
- Olanzapin täglich um 5 mg steigern
- Maximaldosen/24 h: 40 mg Escitalopram + 20 mg Olanzapin

Alternativ einsetzbare Substanzen (in Klammern Maximaldosen/24 h):
- Antidepressivum:
  - 75 mg Venlafaxin (300 mg)
  - 15 mg Mirtazapin (45 mg)
  - 4 mg Reboxetin (8mg)
  - 30 mg Duloxetin (120 mg)
- Neuroleptika:
  - 20 mg Ziprasidon (160 mg)
  - 1 mg Risperidon (6 mg)
  - 50 mg Quetiapin (800 mg)
  - 5 mg Haloperdol (15 mg)

❶ Spricht der Patient innerhalb von 2 Wochen unzureichend oder gar nicht auf die Medikation an, so sollte wegen der Gefahr von Fehlhandlungen eine EKT durchgeführt werden.

Schizophrene Depression

Eine schizophrene Depression tritt zu unterschiedlichen Zeiten im Verlauf der psychotischen Störung auf. Neben psycho- und soziotherapeutischen Interventionen ist eine Augmentation der bestehenden Neuroleptika-Behandlung mit einem Antidepressivum indiziert:
- 10–20 mg Escitalopram (Cypralex)
- 4–6 mg Reboxetin (z. B. Edronax)
- oder 10–20 mg Paroxetin (z. B. Seroxat)

Organische Depression

Im Zusammenhang mit einer Erkrankung des ZNS kann sich eine organische Depression entwickeln. Am häufigsten tritt sie als Post-stroke-Depression nach einem Hirninfarkt auf . Bei etwa einem Viertel bis einem Drittel aller Patienten ma-

nifestiert sich eine behandlungsbedürftige Depression. Therapie der Wahl ist:
- 50 mg Sertralin (z. B. Zoloft)
- Ggf. nach 1 Woche steigern auf 100 mg Sertralin
- Maximaldosis/24 h: 200 mg
Oder:
- 10–20 mg Escitalopram(Cypralex)
- 4–8 mg Reboxetin (z. B. Edronax)
- 15–30 mg Mirtazapin (z. B. Remergil)

Depression bei Morbus Parkinson

Ein gleiches psychopharmakologisches Vorgehen ist bei Depressionen im Zusammenhang mit Morbus Parkinson zu empfehlen. Der Anteil depressiver Störungen ist hier ebenfalls hoch. Gehemmte Depressionen werden oft als neurologisches Symptom eines akinetischen Parkinson-Syndroms fehldiagnostiziert. Reboxetin sollte eingesetzt werden, wenn die Patienten auf Seligin eingestellt sind, um ein Serotoninsyndrom zu vermeiden. Die Datenlage für antidepressive und psychotherapeutische Behandlungen organischer Depressionen ist wegen des Fehlens kontrollierter Studien, kleiner Fallzahlen und unterschiedlicher Ausprägung des Grundleidens noch unzureichend (Evidenzlevel C).

Symptomatische Depressionen

Symptomatische Depressionen sind in erster Linie im Zusammenhang mit Herz-Kreislauf-Erkrankungen, Diabetes mellitus und Karzinomleiden zu beachten. Bei der Auswahl der Antidepressiva sind mögliche Interaktionen mit den Substanzen zu berücksichtigen, die zur Behandlung des Grundleidens eingesetzt werden. TCA sind wegen möglicher UAW (Veränderungen der AV-Überleitung, Reduktion der Herzfrequenz-Variabilität, arterielle Hypotension) eher kontraindiziert. Mittel der ersten Wahl sind hier SSRI:
- 10–20 mg Escitalopram (Cypralex)
- oder 50–100 mg Sertralin (z. B. Zoloft)
  Bei ängstlich-agitierter Depression:
- 15–30 mg Mirtazapin (z. B. Remergil)

Die Therapie einer Depression bei Karzinomleiden muss mögliche Interaktionen mit Zytostatika, Immunsuppressiva oder Kortikosteroiden berücksichtigen, die ihrerseits eine substanzinduzierte Depression hervorrufen können. Zusätzlich sind schmerzdistanzierende Effekte bei der Auswahl der Substanz hilfreich. Zu empfehlende Medikation:

- 15–45 mg Mirtazapin (z. B. Remergil)
- oder 25–100 mg Amitriptylin (z. B. Saroten retard)
- oder 25–100 mg Doxepin (z. B. Aponal)

Substanzinduzierte Depression

Die Behandlung einer substanzinduzierten Depression richtet sich nach den möglichen pharmakologischen Interaktionen zwischen der verursachenden Verbindung und dem Antidepressivum. Zu bevorzugen sind Substanzen, die schwach inhibitorisch oder induktorisch auf das Zytochrom-P450-Isoenzym wirken. Die Auswahl richtet sich nach dem Zielsymptom (Agitation, Hemmung):

- 15–30 mg Mirtazapin (z. B. Remergil)
- oder 75–225 mg Venlafaxin (Trevilor retard)
- oder 10–20 mg Escitalopram (Cypralex)
- oder 4–6 mg Reboxetin (z. B. Edronax)

Für die Evidenzbasis der psychotherapeutischen und psychopharmakologischen Behandlungsverfahren bei den letztgenannten Depressionen besteht noch erheblicher Forschungsbedarf (Evidenzlevel C).

7.5 Unerwünschte Arzneimittelwirkungen und Kontraindikationen von Antidepressiva

Jede antidepressive Behandlung ist mit Risiken verbunden. Deshalb ist eine gute Kenntnis des Wirkspektrums, möglicher unerwünschter Arzneimittelwirkungen (UAW) und Kontraindikationen Voraussetzung einer erfolgreichen Therapie.

UAW verschiedener Wirkstoffgruppen

Einen Überblick über die unerwünschten Wirkungen antidepressiver Substanzen bietet ◘ Tab. 7.2. Im ambulanten Bereich oder im Notarztdienst »vor Ort« hat sich die Beschränkung auf 3 Antidepressiva mit unterschiedlichem Rezeptorprofil

und differentem Wirkprofil bewährt. Viele akute UAW am Beginn der Behandlung bilden sich unter Fortführung der Therapie kontinuierlich zurück. Um die Compliance zu sichern, ist deshalb eine ausführliche Information der Patienten unverzichtbar. Mit einer einschleichenden Dosierung kann die Verträglichkeit verbessert werden.

- Der rein antidepressive Effekt ist für alle verfügbaren Medikamente gleich.
- Die Wirkung auf »Zielsymptome« ist unterschiedlich und reicht von starker Sedierung und Anxiolyse über neutralen Einfluss auf die Vigilanz bis zur überwiegenden Antriebssteigerung.
- Das Einsetzen einer antidepressiven Wirkung sollte spätestens nach 2 Wochen erfolgen.
- Die meisten Antidepressiva besitzen lange Halbwertszeiten, sodass sie einmal oder maximal zweimal am Tag verabreicht werden können.
- Eine niedrige Einnahmefrequenz ist mit einer erhöhten Compliance verbunden.

Es kann davon ausgegangen werden, dass mindestens 10% aller antidepressiven Behandlungen wegen UAW abgebrochen werden.

Trizyklische Antidepressiva

Unter den UAW der trizyklischen Antidepressiva sind anticholinerg bedingte vegetative Begleiterscheinungen vorherrschend:

- Mundtrockenheit
- Übelkeit
- Erbrechen
- Akkomodationsstörungen,
- Schwindel, feinschlägiger Tremor
- Aktivierung von Kopfschmerzen
- Obstipation

Eine häufige UAW unter TCA ist eine arterielle **Hypotension**. Sie kann – vor allem bei alten Patienten oder vorbestehender Hypotension – zu Ohnmacht oder Stürzen führen mit der Folge eines Schädel-Hirn-Traumas oder einer Schenkelhalsfraktur.

Stärkere hypotone Regulationsstörungen sprechen günstig auf ergotaminhaltige Antihypotonika an:

◘ Tab. 7.2. Unerwünschte Arzneimittelwirkungen von Antidepressiva (UAW)

Art der UAW	Trizyklische Antidepressiva TCA	SSRI	SNRI	NRI	NaSSA	MAOI
Allgemeine Symptome	Mundtrockenheit Hyperhidrosis Obstipation Kopfschmerzen Akkommodationsstörungen Miktionsstörungen Übelkeit Schlafstörungen Ödeme Exantheme Sexuelle Funktions-Störungen Gewichtszunahme	Appetitlosigkeit Übelkeit Erbrechen Anorexie Obstipation Diarrhö Schlafstörungen Schläfrigkeit Kopfschmerzen Sexuelle Funktionsstörungen Exantheme Sehstörungen Schwindel	Übelkeit Erbrechen Appetitlosigkeit Schwitzen Mundtrockenheit Schlafstörungen Kopfschmerzen Geschmacksveränderungen Schwindel	Mundtrockenheit Obstipation Harnverhaltung Insomnie Hyperhidrosis Hitzegefühl Schwindel	Übelkeit Kopfschmerzen Mundtrockenheit Muskel- und Gelenkschmerzen Muskelzuckungen Obstipation Kopfschmerzen Gewichtszunahme Exantheme Sexuelle Funktions-Störungen Ödeme Schwindel	Kopfschmerzen Gewichtszunahme Gewichtsabnahme Schlafstörungen Übelkeit Schwindel
Kardio-vaskulär	Hypotension Schwindel Tachykardie EKG-Veränderungen: PQ- oder QRS-Verbreiterungen	Orthostatische Hypotension Palpitationen	Synkopen Blutdruckerhöhungen (Venlafaxin)	Tachykardie Orthostatische Hypotension	Tachykardie Orthostatische Hypotension	Tachykardie Orthostatische Hypotension Hypertension
Neurologisch	Tremor Dysarthrie Zerebrale Krampfanfälle Extrapyramidale Störungen (selten)	Extrapyramidale Störungen Tremor	Tremor	Parästhesien	Restless-leg-Syndrom Parästhesien Epileptische Anfälle	Parästhesien myoklone Zuckungen Sprechblockade

Tab. 7.2. Fortsetzung

Art der UAW	Trizyklische Antidepressiva TCA	SSRI	SNRI	NRI	NaSSa	MAOI
Psychisch	Innere Unruhe Agitation Benommenheit Konzentrationsstörungen Somnolenz	Somnolenz Angst Unruhe Agitation Konzentrationsstörungen	Nervosität Lethargie Somnolenz	Unruhe Agitation	Somnolenz Erschöpfung	Agitation Aktivierung von Angst
Labor	Leukopenie Thrombopenie Transaminasenanstieg	Hyponatriämie Transaminasenanstieg Thrombicytopenie (Paroxetin) Hyperprolactinämie (Sertralin)	Transaminasenanstieg Hyponatriämie Hyperprolactinämie CPK-Anstieg		Transaminasenanstieg	

Übersicht 7.5. Komplikationen unter Antidepressiva

TCA	SSRI	SRNI	NRI	NaSSa	MAOI
Herzinsuffizienz Schwere Kollapszustände Absolute Arrhythmie Ileus Akute Harnverhaltung Epileptische Anfälle Delir Paranoid-halluzinatorisches Syndrom (»Symptomprovokation«) Umschlag in Manie Ikterus Glaukom Agranulozytose (sehr selten)	Serotoninsyndrom Epileptische Anfälle Akathisie Hyponatriämie Hämorrhagien SIADH Manie	Akute Leberschädigung Starker Blutdruckanstieg Serotonin-Syndrom Delir Glaukom Akute Harnverhaltung Anaphylaktische Reaktionen SIADH Allergie Manie	Akute Harnverhaltung Epileptische Anfälle Schwere orthostatische Hytonie Manie	Akute Knochenmark-depression Manie	Hypertensive Krise Hypoglykamie bei Diabetikern Manie

Übersicht 7.6. Symptomatologie des Serotoninsyndroms

Initialsymptome	Weiterer Verlauf	Spätstadium
Tachykardie	Hyperthermie	Pyramidenbahnzeichen
Mydriasis	Hyperreflexie	Rigor
Blutdruckerhöhung	Muskelfaszikulationen	Zerebrale Krampfanfälle
Hyperhidrosis	Myoklonien	Bewusstlosigkeit
Diarrhö	Nystagmus	Anhaltende Hypotonie
Psychomotorische Unruhe		Zyanose
Verwirrtheit		Azidose
Tremor		Nierenversagen
		Koma

7

- 2,5 mg Dihydroergotamin retard
- 2-mal 1 Tbl. oder als Tropfen

Die Wirkung beruht auf klinischer Erfahrung und Expertenmeinung (Evidenzlevel D).

Sonstige Antidepressiva

Unter SSRI sind in erster Linie gastrointestinale Reaktionen (Übelkeit, Brechreiz, Völlegefühl, Magendruck etc.) sowie Aktivierung von Kopfschmerzen zu erwarten. Unter MAOI können Schlafstörungen und arterielle Hypotension für den Patienten beeinträchtigend sein. Hier sollte eine Kombination mit anderen Medikamenten, die ein Serotoninsyndrom (s. unten, Übersicht 7.6) oder eine hypertensive Krise auslösen können, vermieden werden.

Komplikationen

Jede antidepressive Therapie ist birgt das Risiko bedrohlicher Komplikationen (▶ Übersicht 7.5). Hiermit sind das Auftreten akuter körperlicher Erkrankungen, die Intensivierung eines bestehenden Leidens oder Interaktionen mit anderen Medikamenten gemeint, die zum Behandlungsabbruch führen. Zur frühzeitigen Erkennung somatischer Komplikationen sind regelmäßige Laborkontrollen durchzuführen.

Komplikationen können gefördert oder ausgelöst werden durch unterschiedliche Faktoren:
- Schlechter Allgemein- und Ernährungszustand

- (Hirn-)organische Vorschädigung
- Zu hohe initiale Dosierung
- Zu schnelle Dosissteigerung
- Abruptes Absetzen bei hoher Dosierung
- Multimedikation

Bei SSRI, unter den heutigen Antidepressiva der 1. Wahl weit verbreitet, ist an das seltene vital bedrohliche Serotoninsyndrom als mögliche Komplikation zu denken (▶ Übersicht 7.6).

Kontraindikationen

Vor jedem Beginn einer Behandlung mit Antidepressiva sind mögliche Gegenanzeigen zu prüfen. Einen Überblick gibt ▶ Übersicht 7.7. Zu unterscheiden sind absolute und relative Kontraindikationen. Wenn Patienten mit einer relativen Kontraindikation behandelt werden, sollte dies nur stationär oder in Hochschul- bzw. Institutsambulanzen geschehen.

> **Fazit**
>
> Die sachgerechte Behandlung von Depressionen bedarf umfangreicher differentialdiagnostischer Überlegungen. Die multifaktoriellen Bedingungen, die der Entstehung von Depressionen zugrunde liegen, zwingen zur Bereitstellung differenzierter Behandlungsstrategien.

Übersicht 7.7. Kontraindikationen von Antidepressiva

TCA	SSRI	SNRI	NRI	NaSSA	Irreversible MAOI
Intoxikationen mit: ■ Schlafmitteln ■ Opiaten ■ LSD ■ Alkohol ■ Analgetika ■ Psychopharmaka Kombination mit MAOI Delir Akute Harnentleerungsstörungen Engwinkelglaukom AV-Block III. Grades Herzinfarkt	Kombination mit: ■ MAOI ■ Seligin	Kombination mit ■ MAOI Leberzirrhose Herzinfarkt Kombination mit starken CYP1A2-Inhibitoren (Duloxetin)	Kombination mit MAOI	Akute Intoxikationen mit zentraldämpfenden Substanzen AV-Block III. Grades Delir	Kombination mit Antidepressiva Kombination mit: ■ Sympathikomimetika ■ Analgetika ■ Levodopa Schwere Leber- und Nierenerkrankungen Erregung und Agitation Akute Suizidalität Delir Porphyrie Diabetes insipidus Schwere Erkrankungen des Herz-Kreislauf-Systems

Relative Kontraindikationen:

TCA	SSRI	SNRI	NRI	NaSSA	Irreversible MAOI
Prostataleiden: ■ Adenom ■ Karzinom Schwere Leber- und Nierenschädigungen Herzerkrankungen: ■ Signifikante QT-Verlängerungen ■ WPW-Syndrom ■ Zustand nach Pylorusstenose Postoperativ nach Eingriffen am Darm (Ileus!) Instabile Epilepsie	Instabile Epilepsie Lebererkrankungen	Instabile Epilepsie Glaukom Schwere Lebererkrankungen Instabile Herzerkrankung Niereninsuffizienz	Instabile Epilepsie Prostataerkrankungen Glaukom	Instabile Epilepsie Glaukom Niereninsuffizienz Gleichzeitige Gabe von CYP3A4-Hemmstoffen	Zentrale und periphere Gefäßschäden (Gefäßsklerose) Epilepsie Intoxikationen mit zentraldämpfenden Substanzen Genuss tyraminreicher Nahrungsmittel (gereifter Käse, Fische, Saubohnen, Joghurt, Geflügel-Leber, Rotwein etc.)

Literatur

Bauer M, Whybrow P Angst J et al. (2004) Behandlungsleitlinien der World Federation of Societies of Biological Psychiatry (WFSBP). Biologische Behandlung unipolarer depressiver Störungen. Wissensch. Verlagsgesellschaft, Stuttgart

Gijsman H, Geddes J, Rendell J et al. (2004) Antidepressants for
bipolar depression: a systematic review of randomized
controlled trials. Am J Psychiatry 161: 1537–1547

Gloaguen V, Cottraux J, Cucherat M et al. (1998) A meta-analysis of the effects of cognitive therpy in depressed patients.
J Affective Disorders 49: 59–72

Hautzinger M (2003) Kognitive Verhaltenstherapie bei Depressionen, 6. Aufl. Beltz PVU, Weinheim

Kennedy S (2006) A review of antidepressant treatments today.
Eur Psychopharmacol 16: 619-624

Laux G (2008) Depressive Störungen. In: Möller HJ, Laux G,
Kapfhammer HP (Hg) Psychiatrie und Psychotherapie,
Bd 2, 3. Aufl. Springer, Berlin Heidelberg New York Tokio,
S 391–470

Laux G, Dietmaier O (2006) Praktische Psychopharmakotherapie, 5. Aufl. Urban & Fischer, München

Murray CJ,Lopez AD (1997) Global mortality, disability, and the
contribution of risk factors: global burden of disease
study. Lancet 348: 1436–1442

Rothenhäusler HB, Kapfhammer HP (2003) Depression bei
körperlichen Erkrankungen – Diagnose und Therapie vor
konsiliar-psychiatrischem Hintergrund. Fortschr Neurol
Psychiat 71: 358–365

Kapfhammer HP (2008) Depressive und Angststörungen bei
somatischen Krankheiten. In: Möller HJ, Laux G, Kapfhammer HP (Hg) Psychiatrie und Psychotherapie, Bd 2, 3. Aufl.
Springer, Berlin Heidelberg New York Tokio, S 499–564

Schramm E, van Calker D, Dikierek P et al. (2007) An intensive
treatment program of Interpersonal Psychotherapy plus
pharmacotherapy for depressed inpatients: acute and
long-term results. Am J Psychiatry 164: 768–777

Wittchen HU, Müller N, Schmidtkunz B (2000) Erscheinungs-
formen, Häufigkeit und Versorgung von Depressionen.
Ergebnisse des bundesweiten Gesundheitssurveys
»Psychische Störungen«. Fortschr Med 118 (Sonderheft I):
4–10

Suizidalität

8.1   Einführung

Suizidales Denken und Handeln wurden zu allen Zeiten und bei allen Völkern vorgefunden. Das Problem, das eigene Leben zu beenden, wirft Fragen nach der Wertigkeit, der Bedeutung und dem Sinn des Lebens, seiner Existenz und seinem Glauben auf. Alle Religionen lehnen den Suizid ab. Ausgehend von den Erfahrungen des Zweiten Weltkrieges mit über 50 Millionen Toten wurde besonders von Jean-Paul Amery eine Diskussion über das Recht einer Beendigung des eigenen Lebens in Gang gesetzt. Er bezeichnet den »Freitod« als eine Möglichkeit des gescheiterten Menschen, in einem Akt höchster Freiheit in Humanität und Dignität zu enden. Demgegenüber stehen die Forderungen des Bundesgerichtshofes, kraft Garantenschaft alles zu tun, um einen Suizidalen an der Ausführung der Tat zu hindern.

❗ **Die meisten suizidalen Handlungen sind nicht das Ergebnis einer wirklich freien, »bilanzierenden« Entscheidung. Fast immer liegen behandlungsbedürftige psychische Symptome oder Syndrome vor. Sie engen den Spielraum der Entscheidung eines suizidalen Patienten ein.**

Suizidrate und statistische Kriterien

Der Suizid gehört zu den 10 häufigsten Todesursachen. In der Gruppe der unter 30-Jährigen nimmt er einen Spitzenplatz (je nach Erhebung Rang 1 oder 2) ein. Die Häufigkeit eines Suizids wird in der Bundesrepublik Deutschland auf 15–20 pro 100.000 Einwohner und Jahr geschätzt. Dabei ist mit einer nicht unerheblichen Dunkelziffer zu rechnen, da auf einem Leichenschauschein die Diagnose Suizid nur bei eindeutigem Beleg dokumentiert wird.

Die Zahlen von Suizid und Suizidversuch haben sich in den letzten Jahrzehnten in den meisten europäischen Ländern und den USA auf hohem Niveau stabilisiert. Eine vor der Wende deutlich höhere Suizidrate in der früheren DDR ging in den folgenden 15 Jahren kontinuierlich zurück und hat sich dem Niveau der alten Bundesländer angeglichen.

— Die Suizidrate schwankt zwischen den einzelnen **Bundesländern** deutlich.

— Suizide nehmen mit steigendem **Alter** zu, während Suizidversuche vorrangig von jungen Menschen begangen werden.

— **Männer** wählen härtere Suizidmethoden und versterben häufiger als **Frauen** an Suizid. Bei den Suizidversuchen sind dagegen Frauen überrepräsentiert.

— Es muss von einem Verhältnis zwischen Suizid und **Suizidversuch** von mindestens 1 zu 30 ausgegangen werden. Die Dunkelziffer ist unter den Suizidversuchen hoch.

Es kann davon ausgegangen werden, dass das Risiko, später durch Suizid zu sterben, nach einem Suizidversuch um das 50- bis 100-Fache steigt. Oder:

❗ **Etwa 10% aller Patienten mit einem Selbsttötungsversuch werden durch Suizid enden.**

Suizidversuche können sich beispielsweise hinter Verkehrsunfällen oder hinter einer bewusst herbeigeführten Hypoglykämie eines Diabetikers verbergen.

Suizidalität im Alter

Wegen der zunehmenden Lebenserwartung ist langfristig mit einer weiteren Steigerung von Suiziden zu rechnen. Dabei spielen eine Rolle:

— eine zunehmende Lebenserwartung in Verbindung mit Multimorbidität,
— Anstieg von Abhängigkeitsproblemen, Migration und Entwurzelung,
— Zunahme von Arbeitslosigkeit,
— Abnahme religiöser und familiärer Bindungen.

Die Suizidrate steigt im höheren Lebensalter an, wobei ein deutliches Überwiegen der Männer zu beobachten ist. Die hohen Zahlen des Alterssuizides spiegeln die zunehmende Desintegration alter Menschen in hochindustrialisierten Staaten wider. Die sozialen Kontakte alter Menschen nehmen ab. Spätestens mit dem Verlust des Partners, der eine besondere Belastung bedeutet und Auslöser einer suizidalen Handlung sein kann, beginnt für den Zurückgebliebenen die Suche nach dem weiteren Sinn des Lebens: »Man bleibt übrig«. Eine zunehmende Zahl alter Menschen lebt alleinstehend und oft isoliert. Behinderte werden schnell in Hospitäler, Pflege- und Altenheime abgeschoben und müssen dort ein im Vergleich zu früher würdeloses und fremdbestimmtes Leben führen. Das Armutsrisiko nimmt im hohen Alter zu. Kommen noch Behinderungen durch Einschränkung von Beweglichkeit und Mobilität sowie chronische Schmerzzustände hinzu, so wird eine suizidale Handlung im Sinne einer Bilanzierung verständlich.

Bewertung im Umfeld

❗ Der Suizid bedeutet eine starke Belastung für Familienangehörige oder Freunde.

Vielfältige kulturelle, ethisch-moralische und religiöse Einflüsse, die in die Bewertung einer suizidalen Handlung eingehen, haben zur Folge, dass mit einem Suizidenten nicht unbefangen und vorurteilsfrei umgegangen wird. So erklären sich nicht nur Verheimlichungstendenzen durch die Familie, sondern auch unbeteiligte bis ablehnende oder gar feindliche Umgangs- und Versorgungsangebote durch Pflegepersonal und Ärzte auf der Station, in der ein Patient zur Rettung nach einem Suizidversuch eingewiesen wurde. Patienten nach einem Suizidversuch befinden sich in Allgemein-Krankenhäusern in einer Sonderstellung. Pflegepersonal und Ärzte sind den Umgang mit Patienten gewohnt, die Hilfe und Heilung erwarten. Patienten, die ihr Leben beenden wollen, führen dagegen zu Irritation und Belastung. Eine Klärung, ob ein Suizidversuch oder versehentliche Überdosierung vorgelegen hat, kann bei Medikamenten- oder Drogenabhängigen schwierig sein.

Manifestationsformen

Die Manifestation und das Erleben einer Suizidalität kann sich in verschiedenen Formen äußern:

- Suizidgedanken und Suiziderwägungen,
- Suizidideen,
- Suiziddrohungen,
- Suizidplanungen und Suizidabsichten,
- Suizidhandlungen,
- erweiterter Suizid.

Unspezifische Suizidgedanken treten flüchtig oder drängend während gravierender psychosozialer Belastungssituationen auf, in denen zeitweise positive Lösungsmöglichkeiten für den Betroffenen nicht zu erkennen sind. Mehrfachbelastungen wie beispielsweise Arbeitslosigkeit, Verlust des Partners, Schulden, Dissozialität eines Kindes können als ausweglos erlebt werden und die Suizidalität verstärken. Der Mensch schwankt in dieser Situation zwischen positiven Lösungsmöglichkeiten und Resignation. Die Gedanken, aus dem Leben zu scheiden, nehmen jetzt konkretere Formen an. Er befindet sich in einem Stadium der Ambivalenz, in dem verschiedene Möglichkeiten eines Suizids und Konsequenzen, die sich für Angehörige daraus ergeben, erwogen werden.

Suizidideen sind bei zahlreichen psychischen Störungen anzutreffen. Sie können sich langsam progredient entwickeln – zum Beispiel unter chronischem Heroingebrauch. Bei schweren Depressionen oder psychotischen Störungen kann es zu unerwarteten und plötzlichen Suizidideen kommen, die nicht selten schnell zu suizidalen Handlungen führen (Schuld-, Versündigungswahn, imperatorisches Stimmenhören).

Suiziddrohungen sind gehäuft bei Borderline-Persönlichkeitsstörungen zu beobachten. Sie setzen sie gezielt und auch erpresserisch gegen Bezugspersonen oder Therapeuten ein.

Suizidhandlungen sind alle konkreten Versuche, sich das Leben zu nehmen. Suizidhandlungen können besonders bei chronisch somatisch Kranken verdeckt ablaufen. Sie werden deshalb zunächst nicht erkannt. Beispiele sind hier das Unterlassen lebenserhaltender Therapie (zum Beispiel Absetzen von Insulin bei Diabetikern).

Wird eine Suizidhandlung unterbrochen, so spricht man von **Suizidversuch**.

Unter **erweitertem Suizid** wird die Mitnahme anderer Menschen in die suizidale Handlung verstanden.

8.2 Diagnostik – Abschätzung der Suizidalität

Die Einschätzung des Suizidrisikos bei Patienten, die Selbsttötungsabsichten äußern oder die nach einem Suizidversuch behandelt werden müssen, ist eine der schwierigsten und wichtigsten Aufgaben, mit der ein Arzt in der Notfalltherapie konfrontiert werden kann. Eine Unterschätzung der Suizidalität führt zum Verlust eines Patienten, eine Überschätzung zu nicht gerechtfertigten Maßnahmen wie zum Beispiel einer Zwangsunterbringung.

Beurteilung von Suizidversuch und -ankündigung

Art und Durchführung eines Suizidversuches sagen wenig darüber aus, wie ernst, appellativ oder eher demonstrativ eine suizidale Handlung gemeint ist. Es gibt Patienten, die lediglich eine geringe Zahl von Tabletten eingenommen haben und trotzdem ernsthaft und konsequent aus dem Leben scheiden wollten und andererseits Kranke mit demonstrativen Suizidversuchen nach Einnahme einer objektiv tödlichen Medikamentendosis. Unter Laien ist immer noch das Vorurteil weit verbreitet, dass ein Mensch, der seine Suizidabsichten kundtut, sie nicht verwirklicht.

- Annähernd drei Viertel aller Suizidenten kündigen ihre Selbsttötungsabsicht durch Äußerungen, Abschiedsbriefe oder eindeutiges Verhalten vorher an.
- Etwa 80% aller Suizidopfer haben in den vier Wochen vor der suizidalen Handlung einen Arzt aufgesucht.

Subjektive Beurteilung

Trotz jahrzehntelangem Bemühen ist es bis jetzt nicht gelungen, durch Messmethoden, Skalen, psychodiagnostische Testverfahren oder biologische Parameter ein für den Einzelfall sicheres Diagnostikum zur Einschätzung einer Suizidgefahr zu entwickeln. Die subjektive Beurteilung durch den Untersucher bleibt letztendlich das entscheidende diagnostische Kriterium.

Die Sicherheit der Beurteilung nimmt mit zunehmender Erfahrung im Umgang mit suizidalen Patienten zu. Dem Design des ersten diagnostischen (therapeutischen) Gesprächs muss deshalb besondere Aufmerksamkeit gewidmet werden. Der Erstkontakt sollte in einer ungestörten und keinen Zeitdruck signalisierenden Atmosphäre stattfinden, wobei der Patient die Möglichkeit hat, sich zu entspannen. Das Gespräch sollte offen, zugewandt und einfühlsam geführt werden. Wertende Äußerungen sollten vermieden werden. Die

Offenheit bezieht sich besonders auf eine mögliche Suizidalität.

Hilfreich erweisen sich hier speziell für den Unerfahrenen konkrete Fragen, wie sie in Form eines Katalogs von Pöldinger zusammengestellt wurden (◻ Tab. 8.1). Ergibt sich in diesem Zusammenhang ein höheres Suizidrisiko, so muss nach weiteren Faktoren gefahndet werden, die einen Einfluss auf bestehende Eigengefährdung haben können. Grundlage jeder therapeutischen Intervention muss eine gründliche Suizidanamnese sein, in der alle suizidhemmenden und -fördernden Umstände zusammengetragen und gewichtet werden. Unzureichende Informationen über die Hintergründe einer bestehenden Suizidalität können zu Fehlern im Umgang mit dem Patienten führen und eine effiziente Behandlung unmöglich machen.

8.3   Suizidanamnese und Erstgespräch

Die Patienten müssen offen und ausführlich exploriert werden, um annähernd eine mögliche konkrete Suizidgefährdung beurteilen zu können. Die nachfolgend aufgeführten Kriterien geben dabei wichtige Hinweise.

Ansprechen der aktuellen Suizidalität

Zunächst sollte der Patient gefragt werden, wann erstmals Suizidgedanken aufgetreten sind. Hier interessiert, ob diese den Patienten sporadisch beschäftigen oder ständig vorhanden sind. Weiterhin stellt sich die Frage, wie konkret der Suizid schon geplant ist. Eine aktuelle Eigengefährdung muss unterschiedlich beurteilt werden, wenn der Therapeut in einem Fall erfährt, dass sich der Patient vor sechs Wochen eine Waffe besorgt hat, um sich nach vielfältigen Überlegungen umzubringen, oder ihm in einem anderen Fall mitgeteilt wird, dass ein Patient nach einer heftigen Auseinandersetzung spontan zur Hausapotheke geht, um unkontrolliert Tabletten zu schlucken. Um Aspekte einer möglichen Planung eines Suizids zu erfassen, sind folgende Verhaltensänderungen – auch fremdanamnestisch – zu erfragen:

- Hat der Patient bestimmte berufliche Aktivitäten aufgegeben?

◘ Tab. 8.1. Fragenkatalog zur Abschätzung der Suizidalität. (Nach Pöldinger 1982)

Nr.	Frage	Antwort bei erhöhtem Risiko
1.	Haben Sie in letzter Zeit daran denken müssen, sich das Leben zu nehmen?	Ja
2.	Häufig?	Ja
3.	Haben Sie auch daran denken müssen, ohne es zu wollen? Haben sich Selbstmordgedanken aufgedrängt?	Ja
4.	Haben Sie konkrete Ideen, wie Sie es machen würden?	Ja
5.	Haben Sie Vorbereitungen getroffen?	Ja
6.	Haben Sie schon zu jemandem über Ihre Selbstmordabsichten gesprochen	Ja
7.	Haben Sie einmal einen Selbstmordversuch unternommen?	Ja
8.	Hat sich in Ihrer Familie oder in Ihrem Freundes- und Bekanntenkreis schon jemand das Leben genommen?	Ja
9.	Halten Sie Ihre Situation für aussichts- und hoffnungslos?	Ja
10.	Fällt es Ihnen schwer, an etwas anderes als an Ihre Probleme zu denken?	Ja
11.	Haben Sie in letzter Zeit weniger Kontakte zu Ihren Verwandten, Bekannten und Freunden?	Ja
12.	Haben Sie noch Interesse daran, was in Ihrem Beruf und in Ihrer Umgebung vorgeht? Interessieren Sie noch Ihre Hobbys?	Nein
13.	Haben Sie jemanden, mit dem Sie offen und vertraulich über Ihre Probleme sprechen können?	Nein
14.	Wohnen Sie zusammen mit Familienmitgliedern oder Bekannten?	Nein
15.	Fühlen Sie sich unter starken familiären oder beruflichen Verpflichtungen stehend?	Nein
16.	Fühlen Sie sich in einer religiösen bzw. weltanschaulichen Gemeinschaft verwurzelt?	Nein
Anzahl entsprechend beantworteter Fragen Endzahl = max. 16		

Je mehr Fragen im Sinne der angegebenen Antwort beantwortet werden, umso höher muss das Suizidrisiko eingeschätzt werden.

- Hat er Termine abgesagt?
- Hat er Kontakte zu Freunden abgebrochen?
- Gab er seine Hobbys auf?
- Hat er Verträge oder Verbindlichkeiten gekündigt?
- Hat er Dokumente vernichtet?
- Schiebt er wichtige Entscheidungen auf?
- Hat er seine täglichen Lebensgewohnheiten geändert?
- Bewertet er alltägliche banale Entscheidungen im Gegensatz zu früher negativ und pessimistisch?

Einen wichtigen Hinweis gibt hier auch die Verhaltensbeobachtung des Suizidenten: seine Bereitschaft, sich auf ein Gespräch und Diskussionen einzulassen oder sich resignierend oder ablehnend-verschlossen zu verhalten.

Subjektiver Stellenwert der aktuellen Suizidalität

Als Motiv kann beispielsweise angegeben werden, dass der Patient lediglich nach ständigen Auseinandersetzungen »einmal ausschlafen oder seine Ruhe haben«, an nichts mehr denken oder ungestört bleiben wolle. Äußere Reize oder bestimmte Tätigkeiten können Suizidimpulse aktivieren, z. B.:

- Während des Autofahrens drängen sich ihm Gedanken auf, gegen einen Baum oder Brückenpfeiler zu fahren.
- Der Aufenthalt in exponierter Höhe führt zu Vorstellungen, sich hinunterzustürzen.

Eine völlige Perspektiv- und Hoffnungslosigkeit lässt im Denken keinen Raum für Alternativen. Zwanghafte oder auch als fremd erlebte Suizidimpulse können dazu führen, dass der Patient ein subtiles Vermeidungsverhalten entwickelt, um den autoaggressiven Tendenzen nicht nachgeben zu müssen.

Frühere Suizidgedanken und Suizidversuche

Diese Angaben sind besonders wichtig: Mit jedem vorausgegangenen Suizidversuch erhöht sich das Risiko einer erneuten suizidalen Handlung. Ferner nehmen mit zunehmender Zahl überlebter Suizidversuche die objektive Schwere des Konfliktes und die individuelle Krisenanfälligkeit ab. So können dann schon verhältnismäßig geringfügige Belastungen wie eine unwesentliche Auseinandersetzung mit einem Vorgesetzten der Anlass zu einer weiteren Tabletteneinnahme sein.

Suizide oder Suizidversuche in der Familie

Eine Vorbelastung dieser Art beeinflusst die Prognose der möglichen Eigengefährdung ebenfalls. Je mehr Suizide in der Familienanamnese zu eruieren sind und je enger der Verwandtschaftsgrad ist, desto höher ist das Suizidrisiko des Patienten einzuschätzen.

Frühere Bewältigungsmechanismen

Die Angaben, wie der Patient bisher mit Belastungen, Konflikten oder Krisen fertig geworden ist, geben einen Hinweis zur potentiellen Fähigkeit des Patienten, sich mit einer aktuell als hoffnungslos erlebten Lebenssituation auseinanderzusetzen. Dieses Potenzial kann in der Therapie genutzt werden.

Bindungen

Enge familiäre Bindungen oder lange bestehende Beziehungen zu einer Vertrauensperson wirken sich ebenfalls auf Intensität und Aktualität einer manifesten Eigengefährdung aus, insofern sind möglichst genaue Hinweise darauf zu suchen. Patienten mit sehr konkreten und geplanten Suizidabsichten werden oft nur von dem verpflichtenden Gefühl, seine Kinder oder den Lebenspartner nicht allein zu lassen oder einen Freund nicht zu enttäuschen, von der Durchführung abgehalten.

Religiosität

Das Vorhandensein oder Fehlen einer religiösen Bindung kann sich suizidhemmend oder -fördernd auswirken.

Dynamik der suizidalen Entwicklung

Dieses Kriterium lässt sich gut mit dem von Ringel beschriebenen präsuizidalen Syndrom erfassen (▶ Übersicht 8.1). Denn während die Phänomene der Einengung in den verschiedenen Bereichen durch das anamnestische Erstgespräch relativ sicher zu erfassen sind, kann das Erkennen von Aggressionsstau und -umkehr Schwierigkeiten bereiten. Sie setzen die Erhebung einer weitergehenden tiefenpsychologisch fundierten Anamnese voraus. Suizidfantasien sollten immer hinterfragt werden, da sie ein ernstzunehmender Faktor bei der Bewertung einer Eigengefährdung sind.

Psychiatrische Erkrankungen

Die Frage nach aktuellen oder vorausgegangenen psychiatrischen Erkrankungen ist ein weiterer Baustein, um eine bestehende Suizidalität besser beurteilen zu können. Störungen, die mit einem erhöhten Suizidrisiko einhergehen, sind:

Übersicht 8.1. Präsuizidales Syndrom. (Nach Ringel 1953)

Zunehmende Einengung	■ Situative Einengung ■ Dynamische Einengung einseitige Ausrichtung von: – Apperzeption – Assoziationen – Verhaltensmustern – Abwehrmechanismen ■ Einengung der zwischenmenschlichen Beziehungen
Aggressionsstau und Aggressions-umkehr	■ Fehlende Aggressionsabfuhr ■ Wendung der Aggression gegen die eigene Person
Suizidfantasien	■ Aktiv intendiert ■ Passiv sich aufdrängend

- mono- und bipolare affektive Störungen,
- Schizophrenie,
- Alkohol- und Heroinabhängigkeit,
- Panikstörungen und
- Borderline-Persönlichkeitsstörungen.

Die affektiven – vornehmlich die wahnhaften – Störungen sind mit einem besonders hohen Suizidrisiko verbunden. Am häufigsten kommt es zu Beginn einer Episode und nach Entlassung aus klinischer Behandlung zu suizidalen Handlungen. Obwohl in den letzten Jahrzehnten eindruckvolle therapeutische Fortschritte in der Behandlung und Prophylaxe affektiver Störungen erreicht wurden, konnte die Suizidrate nicht reduziert werden. Zwischen 10 und 15% aller Patienten, bei denen eine bipolare affektive Störung diagnostiziert wurde, werden im Laufe ihres weiteren Lebens durch Suizid versterben.

Die Suizidalität schizophrener Patienten kann plötzlich und unerwartet auftreten. Der Anlass ist in imperatorischem Stimmenhören (Befehle, sich umzubringen) oder einer das Handeln beherrschenden Wahnsymptomatik zu suchen. Nach Rückbildung der produktiv-psychotischen Symptome führen Entfremdungserlebnisse zu nahen Angehörigen, Enttäuschungen bei der Reintegration in die vertraute Umgebung, Ablehnungen in der Arbeitswelt, drohender sozialer Abstieg und Erfahrungen des Verlustes von Emotionalität, Kompetenz, Kognition und Spontaneität zu suizidalen Handlungen.

Das Risiko eines Suizids steigt bei Alkohol- und Drogenabhängigen, wenn nach langem Missbrauch die Beziehungen zu Familie und Freunden zerrüttet sind, Arbeit und Wohnung verloren sind und körperliche Folgeerscheinungen der Abhängigkeit sich manifestieren.

Psychopathologischer Befund

Der aktuelle psychopathologische Befund kann entscheidend für das weitere therapeutischen Vorgehen sein:

- Hohe Suizidalität – und eine Indikation zur stationären Behandlung – werden signalisiert von wahnhafter Gewissheit mit Schuld-, Versündigungs- und Verarmungsgedanken in Verbindung mit Selbstanklagen.
- Eine absolute Überzeugung, dass es für den Patienten keine Zukunft mehr gibt, dass er kein Recht mehr habe weiterzuleben oder dass sein Körper verfaule oder sich zersetze im Rahmen eines hypochondrischen Wahns sind weitere Signale starker Eigengefährdung.
- Gleiches trifft für psychotische Patienten zu, die sich durch vielfältige wahnhafte Erlebnisse in die Enge getrieben fühlen und keinen anderen Ausweg mehr sehen, als das Leben zu beenden.

- Ferner sind Patienten mit imperatorischem Stimmenhören grundsätzlich gefährdet, da der Inhalt der Befehle wechseln und sich gegen die eigene Person richten kann.
- Eine schwer zu beherrschende innere Unruhe und Getriebenheit in Verbindung mit schweren Schlafstörungen und unproduktiven (Zwangs-)Grübeleien können ebenfalls Suizidimpulse fördern.

Chronische Schmerzen

Ein weiterer wesentlicher suizidfördernder Faktor sind chronische Schmerzen. Sie können zu anhaltendem Leidensdruck, Freudlosigkeit, Einengung der Beweglichkeit, sozialem Rückzug und überhöhtem Gebrauch von Analgetika führen. Gefährdet sind vor allem alte, alleinstehende Männer, die schmerzbehindert ihre Wohnung nicht oder nur mithilfe Dritter verlassen können.

❶ Männer zwischen 70 und 80 Jahren haben das höchste Suizidrisiko aller Altersgruppen.

Allgemeine Bedingungen

Letztendlich müssen ungünstige allgemeine Bedingungen in die Bewertung der Suizidalität mit einbezogen werden (▶ Übersicht 8.2):

- Alleinstehend – getrennt – geschieden – verwitwet
- Arbeitslosigkeit
- Feindliches, durch chronische Belastungen und Auseinandersetzungen geprägtes Familienmilieu
- Gewalttätigkeit in der Familie oder durch Partner
- Verlust eines Angehörigen
- Anstehende Strafverfahren
- Fehlen oder Verlust mitmenschlicher Kontakte (Vereinsamung, Entwurzelung, Liebesenttäuschung)
- »Unheimliche Ruhe« nach vorheriger Aktivität und Unruhe
- Selbstvernichtungs-, Sturz- und Katastrophenträume

8.4   Therapie

Patienten, die sich wegen bestehender Suizidalität an Ärzte, nichtärztliche Therapeuten oder Notfallambulanzen wenden, wie auch solche, die wegen eines Suizidversuchs in eine Klinik gebracht werden, erleben nicht selten ein zwiespältiges Behandlungsklima. Die Gründe hierfür sind vielfältig:

- Das Handeln des Therapeuten kann durch eine übersteigerte Absicherungstendenz bestimmt werden, die zu unangemessenen Behandlungsvorschlägen führt. Die Abnahme eines Versprechens, sich nichts anzutun, dient allenfalls eher der Beruhigung des Behandelnden als dem Patienten.
- Ein Arrangement zwischen Patient und Therapeut in der Form, bestimmte Inhalte oder Motive einer suizidalen Handlung nicht anzusprechen oder zu bagatellisieren, verhindert eine wirksame Intervention und reale Hilfe. Die Chance einer vielleicht notwendigen störungsspezifischen Psychotherapie wird vertan mit der Folge einer erhöhten Rezidivgefahr oder der Entwicklung einer chronischen Suizidalität.
- Nachteilig kann sich ferner auswirken, wenn der Arzt überwiegend mit den Angehörigen kommuniziert, Entscheidungen ohne ausreichende Mitwirkung des Patienten herbeiführt und Vorwurfshaltungen von Angehörigen (»Wie konntest du uns das antun«) averbal oder verbal unterstützt.

❶ Jeder suizidale Patient bedarf einer kompetenten psychiatrisch-psychodynamisch orientierten Untersuchung. Das Ergebnis mündet in einer Diagnose. Unter Berücksichtigung des die Suizidalität günstig oder ungünstig beeinflussenden Umfeldes ist es dann möglich, ein differenziertes therapeutisches Angebot zu entwickeln.

Stationäre Behandlung

Wird der Notarzt zu einem suizidalen Patienten gerufen, muss vorrangig die Indikation einer stationären psychiatrischen Behandlung geprüft werden. Sie wird nicht nur durch die Schwere der aktuellen Suizidalität bestimmt, sondern wesentlich durch Faktoren wie Isolation, Art der psychiatrischen Erkrankung oder objektiv ungünstige und kurzfristig nicht zu verändernde Lebenssituationen. Die Vor- und Nachteile einer stationären Behandlung müssen vor diesem Hintergrund gegeneinander abgewogen werden:

Übersicht 8.2. Einschätzung suizidaler Menschen: Faktoren, die der Therapeut beachten muss.
(Nach Wolfersdorf 2002)

Umstände eines Suizidversuchs

- Vorausgegangenes kränkendes Lebensereignis
- Vorbereitung getroffen: Methode ausgewählt; Angelegenheiten in Ordnung gebracht; Reden über Suizid; Weggeben von wertgeschätzten Dingen; Abschiedsbrief

- Verwendung einer gewaltsamen Methode oder von Medikamenten, Gift mit höherer Letalität
- Letalität der gewählten Methode bekannt
- Vorkehrungen gegen Entdeckung getroffen

Aktuelle Symptomatik

- Hoffnungslosigkeit
- Selbstanklage, Gefühle von Versagen und Minderwertigkeit
- Depressive Stimmung
- Agitiertheit und Ruhelosigkeit

- Andauernde Schlafstörungen
- Gewichtsverlust
- Verlangsamte Sprache, Erschöpfung, sozialer Rückzug
- Suizidideen und -pläne

Psychische Krankheit

- Früherer Suizidversuch
- Affektive Erkrankung
- Alkoholismus oder/und Substanzmissbrauch

- Verhaltensstörung und Depression bei Heranwachsenden
- Präsenile Demenz und Verwirrtheitszustände bei alten Menschen
- Kombination verschiedener Krankheiten

Psychosoziale Vorgeschichte

- Gegenwärtig getrennt, geschieden oder verwitwet
- Lebt allein
- Arbeitslos; gegenwärtig Wechsel oder Verlust der Erwerbstätigkeit

- Zahlreiche Lebensbelastungen (Umzug; frühkindlicher Verlust; Abbruch wichtiger Beziehungen; Schulprobleme; bevorstehende Bestrafung)
- Chronische körperliche Krankheit
- Exzessives Trinken oder exzessiver Substanzmissbrauch

Persönlichkeitsfaktoren

- Impulsivität, Aggressivität, Feindseligkeit
- Kognitive Rigidität und Negativismus
- Hoffnungslosigkeit

- Niedriges Selbstwertgefühl
- Borderline- oder antisoziale Persönlichkeitsstörung

Familiengeschichte

- Suizidales Verhalten in der Familie
- Affektive Erkrankung und/oder Alkoholismus in der Familie

Vorteile einer stationären Behandlung

- Bessere Überwachung und Versorgung
- Zeitsparende und zuverlässige Diagnostik
- Bessere Behandlungsmöglichkeiten:
  - Engmaschige Gespräche
  - Einleitung einer spezifischen Psychotherapie
  - Differenzierte Psychopharmakotherapie
  - Ergänzende Behandlungen:
    - Entspannungstherapien
    - Gruppentherapie bzw. -aktivitäten
    - Balneologische Maßnahmen
- Entlastung des Patienten (chronisch-konfliktreiches Familienmilieu)
- Entlastung der Familie (bei stark agitiert-ängstlichen Patienten)
- Bessere Compliance
- Durchbrechung von Isolation und Rückzug

Nachteile einer stationären Behandlung

- Regressionsneigung des Patienten – Neigung zu Passivität
- Veränderung und Einschränkung der täglichen Lebensgewohnheiten
- Trennung von Familie und anderen wichtigen Bezugspersonen
- Berufliche oder persönliche Nachteile durch die Tatsache, in einer Nervenklinik gewesen zu sein

Indikationszeichen für eine Einweisung

Bestimmte Symptome und/oder Verhaltensweisen bei bestehenden Psychosen oder Abhängigkeitserkrankungen sollten in jedem Fall einer klinischen Behandlung zugeführt werden:

- imperatorisches Stimmenhören (Befehle, sich umzubringen etc.),
- wahnhafte Gewissheit, sterben zu müssen,
- Ausweglosigkeit bei einem systematisierten Verfolgungswahn im Rahmen einer Schizophrenie oder einer anderen wahnhaften Störung,
- hypochondrischer, nihilistischer, Schuld- oder Versündigungswahn affektiver Psychosen,
- hemmungsloses, selbstvernichtendes Trinken oder impulsiv-unkontrollierte Tabletteneinnahme bei Abhängigkeitserkrankungen.

Auch Patienten in Krisensituationen, die Fantasien oder Vorstellungen von einem erweiterten Suizid äußern (z. B. Trennungskonflikt mit der Überlegung, die Kinder mit in den Tod zu nehmen), gehören in eine stationäre Behandlung.

Zustimmung des Patienten

Patienten mit konkreten Suizidgedanken, mangelnder Kooperationsbereitschaft oder Verhaltensweisen, die auf eine unmittelbar bevorstehende suizidale Handlung hinweisen, müssen auf eine geschlossene psychiatrische Abteilung eingewiesen werden. Die Gründe müssen dem Patienten mitgeteilt werden, da er mit der Einweisung einverstanden sein muss.

❶ Der Erfolg einer Zustimmung hängt von dem Engagement und der Einstellung des Notarztes ab.

Die Notwendigkeit einer klinischen Behandlung zu vermitteln ist zeitaufwendig. Der Einsatz lohnt sich, da Einweisungen gegen den Willen des Patienten fast immer als kränkend, ablehnend oder bestrafend erlebt werden. Die Motivation für indizierte spätere Therapien wird vermindert. Die Zustimmung sollte schriftlich erfolgen.

Zwangseinweisung

In Einzelfällen wird man um eine Zwangseinweisung nicht herumkommen, wenn es trotz aufwendigen Bemühens nicht gelingt, den Patient zu einem freiwilligen Aufenthalt auf einer geschlossenen Station zu bewegen. Erst recht trifft dies zu, wenn ein Patient unmittelbar suizidale Handlungen begeht. In diesem Fall ist der Notarzt verpflichtet, alles zu unternehmen, um ihn an der Durchführung der Handlung zu hindern.

Die rechtlichen Grundlagen einer Zwangseinweisung sind in den Unterbringungsgesetzen festgelegt, die in jedem Bundesland verschieden sind. Der einweisende Arzt muss die Notwendigkeit einer sofortigen Unterbringung auf eine geschlossene Station schriftlich bestätigen und die Gründe angeben, die ihn zu dieser Maßnahme veranlassen.

❶ CAVE
Maßgebend ist hier nicht die Mitteilung einer Diagnose, sondern die Darstellung des konkreten Tatbestandes, aus dem sich die unmittel-

bare Eigengefährdung herleiten lässt. Mangelnde konkrete oder unvollständige Angaben können dazu führen, dass die Eigengefährdung des Patienten durch die nachfolgende Unterbringungsverhandlung nicht ausreichend beurteilt werden kann und der Patient zu seinem Nachteil vorzeitig wieder entlassen wird.

Der Transport erfolgt durch die zuständigen Ordnungsbehörden und/oder durch Einschaltung des zuständigen sozialpsychiatrischen Dienstes.

Medikamentöse Intoxikation

Ist es vor Eintreffen des Arztes zu einer Tabletteneinnahme gekommen oder liegen Hinweise für eine Tabletten- oder Drogenabhängigkeit vor, ist folgendes Vorgehen erforderlich:

- Überprüfung der Bewusstseinslage
- Beobachtung der Pupillenreaktion
- Kontrolle der Atmung
- Messen von Puls, Blutdruck
- Prüfung der Muskeleigenreflexe
- Giftanamnese durch Patient oder Angehörige (schriftlich fixieren für den nachbehandelnden Arzt):
  - Art und Menge des Medikamentes?
  - Asservierung von Tabletten und Tablettenpackungen
  - Alkohol?
  - Nahrungsaufnahme während der letzten 12 Stunden?
  - Erbrechen?
- Ergänzend: orientierende körperlich-neurologische Untersuchung bis zum Abtransport in die Klinik

❗ CAVE
Es handelt sich um einen Behandlungsfehler, intoxikierte Patienten mit einer chronischen Medikamenten- oder Drogenabhängigkeit auf ihren Wunsch oder Bitten der Angehörigen nicht in eine Klinik einzuweisen.

Wird der Arzt zu einem Patienten gerufen, der kurzfristig zuvor in suizidaler Absicht Tabletten eingenommen hat, so sind folgende therapeutische Maßnahmen erforderlich:

- Bei klarem Bewusstsein und Einnahme der Tabletten vor weniger als 1 Stunde: Magenspülung mit handwarmem Wasser.
  Cave: Bei bewusstseinsgetrübten oder bewusstlosen Patienten ist die Durchführung einer Magenspülung ohne Intubation kontraindiziert und ein Behandlungsfehler.
- Bei Bewusstseinstrübung oder Bewusstlosigkeit:
  - Lagerung in stabiler Seitenlage
  - Freilegen der Atemwege: Einlegen eines Guedel-Tubus
  - Anlegen einer isotonischen Elektrolytlösung
- Sicherung von Atmung und Kreislauf während des Transportes bis zur Einlieferung in die Klinik
- Weiteres Vorgehen: ▶ Kap. 12

Aspekt des Hilferufs

Suizidale Patienten rufen den Notarzt oder suchen eine Praxis oder Klinik auf, wenn sie wegen bestimmter Lebensschwierigkeiten nicht mehr wissen, wie es weitergehen soll. Sie sehen keine Möglichkeit, akute oder chronische Konflikte, unerwarteter Verluste, Krankheit oder soziale Instabilität (Arbeitslosigkeit, Wohnungsverlust, Heimunterbringung) adäquat zu bewältigen, und geraten in Not. Im Sinne eines Apells, eines »Rufs nach Hilfe« wenden sie sich an den Arzt.

❗ Der Aspekt des Hilferufes muss ernst genommen, respektiert und darf nicht verharmlost werden.

Diese Patienten befinden sich am Beginn der Konsultation in einer ambivalenten Situation. Ihre Einstellung schwankt zwischen Resignation und Hoffnung.

- Psychosoziale Lebenskrisen sind der häufigste Anlass einer suizidalen Entwicklung.
- Bei suizidalen Patienten, die von besorgten Angehörigen zur Behandlung gebracht werden, muss mit Bagatellisierungen oder Dissimulation gerechnet werden. Nach den Ursachen einer Suizidalität befragt, bietet der Patient meist ein vordergründiges Motiv, einen aktuellen Anlass an. Im Verlauf des diagnostischen Gesprächs finden sich fast immer mehrere sich gegenseitig ungünstig beeinflussende Ereignisse, Belastungen und Konflikte.

Therapeutischer Zugang

Die erste Begegnung eines Arztes mit einem suizidalen Patienten wird durch den Tatbestand geprägt, dass der Patient einem Fremden sehr persönliche und intime Informationen aus seinem Leben mitzuteilen hat.

❗ **Der Erstkontakt mit einem suizidalen Patienten ist für den weiteren Behandlungsverlauf entscheidend. Er dient dem Aufbau einer vertrauensvollen therapeutischen Beziehung.**

Um hier einen therapeutischen Zugang zu erreichen, sollten folgende Voraussetzungen gegeben sein:

- Der Arzt muss genügend Zeit haben, um den Patienten die Möglichkeit zu geben, sich ausführlich zu äußern. Es ist wichtig, ihn zunächst frei sprechen zu lassen und ihn allenfalls zu ermuntern weiterzusprechen.
- Die Suizidthematik muss offen und ausführlich angesprochen werden. Fragen dazu führen meist schon zu einer deutlichen Entlastung:
  - Anlass der Suizidalität?
  - Seit wann?,
  - Vorstellungen über Art der suizidalen Handlung?
  - Konkrete Vorbereitungen?
  - Mögliche Auswirkungen?
  - Frühere Suizidgedanken?
- Vermittlung von Sicherheit, Verlässlichkeit und unmittelbare Wertschätzung sind wichtige stabilisierende Faktoren.
- Das Gespräch sollte sich auf das »Hier und Jetzt« konzentrieren.
- Ein frühzeitiges Einbeziehen von Angehörigen oder Vertrauenspersonen wirkt sich günstig aus und ist für die weitere Versorgung bedeutsam.
- Wird von dem Patienten der Kontakt zu einer am Konflikt beteiligten Bezugsperson abgelehnt, so ist dies konsequent zu respektieren.
- Hinweise auf familiäre und/oder religiöse Bindungen sind zu beachten.
- Eine kontinuierliche Betreuung durch Angehörige oder Freunde ist sicherzustellen. Ein Suizidaler sollte nicht allein und sich selbst überlassen bleiben.
- Am Beginn der Behandlung sind tägliche Kontakte notwendig, die je nach Abklingen der Suizidalität individuell ausgedünnt werden können.
- Je vertrauensvoller und fester sich die therapeutische Beziehung entwickelt hat, umso mehr müssen die eigenen Anteile des Patienten angesprochen werden, die zu der als ausweglos erlebten Lebenssituation geführt haben.
- Das bei suizidgefährdeten Patienten oft bestehende generalisierte global-negative Selbstkonzept kann therapeutisch beeinflusst werden durch:
  - Beachtung neuer und vergessener Aspekte des Selbst,
  - Verschiebung der Aufmerksamkeit auf positive Aspekte des Selbst und auf Erinnerungen, die positive Selbstbewertungen einschließen,
  - Verschiebung des Selektionsfilters der Informationsverarbeitung ins Positive.
- Suizidale Patienten bedürfen am Anfang der Führung und Motivation zu weitergehender Behandlung. Eine aktive Vorgehensweise ist hilfreicher und entlastender als passives Abwarten.
- Suiziddrohungen dürfen nicht dazu führen, dass der Therapeut erpressbar wird.
- Für die therapeutische Haltung des Arztes ist die Erkenntnis wichtig, dass die absolute Verhinderung eines drohenden Suizids nicht möglich ist.
- Psychopharmakologische Behandlungen sind nur im Sinne einer Begleittherapie am Beginn indiziert, zum Beispiel zur Durchbrechung einer quälenden Schlafstörung.
- Die Vermittlung in eine spezifische Therapie muss aktiv und gezielt erfolgen, wenn eine behandlungsbedürftige psychische Erkrankung vorliegt. In einer suizidalen Phase ist die Motivation zu einer Psychotherapie meist erhöht. Der unverbindliche Hinweis, eine bestimmte Therapie zu beginnen oder das Überreichen einer Liste von Psychotherapeuten nach dem Erstkontakt wirken eher antitherapeutisch.

Übersicht 8.3. Fehler, die im Umgang mit suizidgefährdeten Patienten gemacht werden

- Nichtansprechen von Suizidgedanken

- Hinweis auf Zeitmangel

- Belehrungen

- Bagatellisierung der vom Patienten geäußerten Belastungen

- Nichterkennen von Dissimulation und Bagatellisierung der Suizidalität

- Diskussion der suizidalen Problematik mit Angehörigen ohne Einbeziehung des Patienten

- Unverbindliche Therapieempfehlungen

- Fehlen fester Terminvereinbarungen

- Unzureichende Kompetenz des Arztes – Unterlassen einer Überweisung zum Facharzt

- Zu frühe Beendigung der Versorgung

- Unterlassen nachgehender Fürsorge, wenn der Patient nicht zu dem vereinbarten Termin erscheint

Fazit

Über die Effizienz einer Betreuung, Behandlung und Versorgung suizidaler Patienten gibt es wenig fundierte Untersuchungen. Ob akute therapeutische Interventionen langfristig weitere Suizidversuche oder Suizde verhindern, bleibt unklar. Die Empfehlungen zum therapeutischen Vorgehen bei suizidalen Patienten beruhen überwiegend auf klinischen Erfahrungen und Meinungen von Experten (Evidenzlevel D).

Die Datenlage für die Effizienz psychotherapeutischer Verfahren (tiefenpsychologische Psychotherpie, kognitive Verhaltenstherapie) bei rezidivierenden Suizidversuchen oder chronischer Suizidalität hinsichtlich späterer Suizidversuche oder Suizide ist ebenfalls spärlich (Evidenzlevel C).

Eine spezifische antisuizidale Psychopharmakotherapie gibt es nicht. Die Erfahrungen der Prophylaxe mono- und bipolarer affektiver Störungen mit Lithium weisen auf eine suizidhemmende Wirkung dieser Substanz hin. Es gibt begründete Hinweise, dass Lithium unabhängig von einer Depression einen spezifischen antisuizidalen Effekt besitzt (Evidenzlevel C). Es ist jedenfalls auffällig, dass Patienten, die sich in einer Lithium-Therapie befinden, trotz der Toxizität und geringen therapeutischen Breite des Lithiums sich sehr selten mit Lithium suizidieren.

Literatur

Ahrens B (1997) Mortality studies and the effectiveness of drugs in long-term treatment. Pharmacopsychiatry 30 (Suppl) 57–61

Bronisch T (2004) Der Suizid. Ursachen, Warnsignale, Prävention, 4. Aufl. Beck, München

Bronisch T (2008) Suizidalität. In: Möller J-H, Laux G, Kapfhammer H-P (Hg) Psychiatrie und Psychotherapie, Bd 2, 3. Aufl. Springer, Berlin Heidelberg New York Tokyo, S 1281–1306

Farberow N, Shneidman ES (1961) The cry for help. McGraw-Hill, New York

Felber W (1993) Parasuizid. Roderer, Regensburg

Henseler H (1974) Narzisstische Krisen. Zur Psychodynamik des Selbstmords. Rowohlt, Reinbeck

Pöldinger W (1982) Suizidprophylaxe bei depressiven Syndromen. Neuropsychtr Clin 1: 87–97

Ringel E (1953) Der Selbstmord. Abschluss einer krankhaften Entwicklung. Maudrich, Wien Düsseldorf

Schmidtke A (1988) Verhaltenstherapeutisches Modell suizidalen Verhaltens. Roderer, Regensburg

Wolfersdorf M (2000) Der suizidale Patient in Klinik und Praxis. Suizidalität und Suizidprävention. Wissenschaftliche Verlagsgesellschaft, Stuttgart

Wolfersdorf M, König F, Franke Ch (2002) Suizid. In: Berzewski H, Nickel B (Hg) Neurologische und psychiatrische Notfälle. Die Erstversorgung. Urban & Schwarzenberg, München Jena, S 411–426

Angst

9.1   Einführung und Epidemiologie

Angstsyndrome gehören zu den häufigsten psychischen Störungen in der Bevölkerung. Aufgrund von Untersuchungen während der letzten beiden Jahrzehnte kann davon ausgegangen werden, dass mit einer Lebenszeitprävalenz von 15–25% der Bevölkerung eine primäre Angststörung auftritt.

Für die Notfalltherapie sind folgende Angststörungen relevant (in Klammern: Lebenszeitprävalenz):

- Panikstörung mit oder ohne Agoraphobie (3,8%),
- Agoraphobie ohne Panik (3,8%),
- generalisierte Angststörung (5,1%) und
- spezifische Phobien (13,2%).

Unzureichende Daten liegen für Angststörungen vor, die durch toxische oder durch internistische Leiden bedingt sind. Angstsyndrome können im Rahmen anderer psychiatrischer Störungen auftreten – in erster Linie mit Depressionen, Abhängigkeitserkrankungen oder Psychosen.

- Frauen sind etwa 2- bis 3-mal so häufig wie Männer betroffen.
- Angststörungen beginnen überwiegend zwischen dem 15. und 20. Lebensjahr, erreichen zwischen dem 30. und 40. Lebensjahr ihr Maximum und verlaufen in der Regel unbehandelt chronisch.

Angst ist ein vielschichtiges Grundphänomen menschlichen Lebens. Sie ist elementarer Teil unseres Daseins, stimulierend und blockierend zugleich.

Angstreaktionen können bei drohender Gefahr Warn- und Kontrollfunktionen ausüben. Ihre Bewertung durch den Patienten wird durch die objektive Situation und durch seine subjektive Einschätzung bestimmt. Angstreaktionen werden auf drei Ebenen erfasst:

- der physiologischen Ebene,
- der motorischen Verhaltensebene und
- der subjektiv-kognitiven Ebene.

Jede Form von Angsterleben geht deshalb mit Veränderungen der vegetativen Funktionen, der Motorik und der psychischen Befindlichkeit einher. Somatische und psychische Symptome beeinflussen sich gegenseitig. Entsprechend vielgestaltig können die verschiedenen Angstsyndrome auftreten.

Begriffsabgrenzungen

Psychologisch werden Furcht, Angst, Phobie und Panik unterschieden.

Furcht kann als eine universelle Reaktion auf eine deutlich erkennbare und allgemein akzeptierte Bedrohung interpretiert werden. Psychologisch und vegetativ werden Verhaltensweisen bereitgestellt, die es möglich machen, einer Gefahr willentlich durch Flucht, Vermeiden, Bewegungslosigkeit oder Angriff zu begegnen.

Angst lässt sich als ein Affektzustand beschreiben, der durch die Wahrnehmung von Gefahr oder Bedrohung in der Umwelt oder im Individuum ausgelöst wird. Zu unterscheiden ist zwischen »normaler« und »pathologischer« Angst:

- Die pathologische Angst ist charakterisiert durch eine der Situation unangemessene und überdauernde Angstreaktion, für die der Patient keine Möglichkeit der Erklärung, der Reduktion und der Bewältigung hat und die zu einer Beeinträchtigung der Lebensqualität führt.

Ängste können auch ohne äußeren Anlass, ohne eine Belastungssituation und ohne einen Stimulus auftreten: »frei flottierende Angst«.

Unter **Phobie** wird eine irrationale Furcht vor bestimmten Objekten, Situationen und Orten mit Vermeidungsverhalten verstanden (z. B. Angst vor Menschenansammlungen, vorm Alleinreisen, vor dem Fliegen, vor Tieren, vor Injektionen).

Die **Panik** ist charakterisiert durch abrupt beginnende Episoden intensiver Angst, die innerhalb weniger Minuten ihr Maximum erreicht, mit vielfältigen vegetativen und Körpersymptomen einhergeht und von Ängsten, zu sterben, verrückt zu werden, oder Angst vor Kontrollverlust begleitet werden. Das anfallsartig auftretende Syndrom (»Panikattacke«) dauert durchschnittlich 10-15 min und kann sich bis maximal 1 h ausdehnen.

Einschätzung einer Angstsymptomatik

Die Beurteilung von Angstsymptomen und die sich hieraus ergebenden diagnostischen und therapeutischen Konsequenzen hängen ganz wesentlich ab von eigenen Angsterfahrungen sowie der Einstellung und Persönlichkeit des Notarztes. Entsprechend können Behandlungsempfehlungen von Bagatellisierungen (»Es ist nicht so schlimm«) bis zu therapeutischen Überangeboten reichen (»Sie können mich jederzeit rufen«). Beides ist wenig hilfreich und führt eher zu einer Verstärkung der Ängste.

Auslöser

Als auslösende Faktoren sind zu nennen:
- Traumatische Lernerfahrungen mit Angststimuli (klassisches Konditionieren)
- Akute oder chronische Überforderungen oder Stress
- Körperliche Erkrankungen (hormonelle Schwankungen) oder gesundheitliche Bedrohungen (bevorstehende medizinische Eingriffe)
- Konflikt-, Entscheidungs- oder Ambivalenzsituationen
- Drogeneinflüsse: Psychostimulantien, Cannabis, Alkohol, Koffein, Nikotin

Bei Unfallopfern besteht die Möglichkeit, dass Furcht, Angst und Panik gleichzeitig vorhanden sein können:
- Furcht vor weiteren Belastungen durch das Unfallereignis;
- Entwicklung von Angst durch erlebte Hilflosigkeit und das Angewiesensein auf die Hilfe Dritter;
- Panik, weil es nicht möglich ist, sich aus dem Unfallbereich zu entfernen.

Der Angstpatient als Notfall

Patienten mit akuten Ängsten rufen häufig den Notarzt oder suchen Notfallambulanzen auf. Als vorherrschendes Symptom werden somatische Beschwerden wie Herzschmerzen, Schwindel, Atemnot angegeben. Wird durch die Untersuchung keine organische Ursache festgestellt, so wird der Patient wieder entlassen – im ungünstigs-

ten Fall mit dem Hinweis, dass er »nichts hat« oder »nicht ernsthaft krank« sei.

❶ Obwohl ein beträchtlicher Teil der Angstpatienten regelmäßig ärztliche Praxen aufsucht, wird die Störung als solche oft nicht erkannt. Wegen der beeinträchtigend erlebten somatischen Symptome lehnen auch viele Patienten eine psychiatrische Ursache ihrer Störung ab.

Angstzustände engen den individuellen Spielraum des Menschen ein und führen zu Hilflosigkeit, Abhängigkeit, Schonverhalten, subjektiver Bedrohung und zum sozialen Rückzug. Viele Angststörungen neigen unbehandelt zu einer Chronifizierung.

Patienten mit anfallsartigen Angstzuständen gehören zu den regelmäßigen Besuchern von Erste-Hilfe-Stationen und fordern häufig Hausbesuche an. Die Diskrepanz zwischen der Dramatik ihrer Symptomschilderung (die meist zum Zeitpunkt der Untersuchung schon abgeklungen ist) und dem somatischen Untersuchungsbefund führt zu ambivalenten bis negativen Einstellungen des herbeigerufenen Arztes.

❶ CAVE
In der Notfallsituation können Patienten mit vorbestehender Angstsymptomatik durch mangelnde Kooperation oder panikartige Verhaltensweisen den Erfolg notwendiger diagnostischer oder therapeutischer Sofortmaßnahmen gefährden (z. B. raptusartiges Herausreißen zentraler Zugänge, Infusionen oder Katheter).

9.2   Diagnostik

Für die Bewertung einer Angstsymptomatik ist zu berücksichtigen, dass diese immer auf der physiologischen Ebene durch eine Hyperaktivität des sympathikotonen Nervensystems begleitet ist. Dementsprechend finden sich zahlreiche – und auch wechselnde – vegetative und körperliche Symptome. Intensität und Umfang der Angst können nur richtig eingeschätzt werden, wenn auch die Ebene des subjektiven Erlebens und des sich hieraus ergebenen Verhaltens bewertet wird (▶ Übersicht 9.1).

Übersicht 9.1. Symptome der Angst (Auswahl)

Vegetative Symptome	Andere körperliche Symptome	Psychische Symptome	Kognitive und Verhaltensstörungen
Schwitzen	Körperliche Schwäche	Leichte Ermüdbarkeit	Angst, wahnsinnig zu werden
Mundtrockenheit	Körpermissempfin-	Nervosität	Angst vor Kontrollverlust
Tachykardie	dungen	Unsicherheit	Hilflosigkeit
Tachypnoe	Erhöhte Muskelspan-	Benommenheit	Gefühl des Ausgeliefertseins
Tremor	nung	Ungeduld, Getrieben-	Angst vor der Angst
Harndrang	Muskelverkrampfungen	heit	Ohnmachtsgefühl
Diarrhö	Abdominalkrämpfe	Unruhe	Angst zu sterben
Hitzewallungen,	Übelkeit	Reizbarkeit	Befürchtung zukünftigen
Kälteschauer	Anorexie	Schreckhaftigkeit	Unglücks
Schwindel	Beklemmungsgefühl	Grübeln	Vermeidungsverhalten
Mydriasis	Brustschmerzen	Spannung	Bedrohung
	Globusgefühl	Erstarrung	Sozialer Rückzug
	Kopfschmerzen, Kopf-	Derealisation	Konzentrationsstörungen
	druck	Depersonalisation	Aufmerksamkeitsstörungen

Je nach Umfang, Dramatik und vitaler Bedrohung kann die Angstsymptomatik eine Intensität erreichen, in der der Patient für ihn unkorrigierbar

- das Gefühl eines Kontrollverlustes hat (»verrückt werden«),
- der Überzeugung ist, lebensbedrohend erkrankt oder verletzt zu sein (»Herzinfarkt, Verbluten«) oder
- hilflos anderen ausgeliefert zu sein (»Ohnmacht«).

Risiko möglicher Eskalationen einschränken

In der Notfallsituation ist es wichtig zu wissen, dass sich der psychische Zustand eines solchen Patienten über psychomotorische Unruhe zu schwerer Erregung mit panikartigen Verhaltensweisen steigern kann. In Zuständen starker Angst sind die Patienten in ihrer Wahrnehmung und in der Bewusstseinslage eingeengt. Auf Ansprache reagieren sie nicht, inadäquat oder gegensätzlich und gefährden sich durch mangelnde Kooperation, Selbstverletzungen, »kopfloses« Weglaufen oder unerwartet auftretende Suizidalität. Besonders bei Großschadensereignissen (Massenunfällen, Brandkatastrophen) ist es sinnvoll, massiv von Angst und Panik Getriebene schnell zu identifizieren und sie bevorzugt aus dem bedrohenden Umfeld herauszunehmen. Durch ihr agitiertes, dramatisches und suggestibles Verhalten beeinflussen und gefährden sie andere Unfallopfer bis hin zur Stimulation einer Massenpanik.

Diagnostische Schritte

Trotz der Notwendigkeit einer schnellen Intervention ist ein systematisches Vorgehen bei der weiteren Diagnostik unverzichtbar.

🚫 Hinter einer situativ bedingten Angstsymptomatik können sich lebensbedrohliche internistische Komplikationen (z. B. kardiale Rhythmusstörungen, abdominale Blutungen, Intoxikationen) verbergen.

Ruhe und Reizarmut

Die Patienten sollten in eine ruhige, reizarme Umgebung gebracht werden – wenn möglich in Abwesenheit von Zuschauern und Angehörigen, da ihr positiver oder negativer Einfluss auf das Verhalten des Patienten nicht umgehend zu klären sind. Angst wird immer von Nervosität, hektischem Verhalten, Unruhe und Agitation begleitet. Das klammernde Verhalten, die Suggestibilität und die vielfältigen Befürchtungen des Patienten vermindern sich erfahrungsgemäß durch diese einfache Maßnahme.

Kurzanamnese

Ermutigung und Vermittlung von Verlässlichkeit führen im Rahmen einer gezielten Kurzanamnese zu einer weiteren Stabilisierung des Angstpatienten. Im Bereich der Angstanamnese sind folgende Fragen zu klären:

- Ist der Angstzustand zum ersten Mal aufgetreten
  oder bestanden früher schon behandlungsbedürftige Ängste?
- Ging der Angst ein belastendes Ereignis voraus?
- Ist die bestehende Angst »normal« oder »pathologisch« vor dem Hintergrund einer bestehenden körperlichen Erkrankung oder einer erlebten Traumatisierung?
- Entwickelt oder verstärkt sich die Angst im Zusammenhang mit bestimmten Situationen (Anblick von Blut, bevorstehende Injektionen, Zusammenhang mit Schmerzen, Konfrontation mit Unfallereignissen)?
- Bestand eine objektiv – möglicherweise vital bedrohende – angsterzeugende Situation?
- Ist eine Angstsymptomatik Leit- oder Begleitsymptom einer internistischen oder neurologischen Erkrankung?
- Finden sich Hinweise für eine Intoxikation (Alkohol, Medikamente, Drogen)?
- Besteht ein Angstsyndrom im Rahmen einer affektiven oder psychotischen Störung (Depression, Schizophrenie)?
- Steht die Angstsymptomatik im Zusammenhang mit einer Persönlichkeitsstörung?

Bei jedem Angstpatienten ist die Notwendigkeit einer unmittelbaren körperlich-neurologischen Untersuchung unverzichtbar, um differenzialdiagnostisch eine somatische oder substanzinduzierte Genese der Angst auszuschließen. Die Gabe eines anxiolytisch-sedierenden Medikamentes vor Klärung der Diagnose ist wegen der Gefahr der Verschleierung vital-bedrohlicher Komplikationen obsolet. Der Umfang notwendiger ergänzender Labor- und Zusatzuntersuchungen hängt von den Ressourcen ab, die in der Praxis, der Erste-Hilfe-Station oder im Rettungswagen zur Verfügung stehen. In jedem Fall sollten danach laborchemische Untersuchungen einschließlich Medikamenten- und Drogenscreening, EKG, EEG und bei Indikation bildgebende Verfahren durchgeführt werden.

9.3 Differenzialdiagnose

Wegen der vielfältig variierenden Angstsymptomatik ist immer eine differenzialdiagnostische Abklärung erforderlich. Die wichtigsten Ursachen der Entwicklung von Angstzuständen zeigt ◘ Tabelle 9.1.

Akute Belastungsreaktion und posttraumatische Belastungsstörung

Beide Formen entwickeln sich im Zusammenhang mit einer außergewöhnlichen körperlichen und/oder seelischen Belastung. Das auslösende Ereignis liegt außerhalb der allgemeinen menschlichen Erfahrung. Die Anpassungsfähigkeit des Einzelnen – aber auch der direkt und indirekt Beteiligten – wird durch die überwältigenden katastrophalen Ereignisse über das normale Maß beansprucht. Typische Beispiele sind hier ernsthafte Bedrohungen des eigenen Lebens durch Raubüberfall, Vergewaltigung, Geiselnahme, Verkehrsunfälle, Eisenbahnunglück, Feuer, Folterung. Auch das Miterleben der Tötung oder schweren Verletzung eigener Kinder, des Ehepartners oder anderer Personen – z. B. bei Massenunfällen – führen zu diesen Reaktionen.

> Die Realangst durch die erlebte Katastrophe führt bei zuvor ängstlichen Menschen hier schnell zu Unruhe, Erregung, Einengung von Wahrnehmung und Aufmerksamkeit und panikartigen Angstzuständen.
> Diese Patienten sind in dem akuten Zustand wenig kooperativ und gefährden hierdurch notwendige Rettungsmaßnahmen.

◨ **Tab. 9.1.** Differenzialdiagnose der Angst

Ursache		ICD 10	DSM IV
Belastungs- und Anpassungsstörungen	Akute Belastungsreaktion	F 43.0	309.24
	Posttraumatische Belastungsstörung	F 43.1	309.81
	Ängstliche Reaktion	F 43.22	309.24
Angststörungen im engeren Sinn	Agoraphobie mit Panikstörung	F 40.00	300.21
	Agoraphobie ohne Panikstörung	F 40.01	300.22
	Panikstörung	F 41.0	300.01
	Generalisierte Angststörung	F 41.1	300.02
	Phobien	F 40.1, 40.2	300.23, 300.29
Psychotische Angst	Schizophrenie, schizoaffektive Störung, psychotische Episoden	F 20, 22, 23	295, 297, 298
Organische Angststörungen	Erkrankungen des ZNS, internistische Erkrankungen	F 06.4	293.89
Substanzinduzierte Angststörungen	Intoxikation (Koffein, Amphetamine, Exstasy, Kokain, LSD, PCP)	F 1x.0 F 1x.2	292.89 291.8
	Entzug (Alkohol, Benzodiazepine)	F 1x.3	292.82 92.89

9

Bei Katastrophen, von denen viele Menschen betroffen sind, ist es wichtig, diese Opfer schnell zu identifizieren und sie als Erste aus dem Unfallbereich herauszunehmen. Hierdurch kann ein Übergreifen der ängstlichen und panikartigen Verhaltensmuster auf andere Beteiligte verhindert werden.

— Die akute Belastungsreaktion entwickelt sich im engen zeitlichen Zusammenhang mit dem Trauma und klingt meist während der ersten 8 Stunden – in seltenen Fällen nach 2–3 Tagen – ab.

— Die posttraumatische Belastungsstörung (PTSD) tritt bis zu 6 Monate nach dem Belastungsereignis auf. Sie spielt in der Notfalltherapie eine eher untergeordnete Rolle.

Angstsyndrome im engeren Sinn

Angsterkrankungen, die nicht Leit- oder Begleitsymptom einer organischen Erkrankung, einer Intoxikation, einer anderen psychiatrischen Erkrankung oder einer akuten Belastung sind, können durch Unfälle oder Katastrophen aktiviert und/oder intensiviert werden. Diese Patienten neigen zu einer starken Überbewertung beeinträchtigender Erlebnisse oder Hilfen mit der Folge unzureichender Kooperation. Für die Notfalltherapie ist in erster Linie die Panikstörung mit oder ohne Agoraphobie relevant.

Panikattacken

Das anfallsartig auftretende Syndrom wird überwiegend nicht durch eine spezifische Situation oder ein spezifisches Objekt ausgelöst und ist auch nicht mit besonderer Anstrengung oder einer gefährlichen oder lebensbedrohlichen Situation verbunden. In der Regel entwickeln sich Panikattacken unerwartet aus einem Zustand der Ruhe (»wie aus heiterem Himmel«).

- Es handelt sich um plötzlich auftretende intensive und sich schnell steigernde Attacken von Angst, die oft durch plötzliches Herzklopfen und -jagen, Brustschmerz, Beklemmungsgefühl, Schwindel, Benommenheit und weitere vegetative und körperliche Symptome eingeleitet werden.
- Sekundär entstehen Ängste vor Kontrollverlust, zu sterben, einen Herzinfarkt zu haben oder verrückt zu werden.
- Die Umgebung wird als unwirklich wahrgenommen (Derealisation), und der Patient hat das Gefühl, »nicht wirklich hier« zu sein (Depersonalisation).
- Eine anhaltende Angst und Sorge vor erneuten Attacken führen zu einschneidenden Veränderungen der Lebensführung.

Der Zustand wird als so bedrohend erlebt, dass die Patienten umgehend den Notarzt rufen oder sich gleich mit der Feuerwehr in ein Krankenhaus fahren lassen. Unsachgemäß behandelt werden sie zu regelmäßigen Besuchern von Notfallambulanzen. In einem Panikanfall gefährden die Patienten sowohl sich selbst (»kopfloses« Weglaufen, erhöhte Suizidalität) als auch die Umgebung (z. B. Fehlhandlungen im Straßenverkehr).

Agoraphobie

Unter Agoraphobie wird die Angst vor dem Alleinsein oder vor Situationen verstanden, in denen sich der Patient außerhalb der gewohnten Umgebung befindet und der er nicht entkommen kann. Typische Situationen sind:
- Angst vor Menschenansammlungen,
- alleine reisen,
- Fahrstuhl fahren,
- sich auf einer Brücke befinden,
- Schlange stehen,
- öffentliche Plätze überqueren oder
- Kaufhäuser aufsuchen.

In diesen Situationen treten neben Angstsymptomen (Angst zu sterben, Angst »auszuflippen«, Angst vor Kontrollverlust, Benommenheit, Schwindel) vegetative Störungen wie Schwitzen, Herzjagen, Beklemmungsgefühl auf.

- Die Agoraphobie kann von Panikattacken begleitet sein.
- Schon die Vorstellung, sich in eine der erwähnten Situationen begeben zu müssen, kann zu intensiver Angst mit vegetativer Begleitsymptomatik führen.

Obwohl die Patienten einsehen, dass ihre Ängste übertrieben und unvernünftig sind, kommt es zu einem ausgeprägten Vermeidungsverhalten. Sie verlassen die Wohnung immer seltener und dann in der Regel nur in Begleitung. Typische auslösende Situationen werden nur mit intensiver Angst durchgestanden. Diese Patienten können in schwere Angstsituationen kommen mit panikartigen Verhaltensmustern, wenn sie zum Beispiel in einem verunfallten PKW eingeklemmt sind, in einem Krankenwagen angeschnallt werden oder sich einer Computertomografie-Untersuchung unterziehen sollen.

Spezifische oder isolierte Phobien

Diese Formen des Syndroms sind durch eine intensive und anhaltende Angst vor einem bestimmten Objekt oder einer bestimmten Situation mit deutlichem Vermeidungsverhalten gekennzeichnet, beispielsweise Angst vor:
- Tieren (Hunde, Spinnen, Mäuse etc.),
- Injektionen,
- geschlossenen kleinen Räumen,
- Zahnarzt- oder Krankenhausbesuchen.
  Ferner sind bekannt:
- Höhenangst,
- Flugangst,
- Reaktion beim Anblick von Blut oder bei schweren Unfällen.

In der Notfallsituation kann es zu Schwierigkeiten kommen, da die Patienten sich weigern, unter Umständen lebensrettende Behandlungen an sich durchführen zu lassen.

Psychotisch bedingte Angst

In diesen Fällen ist die Angst fast immer mit anderen psychotischen Denk-, Wahrnehmungs- oder Verhaltensstörungen verbunden:
- Wahngedanken (Verfolgungs- oder Vergiftungswahn),

- Halluzinationen (Hören von Stimmen, die schimpfen oder Befehle erteilen),
- inadäquater Affekt,
- Manierismen,
- Misstrauen,
- Ablehnung.

Psychotische Angst kann zu unvermuteten heftigen Erregungszuständen und Fehlhandlungen führen. Zu beachten ist, dass eine diffuse, quälende Angst zu den Frühsymptomen einer beginnenden **Schizophrenie** gehören kann. Schwere Schlaf- und Konzentrationsstörungen, eine spröde Affektivität und erste Anzeichen einer Depersonalisation oder Derealisation können dann den Weg weisen.

Angst bei Depressionen

Charakteristisch sind häufig begleitende Unruhe und Getriebenheit. Man spricht von »ängstlich-agitierter Depression«. Zu beobachten sind:
- Affektlabilität und
- unproduktiver Beschäftigungsdrang.

Eine diagnostische Zuordnung ist über Denkinhalte möglich. Typisch sind:
- Selbstvorwürfe,
- Schuldgedanken,
- Perspektivlosigkeit.

Organisch bedingte Angst

Bei Patienten im höheren Lebensalter kann es sich um ein organisch bedingtes Angstsyndrom handeln, wenn die psychiatrische Anamnese unauffällig ist und keine akuten Belastungen vorliegen. Die Angst kann im Sinne eines Vorpostensymptoms der sich entwickelnden internistischen oder neurologischen Erkrankung vorausgehen oder – auch vorherrschendes – Begleitsymptom sein. Starke diffuse Angstzustände können auf eine Komplikation wie eine gastrointestinale Blutung oder eine kardiale Rhythmusstörung hinweisen – nicht selten erst nach einem Zeitintervall zwischen Unfall und Angst. Angst findet sich bei einer großen Zahl körperlicher Erkrankungen (▶ Übersicht 9.2).

Intoxikationen

Toxisch bedingte Angstzustände gewinnen wegen der zunehmenden Zahl von Menschen, die missbräuchlich Alkohol, Medikamente oder illegale Drogen konsumieren, vermehrt an Bedeutung. Angstzustände können Symptom einer Intoxikation oder eines Entzugs sein. Besonders die in den 90er Jahren zu Modedrogen gewordenen Amphetamine einschließlich der »Designerdrogen« wie Ecstasy, Eve oder das Kokain können schon nach einmaliger Einnahme zu schweren Angstzuständen oder Panikattacken führen. In der Notfallversorgung muss deshalb immer in Betracht gezogen werden, dass Patienten zuvor Alkohol oder Drogen zu sich genommen haben.

9.4   Therapie

9.4.1   Allgemeine Voraussetzungen

Unabhängig von speziellen therapeutischen Interventionen und je nach zugrunde liegender Ursache sollten in der Notfallsituation einige allgemeine Voraussetzungen zur erfolgreichen Durchbrechung der Angst beachtet werden. Für die Exploration gilt:
- Patienten in großer Angst sind sehr schreckhaft und unaufmerksam. Sie hören zum Teil nur selektiv zu. Außerhalb der gewohnten Umgebung lassen sie sich schnell durch nicht überschaubare Situationen irritieren, wodurch Angst und Unruhe zunehmen. Im Extremfall ist eine geordnete Exploration nur mit Einschränkungen möglich. Die orientierende Anamnese sollte deshalb in einer ruhigen, reizarmen Atmosphäre erfolgen – eine Voraussetzung, die in einer Unfallsituation oft nur unzureichend zu realisieren ist.
- Es ist zu prüfen, ob Familienangehörige oder andere Begleitpersonen einen eher günstigen oder ungünstigen Einfluss auf das Verhalten des Patienten haben.
- Es empfiehlt sich, den Patienten zunächst frei und ohne ihn zu unterbrechen über seine vielfältigen Ängste berichten zu lassen – dies allein wirkt schon entlastend und angstreduzierend. Der Patient fühlt sich hierdurch ernst genommen.
- Im weiteren Verlauf der Exploration ist die Klärung möglicher Auslöser wesentlich.

Übersicht 9.2. Erkrankungen, bei denen Angst Leit- oder Begleitsymptom sein kann

Kardiovaskuläre Erkrankungen:		Pulmonale Erkrankungen:	
	Mitralklappenprolaps		Lungenembolie
	Arrythmien		Pneumothorax
	Herzinfarkt		Asthma bronchiale
	Angina pectoris		Emphysem
	Myokarditis		Spastische Bronchitis
	Kardiomyopathien		Emphysem
	Arterielle Hypertension		Lungenödem
Neurologische Erkrankungen:		**Endokrine und metabolische Störungen:**	
	Epilepsie		Hyperthyreose
	Hirnkontusion		Phäochromozytom
	Enzephalitis		Hypoglykämie
	Vaskuläre Demenz		Hypokalzämie
	Multiple Sklerose		Hypokaliämie
	Tumore		Morbus Cushing
	Transitorische ischämische Attacke (TIA)		Nebennireninsuffizienz
	Zerebrale Manifestation von Aids		Insulinom
	Periphere Vestibularisstörung		Karzinoidsyndrom
Andere Erkrankungen:		**Gastrointestinale Erkrankungen:**	
	Porphyrie		Colitis ulcerosa
	Erythematodes und andere Autoimmunerkrankungen		Colon irritabile
	Innere Blutungen		Morbus Crohn
	Akutes Fieber		
	Paroxysmaler Lagerungsschwindel		

Strukturierte Anamneseserhebungen, »Abfragen« oder Interviews sind in der Notfallsituation eher kontraproduktiv. Der Patient muss das Gefühl haben, dass das Interesse des Untersuchers ausschließlich ihm und seinen Ängsten gilt. Ablenkungen durch Gespräche mit Dritten wirken sich grundsätzlich nachteilig aus und führen zu mangelnder Compliance.

Weitere Hinweise zur Beruhigung sind bei den anschließenden diagnostischen und therapeutischen Schritten hilfreich:

- Eine unmittelbare orientierende körperlich-neurologische Untersuchung führt zu einer weiteren Beruhigung, da der Patient das Gefühl hat, dass seine zahlreichen körperlichen Beeinträchtigungen ernst genommen werden.
- Nachfolgend kann im Gespräch vermittelt werden, dass er an einem Angstsyndrom leide, das durchaus häufig und bekannt sei und das man erfolgreich behandeln könne.
- Äußerst nachteilig sind Bagatellisierungen durch den Untersucher (»Ist nicht so schlimm«, »keine ernsthafte Krankheit«, »Sie haben nichts« etc.). Sie verstärken eher die Angst und führen zur Ablehnung weiterer Therapieangebote.
- Gerade in der Notfallsituation kann der Hinweis auf die Notwendigkeit einer anschließenden spezifischen Therapie sehr wirksam sein (Langzeitmedikation – Entspannungstechniken – Verhaltenstherapie – Entwöhnung etc.).
- Wichtig ist auch die sorgfältige Aufklärung über mögliche Nebenwirkungen einer pharmakologischen Behandlung, da Angstpatienten auch auf Nebenwirkungen phobisch reagieren können.

Um einen akuten Angstzustand zu durchbrechen, sind in der Notfallsituation Gaben von **anxiolytischen Medikamenten** erforderlich (◘ Tab. 9.2). Substanzen der ersten Wahl sind hier die Benzodiazepine wegen ihrer großen therapeutischen Breite und ihrer durch umfangreiche Studien gesicherten anxiolytischen Wirksamkeit. Die Therapie sollte nur kurzfristig durchgeführt werden, um einer Entwicklung zur Abhängigkeit vorzubeugen. Besonders gefährdet sind Patienten mit einer Suchtanamnese oder mit einer chronischen Angstsymptomatik. Die Behandlung mit Anxiolytika ist lediglich als vorübergehende Maßnahme zu verstehen. Wesentlicher ist die Einleitung einer weitergehenden Therapie, für die Patienten gerade aus einer Notfallsituation heraus zu motivieren sind.

9.4.2 Situativ bedingte Ängste und primäre Angststörungen

Akute Belastungsreaktion

Bei Angstzuständen im Rahmen einer akuten Belastungsreaktion ist eine umgehende lückenlose Betreuung zu gewährleisten. Durch ein Sicherheit vermittelndes Gespräch, Zuwendung, Körperkontakt und kleine Handlungsanweisungen kann versucht werden, eine Beruhigung zu erreichen (▶ Kap. 10). Die Patienten sollten nicht dazu gedrängt werden, sich mit Einzelheiten des Traumas auseinanderzusetzen.

Die Patienten sprechen zuverlässig und gut auf kurzfristige – oft einmalige – Gaben eines Benzodiazepins mit kurz- bis mittellanger Halbwertszeit, guter Steuerbarkeit und ohne aktive Metaboliten an:

- 1–2,5 mg Lorazepam (z. B. Tavor) oral, als Espedit,
  oder 0,5–1 mg Alprazolam (z. B. Tafil) oral.
- Eine Wiederholung der Gabe nach 20–30 min kann bei schweren Angstzuständen erforderlich sein.
- Evidenzlevel C

❶ CAVE
Es muss immer mit unzureichenden Informationen über zuvor eingenommene Medikamente, Drogen oder Alkohol gerechnet werden.

Panikattacken und/oder Agoraphie

Therapie der ersten Wahl ist eine Psychopharmakotherapie und/oder kognitive Verhaltenstherapie (KVT). Eine Kombination von Psychopharmakotherapie und KVT ist den Einzeltherapien jeweils überlegen (Evidenzlevel A). Für tiefenpsychologisch fundierte Psychotherapien liegen unzureichende Daten vor. Die akute Panikattacke ist oft schon abgeklungen, wenn der Notarzt eingetroffen ist.

Akutbehandlung. Ist der Patient noch sehr ängstlich und erregt, so kann eine Sedierung und Anxiolyse mit einem Benzodiazepin hilfreich sein:
- 0,5–1 mg Alprazolam (z. B. Tafil) oral
- Ggf. jeweils Wiederholungen nach jeweils 15–30 min
- Maximaldosis/24 h: 6 mg
- Die während der ersten 24 Stunden benötigte Dosis sollte mehrere Tage beibehalten und dann langsam reduziert werden.

Alternativ:
- 1–2,5 mg Lorazepam (z. B. Tavor) als Espedit-Plättchen oder i.v.

Eine schnelle Wirksamkeit von Alprazolam oder Lorazepam ist durch kontrollierte Studien gut belegt (Evidenzlevel A). Wegen der Gefahr der Abhängigkeit sind die Substanzen für eine Langzeitbehandlung ungeeignet.

Übergangsmedikation. Der Übergang von einer Akut- in eine Langzeitbehandlung wird durch die Einleitung einer Therapie mit SSRI oder SNRI sichergestellt:
- 10 mg Escitalopram (Cipralex)
- Wöchentlich je nach Verträglichkeit um 10 mg steigern
- Maximaldosis/24 h: 40 mg

Alternativ:
- 10 mg Paroxetin (z. B. Seroxat)
- Steigerung jeweils um 10 mg auf maximal 60 mg/24 h

Oder:
- 75 mg Venlafaxin (Trevilor retard)
- Erhöhung wöchentlich um 75 mg bis auf 225 mg/24 h

◻ **Tab. 9.2.** Therapie der verschiedenen Angstzustände

Art der Angststörung	Pharmakotherapie	Psychotherapie
Durch akute Belastungen bedingte Angst	Benzodiazepine: 0,5–1 mg Lorazepam u. a.	Zugehende, entlastende Psychotherapie Vermittlung von Sicherheit Psychologische Katastrophenhilfe
Erwartungsangst (Prüfungen, Spritzen, u. a.)	Benzodiazepine: 0,5–1mg Lorazepam u. a. 20–80 mg Propanolol	Verhaltenstherapie In-vivo-Exposition
Panikstörung und/oder Agoraphobie	1–6 mg Alprazolam 10–30 mg Escitalopram 10–60 mg Paroxetin 10–60 mg Citalopram 50–150 mg Sertralin 20–40 mg Fluoxetin 75–225 mg Venlafaxin 50–200 mg Clomipramin 50–200 mg Imipramin	Exposition an körpereigene Signale (Hyperventilation) Paradoxe Intervention Reaktionsexposition Selbstbeobachtung: Beobachtung automatischer Gedanken Veränderung der automatischen angstprovozierenden Kognition Auflösung des Vermeidungsverhaltens Kognitive Umstrukturierung
Generalisierte Angststörung	75–225 mg Venlafaxin 10–40 mg Escitalopram 10–60 mg Paroxetin 50–150 mg Sertralin 25–300 mg Pregabalin 15–60 mg Buspiron 25–150 mg Imipramin	Entspannungsverfahren Biofeedback «Sorgenexposition» Kognitive Strategien zur Beruhigung
Phobien	0,5–1 mg Lorapepam	Verhaltenstherapie
Psychotische Angst	5–20 mg Olanzapin 50–750 mg Quetiapin 20–160 mg Ziprasidon 0,5–6 mg Risperidon 5–30 mg Aripiprazol 1–20 mg Haloperidol Augmentation mit Benzodiazepinen	Entlastende Gespräche Eingehen auf quälendes wahnhaftes Denken Empathie Bearbeitung von Fehlinterpretationen Einbeziehen von Vertrauenspersonen
Angst bei Depressionen	15–45 mg Mirtazapin Benzodiazepine + SSRI Benzodiazepine + SNRI	Aufklärung, Entlastung, Unterstützung Aktivitätsaufbau, Tagesprotokolle, Verbesserung der sozialen Kompetenz Bearbeitung dysfunktionaler Überzeugungen Korrektur verzerrter Denkmuster Entwicklung von Genussfähigkeit
Organisch bedingte Angst	0,5–2 mg Lorazepam	Information und Aufklärung Überwachung
Toxisch bedingte Angst	Benzodiazepine Clomethiazol Haloperidol	Aufklärung Überwachung Sicherung einer Entzugs- und Entwöhnungsbehandlung

Die Wirksamkeit aller zugelassenen SSRI und von Venlafaxin ist für die Panikstörung und Agoraphobie gut belegt (Evidenzlevel A).

Liegt eine Unverträglichkeit gegen beide Substanzgruppen oder eine mangelnde Response vor, so kann auch eine Behandlung mit Trizyklika erfolgreich sein:
- 50–150 mg Clomipramin (z. B. Anafranil)

Oder:
- 50–150 mg Imipramin (z. B. Tofranil)

Die Wirksamkeit von Clomipranin und Imipramin konnte ebenfalls nachgewiesen werden. Die Substanzen sollten wegen der hohen Rate unerwünschter Nebenwirkungen nur bei Nonresponse auf SSRI und Venlafaxin verordnet werden.

Da die Panikstörung einen chronisch rezidivierenden Verlauf nimmt, wird eine Mindestbehandlungsdauer von 12–18 Monaten empfohlen.

Generalisierte Angst (GAS)

Da eine unmittelbare Sedierung bei der generalisierten Angststörung selten erforderlich ist, führt der unmittelbare Beginn einer Medikation mit einem SNRI oder SSRI zu einer Verbesserung des subjektiven Befindens. Wegen der Unspezifität möglicher Angst auslösender oder aufrechterhaltender Faktoren sind ergänzende Entspannungsverfahren (Muskelrelaxation, Biofeedback) wirksam. Eine längere Verordnung von Benzodiazepinen sollte vermieden werden, da die Gefahr einer Abhängigkeit bei GAS-Patienten groß ist. Für die Therapie der Wahl gilt:
- 75 mg Venlafaxin (Trevilor retard)
- Steigerung nach 3–6 Tagen jeweils um weitere 75 mg Velafaxin
- Maximaldosis/24 h: 225 mg
- Evidenzlevel A

Alternativ:
- 10 mg Escitalopram (Cipralex)
- Steigerung um jeweils weitere 10 mg
- Maximaldosis/24 h: 40 mg
- Evidenzlevel A

Oder:
- 10 mg Paroxetin (z. B. Seroxat)
- Steigerung auf maximal 60 mg/24 h
- Evidenzlevel A

Oder:

- 25 mg Pregabalin (Lyrica)
- Erhöhung der Dosis um jeweils 25 mg
- Maximaldosis/24 h: 300 mg
- Evidenzlevel A

Die Wirksamkeit von Buspiron und Hydroxyzin ist vergleichsweise unzureichend (Evidenzlevel B).

Eine spezifische **KVT (Sorgenexposition)** ist ebenfalls effektiv (Evidenzlevel A).

Phobien

Die soziale Phobie spielt in der Notfallpsychiatrie eine eher unbedeutende Rolle. Andere spezifische Phobien können eine kurzfristige psychopharmakologische Intervention erforderlich machen. Zu nennen sind hier akute phobische Ausnahmezustände bei zahnärztlichen Eingriffen, bei notwendiger Gabe von Spritzen, beim Anblick von Blut (Unfall), bei einer CT- oder MRT-Untersuchung oder bei einer unmittelbar bevorstehenden Prüfung. In der Regel ist eine einmalige Gabe eines Benzodiazepinderivates ausreichend:
- 0,5–1 mg Lorazepam (z. B. Tavor)

9.4.3 Durch Psychosen oder affektive Störungen hervorgerufene Angstzustände

Psychotische Angst

Die Wirksamkeit atypischer Neuroleptika und von Haloperidol bei psychotischer Angst ist gut belegt (Evidenzlevel A). Medikamente erster Wahl sind hier atypische Neuroleptika:
- 5–10 mg Olanzapin (z. B. Zyprexa) oral oder 5 mg i.m.
  Ggf. Wiederholung nach 30 min
- Alternativ:
  40 mg Ziprasidon (Zeldox) oral oder 10–20 mg Ziprasidon i.m.

Liegen Hinweise auf eine zusätzliche **Intoxikation** vor:
- 5–10 mg Haloperidol oral, i.m. oder i.v.
- Ggf. Dosis bei unzureichender Wirkung nach 30–60 min wiederholen

Hat sich ein akuter Angstzustand unter einer Dauertherapie bei einem **psychotischen** Patienten entwickelt:

- Erhöhung der Medikation oder Augmentation mit 0,5–2 mg Lorazepam (z. B. Tavor)
- Alternativ kann auch ein sedierendes niederpotentes Neuroleptikum gegeben werden: 15–30 mg Chlorprothixen (z. B. Truxal) oder 25–50 mg Levomepromazin (z. B. Neurocil) Cave: orthostatische Dysregulation! Die angstdämpfende Wirkung niederpotenter Neuroleptika beruht auf jahrzehntelangen klinischen Erfahrungen und weniger auf kontrollierten Studien (Evidenzlevel C).

Bei Angst im Rahmen von **Depressionen:**

- Der sedierende Effekte des Antidepressivums Mirtazapin hat sich bewährt: 15–30 mg Mirtazapin (z. B. Remergil) ggf. steigern auf 45–60 mg/24 h
- Bewährt haben sich auch Kombinationsbehandlungen von Benzodiazepinen mit SSRI oder SNRI. Mittel der Wahl sind Benzodiazepine ohne aktive Metaboliten und mit mittellanger Halbwertszeit: 0,5–2 mg Lorazepam (z. B. Tavor)
- Zur Auswahl und Dosierung der Antidepressiva: ▶ Kap. 10.
- Der anxiolytische Effekt sedierender trizyklischer Antidepressiva (Doxepin, Trazodon, Trimipramin, u. a.) beruht ebenfalls auf langjährigen klinischen Erfahrungen oder naturalistischen Studien (Evidenzlevel C).

9.4.4 Organisch bedingte und substanzinduzierte Angstzustände

Organische Ursachen

Internistische oder neurologische Ursachen müssen vor allem dann bei der Erstmanifestation von Angst oder Panik angenommen werden, wenn der Patient:

- an einer – in der Regel chronischen – internistischen/neurologischen Erkrankung leidet,
- eine medizinisch indizierte Langzeitmedikation erhält,
- eine bislang relativ normale Entwicklung genommen hat,
- keine aktuellen Konflikte oder längere Belastungen angibt,
- keine Hinweise für eine Abhängigkeitsproblematik vorweist,
- keine psychotische Symptomatik zeigt.

Die Therapie besteht in der Behandlung des internistischen oder neurologischen Grundleidens beziehungsweise im Absetzen Angst auslösender Medikamente.

- Ein Angstzustand im Rahmen einer **Hypoglykämie** vermindert sich eindrucksvoll nach oraler oder parenteraler Gabe einer Glukoselösung.

Ist die Angstsymptomatik stark ausgeprägt, so kann eine initiale psychopharmakologische **Anxiolyse** indiziert sein. Mittel der Wahl sind hier Benzodiazepine. Um die Symptomatologie des ursächlichen Grundleidens nicht zu überdecken, empfiehlt sich die Verordnung von Benzodiazepinen mit schnellem Wirkungseintritt, mittellanger Halbwertszeit, hoher Rezeptoraffinität, ohne aktive Metabolite und mit direkter Verstoffwechselung durch Glukoronisierung:

- 1,0–2,5 mg Lorazepam (z. B. Tavor) oral
- In schweren Fällen: 1 Amp. (2 mg) i.m. oder i.v. (1 : 1 verdünnt)
- Bei alten Patienten: 1 Espidet-Plättchen 1 mg
- Spricht der Patient nicht genügend auf die Medikation an: Wiederholung der Ausgangsdosis nach 30–60 min
- Alte Patienten und Kranke in schlechtem Ernährungs- oder Allgemeinzustand erhalten die halbe Dosis

Bei anhaltenden Ängsten im Rahmen einer **Demenz** und instabiler **kardiovaskulärer** Situation kann die Verordnung von Risperidon hilfreich sein:

- 0,5 mg Risperidon (z. B. Risperdal) oral
- Ggf. weitere 0,5 mg Risperidon
- Keine Langzeitbehandlung

Intoxikation

Substanzinduzierte Angstzustände können sowohl durch illegale Drogen, Genussmittel, Sedativa wie auch durch ärztlich verordnete Medikamente bedingt sein (▶ Übersicht 9.3).

— Der heute weit verbreitete Gebrauch von Psychostimulantien hat zur Folge, dass vermehrt **junge Patienten** mit akuten Angstsyndromen ärztliche Hilfe in Anspruch nehmen.

— Die Abgrenzung von einer primären **Panikstörung** kann gelegentlich schwierig sein.

Für die Behandlung toxisch bedingter Angstsyndrome existieren keine durch kontrollierte Studien etablierte Behandlungsempfehlungen in der Notfalltherapie. Sie beruhen auf langjährigen notfalltherapeutischen Erfahrungen, Expertenmeinungen und naturalistischen Studien (Evidenzlevel C).

Psychostimulantien und Halluzinogene

Angstzustände durch Intoxikation mit Psychostimulantien oder Halluzinogene sprechen zuverlässig an auf folgende Behandlung:

— 10 mg Diazepam (z. B. Valium) oral oder i.v.

— Ggf. weitere 10 mg Diazepam nach jeweils 30–60 min, bis eine ausreichende Sedierung erreicht ist

— Temperatur- und RR-Kontrolle: schneller Fieber- oder RR-Anstieg möglich!

— i.m.-Injektionen von Diazepam sollten vermieden werden; wegen der lipophilen Eigenschaften der Substanz wirkt eine orale Applikation schneller!

— Bei Herzrhythmusstörungen: 20–40 mg Propanolol (z. B. Dociton), ggf. Wiederholung

— Evidenzlevel C

Alkohol

Kleine Mengen Alkohol wirken in der Regel angstreduzierend. Nach einer längeren Trinkphase treten bei Alkoholabhängigen Angstzustände auf. Ein akuter Angstanfall kann das Leitsymptom einer beginnenden Entzugssymptomatik bei einem alkohol- oder benzodiazepinabhängigen Patienten sein. Liegt Alkoholabhängigkeit vor, so ist die Angst von typischen körperlichen Entzugserscheinungen begleitet (Tremor, Schweißausbrüche, Tachykardie etc.).

Die Behandlung besteht in der Gabe von:

— 1–2 Kapseln Chlomethiazol (Distraneurin)

— Ggf. jeweils weitere 1–2 Kapseln Chlomethiazol nach 30–60 min, bis ausreichende Sedierung erreicht ist

— Evidenzlevel B

Bei alkoholintoxikierten Unfallopfern mit Angstsyndrom:

— 5–10 mg Haloperidol (z. B. Haldol) oral, i.m. oder i.v.

 CAVE
Sedierende Substanzen mit atemdepressorischen Effekten sind kontraindiziert, da wegen der unzureichenden Kenntnis des Ausmaßes der Intoxikation und möglicher zerebraler Traumatisierung mit Komplikationen (Atemstillstand) gerechnet werden muss.
Dies trifft auch für Patienten zu, die unter Opiaten stehen.

Benzodiazepine

Schwere Angstzustände können nach langer Benzodiazepinabhängigkeit im Sinne eines Rebound-Phänomens nach schlagartigem Absetzen der Substanz auftreten. In der Notfallsituation ist eine Substitutionsbehandlung sinnvoll:

— 10 mg Diazepam (z. B. Valium) oral oder i.v.

— Ggf. weitere 10 mg Diazepam nach jeweils 30–60 min, bis die Angst und die begleitenden vegetativen Symptome sich zurückgebildet haben

— Sicherstellung einer anschließenden sukzessiven Entzugs- und Entwöhnungsbehandlung

❶ CAVE
Eine Substitution ist zwingend bei einer Hochdosisabhängigkeit von Benzodiazepinen gegeben, da hier mit vital bedrohenden Komplikationen zu rechnen ist (Anfallsserien, Status epilepticus).

Barbiturate und andere Medikamente

Gleiches wie bezüglich Benzodiazepinen gilt für Barbiturate. Barbituratabhängigkeit ist heute sehr selten.

Übersicht 9.3. Differenzialdiagnose substanzinduzierter Angst

Intoxikation	Entzug	Angst durch indizierte Medikamente (Auswahl)	
Amphetamine	Alkohol	Antidepressiva	Digitalis
Kokain	Benzodiazepine	Neuroleptika	Antihypertensiva
Cannabis	Barbiturate	Sedativa	Steroide
Halluzinogene	Opioide	Levodopa	Schilddrüsenhormone
Koffein		Muskelrelaxantien	Sympathikomimetika
		Analgetika	Anticholinergika
		Anästhetika	

Eine beträchtliche Zahl von ärztlich verordneten Medikamenten können Ängste auslösen und/oder unterhalten (▶ Übersicht 9.3). Die Identifizierung der Substanz kann Schwierigkeiten bereiten, wenn mehrere Medikamente gleichzeitig als Langzeittherapie genommen werden.

Fazit

Patienten mit Angstzuständen nehmen häufig und in steigendem Maß Notfallärzte und -ambulanzen in Anspruch. Oft hat sich der Zustand bei Eintreffen des Arztes schon gebessert. Hierdurch kann es zu Problemen der Arzt-Patienten-Beziehung kommen, da sich der Arzt »zu Unrecht« gerufen fühlt. Angst kann jedoch Vorläufer oder ein Leitsymptom einer vital bedrohenden Erkrankung sein. Deshalb ist auch bei einem zunächst als Bagatellfall erscheinenden Angstsyndrom eine sorgfältige körperlich-neurologische Untersuchung einschließlich ergänzender Laborkontrollen erforderlich. Die Behandlung von Angstzuständen in der Notfallsituation besteht in entlastenden, ermutigenden Gesprächen und psychopharmakologischen Interventionen. Zu berücksichtigen sind mögliche Wechselwirkungen mit missbräuchlich oder indizierten anderen Medikamenten oder Noxen, die nicht selten verschwiegen werden.

Literatur

Ballenger JC (2001) Overview of different pharmacotherapies for attaining remission in generalized anxiety disorder. J Clin Psychiatry 62 (Suppl): 11–19

Bandelow B (2001) Panik und Agoraphobie. Diagnose, Ursachen, Behandlung. Springer, Berlin Heidelberg New York Tokio

Bandelow B, Zohar J, Hollander E et al. (2005) Leitlinien der World Federation of Societies of Biological Psychiatry (WFSBP) für die medikamentöse Behandlung von Angst-, Zwangs- und posttraumatischen Belastungsstörungen. Wissenschaftliche Verlagsgesellschaft, Stuttgart

Bandelow B, Seidler-Brandler U, Becker A et al. (2007) Meta-analysis of randomized controlled comparisons of psychopharmacological and psychological treatments for anxiety disorders. World J Biol Psychiatry 8: 175–187

Barlow DH (1997) Cognitive-behavioural therapy for panic disorder: current status. J Clin Psychiatry 58: 32–37

Davidson JRT (1997) Use benzodiazepines in panic disorder. J Clin Psychiatry 58 (Suppl 2): 26–31

Frommberger U, Angenendt J, Berger M (1995) Die Behandlung von Panikstörungen und Agoraphobien. Nervenarzt 66: 173–186

Hillard JR (1990) Manual of clinical emergency psychiatry. American Psychiatric Press, Washington DC

Kaplan HI, Sadock BJ (1993) Pocket handbook of emergency psychiatric medicine. Williams & Wilkins, Baltimore

Kapfhammer KP (2008) Angststörungen. In: Möller HJ, Laux G, Kapfhammer HP (Hg) Psychiatrie und Psychotherapie, Bd 2, 3. Aufl. Springer, Berlin Heidelberg New York Tokio, S 567–632

Kasper S, Möller HJ (Hg) (1995) Angst- und Panikerkrankungen. G. Fischer, Jena

Linden M, Zubrägel D, Bär T et al. (2005) Efficacy of cognitive behaviour therapy in generalized anxiety disorder. Results of a controlled clinical trial (Berlin CBT-GAD study). Psychother Psychosom 74: 36–42

March, JS (1991) Posttraumatic stress in the emergency setting. Emerg Care Qu 7: 74–81

Margraf J, Schneider S (1990) Panik, 2. Aufl. Springer, Berlin
Heidelberg New York Tokio

Marks IM (1987) Fears and phobias and rituals. Oxford University Press, New York

Marks IM, Swinson RP, Basoglu M et al. (1993) Alprazolam and
exposure alone and combined in panic disorder with ago-
raphobia. A controlled study in London and Toronto. Br J
Psychiatry 162: 776–787

Nutt DJ (2005) Overview of diagnosis and drug treatment of
anxiety disorders. CNS Spectr 10: 49–56

Wittchen HU, Jacobi F (2005) Size and burden of mental disorder in Europe: A critical review and appraisal for 27 studies. Eur Neuropsychopharmacol 15: 357–376

9

Notfälle als Reaktion
auf schwere Belastungen

10.1   Einführung

Eine wachsende Zahl von Menschen ruft einen Notarzt oder sucht Notfallinstitutionen auf, weil sie sich durch Erlebnisse belastet fühlen, die sie subjektiv nicht mehr verkraften.

- Es kann sich hier um »alltägliche« Lebensereignisse handeln, die unerwartet einsetzen, wie zum Beispiel der Verlust eines langjährigen Arbeitsplatzes oder die plötzliche Trennung des (Ehe-)Partners.
- Gravierender kann sich der Tod eines nahen Angehörigen auswirken. Manche Personen vermögen einen solchen Verlust nicht zu verarbeiten und entwickeln behandlungsbedürftige Störungen.
- Letztendlich führen oft auch chronische, über einen langen Zeitraum sich hinziehende Konfliktsituationen in der Familie oder im Beruf zu einer Zuspitzung, der der Betroffene nicht mehr gewachsen ist.

Viele Menschen werden mit diesen Belastungen allein fertig. Sie besitzen die Fähigkeit, die anstehenden Probleme lösungsorientiert zu bewältigen. Für Personen, die sich den Belastungen hilflos ausgeliefert fühlen, depressiv oder gar suizidal werden, müssen zusätzliche Faktoren oder Eigenheiten der Persönlichkeit eine Rolle spielen. So finden sich beispielsweise in der Biografie dieser Patienten Hinweise für eine mangelnde soziale Bewährung, oder sie haben im Laufe des Lebens nicht gelernt, anstehende Schwierigkeiten oder Konflikte zu meistern.

Der Verlust eines Partners kann für einen Patienten eine Katastrophe bedeuten, wenn es sich um eine symbiotische Beziehung gehandelt hatte oder wenn eine passiv-dependente Persönlichkeit vorliegt. Reaktionen auf solche Belastungen werden als Anpassungsstörungen bezeichnet, die sich in der Notfallsituation krisenhaft zuspitzen können.

❶ Die Therapie sollte deshalb nicht nur auf die aktuelle Belastung fokussiert werden, sondern auch defizitäre Coping-Mechanismen oder dysfunktionale Denkschemata ansprechen und ihre erhöhte Vulnerabilität berücksichtigen.

Da solche psychosozialen Belastungen auch andere psychische Störungen auslösen können, kann es in der Notfallsituation schwierig sein, eine **Anpassungsstörung** beispielsweise von einer **affektiven Störung** oder **Angststörung** zu differenzieren. Von den Anpassungsstörungen sind Erschütterungen abzugrenzen, die sich als unmittelbare Folge eines katastrophalen Ereignisses oder einer extrem belastenden Situation einstellen. Auslöser sind unerwartete und außergewöhnliche Belastungen, die jenseits der Erfahrungen liegen, denen ein Mensch normalerweise ausgesetzt ist: Raubüberfall, Vergewaltigung, schwere Autounfälle mit Körperverletzung oder Todesfolge, Misshandlungen, Tod eines Kindes. Die als unmittelbare Folge sich entwickelnden psychischen Störungen werden als **akute Belastungsreaktion** bezeichnet. Unter Laien oder in der Presse werden diese Zustände als »Nervenzusammenbruch« oder »Schock« bezeichnet. Der Notarzt wird meistens von Angehörigen oder anwesenden Personen gerufen, oder die Betroffenen werden von ihnen in eine Rettungsstelle oder ein Krankenhaus gebracht. Ein wesentliches Element der akuten Belastungsreaktion ist in der Unvorsehbarkeit und Unausweichlichkeit des traumatischen Ereignisses zu sehen. Das Erlebnis wird als so überwältigend erlebt, dass es auf jeden Betroffenen traumatisch wirkt. Die Symptome der akuten Belastungsreaktion bilden sich bei vielen Patienten in wenigen Tagen zurück. Ein Teil der Betroffenen leidet weiter unter der traumatisch ausgelösten Symptomatik, die sich als posttraumatische Belastungsstörung über Wochen und Monate bis zur Chronifizierung hinziehen kann.

10.2   Akute Belastungsstörung

Hierbei handelt es sich nach ICD-10 um eine vorübergehende Störung, die sich auch bei psychisch nicht gestörten Menschen als Reaktion auf eine außergewöhnliche physische oder psychische Belastung entwickeln kann. Kennzeichnend für die akute Belastungsstörung sind:

- Erleben einer außergewöhnlichen seelischen oder körperlichen Belastung

- Ernsthafte Bedrohung der eigenen Sicherheit und der körperlichen Integrität des Patienten oder von Bezugspersonen
- Entwicklung der Symptomatik in unmittelbarem zeitlichen Zusammenhang (maximal 1 h)
- »Betäubungszustand« mit
    - Einengung von Wahrnehmung und Aufmerksamkeit,
    - stuporösem Verhalten und vielfältigen ängstlichen, depressiven oder dissoziativen Symptomen,
    - Ärger und verbaler Aggression,
    - Verzweiflung und Hoffnungslosigkeit,
    - sinnloser und unangemessener Überaktivität
- Angst mit
    - Herzklopfen – Herzjagen,
    - Schweißausbrüchen,
    - Zittern,
    - Schwindel – Unsicherheit – Schwäche,
    - Derealisation und Depersonalisation,
    - Schreckhaftigkeit
- Dauer: 2–3 Tage
- Häufig Übergang in eine posttraumatische Belastungsstörung (PTBS)

Ursachen

Die Patienten sind dem Ereignis unausweichlich ausgesetzt. Überwiegend handelt es sich um äußere Ereignisse, denen sich die Betroffenen nicht entziehen können (▶ Übersicht 10.1). Sie fühlen sich deshalb auch nicht psychisch gestört oder krank und stehen psychologisch-psychiatrischen Hilfsangeboten zunächst ambivalent bis ablehnend gegenüber. Allgemeinärztliche Hilfen werden dagegen angenommen.

Symptome

Der Patient wird im Augenblick des traumatisierenden Ereignisses unvermittelt aus seinem vertrauten Lebensraum herausgerissen. Das Ereignis tritt plötzlich, unerwartet und unvorhersehbar ein. Der Betroffene verliert die Eigenkontrolle. Je nach Intensität und Bedrohlichkeit des Traumas gerät er in einen Zustand der »Betäubung«. Das Spektrum reicht von einer Art »Totstellreflex«, in dem der Patient nicht ansprechbar ist, bis zu aus-

> **Übersicht 10.1. Ursachen akuter Belastungsstörungen**
>
> - Schwere Verkehrsunfälle/Massenkarambolagen mit Verletzungen und Tod
> - Schwere, mit Todesgefahr oder drohender Behinderung verbundene Erkrankungen
>   - Extreme Gewalt:
>   - Misshandlungen von Frauen oder Kindern
> - Raubüberfall
> - Sexueller Missbrauch – Vergewaltigung
> - Plötzliche Zerstörung oder unerwarteter Verlust des Zuhauses oder der Lebensgemeinschaft
> - Verbrechen mit tatsächlicher oder angenommener Gefahr für das eigene Leben oder der eigenen Integrität
> - Katastrophen
> - wie Explosion, Hochwasser, Brand, Lawine
> - Einsatz als Katastrophenhelfer
> - Politische Unruhen und kriegerische Auseinandersetzungen
> - Kulturelle oder nationale Entwurzelung aufgrund höherer Gewalt, z. B. durch Flucht oder Vertreibung

geprägter Unruhe und Umtriebigkeit, verbunden mit sinnlosen Aktivitäten. Im Extremfall setzt ein schwerer Erregungszustand mit aggressiven und autoaggressiven Handlungen ein.

- Im Zustand der Betäubung sind Wahrnehmung und Aufmerksamkeit stark eingeschränkt. Umweltreize werden nicht oder selektiv wahrgenommen und fehlinterpretiert. Hierdurch kann es zu einer Steigerung der Angst und Verunsicherung kommen.
- In den dem Trauma unmittelbar nachfolgenden Momenten ist das Zeiterleben verändert: Die oft kurzzeitige Traumatisierung wird als Ewigkeit erlebt. Bewusstseinseinengungen und -veränderungen können zu Desorientierung und »Verwirrtheit« führen.
- In schwersten Fällen der Belastung (zum Beispiel mehrfache Vergewaltigung) ist mit dissoziativer Blindheit oder Taubheit zu rechnen (»nichts sehen, nichts hören«). Im Zusam-

menhang mit innerer Spannung und Angst weisen die Opfer vielfältige vegetative Symptome auf:
- grobschlägiges Zittern,
- Schweißausbrüche,
- Herzbeklemmungen und Herzjagen,
- Harndrang,
- Übelkeit,
- Muskelschwäche und
- Atemstörungen.
- Die Angst kann sich bis zur Panik steigern mit der Gefahr, dass die Patienten ziellos weglaufen, herumirren und sich hierdurch zusätzlich gefährden.

Der typische Verlauf ist gekennzeichnet durch einen schnellen Wandel aller psychopathologischen Symptome: Hemmung und Unruhe, affektive Erstarrung und Inkontinenz, Passivität, Ratlosigkeit und unproduktive, ziellose Aktititäten wechseln sich schnell ab. Das Spektrum emotionaler und verbaler Äußerungen sowie vielfältiger Verhaltensmuster ist abhängig von der prämorbiden Persönlichkeit und der Intensität und objektiven Bedrohlichkeit der durchgemachten Belastung.

Therapie

Das Vorgehen in der Behandlung hängt von der Art des erlittenen Traumas und vom Ort der Versorgung ab. Für den Notarzt vor Ort sind allgemeine Interventionen, die die Wiedererlangung der Selbstkontrolle fördern, wesentlich. Hierzu zählen:
- Schutzmaßnahmen:
  - Entfernung vom Unfall- bzw. Traumatisierungsort
  - Verbringen in eine reizarme, ruhige Umgebung
- Zuwendung durch einen festen Ansprechpartner
- Verringerung von Unsicherheit und Hilflosigkeit durch Ermutigung
- Eingehen auf Ängste und irrationale Befürchtungen
- Wiedergewinn von Selbstachtung
- Sicherstellung eines ununterbrochenen Kontaktes zu Vertrauenspersonen
- Bei Körperverletzungen: Schmerztherapie

- Vermeiden von (unnötigen) diagnostischen Belastungen
- Schutz vor ermittelnden Behörden (kriminalpolizeiliche Anhörungen)
- Schutz vor Presseorganen
- Kontinuierliches Beratungs- und Hilfsangebot
- Entspannungsverfahren (Muskelrelaxation, autogenes Training)
- Zur Reduktion des hohen adrenergen vegetativen Ausgangsniveaus: 20–80 mg Propanolol (Dociton) einschleichend

 CAVE
Benzodiazepine sollten nicht gegeben werden, da es Hinweise gibt, dass hierdurch die Entwicklung einer posttraumatischen Belastungsstörung gefördert wird.

Intensive Frühinterventionen unter psychodynamischen Aspekten sollten vermieden werden: Sie verunsichern und belasten eher den Patienten.

Unter den beschützenden und stabilisierenden Maßnahmen kommt es überwiegend in den ersten acht Stunden zu einer deutlichen Verminderung der initialen Symptome und Verhaltensstörungen. Im Verlauf von drei Tagen haben sich bei vielen Betroffenen die meisten Symptome zurückgebildet. Ein beträchtlicher Anteil der Patienten entwickelt eine posttraumatische Belastungsstörung.

Nachgewiesene effiziente Behandlungen, die zu einer Reduktion einer nachfolgenden PTBS führen, existieren nur in Ansätzen. Nach Abklingen der akuten Belastungsreaktion sollten in den folgenden Wochen regelmäßige Kontakte beibehalten werden. Sie dienen der Festigung einer therapeutischen Beziehung und der Verlaufsbeobachtung, um frühzeitig der Manifestation einer PTBS begegnen zu können.

10.3 Posttraumatische Belastungsstörung (PTBS)

Eine posttraumatische Belastungsstörung tritt wie die akute Belastungsstörung als Folge außergewöhnlicher Bedrohung oder unerwarteter Katastrophen auf. Die Reaktion setzt jedoch im Gegensatz zur akuten Störung zeitlich verzögert und protrahiert ein. Die Symptomatik kann erst Wochen bis Monate nach der erlittenen Traumatisierung beginnen und Monate anhalten oder chronifizieren. Ursachen können sein:

- Naturkatastrophen (Überschwemmungen, Unwetter, Erdbeben),
- von anderen Menschen herbeigeführte Beeinträchtigungen (Raubüberfall, Vergewaltigung, schwere Körperverletzung durch Misshandlung, Kindesmisshandlung, Folterung, Bombenattentat, Konzentrationslager, Flugzeugentführung, Bürgerkrieg) oder
- Unglücksfälle (Brand, Autounfall mit schweren Verletzungen oder Tod eines Angehörigen, Eisenbahnunglück, Flugzeugabsturz).

Symptome

Die Symptomatik ist charakterisiert durch wiederkehrende und nicht zu beherrschende Erinnerungen an das erlittene Trauma in Form aufdrängender Gedanken oder bildhafter Vorstellungen. Die Patienten werden von Träumen gequält, in denen Einzelheiten des Unglücks in vielfach variierender Form wiedererlebt werden.

- Als Folge stellen sich Ängstlichkeit, Schreckhaftigkeit und langanhaltende Schlaflosigkeit ein.
- Alltagsereignisse, die mit dem erlebten Trauma in Verbindung stehen, führen zu einem intensiven Nacherleben mit entsprechenden psychischen und vegetativen Reaktionen wie akuter Angst, Unruhe, Erregung, Schreckreaktionen, Schweißausbrüchen und Tachykardie. Solche Reaktionen können zum Beispiel hervorgerufen werden durch das Hören kreischender Bremsen bei Unfallopfern oder durch die Begegnung mit einem Mann auf einer leeren Straße bei einem Vergewaltigungsopfer.
- Die Patienten ziehen sich von der Umgebung zurück, im Kontakt zu Freunden, Bekannten oder auch engeren Familienangehörigen wirken sie unbeteiligt, stumpf oder gleichgültig.

Zusätzlich entwickelt sich ein Vermeidungsverhalten gegenüber Anlässen, die die Betroffenen an das Trauma erinnern. Als Folge werden Kontakte zu Familienangehörigen und Freunden sowie Freizeitaktivitäten aufgegeben. Im Hinblick möglicher neuer Katastrophen leben sie in einer ständigen Erwartungshaltung, verbunden mit Schreckhaftigkeit. Im weiteren Verlauf kommt es zu einem Verlust der Lebensfreude, des Interesses und zunehmender Leistungseinschränkung.

❗ **Wegen der Schlafstörungen und der allgmeinen Nervosität sind diese Patienten gefährdet, Benzodiazepin- oder alkoholabhängig zu werden. Letztendlich endet diese Störung unbehandelt in Teilnahmslosigkeit, Resignation, wechselnden somatischen Beschwerden und kognitiven Beeinträchtigungen.**

Zu Notfallsituationen kann es im Zusammenhang mit plötzlich und dramatisch auftretenden Zuständen akuter Erregung, Angst, Depression oder Panik kommen. Sie werden ausgelöst durch Alltagssituationen, die einen symbolischen Bezug zu dem Trauma haben. Die meisten Betroffenen verarbeiten die Belastung adäquat, d. h. die durch das Trauma bedingten Störungen gehen innerhalb von Tagen bis Wochen zurück.

❗ **Bei einem Viertel bis einem Drittel der Patienten kommt es zur Chronifizierung mit erheblicher Beeinträchtigung der Lebensqualität und gravierenden psychosozialen Beeinträchtigungen.**

Eine PTBS kann auch Augenzeugen einer extremen Belastung treffen. Hier sind Rettungskräfte im Katastropheneinsatz besonders gefährdet. Die Häufigkeit der PTBS hängt von Art, Intensität und Länge der durchgemachten Traumatisierung ab (🗅 Tab. 10.1):

Diagnostik

Diagnostisch müssen nach ICD-10 folgende Kriterien vorhanden sein:

- Die Betroffenen waren einem kurz- oder langanhaltenden Ereignis von außergewöhnlicher Bedrohung oder mit katastrophalem Ausmaß ausgesetzt, das bei jedem eine tiefgreifende Verzweiflung auslösen würde.
- Beständiges Wiedererleben des traumatischen Ereignisses durch:
  - wiederholte, sich aufdrängende Erinnerungen an das Ereignis,

◻ Tab. 10.1. Auftreten posttraumatischer Belastungsstörungen [%]

Lebenszeitprävalenz		1–1,3
Allgemeinbevölkerung		7,8
	Frauen	~10
	Männer	~5
Vulkanausbruch Mount St. Helen		6,3
Australisches Buschfeuer (Feuerwehrleute)		~30
Kriminalitätsopfer		19–71
Vietnamveterane		26
Vergewaltigungsopfer		~50–90
Schwere (Verkehrs-)Unfälle		~15–20

- wiederkehrende, belastende Träume,
- plötzliche Handlungen oder Gefühle, als ob das traumatische Ereignis wiedergekehrt wäre,
- intensives Leiden – mit psychischen und physiologischen Reaktionen – nach Konfrontation mit internen oder externen Reizen, die einem Aspekt des traumatischen Ereignisses ähneln, es symbolisieren oder in anderer Weise daran erinnern.
- Anhaltendes Vermeiden von Reizen, die mit dem Trauma assoziiert sind. Dieses Verhalten bestand nicht vor dem Trauma.
- Anhaltende Symptome erhöhter Erregung, die vor dem Trauma nicht bestanden haben. Mindestens 2 oder mehr der folgenden Symptome müssen vorhanden sein:
  1. Ein- und Durchschlafstörungen
  2. Reizbarkeit oder Wutausbrüche
  3. Konzentrationsschwierigkeiten
  4. Hypervigilanz
  5. Erhöhte Schreckhaftigkeit – Schreckreaktionen

Der Notarzt wird primär mit einer vorherrschenden Symptomatik konfrontiert, zum Beispiel einer Depression, einem Wutanfall oder einer Al-

koholintoxikation. Erst nach gezielter Exploration wird die Existenz einer PTBS und der Umfang der Störung deutlich. PTBS-Patienten geben ihr Trauma in der Regel nicht spontan an. Ausgehend von der Erfahrung eines Kontrollverlustes in Verbindung mit Hilflosigkeit, Demütigung und Missachtung äußern sie sich nicht unvermittelt über ihre Belastung. Sie neigen eher dazu, das belastende Erlebnis zu verheimlichen.

Therapie

Grundlage jeder Behandlung ist hier die Herstellung einer vertrauensvollen therapeutischen Beziehung – eigentlich eine Selbstverständlichkeit, hier jedoch wegen des Misstrauens, der Resignation und der zunächst pessimistischen Einstellung zu Behandlungsangeboten eine besondere Anforderung an den Therapeuten. Zusätzlich ist Geduld gefragt. Mögliche Erfolge stellen sich in kleinen Schritten und langfristig ein.

Für die **Prognose** der Störung ist die Erfassung von Risiko- und Schutzfaktoren (▶ Übersicht 10.2) wesentlich, die sich günstig oder ungünstig auf den Verlauf auswirken können.

Die Behandlung in der Akutsituation dient der umgehenden Beruhigung des Patienten. Maßnahmen mit diesem Ziel sind:
- Untersuchung in reizarmer und angenehmer Atmosphäre,
- entlastende und ermutigende Gesprächsführung,
- mitfühlende und offene Haltung des Therapeuten,
- Ansprechen des Vermeidungsverhaltens,
- kurzfristige – oft einmalige – Gabe eines Benzodiazepins:
  0,5–2 mg Lorazepam (Tavor) je nach Schwere der Symptomatik

❶ Die wichtigste therapeutische Maßnahme ist die Vermittlung und Sicherstellung einer psychotherapeutischen Behandlung, um eine weitere Chronifizierung und soziale Isolierung zu verhindern.

Der Kontakt zu **Selbsthilfegruppen** mit speziellen traumatischen Erfahrungen ist hilfreich. Sie verfügen oft über Kontakte zu Therapeuten, die besondere Erfahrungen in der Behandlung dieser Stö-

---

Übersicht 10.2. Risiko- und Schutzfaktoren

Risikofaktoren	Schutzfaktoren
▬ Frühere psychiatrische Erkrankungen ▬ Geringe familiäre Bindungen ▬ Frühe Trennungserlebnisse in der Kindheit ▬ Schwere körperliche Erkrankungen ▬ Mangelnde soziale Integration	▬ Feste, sichere Bindungen in der Familie ▬ Flexibilität: Fähigkeit, sich neuen Situationen anzupassen ▬ Selbstbestimmtheit ▬ Selbstsicherheit ▬ Aktive und positive Einstellung zu Stress

---

rungen haben. So existieren Selbsthilfegruppen für Opfer von Folter, Raubüberfällen oder Misshandlungen in der Ehe.

Für die Behandlung haben sich psychotherapeutische und psychopharmakologische Interventionen bewährt.

Kognitive Verhaltenstherapie

Die Wirksamkeit der kognitiven Verhaltenstherapie ist gut belegt (Evidenzlevel A). Der Schwerpunkt liegt in der Exposition mit dem traumatischen Erlebnis mit dem Ziel einer Habituation.

Kognitiv-verhaltenstherapeutische Verfahren sind:

- Aufklärung über das Störungsbild
- Angstmanagement
- Exposition in sensu
- Desensibilisierung
- Exposition in vivo
- Kognitive Therapien

EMDR

Eine Alternative zur Expositionstherapie ist die EMDR (»eye movement desensitisation and reprocessing«) . Unter den durch schnelle Fingerbewegungen ausgelösten sakkadischen Augenbewegungen wird der Patient gebeten, sich die auslösende traumatische Situation vorzustellen. Das Verfahren ist durch Studien ebenfalls gut belegt (Evidenzlevel A).

Psychopharmakotherapie

Als weitere Alternative bietet sich eine medikamentöse Behandlung an. Sie ist indiziert bei mangelnder Bereitschaft des Patienten, eine Psycho-

therapie durchzuführen, bei schweren psychopathologischen Symptomen und bei Mangel an geeigneten Therapeuten.

SSRI sind die am häufigsten verwendeten Mittel. Initialdosen:

- 50 mg Sertralin (Zoloft)
- Oder 10 mg Fluoxetin (Fluctin)
- Oder 10 mg Paroxetin (Seroxat)
- Oder 10 mg Citalopram (Cipramil)

Die Medikation sollte sehr langsam erhöht werden, da PTBS-Patienten auf unerwünschte Nebenwirkungen empfindlich reagieren und dann die Behandlung abbrechen. Die Wirksamkeit von SSRI auf die PTBS ist durch kontrollierte Studien gut belegt (Evidenzlevel A).

Die Dauer der Behandlung sollte mindestens 9–12 Monate betragen, bei chronischen Verläufen mehrere Jahre unter begleitender stützender Psychotherapie.

Alternativ einsetzbare Medikamente sind (Mengenangaben sind Initialdosen)

- SNRI
  - 75 mg Venlafaxin (Trevilor retard)
  - Evidenzlevel B
- NaSSA
  - 15 mg Mirtazapin (Remergil)
  - Evidenzlevel C
- NRI
  - 4 mg Reboxetin (Edronax)
  - Evidenzlevel C
- MAO-Hemmer
  - 150 mg Moclobemid
  - Evidenzlevel A
- Benzodiazepine – nur zur Akutbehandlung!

Trizyklische Antidepressiva und irreversible MAO-Hemmer haben sich ebenfalls als effizient erwiesen. Wegen ihres ungünstigen Nebenwirkungsprofils sollten sie jedoch nur bei Therapieresistenz eingesetzt werden.

10.4   Anpassungsstörung

Die meisten Patienten, die in eine Krise geraten, müssen diagnostisch der Gruppe der Anpassungsstörungen zugeordnet werden. Einen Überblick gibt ▶ Übersicht 10.3. Je nach vorherrschender psychopathologischer Symptomatik werden kurze oder länger anhaltende depressive Reaktionen, depressive Zustände, die mit Angst verbunden sind, und Störungen im Sozialverhalten abgegrenzt (z. B. Rückzugstendenzen, Weglaufen etc.).

Übersicht 10.3. Anpassungsstörung – Definition nach ICD-10

- Identifizierbare psychosoziale Belastung von einem nicht außergewöhnlichen oder katastrophalen Ausmaß:
  - Entscheidende Lebensveränderungen
  - Schwere körperliche Erkrankung
  - Belastende Lebensverhältnisse
- Innerhalb eines Monats Beginn der Symptome und Verhaltensstörungen:
  - Depressive Stimmung
  - Angst
  - Besorgnis, Anspannung und Ärger
  - Einschränkung der täglichen Routine
  - Gefühl, nicht zurechtzukommen, vorauszuplanen
  - Störungen des Sozialverhaltens (Rückzug, Aggression)

Die Datenlage ist unzureichend:
- Ca. 10% aller ambulanten oder stationären psychiatrischen Patienten leiden unter einer Anpassungsstörung.
- Dauer: < 6 Monate
- Ausnahme: längere depressive Reaktion: < 2 Jahre

- Einfluss vielfältiger psychischer, körperlicher oder sozialer Faktoren
- Ohne die Belastung wäre das Krankheitsbild nicht entstanden.

Auslöser und Prädisposition

Im Gegensatz zu der akuten Belastungssituation ist die Auslösesituation in alltäglichen lebensverändernden Ereignissen zu suchen. Sie entwickeln sich überraschend und treffen den Patienten unvorbereitet. Typische Anlässe sind:
- Tod wichtiger Bezugspersonen,
- Verlust des Arbeitsplatzes,
- unerwartete Trennung des (Ehe-)Partners,
- schwere körperliche Erkrankung oder
- Ablösungsprobleme vom Elternhaus bei Heranwachsenden.

Da es sich um ubiquitäre »Live events« handelt, mit denen viele Menschen ohne Hilfe zurechtkommen, sind zusätzlich Faktoren wie Vulnerabilität, nicht erlernte Bewältigungsstrategien bei früheren Belastungen und eine individuelle Prädisposition von besonderer Bedeutung.

Symptome

Die Symptome sind vielfältig. Sie betreffen vorrangig Stimmung und Angst:
- Traurigkeit,
- Hoffnungslosigkeit,
- Weinerlichkeit,
- Reizbarkeit,
- Missmut,
- allgemeine Nervosiät,
- Besorgnis,
- Suizidalität,
- aber auch Aggressivität und Gewaltausbrüche
- oder (speziell bei Jugendlichen) dissoziales oder rücksichtsloses Verhalten.

Durch vielfältige, sich gegenseitig beeinflussende äußere und innere Gegebenheiten wird der Patient hilflos, kann nicht mehr planen und entscheiden: Er gerät in eine Krise (▶ Übersicht 10.4).

Das Konzept einer **Krise** – und damit die Notwendigkeit einer Intervention – sollte eng gefasst werden. Unspezifische alltägliche Belastungen oder kränkende Ereignisse im Leben eines Men-

Übersicht 10.4. Der Begriff Krise

Definition. Nach Cullberg (1978) und Sonneck (1992) liegt eine Krise liegt vor, wenn ein Mensch das seelische Gleichgewicht verliert, nachdem er mit Ereignissen und Lebensumständen konfrontiert wird, die er im Augenblick nicht bewältigen kann. Intensität, Art, Umfang und Dauer dieser Ereignisse sind so gravierend, dass seine durch frühere Erfahrungen erworbenen Bewältigungsmechanismen und seine Belastungsfähigkeit zur Kompensation nicht ausreichen.

Voraussetzungen. Um eine Krise anzunehmen, müssen bestimmte Voraussetzungen gegeben sein: Der Anlass kann entweder in einem plötzlichen nicht vorhersehbaren Schicksalsschlag liegen oder in einer Intensivierung und Akzentuierung einer bestehenden chronischen Konflikt- oder Belastungssituation.

Intervention. Die Annahme einer Krise ist eng mit der Konzeption Krisenintervention verbunden, d.h. es wird dabei unterstellt, dass, wenn nicht interveniert wird, eine irreparable Störung im psychosozialen oder biologischen Bereich die Folge ist. Interveniert ein Therapeut nicht, so bringt sich zum Beispiel ein Suizident um.

Auswirkung auf das Therapeut-Patient-Verhältnis. Die Notwendigkeit aktiver Intervention führt vorübergehend zu einer Veränderung der traditionellen Therapeuten-Patient-Beziehung. Während diese durch ein partnerschaftliches und eher abwartend-distanziertes Verhalten bestimmt wird, besteht in der Krise die Notwendigkeit einer aktiven, engagierten und gelegentlich dominierenden Vorgehensweise. Am deutlichsten lässt sich das ebenfalls am Beispiel einer Suizidgefährdung demonstrieren: Gelingt kein therapeutisches Bündnis, so kann der Arzt in die Situation kommen, Maßnahmen gegen den Willen des Patienten einzuleiten – im ungünstigsten Fall eine Zwangseinweisung.

Zeitfaktor. Im Gegensatz zu anderen psychotherapeutischen Verfahren steht der Therapeut bei Vorliegen einer Krise unter Zeitdruck. ▼

Um eine drohende irreparable Beeinträchtigung des Patienten abzufangen, muss er in begrenzter Zeit effizient werden. Das bedeutet, dass sein therapeutisches Handeln unverzüglich und umfassend einsetzen muss.

Aspekt der Kulmination. Liegt der Anlass einer krisenhaften Entwicklung in einer chronischen Konflikt- oder Belastungssituation, so wird der Beginn der Krise durch eine Häufung und Intensivierung von Auseinandersetzungen signalisiert. Die Intervalle zwischen den einzelnen aktuellen Konflikten häufen sich. Je stärker der »Anstiegsgradient« zwischen Intensivierung, Häufung und Intervallverkürzung ist, umso dramatischer und interventionsbedürftiger ist die Krise einzuschätzen.

schen werden oft unkritisch als »Krise« interpretiert. Hierdurch hat der Begriff eine unzulässige Ausweitung erfahren. Als Folge entstanden unprofessionelle und wenig strukturierte Krisendienste. Betroffene, die wegen alltäglicher und banaler Lebensschwierigkeiten diese Dienste in Anspruch nehmen, lernen nicht mehr, ihr natürliches Selbsthilfepotenzial einzusetzen.

Differenzialdiagnose

Differenzialdiagnostisch müssen in erster Linie Major-Depression und Angststörungen abgegrenzt werden. Die Ausprägung der Symptomatologie depressiver Anpassungsstörungen ist schwächer als bei der Major-Depression.

Therapie
Nähe-Distanz-Problem

Ziel der Therapie ist der schnelle Aufbau einer tragfähigen therapeutischen Beziehung, um die auslösende Belastung adäquat durcharbeiten zu können. Das Problem liegt in erster Linie in der Aufrechterhaltung eines ausgewogenen Verhältnisses zwischen Nähe und Distanz.

— Zu große Nähe bedeutet zu starkes Engagement (»Helfer-Syndrom«), wodurch der Patient in seiner passiv-hilflosen Rolle verbleibt. Die Aktivierung notwendiger Selbsthilfepotenziale unterbleibt. Die Möglichkeit, den

Patienten durch selbstständiges Entscheiden und Handeln zur Lösung der Krise zu motivieren, wird vertan.

- Zu große Distanz wird von dem Patienten als Ablehnung erlebt: Er fühlt sich unverstanden. Speziell der Hinweis, dass es sich um eine Belastung handele, mit der viele Menschen fertig werden, wird als Abwertung und Kränkung erlebt. Im ungünstigsten Fall kann ein solches Verhalten des Therapeuten zur Verstärkung einer Suizidalität führen.

❗ **Das konkrete Behandlungsziel ist die Mobilisation eigener Kräfte des Patienten, um die anstehenden Probleme selbstständig entscheiden und lösen zu können.**

Multifaktorieller Ansatz

Der Arzt geht im therapeutischen Gespräch von dem aktuellen Konflikt, der auslösenden Belastung aus. Da es sich bei den Anpassungsstörungen um ein multifaktorielles Geschehen handelt, in dem das soziale Umfeld und die Persönlichkeit des Patienten wichtige Determinanten sein können, muss die Beschränkung der psychotherapeutischen Krisenintervention (▶ Übersicht 10.5) auf den aktuellen Konflikt («Focus") als unzureichend angesehen werden. Die Entwicklung zum chronischen Krisenpatienten, der letztendlich wegen banaler Alltagsschwierigkeiten entsprechende Institutionen aufsucht, wird dadurch gefördert. Zur effizienten Behandlung gehören die Berücksichtigung aller pathogenen Faktoren und ihre Einbeziehung (Familie, Beruf, prämorbide Verhaltensstörungen, Abhängigkeitsprobleme, Dissozialität oder finanzielle Belastungen).

Kurzintervention

Der Schwerpunkt der Behandlung liegt in einer psychotherapeutischen Kurzintervention. Der unmittelbare Anlass sollte als Notsignal verstanden werden. Vorrangig sind die verschiedenen negativen Einflüsse zu klären, die zur Dekompensation geführt haben. Gestörte Beziehungen in der Familie können durch Einbeziehen derselben vermindert werden. Wichtig ist eine aktive und zugehende Form der Behandlung, die dem Patienten Vertrauen und Sicherheit vermittelt.

Übersicht 10.5. Krisenintervention

Wesentliche Merkmale (nach Schnyder u. Sauvant 1993):
- Vermittlung rascher und flexibler Hilfe
- Konzentration auf die aktuelle Problemlage
  - zeitliche Begrenzung
  - aktive und direkte therapeutische Haltung
  - multiprofessioneller Ansatz
- Einbeziehung des sozialen Umfeldes

Grundzüge der Beratung:
- Professionelle Informationsvermittlung
- Präzise Ausdrucksform
- Vermeiden von Verallgemeinerungen und Beschwichtigungen
- Vermeiden von Tröstungen
- Vermeiden von Übernahme der Gefühle des Patienten
- Vermeiden vorschneller Ratschläge
- Erarbeitung gemeinsam getroffener Entscheidungen
- Abschluss fester Vereinbarungen

Der Aufbau einer tragfähigen Beziehung macht es möglich, nach neuen Lösungsmöglichkeiten zu suchen. Die Krise kann insofern auch als Chance gesehen werden, neue, für den Patienten nicht möglich erscheinende Wege zu gehen.

Durch strukturiertes Durcharbeiten der Belastungen gelingt es bei der Mehrzahl der Patienten, nach 3 bis 5 Sitzungen eine ausreichende Stabilität zu erreichen.

Psychopharmakologische Therapie

Kurzfristig kann eine psychopharmakologische Intervention erforderlich sein, wenn einzelne Symptome so ausgeprägt sind, dass sie die Mitarbeit des Patienten beeinträchtigen (Depression, Angst, schwere Schlafstörungen, Unruhe).

❗ **Krise und Krisenintervention sind nicht nur in dem Sinn zu verstehen, eine aktuelle, als unlösbar erlebte Situation zu meistern. Mindestens genauso wichtig ist die Verhinderung einer neuen Krise im Laufe des weiteren Lebens.**

Abnorme Trauerreaktion

Eine Sonderform der Anpassungsstörung ist die abnorme Trauerreaktion. Folgende Aspekte sind kennzeichnend:

- Die Reaktion auf den Verlust eines engen Angehörigen übersteigt hinsichtlich Inhalt, Intensität und Dauer der Symptomatik das übliche Maß.
- Die normalen Trauerphasen (Betäubungsphase – Aufbrechen chaotischer Emotionen – Suchen und sich trennen – Neuorganisation) benötigen extrem lange Zeit oder werden nicht abgeschlossen.
- Die Patienten sind nicht in der Lage, den Verlust zu akzeptieren. Sie kapseln sich ab, sind verbittert oder versteinert. Auch spielen Selbstbeschuldigungen, nicht genügend für den Verstorbenen getan, ihn nicht ausreichend gepflegt zu haben, eine wichtige Rolle.
- Besonders gefährdet sind ältere Betroffene nach jahrzehntelanger Ehe. Sie sind unfähig, ihr Leben umzustellen.
- Wohnung und Gegenstände des Verstorbenen werden jahrelang unverändert gelassen. Die einzige Aktivität ist der tägliche Gang zum Grab. Den größten Einfluss auf den Verlauf der Trauer haben die Persönlichkeit des Verstorbenen und Art und Ausgestaltung der zuvor bestehenden Bindung.
- Neben sozialem Rückzug wird der Patient von depressiven Verstimmungen, Suizidalität, Freudlosigkeit und dem Erlebnis der Sinnlosigkeit des Lebens befallen.
- Auch Alkohol- oder Tablettenmissbrauch können vorhanden sein.

Ziel der Behandlung ist, die nicht geleistete Trauerarbeit nachzuholen. Kurzfristige tiefenpsychologische oder verhaltenstherapeutische Interventionen können die Störung günstig beeinflussen:

- Psychoedukation
- Reflexion der Beziehung zu dem Verstorbenen
- Akzeptanz und Durcharbeitung des Schmerzes sowie der eigenen Gefühle und Gedanken
- Bearbeitung von Schuldgefühlen
- Finden einer Formulierung für die zukünftige Beziehung zu den Verstorbenen
- Abbau von Vermeidungsverhalten
- Exposition

Obwohl Anpassungsstörungen in psychiatrischen Versorgungseinrichtungen häufig vorkommen, liegen nur wenige kontrollierte Studien zur Behandlung vor. Dies mag zum Teil an den heterogenen auslösenden Belastungen und Störungsbildern liegen (Evidenzlevel C).

Fazit

Der Notarzt wird mit einer steigenden Zahl psychosozialer Notfälle konfrontiert. Neben der Akutversorgung bleibt als wichtigste therapeutische Maßnahme Aufklärung und Vermittlung einer störungsspezifischen Therapie.

Literatur

American Psychiatric Association (2004) Practice guideline for the treatment of patients with acute stress disorder and posttraumatic stress disorder. Am J Psychiatry 161: 11 Supplement

Bryant RA, Mastrodomenico J, Felmingham KL et al (2008) Treatment of acute stress disorder: a randomized controlled trial. Arch Gen Psychiatry 65: 659–667

Cullberg J (1978) Krisen und Krisentherapie. Psychiat Prax 5: 25–34

Ehlers A, Clark DM, Hackmann A et al (2003) A randomized controlled trial of cognitive therapy, a self-help booklet, and repeated assessments as early interventions for posttraumatic stress disorders. Arch Gen Psychiatry 60: 1024–1032

Foa EB, Stein DJ, McFarlane AC (2006) Symptomatology and psychopathology of mental health problems after disaster. J Clin Psychiatry 67 (Suppl) 15–25

Hofmann A (2006) EMDR in der Therapie psychotraumatischer Belastungssyndrome. Thieme, Stuttgart

Kapfhammer HP (2008) Anpassungsstörung, akute und posttraumatische Belastungsstörung. In: Möller HJ, Laux G, Kapfhammer HP (Hg) Psychiatrie und Psychotherapie, Bd 2, 3. Aufl. Springer, Berlin Heidelberg New York Tokyo, S 659–722

Maercker A (2003) Therapie der posttraumatischen Belastungsstörungen, 2. Aufl. Springer, Berlin Heidelberg New York Tokyo

Perkonigg A, Kessler RC, Storz S, Wittchen HU (2000) Traumatic events and posttraumatic stress disorder in the community: Prevalence, risk factors and comorbidity. Acta Psychiatr Scand 101: 46–59

Schnyder U, Sauvant JD (1993) Krisenintervention in der Psychiatrie. Huber, Bern

Seedat S, Stein DJ, Carey PD (2006) Posttraumatic stress disorders in women: Epidemiological and treatment issues. CNS Drugs 19: 411–427

Sonneck G (1991) Krisenintervention und Suizidverhütung, 2. Aufl. Facultas, Wien

Stein DJ, Ipser JC, Seedat S (2006) Pharmacotherapy of posttraumatic stress disorder (PTSD). Cochrane Database System Rev CD 002795

10

Schmerz

11.1 Einführung

Patienten, die wegen Schmerzen einen Arzt aufsuchen, finden sich in jeder Praxis. Häufig werden jedoch diese Patienten unzureichend diagnostiziert und behandelt. Als Folge entwickelt sich eine Art »Schmerzkarriere« mit häufigem Arztwechsel und umfangreichen Verordnungen diverser Medikamente sowie krankengymnastisch-balneologischer Maßnahmen mit der Folge einer zunehmenden Chronifizierung.

> ❗ Bis Patienten mit chronischen Schmerzen (Muskel-Skelett-Schmerzen, Phantomschmerzen, Migräne, Kopfschmerzen) in eine qualifizierte Behandlung (Schmerzambulanz, spezialisierte Schmerzpraxis) kommen, vergehen durchschnittlich zwischen 10 und 15 Jahre.

Ähnlich verhält es sich mit sogenannten »psychogenen« Schmerzen: Das Intervall zwischen Beginn der Symptomatik, der Sicherung einer präzisen Diagnose und der Vermittlung einer störungsspezifischen Therapie liegt ebenfalls bei 15 Jahren.

Die Zahl der Schmerzpatienten ist groß:
- Die Lebenszeitprävalenz, einen schweren, behandlungsbedürftigen Schmerzzustand zu erleiden, liegt bei über 95%.
- Geschätzte 6 Millionen Menschen in Deutschland leiden an chronischen Schmerzen und nehmen medizinische Hilfe in Anspruch. Vorrangig handelt es sich um Rücken- und Gelenkschmerzen, Kopfschmerzen und Karzinomschmerzen.

Schmerzen können durchaus sinnvoll sein. Plötzlich auftretende Schmerzen sind ein warnendes Signal des Körpers, welches den Betroffenen darauf hinweisen soll, dass etwas nicht in Ordnung ist. Die Intensität des Schmerzerlebens ist abhängig:
- primär von der auslösenden Ursache,
- von der Persönlichkeitsstruktur des Patienten,
- von Umwelteinflüssen und
- von Vorerfahrungen.

Chronische Schmerzen führen zu einer schweren Beeinträchtigung der Lebensqualität mit Aufgabe von Freizeitaktivitäten, Rückzugstendenzen, häufigen Krankschreibungen und Krankenhausaufenthalten, vorzeitiger Berentung und hohen Behandlungskosten.

Notärzte werden häufig von chronischen Schmerzpatienten gerufen. Der Anlass ist nicht nur eine Intensivierung der chronischen Schmerzen oder die Manifestation einer neuen Schmerzattacke. Mindestens ebenso oft ist die Ursache in einer psychischen Symptomatik zu suchen: Depressionen, Resignation oder Suizidalität. Chronische Schmerzpatienten kommen im Laufe ihrer Krankheitsentwicklung infolge fehlender Erfolgserlebnisse und permanenter Beeinträchtigungen zu dem Schluss, dass alles Bemühen keinen Zweck mehr hat.

Therapeutisch ist die Abgrenzung akuter von chronischen Schmerzen von Bedeutung. Der akute Schmerz wird von den Patienten anders erlebt als ein chronischer Schmerzzustand.
- Der akute Schmerz wird hell, schneidend, bohrend, alarmierend, grell, pulsierend, klopfend, dröhnend oder vernichtend erlebt. Aktivitäten, etwas dagegen zu tun, werden gefördert. Vegetativ steht eher eine adrenerge Ausgangslage im Vordergrund: Die Patienten sind unruhig, und es finden sich Midriasis, Tachykardie, Schweißausbrüche und erhöhte Muskelspannung. Rezidivierende akute Schmerzattacken führen zu Schon- und Vermeidungsverhalten.
- Chronische Schmerzen verlaufen ondulierend und werden je nach Ursache als dumpf, bohrend, brennend, krampfartig, nadelstichartig, ziehend, muskelkaterartig erlebt. Sie führen eher zu Passivität, sozialem Rückzug, Vermeidungsverhalten und Schonhaltung. Psychopathologisch fallen depressiv-dysphorische Verstimmungen, erhöhte Empfindlichkeit und Reizbarkeit, gelegentlich auch aggressives Verhalten und Störungen des Schlaf-Wach-Rhythmus auf. Es entwickelt sich ein ausschließlich auf das Schmerzerleben ausgerichteter Lebensstil, der zusätzlich durch Einwirkung seines sozialen Umfeldes verstärkt werden kann.

Da viele Symptome chronischer Schmerzpatienten sich mit denen chronischer Depressionen decken, wurde von Schmerztherapeuten der Begriff **algogenes Psychosyndrom** eingeführt.

Bestimmte psychiatrische Störungen können ebenfalls mit erheblichen Schmerzen einhergehen; sie können sogar führendes Symptom sein:
- Zönästhesien bei Schizophrenie
- Somatoforme Depressionen
- Hypochondrie
- Entzugssymptom bei Heroinabhängigkeit
- Anhaltende somatoforme Schmerzstörung

Gefährdungsfaktoren rezidivierender Schmerzattacken oder chronischer Schmerzsyndrome sind erhöhter Gebrauch von Analgetika, Benzodiazepinen und Alkohol. Bestimmte Analgetika können durch regelmäßige Einnahme – oft in überhöhter Dosierung – selbst Kopfschmerzen induzieren.

11.2 Akuter Schmerz

Akuter Schmerz unterscheidet sich von einem chronischen Schmerzgeschehen durch Symptomatologie, Ätiologie, Pathogenese und Therapie.
- Er dauert Sekunden bis maximal einige Wochen und ist ursächlich verknüpft mit traumatisiertem Gewebe, anderen schädigenden Reizen oder einer akuten Entzündung.
- Er kann auch als projezierter Schmerz (z. B. Head-Zonen) auftreten. Die auslösende Ursache ist jedoch identifizierbar.
- Er geht mit vegetativen Begleiterscheinungen im Sinne einer adrenergen Ausgangslage einher (Midriasis, Tachykardie, Blutdruckanstieg, Schwitzen).

Von den Patienten wird er in vielen Fällen in charakteristischer und konstanter Weise beschrieben. Neurologisch bedingte akute Schmerzsyndrome lassen sich peripheren oder segmentalen Verteilungsmustern zuordnen. Der akute Schmerz besitzt somit eine wichtige **Warnfunktion**, die den Patienten veranlasst, entsprechende Hilfen in Anspruch zu nehmen.

Mit der Beseitigung der auslösenden Grundstörung klingt der Schmerz ab. Die Ursache sollte möglichst identifiziert werden.

❗ Durch unzureichende Diagnostik und schnelle Verordnung von Schmerzmitteln kann eine Chronifizierung gefördert werden. Besonders gefährdet sind hier Patienten mit Kopfschmerzen, da für ihre Entstehung über 100 Ursachen infrage kommen können.

Psychologische Faktoren beeinflussen zusätzlich akute Schmerzzustände: Je nach Genese des Schmerzes werden **Placebo-Effekte** von bis zu 30% erreicht. Die Domäne des akut einsetzenden einmaligen Schmerzereignisses ist die Verordnung von Analgetika, Spasmolytika, Antirheumatika oder Morphinderivaten, je nach auslösender Ursache.

Für akute Schmerzzustände kommt nosologisch eine geradezu unüberschaubare Vielfalt von Möglichkeiten infrage. Eingegangen wird hier auf akute Schmerzsyndrome, die regelmäßig mit **psychischen Begleitsymptomen** einhergehen und mit hoher Wahrscheinlichkeit zu chronisch auftretenden Attacken führen.

Trigeminusneuralgie
Charakteristik

Die Trigeminusneuralgie ist charakterisiert durch blitzartig einschießende, elektrisierend-brennende, sekundenlang dauernde, extrem starke Schmerzen, die überwiegend den 2. und 3. Ast des Trigeminus betreffen. Pro Tag können zahlreiche Attacken auftreten. Anfälle können durch Sprechen, Kauen, Hautberührung oder Windzug getriggert werden:
- Auftreten nach dem 40. Lebensjahr
- Frauen werden häufiger als Männer betroffen
- Zwischenzeitlich monate- bis jahrelange Remissionsphasen
- Wegen der Intensität kommt es zu Schon- und Vermeidungsverhalten sowie einer ängstlich gefärbten Depression.

Therapie
- 2-mal täglich 200 mg Carbamazepin (Tegretal retard)
- Steigerung um jeweils 200 mg, bis auf maximal 3- bis 4-mal 400 mg/Tag und bis Schmerzfreiheit erreicht ist
- Bei Angst und Depression: 15–30 mg Mirtazapin (Remergil)

- Bei unzureichender Wirkung: 300–400 mg Phenytoin (Phenhydan) einschleichend
- Kognitive Verhaltenstherapie zum Abbau des Vermeidungsverhaltens
- Bei Therapieresistenz Operation:
  - vaskuläre Dekompression nach Janetta oder
  - Elektrokoagulation des Ganglion Gasseri (ältere Patienten)

Cluster-Kopfschmerz
Charakteristik

Beim Cluster-Kopfschmerz handelt es sich um ein idiopathisches Kopfschmerzleiden mit streng einseitig lokalisierten Schmerzen im orbitalen, supraorbitalen oder temporalen Bereich. Der Schmerz ist extrem stark, schneidend, brennend und geht mit einem Vernichtungsgefühl einher. Der Schmerz wird als so vernichtend erlebt, dass Suizidimpulse auftreten können.

- Als Begleitsymptome finden sich:
  - Horner-Syndrom (Miosis, Ptosis)
  - Lakrimation, Rhinorrhö und periorbitales Ödem
- Attackendauer 15 min bis 4 h
- Häufigkeit: 1–8 Attacken/Tag
- Attacken können durch Alkohol ausgelöst werden
- Männer werden bevorzugt betroffen (5–8:1 gegenüber Frauen)
- 80–90% der Fälle nehmen einen episodischen Verlauf mit Episoden von 1–3 Monaten Dauer; der Rest verläuft chronisch

Therapie

- Als Akut-Behandlung:
  - Inhalation von 100% Sauerstoff 7 l/min über 15 min
  - Alternativ: 6 mg Sumatriptan (Imigran inject) s.c.
- Bei chronischem Cluster-Kopfschmerz oder als Prophylaxe:
  - 3- bis 4-mal täglich Verapramil 80 mg (Isoptin) langsam einschleichend
  - Alternativ: 900–1350 mg Lithiumcarbonat (Quilonum retard) Plasmaspiegel: 0,6–0,8 mmol/l

11.3 Chronischer Schmerz

Charakteristik

Unter chronischem Schmerz werden nach der »Classification of chronic pain« anhaltende oder wiederkehrende Schmerzen von einer Dauer von mindestens 3 Monaten verstanden. Die Charakteristik im Überlick zeigt ▶ Übersicht 10.1. Eine eindeutige Zuordnung zu einem bestimmten auslösenden Faktor ist in den meisten Fällen nicht mehr möglich. Typische vegetative Begleiterscheinungen wie beim akuten Schmerz fehlen. Der Schmerz wird eher uncharakteristisch, diffus, mit wechselnder Lokalisation und wechselnder Symptomatik erlebt. Der Verlauf von schwerwiegenden chronischen Schmerzen ist meist progredient. Das Schmerzerleben hat unabhängig von den ursprünglichen Ursachen die Funktion einer eigenständigen Störung erhalten: **algogenes Psychosyndrom**.

Psychopathologisch fallen diese Patienten auf durch:

- Verlust der allgemeinen Lebensqualität
- Schnelle Erschöpfbarkeit
- Resignation
- Erhöhte allgemeine Empfindlichkeit
- Passivität
- Negative Zukunftserwartung
- Unsicherheit, Selbstzweifel und negatives Selbstwertgefühl
- Angst und depressive Verstimmungen
- Insuffizienz- und Versagensgedanken
- Einengung des Denkens
- Sozialer Rückzug
- Störungen der familiären Beziehungen

Psychologisch-psychiatrische Aspekte treten umso stärker in den Vordergrund, je länger die Schmerzsymptomatik besteht. Patienten mit chronischen Schmerzsyndromen haben in der Regel viele Behandlungsversuche mit unzureichendem Erfolg hinter sich. Sie erleben die Resignation der behandelnden Kollegen und fühlen sich (und werden) nicht selten abgeschoben. Sie fühlen sich zum Simulanten degradiert.

Obwohl viele Symptome mit denen einer **Depression** übereinstimmen und beide Störungen auf Antidepressiva gut ansprechen, handelt es sich nosologisch um unterschiedliche Störungen.

Ein Notfall entsteht, wenn es in diesem Zusammenhang zu suizidalen Impulsen, schweren depressiven Verstimmungen, Erregungszuständen oder psychogenen Ausnahmezustände kommt. Ein beachtlicher Prozentsatz alter Menschen gibt nach einem Suizidversuch lang anhaltende Schmerzen als wesentliches Motiv für die suizidale Handlung an.

> **Übersicht 11.1. Kennzeichen des chronischen Schmerzsyndroms**
> — Charakteristik unabhängig von der speziellen Genese
> — Entwicklung von Schonverhalten: Immobilität, Muskelatrophien, Kontrakturen, Versteifung von Gelenken, Infektanfälligkeit oder Schwächung des kardiovaskulären Systems
> — Psychovegetativer Erschöpfungszustand mit Abfall der allgemeinen Leistungsfähigkeit
> — Depressive Verstimmungen in Verbindung mit ängstlichen Erwartungshaltungen
> — Schmerzbezogenes Allgemeinverhalten mit Rückzugstendenzen und Aufgabe von Freizeitaktivitäten
> — Beruflicher Abstieg: häufige Krankschreibungen, Verlust des Arbeitsplatzes, vorzeitige Berentung, Arbeitslosigkeit
> — Schwierigkeiten in der Familie und mit anderen engen Bezugspersonen: Rollenverlust
> — Forderungen nach Rücksichtnahme, regressives Verhalten
> — Hohe Frequenz von Arztbesuchen und Krankenhausaufenthalten mit überwiegend enttäuschenden Behandlungsergebnissen
> — Chronische Einnahme – indiziert und/oder missbräuchlich – von Analgetika und – oft nicht indiziert – von Tranquillizern

Chronische Schmerzsyndrome können vier verschiedenen Gruppen zugeordnet werden:

1. Persistierende Schmerzen nach einer akuten schmerzhaften Erkrankung oder einem Trauma. Für das Fortbestehen der Schmerzen sind neben der auslösenden Störung die prämorbide Persönlichkeit und die psychologischen Rahmenbedingungen maßgebend. Im Zusammenhang mit Unfällen können Entschädigungsansprüche oder Rentenbegehren weitere Faktoren sein, die eine Chronifizierung fördern.

2. Schmerzen im Zusammenhang mit chronisch-degenerativen und chronisch-neurologischen Erkrankungen. Sie verlaufen chronisch-ondulierend. Der Patient muss sich mit objektiv zunehmenden körperlichen Beeinträchtigungen auseinandersetzen, die seinen Lebensraum einschränken (Gelenkdeformierungen, Lähmungen; Rollstuhl).

3. Schmerzen bei inoperablen und/oder metastasierenden Krebsleiden. Hier interferiert das Schmerzerleben mit der Verarbeitung einer begrenzten Lebenserwartung.

4. Schmerzsyndrome im Rahmen einer psychiatrischen Erkrankung. Hier fehlt ein somatischer Auslöser, oder er spielt allenfalls eine unbedeutende Rolle.

Therapie
Entsprechend der vielfältigen Faktoren, die auf die Entstehung und den Verlauf eines chronischen Schmerzzustandes einen Einfluss haben können, muss die Behandlung mehrdimensional geplant werden. Wichtige Aspekte sind hier:
— medikamentöse Therapie,
— Entspannungsverfahren (Muskalrelaxation nach Jacobsen, autogenes Training),
— Biofeedback,
— Einbeziehen von Angehörigen,
— Soziotherapie.

❗ Eine besondere Bedeutung kommt im Rahmen zu erstellender Therapieprogramme der Verhaltenstherapie zu, da schmerzbedingte Änderungen auf der Verhaltensebene in allen Lebensbereichen die Regel sind.

In der Notfallsituation ist der Patient in einem Zustand, in dem er nach langer Schmerzerfahrung, enttäuschenden Behandlungsergebnissen, aktuellen zusätzlichen Belastungen und Intensivierung der Schmerzen in einen Zustand hoffnungsloser

Verzweiflung gerät. Die Behandlung beschränkt sich auf:
- ein diagnostisch-therapeutisches Gespräch,
- die Abklärung einer möglichen Abhängigkeitsproblematik,
- Vermittlung und Beginn eines umfassenden und langfristigen Behandlungskonzeptes und einer langfristig anzulegenden psychopharmakologischen Therapie.

Kombination von Antidepressiva und Neuroleptika

Antidepressiva und Neuroleptika besitzen gute analgetische Effekte. Die Wirkung setzt nicht unmittelbar ein, sondern nach 3 bis 14 Tagen. Zur Behandlung akuter Schmerzzustände sind sie deshalb nicht geeignet.

❶ **Substanzen erster Wahl sind Antidepressiva. Eine Augmentation mit Neuroleptika kann den gewünschten analgetischen Effekt verstärken und die Rate unerwünschter Wirkungen reduzieren.**

Als »Goldstandard« hat sich in den letzten Jahrzehnten das **Amitritylin** durchgesetzt. In zahlreichen Fachbüchern zur Schmerztherapie wird es empfohlen. Durch kontrollierte Studien ist die Wirksamkeit gut belegt (Evidenzlevel A). Auch für andere trizyklische Antidepressiva (Doxepin, Imipramin, Clomipramin) ist die analgetische Wirksamkeit nachgewiesen. Die Erfolgsrate liegt bei trizyklischen Antidepressiva zwischen 50 und 70%.

Durch Augmentation mit Neuroleptika können zusätzliche Besserungen erreicht werden. Die Kombinationstherapie von Antidepressiva und Neuroleptika beruht auf klinischen Erfahrungen und ist durch Studien unzureichend belegt (Evidenzlevel D). Maßgebend für die schmerzlindernde Wirksamkeit der trizyklischen Antidepressiva sind die Neurotransmitter Serotonin und Noradrenalin. Serotonin-Reuptake-hemmende trizyklische Antidepressiva können eine an Morphin heranreichende analgetische Wirkung entwickeln.

Die **Vorteile** der Behandlung mit Antidepressiva und Neuroleptika sind:
- fehlendes Abhängigkeitspotential,
- potenzierende Eigenschaften auf Analgetika mit der Möglichkeit, Schmerzmittel einzusparen,
- Verhinderung von Analgetikamissbrauch,
- Beeinflussung psychischer Begleitsymptome wie Angst, Depression oder Unruhe,
- Wirksamkeit auf Schmerzsyndrome, die auf Analgetika nur unbefriedigend ansprechen.

Wegen der hohen Frequenz der UAW unter trizyklischen Antidepressiva sollten vermehrt selektive Noradrenalin-Serotonin-Wiederaufnahme-Hemmer (Venlafaxin, Duloxetin – auch Mirtazapin) eingesetzt werden, die sich ebenfalls als gut wirksam erwiesen haben.

Benzopiazepine

Die Abgabe von Benzodiazepinen beschränkt sich auf die Therapie akuter Schmerzen. Hier kann der muskelrelaxierende und anxiolytische Effekt dieser Verbindungen wirksam werden. Eine direkte analgetische Wirkung konnte nicht objektiviert werden. Für die Langzeitbehandlung sind Benzodiazepine wegen der Abhängigkeit erzeugenden Potenz ungeeignet.

Persistierende Schmerzen nach Unfällen oder operativen Eingriffen

Mit diesem Problem werden Kollegen aus allen Fachdisziplinen konfrontiert. Typische Beispiele sind:
- Kopfschmerzen nach Schädel-Hirn-Traumen,
- Rückenschmerzen nach operativen Eingriffen wegen eines Prolapses,
- uncharakteristische Bauchschmerzen nach abdominellen Eingriffen oder
- umschriebene Schmerzen am Kopf nach otologischen Operationen.

Zu unterscheiden ist hier zwischen:
- objektivierbaren Schmerzen (z. B. durch postoperative Verwachsungsbeschwerden, iatrogene Schäden nach nicht ausreichend indizierten Operationen, z. B. nach Bandscheibenoperationen etc.)
- und solchen, für die sich trotz sorgfältigster Untersuchung und unter Berücksichtigung ausgefallener Komplikationen keine somatische Basis finden lässt.

In beiden Fällen ist zunächst zu klären, ob administrative oder juristische Fragen die Schmerzsymptomatik begleiten. Zu nennen sind hier:

- Auseinandersetzungen um einen Schwerbehindertenausweis,
- laufende Rentenverfahren,
- anhängende Strafverfahren nach Verkehrsunfällen,
- Forderungen nach Schmerzensgeld,
- Versetzungsanträge,
- Beurlaubungen vom Studium,
- Strafanträge wegen Körperverletzung.

❶ **Bei positivem Befund ist die Prognose infaust. Der Patient »benötigt« geradezu die Schmerzen als Dokumentation des erlittenen Schadens. Die therapeutische Compliance ist minimal.**

Psychotherapeutische Behandlungsverfahren erweisen sich als unbefriedigend, solange noch ein Verfahren schwebt. Im Mittelpunkt der therapeutischen Beratung müssen Überlegungen stehen, wie die laufende Auseinandersetzung möglichst schnell beendet werden kann. Besonders schwierig kann sich der Umgang mit Patienten gestalten, die mit dem Wunsch nach einem Attest oder Gutachten mit in ihrem Sinne zu beantwortenden Zusammenhangsfragen kommen und gleichzeitig indirekt oder deutlich Suizidabsichten im Falle der Ablehnung äußern. Schon während des Erstkontaktes ist es wichtig, sich nicht durch **Suiziddrohungen** in seinem Handeln beeinflussen zu lassen.

Nicht selten besteht gerade bei diesen Patienten ein länger bestehender **Analgetikamissbrauch**. Hier kann ein Behandlungsversuch gemacht werden, die Analgetika langfristig durch Psychopharmaka zu ersetzen. Die Substanzen können langsam einschleichend innerhalb eines Behandlungszeitraumes von 2 bis 6 Wochen aufdosiert werden unter entsprechendem Ausschleichen der Analgetika. Die Wahl des Medikamentes richtet sich nach den psychischen Begleitsymptomen (Angaben sind Tagesdosen):

- Liegen zugleich Schlafstörungen und ängstlich geprägte Depressivität vor:
  - 25–200 mg Amitriptylin (Saroten)
  - oder 15–90 mg Mirtazapin (Remergil)
  - oder 25–150 mg Doxepin (Aponal)
- Stehen depressive Hemmung, Dysphorie und Gereiztheit im Vordergrund:
  - 75–300 mg Venlafaxin (Trevilor retard)
  - oder 30–120 mg Duloxetin (Cymbalta)
- Ist der Patient misstrauisch und gespannt oder latent aggressiv, so kann die Verordnung eines Neuroleptikums indiziert sein:
  - 0,5–3 mg Risperidon (Risperdal)
  - oder 2,5–10 mg Olanzapin (Zyprexa)

Schmerzen im Zusammenhang mit degenerativ-rheumatischen oder chronisch-neurologischen Erkrankungen

Die Schmerzen werden mit zunehmender Länge der Erkrankung als äußerst quälend erlebt. Die Patienten neigen zu Resignation und Depression mit plötzlich auftretenden Suizidimpulsen. Die Lebensqualität ist allgemein herabgesetzt. Das Angewiesensein auf die Hilfe Dritter wird nicht selten als entwürdigend empfunden.

Neben der Einleitung differenzierter balneologisch-krankengymnastischer Maßnahmen und Unterstützung durch eine Entspannungstherapie kann bei den **degenerativ-rheumatischen** Erkrankungen eine deutliche Besserung und ein Einsparen an analgetisch-antiphlogistischen Substanzen erzielt werden durch:

- Imipramin (Tofranil), beginnend mit 3-mal täglich 10 mg, steigernd bis maximal 3-mal 50 mg pro Tag.
- Der Erfolg ist umso besser, je ausgeprägter depressive Begleitsymptome vorhanden sind.

Unter den **chronisch-neurologischen** Erkrankungen führen vor allem Trigeminusneuralgie, atypische Gesichtsneuralgie, Zoster-Neuralgie, Phantom- und Stumpfschmerzen, sympathische Reflexdystrophie, neuropathischer Schmerz, chronisch radikuläre Rückenschmerzen oder zentraler Schmerz zu therapeutischen Problemen und psychischen Dekompensationen. Auch hier sind akut sich entwickelnde Suizidimpulse nach langem Leidensweg der Anlass zu einer Notfallversorgung. Psychopharmakologisch werden je nach Ursachen Antikonvulsiva, Antidepressiva oder Neuroleptika eingesetzt.

- Das am besten untersuchte und bei vielen neurologisch bedingten Schmerzen wirksame Antikonvulsivum ist Carbamazepin (Evidenzlevel A).
Die Substanz sollte einschleichend gegeben und langsam aufdosiert werden, um beeinträchtigende UAW zu minimieren.
  - 2-mal täglich 100 mg Carbamazepin (Tegretal),
    steigern auf 2-mal täglich 200 mg nach 3 Tagen
  - Maximaldosis/24 h: 4-mal 400 mg
  - Kontrolle des Plasmaspiegels
- Bei schmerzbedingten Schlafstörungen kann die abendliche Gabe von sedierenden Neuroleptika unterstützend wirken:
  - 25–50 mg Levomepromazin (Neurocil)
  - oder 2,5–5 mg Olanzapin (Zyprexa)
  - oder 40–120 mg Pipamperon (Dipiperon)

Nach Durchbrechung der Schmerzsymptomatik sollte die Dosierung vorsichtig reduziert werden, um Intoxikationssyndrome zu vermeiden (Kontrolle des Plasmaspiegels). Das Führen eines **Schmerztagebuches** durch den Patienten ist für die Beurteilung des therapeutischen Effektes hilfreich.

Da die Patienten in der Regel eine Kette vielfältiger (und oft wenig befriedigender) Behandlungen erlebt haben, liegt die wichtigste therapeutische Maßnahme in der gezielten Zuweisung einer multiprofessionellen Schmerzambulanz, Schmerzpraxis oder einer Schmerzklinik. Hier kann unter neurologischen, neurochirurgischen, anaesthesiologischen und psychologisch-psychiatrischen Gesichtspunkten ein individueller Behandlungsplan entwickelt und sichergestellt werden.

Chronische Schmerzen bei inkurablen metastasierenden Malignomen

Leiden dieser Art gehören zu den häufigsten Schmerzsyndromen, mit denen Ärzte aus allen Fachrichtungen konfrontiert werden. Die Patienten leiden regelmäßig unter Depressionen und Ängsten, deren Genese oft multifaktoriell ist. Neben reaktiven Anteilen (Auseinandersetzung mit dem bevorstehenden Lebensende) können psychodynamische (prämorbide Persönlichkeitsentwicklung), somatische (Zytostatika, Cortison) und organische Faktoren (Grundleiden) eine Rolle spielen.

An erster Stelle der Behandlung steht eine konsequente und systematisch durchgeführte Schmerztherapie mit Analgetika und Opiaten nach dem Stufenschema der WHO. Ängste vor psychischen Abhängigkeiten, die bei Tumorkranken unbegründet sind, mangelnde pharmakokinetische Kenntnisse und die Notwendigkeit des häufigen Verschreibens von Betäubungsmittelrezepten haben zur Folge, dass manche Krebskranke unzureichend versorgt werden.

Morphin nimmt in der Behandlung von Krebskranken eine zentrale Stellung ein.
- Um Schmerzfreiheit zu erzielen, müssen folgende Aspekte beachtet werden:
  - Ermittlung der individuellen Anfangsdosis, mit der volle Schmerzfreiheit erzielt wird
  - Abgabe weiterer Morphindosen in festen Zeitintervallen entsprechend der durchschnittlichen Wirkdauer
  - Erhöhung der Einzeldosis, falls erneut Schmerzen auftreten
- Da insbesondere höhere Morphindosen die Lebensqualität beeinträchtigen können, sollte immer ein ergänzender Behandlungsversuch mit Antidepressiva oder Neuroleptika eingeleitet werden. Hierdurch können über einen längeren Zeitraum die Morphindosen reduziert werden, ohne dass erneut Schmerzen auftreten.
- Morphin führt zu vielfältigen Nebenwirkungen:
  - Am häufigsten wird über hartnäckige Obstipation, Übelkeit, Schwindel und Müdigkeit bis hin zur Benommenheit geklagt.
  - Zu beachten sind ferner Veränderungen der kognitiven und sensorischen Leistungsfähigkeit, die den Patienten hindern können, aktiv am Alltagsgeschehen teilzunehmen. Der analgetische Effekt von Antidepressiva setzt dagegen erst nach Tagen ein, die Patienten werden unter dieser Behandlung aktiver und interessierter.

Gesamtbehandlungsplan bei chronischen Schmerzsyndromen

Wegen der umfangreichen Lebensveränderungen, die sich im Laufe eines chronischen Schmerzleidens einstellen, und wegen unterschiedlicher psychischer Begleitsymptome muss die Pharmakotherapie mit anderen Behandlungsmöglichkeiten in einen Gesamtbehandlungsplan integriert werden (▶ Übersicht 11.2).

Verhaltenstherapeutische Interventionen sind bei der Gesamtbehandlung von zentraler Bedeutung. Negativen Lernprozessen, die der Patient im Verlauf seiner Schmerzkarriere durchgemacht hat, soll entgegengewirkt werden. Der Patient soll lernen, seine Aufmerksamkeit nicht mehr auf den Schmerz, sondern auf schmerzlindernde Begebenheiten zu lenken. Die Aufmerksamkeit kann durch Imagination verschoben werden. Bedingungen, die den Schmerz aufrechterhalten oder verstärken (Schonhaltung, Aufgabe oder Verminderung körperlicher oder sozialer Aktivitäten) können durch operante Techniken verändert werden. Behandlungsziele sind:

- Aktivitätssteigerung
- Reduktion der Inanspruchnahme medizinischer Institutionen
- Reduktion des Schmerzmittelgebrauchs
- Verminderung des verbalen Schmerzverhaltens
- Änderung des Verhaltens von Angehörigen auf Schmerzäußerungen des Patienten
- Förderung sozialer Aktivitäten

Eine wichtige Rolle spielen die Veränderungen der Beziehungen zu Angehörigen. Sie sollen angeregt werden, Klagen über Schmerzen des Patienten zu ignorieren und andererseits positive Aktivitäten gezielt zu unterstützen.

Die Wirksamkeit der kognitiven Verhaltenstherapie ist für chronische Schmerzsyndrome durch Studien gut belegt (Evidenzlevel A).

11.4 Schmerzen bei psychiatrischen Störungen

Depressionen mit somatischen Symptomen

Unter den chronischen Schmerzen bei psychiatrischen Krankheiten spielen die Depressionen mit somatischen Symptomen eine wichtige Rolle. Die Schmerzsymptomatik ist nicht für eine spezielle Gruppe depressiver Störungen typisch. Bestimmte Patienten berichten über Tagesschwankungen der Schmerzintensität, die mit anderen psychischen Symptomen korrespondieren. Die

Schmerzen treten in der Regel zeitgleich mit der depressiven Verstimmung auf. Treten affektive Symptome zugunsten der Schmerzsymptomatik in den Hintergrund, so wird häufig die Diagnose einer »larvierten« oder »monosymptomatischen« Depression gestellt. Der überwiegende Anteil der Schmerzen wird im Bauch- und Brustraum lokalisiert.

Ist der Schmerz Teil einer typischen depressiven Episode, so spricht er zuverlässig auf eine konsequente antidepressive Therapie an. Die Schmerzen gehen nach 2–6 Wochen einer einschleichend aufdosierten Therapie mit Antidepressiva zurück (Angaben sind Tagesdosen):

- 75–300 mg Venlafaxin (Trevilor retard)
- oder 30–120 mg Duloxetin (Cymbalta)
- oder 10–40 mg Escitalopram (Cipralex)
- oder 74–200 mg Clomipramin (Anafranil)

Zönästhetische Schmerzen bei einer Schizophrenie

Diese Fälle können ein schwieriges therapeutisches Problem sein. Die Schmerzen werden unscharf und von wechselnder Intensität und Qualität geschildert. Sie lassen sich keinem Organ zuordnen und entsprechen keinem neurologischen Innervationsmuster. Die Missempfindungen werden als sehr quälend erlebt. Die Schmerzqualität wird als brennend, bohrend, elektrisierend, stechend oder ziehend beschrieben. Die Art der Schmerzschilderung ist bizarr, verschroben und oft nicht nachvollziehbar. Weitere produktiv-psychotische Symptome können fehlen. Antriebs- und Affektstörungen und episodisch sich einstellende Suizidalität sind häufig. Die Patienten drängen gelegentlich auf heroische diagnostische und therapeutische Eingriffe.

Die Behandlung besteht in einer langfristischen Verordnung von Neuroleptika. Sie sollte nach einleitender oraler Behandlung zur Überprüfung von Verträglichkeit und Wirksamkeit auf Depot-Neuroleptika umgestellt werden, da die Compliance der Patienten meist schlecht ist:

- 1–6 mg Risperidon einschleichend und langsam steigernd,
  Umstellen auf 25–50 mg Depot-Risperidon (Risperdal Consta) im Abstand von 2 Wochen
- *Alternativ:* 20–60 mg Flupentixoldecanoat (Fluanxol Depot) alle 2–3 Wochen

Übersicht 11.2. Gesamtbehandlungsplan chronischer Schmerzpatienten

Art der Behandlung

1. Medikamentöse Therapie nach dem Stufenschema der WHO:

Stufe I: Nicht-Opioidanalgetika	NSAR: — Acetylsalicylsäure — Diclophenac — Ibuprofen — Naproxen — Indometazin Antipyretika: — Metamizol — Paracetamol
Stufe II: schwach wirksame Opioide	Dihydricodein Dextropropoxyphen Tramadol
Stufe III: stark wirksame Opioide	Morphin Buprenorphin Transdermales Fentanyl

2. Psychopharmakotherapie:

Antidepressiva:	TCA: — Amitriptylin — Imipramin — Clomipramin — Doxepin SNRI: — Venlafaxin — Duloxetin NaSSA: — Mirtazapin
Antikonvulsiva:	Carbamazepin Phenytoin Valproat Gabapentin

3. Krankengymnastik	Gelenkmobilisation Massagen – Fango Krafttraining Bewegungstherapie
4. Entspannungsmethoden	Muskelrelaxation nach Jacobsen Autogenes Training Hypnose Biofeedback
5. Kognitive Verhaltenstherapie:	Aufklärung Attributionsgespräch Schmerzverhaltensanalyse Aufmerksamkeitsverschiebung Operante Techniken Schmerzimpfungstraining Selbstkontrollstrategien Kognitive Umstrukturierung

Schmerzen im Rahmen einer Hypochondrie

Patienten mit Schmerzen dieser Art – speziell bei zirkumskripter Hypochondrie – gehören zu den regelmäßigen Besuchern von Notfallambulanzen. Im Mittelpunkt ihrer Betrachtungen steht die ausschließliche Fokussierung ihrer Interessen auf die bestehenden Schmerzen. Bei der zirkumskripten Hypochondrie lokalisieren sie sich auf einen bestimmten Teil des Körpers (Oberbauch, Gesicht, Genitalbereich).

Die Schmerzen werden als brennend, stechend und mit psychischen Begriffen beschrieben: grauenvoll grässlich, entsetzlich oder furchtbar. Für sie findet sich kein sie verursachendes organisches Korrelat. Die Anamnese offenbart eine Odyssee von Arztwechseln, diagnostischen Maßnahmen und gelegentlich nicht indizierten Eingriffen (Probelaparotomie, Endoskopie). Dem Patienten geht es in erster Linie nicht um die umgehende Beseitigung der quälenden Schmerzen, sondern um die Bestätigung seiner Befürchtung, ein lebensbedrohendes Leiden zu haben. Sie drängen oft nach weiteren diagnostischen Eingriffen, wobei sie auf widersprüchliche frühere ärztliche Befundberichte verweisen. Bedingt durch ihre egozentrischen Einstellungen erwarten sie viel Zuwendung und Zeit. Auf Hinweise, dass weitere Patienten versorgt werden müssten, reagieren sie enttäuscht und gekränkt.

- Ein wesentliches erstes Behandlungsziel ist der Versuch, den Patienten für ein therapeutisches Bündnis zu gewinnen mit dem Ziel, zunächst auf weitere Konsultationen und diagnostische Maßnahmen zu verzichten.
- Medikamentöse Interventionen sind hier wenig effektiv.
- Im Mittelpunkt psychotherapeutischer Möglichkeiten stehen kognitive Umstrukturierungen von Befürchtungen und katastrophisierenden Gedanken und Selbstinstruktionstraining.

Anhaltende somatoforme Schmerzstörung

Das Krankheitsbild ist nach ICD 10 charakterisiert durch einen andauernden, schweren und quälenden Schmerz, der durch einen physiologischen Prozess oder eine körperliche Störung nicht erklärt werden kann. Die Schmerzsymptomatik muss länger als 6 Monate bestehen. Er tritt im Zusammenhang mit emotionalen Konflikten oder psychosozialen Belastungen auf. Die zeitgleich bestehenden Probleme müssen so gravierend sein, dass sie als entscheidende ursächliche Einflüsse anzusehen sind.

Diese Patienten besitzen ein umfassendes somatisches Krankheitskonzept und dringen auf organmedizinische Behandlungsverfahren. Sie beanspruchen deshalb medizinische Institutionen in hohem Maß. Oft suchen sie Erste-Hilfe-Stationen auf oder lassen den Notarzt kommen. In Allgemeinpraxen sind sie mit einer Häufigkeit von 5–10% der Gesamtpatienten vertreten. In Schmerzpraxen oder -ambulanzen ist sogar mit einem Anteil von bis zu 25% zu rechnen.

Die Schilderung der Schmerzen ist im Vergleich zu organisch bedingten Schmerzen vage. Charakteristisch sind eine wechselnde Lokalisation und Qualität des Schmerzerlebens. Patienten mit anhaltender somatoformer Schmerzstörung sind von der somatischen Ursache ihres Leidens überzeugt. Die sind gefährdet, iatrogen durch nicht indizierte Behandlungen zusätzliche Schmerzen zu erwerben (Laparaskopien, Bandscheiben-Operationen). Psychosoziale Belastungen in der Kindheit und Jugend prädisponieren die spätere Entwicklung einer somatoformen Schmerzstörung.

Der Schwerpunkt der Behandlung liegt im Aufbau einer **therapeutischen Beziehung**. Dies kann sich als sehr schwierig erweisen, da die Patienten zunächst psychosomatische Zusammenhänge nicht akzeptieren können und ein bestimmtes Verhalten zeigen:.

- Forderungen nach medizinischer Versorgung und Aufmerksamkeit
- Ausdruck von Hilflosigkeit (Inaktivität, Nichtreagieren auf Vorschläge, Betonung der persönlichen Unfähigkeit)
- Exzessive Unterwürfigkeit gegenüber ärztlichem Personal
- Verdeckte Feindseligkeit
- Drohung mit Selbstverletzung oder mit Kontaktabbruch
- Argumentieren
- Inadäquates Verhalten (infantile Verhaltensmuster, Ignorieren von Aussagen)

Therapeutisch geht es zunächst darum, das regelmäßig zu beobachtende allgemeine Schonverhalten ab- und ein verändertes Krankheitsverständnis aufzubauen. Die einzelnen Aspekte des therapeutischen Vorgehens sind (nach Rief und Hiller 1998):

- Verständnis und Akzeptanz gegenüber den Beschwerden des Patienten
- Herausarbeiten von Teilzielen
- Auseinandersetzen mit dem persönlichen Krankheitsverständnis des Patienten
- Information über alternative psychosomatische Modelle
- Verhaltensexperimente, um unmittelbare Zusammenhänge zwischen Schmerz und psychischem Erleben deutlich zu machen
- Übungen zur Aufmerksamkeitslenkung
- Symptomtagebücher
- Biofeedback
- Reduktion von Arztbesuchen und unangemessener Diagnostik
- Reduktion des Missbrauchs von Schmerzmitteln und Tranquillizern
- Regelmäßige Konsultationen
- Körperliche Aktivierungsprogramme
- Stärkung der Eigenverantwortung
- Kognitive Therapien:
  - zur Veränderung des negativen Selbstbildes
  - zum Abbau übertriebener Krankheitsängste und -überzeugungen
- Verbesserung der Lebensqualität

Für den Einsatz von **Psychopharmaka gilt:**

- In der Notfallsituation reicht eine einmalige Gabe (oder sehr kurzfristige Verordnung) von 1–2 mg Lorazepam (Tavor) oder eines anderen Benzodiazepins aus.
- Eine Langzeitbehandlung mit Benzodiazepinen ist nicht indiziert.
- Für die Langzeitbehandlung geeignet (Evidenzlevel A) sind Antidepressiva, die das seretonerge und noradrenerge Neurotransmittersystem beeinflussen (Angaben sind Tagesdosen):
  - 75–300 mg Venlafaxin (Trevilor retard)
  - oder 30–120 mg Duloxetin (Cymbalte)
  - oder 75–225 mg Clomipramin (Anafranil retard)

Sowohl Psychotherapie wie auch Psychopharmakotherapie führen bei vielen Patienten nicht zum vollständigen Sistieren der Schmerzen. Die Patienten sind jedoch in der Lage, mit ihnen besser umzugehen, die Intensität der Schmerzen nimmt ab, Arztbesuche und Gebrauch von Analgetika können reduziert werden, und die Lebensqualität bessert sich.

Schmerzen im Rahmen einer Entzugssymptomatik bei Opiatabhängigkeit

Diese Schmerzen werden als äußerst quälend erlebt. Die Abhängigen suchen deshalb Praxen oder Erste-Hilfe-Stationen auf, um Ersatzmedikamente zu bekommen. Der Grad des Entzugs und die hiermit verbundene mögliche Gefährdung ergeben sich aus dem Vorhandensein und der Ausprägung weiterer Entzugssymptome. (Zur Diagnostik und Therapie des Opiatentzugs ▶ Kap. 12.7.)

Fazit

Schmerz ist oft das Leitsymptom vielfältiger Störungen, die zu einer Notfallsituation führen können. Die Kenntnis der speziellen Behandlungsmöglichkeiten und ihrer Indikationen ist Voraussetzung einer erfolgreichen Therapie.

Literatur

Basler HD, Franz C, Kröner-Herwig B et al (Hg) (1999) Psychologische Schmerztherapie. Springer, Berlin Heidelberg New York Tokyo

Briley M (2004) Clinical experience with dual action antidepressants in different chronic pain syndromes. Hum Psychopharmacol Clin Exp 19: 21–25

Egle TU, Hoffmann SO, Lehmann KA, Nix WA (2003) Handbuch chronischer Schmerz. Grundlagen, Pathogenese Klinik und Therapie aus bio-psycho-sozialer Sicht. Schattauer, Stuttgart

Fishbain D (2000) Evidence-based data on pain relief with antidepressants. Ann Med 32: 305–316

Henningsen P, Hartkamp N, Loew T et al (2002) Somatoforme Störungen, Leitlinien und Quellentexte. Schattauer, Stuttgart

Henningsen P, Derra C, Türp JC et al (2004) Funktionelle somatische Schmerzsyndrome. Schmerz 18: 136–140

Onghena P, van Houdenhove B (1992) Antidepressant-induced analgesia in chronic non-malignant pain: a meta-analysis of 39 placebo-controlled studies. Pain 49: 205–212

Pilowsky I, Barrow CG (1990) A controlled study of psychotherapy and amitriptyline used individually and in combina-
tion in the treatment of chronic, intractable »psychogen-
ic« pain. Pain 40: 3–19

Rief W, Hiller W (1998) Somatisierungsstörung und Hypochondrie. Fortschritte der Psychotherapie, Bd I. Hogrefe, Göt-
tingen

Tyrer S (1992) Psychiatric assessmant of chronic pain. B J Psychiatry 160: 733–740

Turk DC, Rudy TE, Flor H (1988) Cognitive-behavioural treatment of chronic: an integrated interdisciplinary approach.
In: Miltner W, Larbig W, Brengelmann JC (Hg) Psychologische Schmerzbehandlung. IFT-Texte 20, Röttger,
München, S 38–56

Wörz R, Lendle R (1980) Schmerz – psychiatrische Aspekte und
psychotherapeutische Behandlung. G. Fischer, Stuttgart
New York

Zenz M, Jurna I (Hg) (1993) Lehrbuch der Schmerztherapie.
Wissenschaftliche Verlagsgesellschaft, Stuttgart

Intoxikationen

12.1 Einführung

Bei einer Störung des Bewusstseins von leichter Schläfrigkeit oder Benommenheit bis zum tiefen Koma muss immer die Möglichkeit einer Intoxikation als Ursache einbezogen werden. Vergiftungen können bedingt sein durch:

- Einnahme von Medikamenten, Drogen oder Giften in suizidaler Absicht
- Überdosierung von Medikamenten und/oder illegalen Drogen
- Nichtbeachtung von Wechselwirkungen oder Kontraindikationen bestimmter Medikamente
- Verwechslung von Flüssigkeiten (irrtümliches Trinken toxischer Substanzen) oder Pilzen
- Unfall: Einnahme toxischer Substanzen durch Kinder

Vergiftungsfälle haben in den letzten Jahrzehnten ständig zugenommen. Über die Häufigkeit von Intoxikationen in Deutschland liegen unzureichende Daten vor.

❶ Es kann von ca. 250 000 klinisch behandelten Vergiftungsfällen/Jahr ausgegangen werden. Zwei Drittel bis drei Viertel aller Vergiftungen erfolgen in suizidaler Absicht.

Hypnotika, Sedativa, Psychopharmaka im engeren Sinn, illegale Drogen und Alkohol machen den ganz überwiegenden Anteil der Vergiftungen aus. Mischintoxikationen sind häufig und komplizieren die Entgiftungstherapie. Überwiegend werden die Substanzen oral aufgenommen. Inhalationsvergiftungen kommen im psychiatrischen Bereich bei der Schnüffelstoff-Sucht vor. Parenterale Intoxikationen finden sich bei Drogenabhängigen oder bei Angehörigen der Heilberufe (Selbstinfusionen mit Insulin, Antidepressiva oder Narkotika in suizidaler Absicht). Die Schwere einer Vergiftung hängt ab von:

- der Toxizität der inkorporierten Substanz,
- der eingenommenen Menge,
- der Applikationsart,
- der Resorptionszeit,
- dem Allgemein- und Ernährungszustand,
- begleitenden schweren Erkrankungen und
- dem Alter des Patienten.

12.1.1 Maßnahmen vor Ort

Wird der Notarzt zu einem intoxikierten Patienten gerufen, so sind zunächst die **Vitalfunktionen** (Atmung, Kreislauf, Bewusstseinslage) zu überprüfen. Besteht keine Notwendigkeit zu einem unmittelbaren Eingreifen und ist der Patient somnolent, aber ansprechbar, so ist eine kurze **anamnestische Erhebung** der vorausgegangenen Handlungen, deren Umstände und Belastungen richtungweisend und besonders wichtig.

Als Erstes sollten bei Verdacht auf Vorliegen einer Vergiftung immer die klassischen Fragen (was, wie viel, wann, wie lange, wie und wo) geklärt werden:

- Was wurde an Medikamenten oder Flüssigkeiten eingenommen? Ein oder mehrere Medikamente? Zusätzlich Alkohol?
- Wie viel wurde eingenommen? Angabe der Zahl von Tabletten, Blister, Schachteln erfragen. Menge des getrunkenen Alkohols eruieren
- Wann wurde mit dem Einnehmen der Substanz begonnen? – Feststellung des Vergiftungszeitpunktes
- Wie lange liegt der Zeitpunkt der ersten Tabletteneinnahme zurück? Einmaleinnahme der Gesamtmenge? Wiederholte Einnahme in zeitlichen Abständen? – Prüfung der zeitlichen Orientierung
- Wie wurden die Verbindungen eingenommen? Alle gleichzeitig? In Wasser aufgelöst? Zeitgleich mit Alkohol?
- Wo wurden die Medikamente eingenommen? Am Untersuchungsor? Außerhalb der Wohnung?
- Wenn möglich, ergänzende Fragen:
  - Bestehen (weiter) Suizidgedanken? Depression? Psychose? Sucht?
  - Befindet sich der Patient gegenwärtig in psychiatrischer Behandlung?
  - Liegt aktuell eine schwere körperliche Erkrankung vor?
  - Welche Bezugsperson(en) gibt es?

Zu berücksichtigen ist immer, dass die Angaben unzuverlässig sein können. Die Gründe hierfür liegen in Störungen kognitiver Funktionen durch die bestehende Intoxikation oder in einer weiter existenten manifesten und dissimulierten Suizidalität, um den Arzt von lebensrettenden Interventionen abzuhalten.

Die **Fremdanamnese** durch anwesende Angehörige bringt zusätzliche Informationen. Da das weitere Vorgehen in hohem Maß von den eingenommenen Verbindungen abhängig ist, können Mitteilungen von Angehörigen über Anzahl, Art und Umfang der eingenommen Medikamente oder Gifte helfen, therapeutisch effizient vorzugehen. Auch Angaben über den Aufenthaltsort von Medikamenten oder Drogen können die Identifizierung eingenommener Substanzen beschleunigen. Die Angaben müssen kritisch gewürdigt werden.

Die **Asservierung** umherliegender Gläser, Flaschen, Reste von Erbrochenem, Medikamentenpackungen, Tabletten – einschließlich Inspektion der Hausapotheke und des Abfalleimers – ist besonders wichtig, wenn der Patient nicht befragt werden kann und keine Angehörigen anwesend sind.

Die **klinische Symptomatik** endet mit zunehmender Bewusstseinseintrübung in der Endstrecke eines Komas. Besonders am Beginn einer Intoxikation sind jedoch unter sorgfältiger Prüfung der Hautbeschaffenheit, der Pupillen, der vegetativen Funktionen sowie internistischer und neuropsychiatrischer Auffälligkeiten orientierende Zuordnungen zu bestimmten Drogen möglich (◘ Tab. 12.1).

Differenzialdiagnostisch muss zuerst an eine Hypoglykämie gedacht werden (Prüfung durch Teststreifen). Weiterhin kommen akute zerebrale Prozesse (Blutung, Schädel-Hirn-Trauma, Herzrhythmusstörungen, entzündliche Prozesse, raumfordernde Prozesse) in Betracht. Letztendlich muss an alle Erkrankungen gedacht werden, die zu einem Koma führen können (▶ Kap. 3).

Als allgemeine **Behandlungsziele** jeder Intoxikation sind zu nennen:
- Erhaltung der Vitalfunktionen
- Vermeidung von Komplikationen
- Resorptionsverminderung der inkorporierten Substanz
- Wenn möglich: Gabe von Antidot
- Beschleunigung der Giftelimination

12.1.2 Grundlagen der Notfalltherapie

Die Behandlung außerhalb der Klinik richtet sich nach den Umständen, unter denen der Arzt den Patienten versorgen muss. Wichtigstes Ziel ist die primäre Giftelimination, wenn die Voraussetzungen im ambulanten Bereich und der Grad der Intoxikation gegeben sind.

- An erster Stelle steht die Stabilisierung und Aufrechterhaltung der **Vitalfunktionen** (Atmung, Herz-Kreislauf, Bewusstseinslage). Zu berücksichtigen ist, dass die Bewusstseinslage je nach eingenommener Substanz stark wechseln kann. Auch kann es episodisch bei bestehender Somnolenz oder Sopor zu Unruhe- und Erregungszuständen kommen, wodurch eine spätere Gefährdung durch die Intoxikation verkannt werden kann.
- Liegt die Medikamenteneinnahme bis maximal 1 h zurück und ist der Patient ansprechbar und allenfalls müde bis leicht benommen, so sollte im Rahmen der primären Giftentfernung immer **provoziertes Erbrechen** eingeleitet werden, um eine weitere Resorption zu verhindern:
  - Zunächst Reizung der Rachenhinterwand (zugleich Überprüfung des Würgereflexes).
  - Ergänzend Patienten eine Kochsalzlösung trinken lassen.
  - Wenn möglich und vorhanden: Aktivkohle und Laxans geben.
  - Provoziertes Erbrechen soll nur von Ärzten durchgeführt werden (Evidenzlevel C).

❶ CAVE
Provoziertes Erbrechen ist kontraindiziert bei somnolenten, soporösen oder bewusstlosen Patienten, bei zuvor durchgemachten zerebralen Krampfanfällen und bei der Vergiftung mit toxischen Flüssigkeiten (Säuren, Laugen, Lösungsvermittler, Schaumbildner).

- Eine **Magenspülung** ist nur sinnvoll, wenn der Transport in die Klinik lange Zeit benötigt. Provoziertes Erbrechen und Magenspülung dürfen nicht zu einer Verzögerung des Krankentransportes führen (Evidenzlevel D).
- Danach ist der umgehende **Transport in ein Krankenhaus** sicherzustellen. Auch wenn

◻ Tab. 12.1. Typische klinische Intoxikationssymptome unter Drogen (Berzewski 1983)

	Morphinderivate	Kokain	Amphetamine	Halluzinogene	Cannabis	Inebriantia
Haut	Hypothermie Trockene Haut	Hyperthermie Hyperhidrosis Hautblässe	Hyperthermie Hyperhidrosis	Hyperthermie Piloarrektionen	Hautblässe	
Pupillenreaktion	Miosis	Mydriasis	Mydriasis	Mydriasis		Mydriasis
Herz-Kreislauf	Hypotension Bradykardie	Hypertension Tachykardie	Hypertension Tachykardie	Hypertension Tachykardie	Hypertension Tachykardie	Hypotension Rhythmusstörungen
Atmung	Bradypnoe Bronchokonstriktion	Tachypnoe	Tachypnoe Hyperventilation	Reizhusten	Bronchitis Asthma	Atemnot aromat. Geruch der Atemluft
Weitere vegetative Störungen	Blasen-Sphinkter-Spasmen Darmspasmen		Mundtrockenheit Inappetenz Schlafstörungen Pollakisurie Kopfschmerzen	Übelkeit Brechreiz	Mundtrockenheit Hunger-, Durstgefühl Schwindel Kopfschmerzen Funktionelle Oberbauchbeschwerden Konjunktivitis Laryngitis	Erbrechen Schwindel Kopfschmerzen
Neurologische Ausfälle	Hypo-Areflexie Pyramidenbahnzeichen Zerebrale Krampfanfälle	Tremor Ataxie Zerebrale Krampfanfälle	Tremor Nystagmus Zerebrale Krampfanfälle	Hyperreflexie	Hyperreflexie Tremor	Hyporeflexie Ataxie Nystagmus Doppelbilder Zerebrale Krampfanfälle

◧ Tab. 12.1. Fortsetzung

	Morphinderivate	Kokain	Amphetamine	Halluzinogene	Cannabis	Inebriantia
Psychische Störungen	Euphorie Indifferenz Somnolenz	Überwachheit Euphorie Aggressivität Distanzlosigkeit Enthemmung Logorrhö Ideenflucht Psychomotorische Erregung	Überwachheit Euphorie Erregung Enthemmung Flüchtiges Denken Panische Angstzustände Suizidimpulse	Intensivierung und Verzerrung der Wahrnehmungsfunktionen traumartige Zustände Erregung Angst	Enthemmung(später Ermüdung)	Benommenheit Euphorie Rauschartige Zustände
Psychotische Störungen	Bewusstseinstrübung	Optische, akustische, taktile Halluzinationen Paranoid-halluzinatorische Psychosen Delirante Syndrome	Paranoid-halluzinatorische Psychosen	Horrortrip Akute oder chronische paranoid-halluzinatorische Psychosen Flash-Back-Syndrome Tobsuchtsanfälle	Optische Halluzinationen Halluzinatorische Psychosen	Optische Halluzinationen Bewusstseinstrübungen
Medizinische Komplikationen	Cheyne-Stoke-Atmung Lungenödem Zyanose Azidose Zerebrales Koma Hirnödem	Atemstillstand Koma	Herzrhythmusstörungen Hypertone Krisen Kachexie Zerebrale Krampfanfälle Koma	Hyperglykämie Atemdepression Zerebrale Krampfanfälle	Allergie	Koma Atemdepression Leberversagen Nierenschäden Kammerflimmern

Patienten gut ansprechbar sind und zum Zeitpunkt der Untersuchung keine vitale Gefährdung besteht, sollte auf eine klinische Einweisung bestanden werden. Die Möglichkeit einer weiteren Giftresorption kann ambulant auch nach provoziertem Erbrechen und Magenspülung nicht ausgeschlossen werden.

❶ CAVE
Bis zur eindeutigen Klärung des Gefährdungspotenzials muss mit Komplikationen (Atemin-suffizienz, Rhythmusstörungen, Bewusstlosig-keit) gerechnet werden. Wenn ein Transport mit NAW nicht möglich ist, muss der intoxikierte Patient ärztlich begleitet werden.

- Letztendlich ist eine ausreichende **Dokumentation** über den Untersuchungsbefund und die durchgeführten therapeutischen Maßnahmen unverzichtbar. Auch sollte für die Übergabe der asservierten Substanzen zur toxikologischen Untersuchung gesorgt werden.

12.1.3 Vorgehen in der Klinik

Diagnose
Hier sind eine ausführliche körperlich-neurologische Untersuchung und kontinuierliche Überwachung sichergestellt. Zur Klärung des Intoxikationssyndroms und aus differenzialdiagnostischen Gründen sind folgende ergänzende Untersuchungen erforderlich:
- Blutbild, Blutzucker, Quick, PTT
- Natrium, Kalium (und ggf. Lithium)
- Blutgasanalyse
- Kreatinin, Harnstoff, Leberwerte
- Medikamenten- und Drogen-Screening, Alkoholspiegel
- Urin-Stix
- Ammoniak, Laktat, CK
- Myoglobin, Cholinesterase
- EKG
- Röntgen-Thorax
- EEG
- ggf. CCT, MRT, Lumbalpunktion

Therapie
Die klinische Behandlung richtet sich nach der Art und Schwere der Vergiftung. Eine primäre Giftelimination durch Magenspülung einschließlich Instillation von Aktivkohle und Glaubersalz ist auch noch nach vier Stunden durchzuführen, da viele Psychopharmaka anticholinerge Eigenschaften besitzen. Hierdurch kommt es infolge einer Verlangsamung der Darmperistaltik bis hin zur Darmatonie zu einer Resorptionsverzögerung. Die weitere Therapie umfasst (Evidenzlevel C):
- Regelmäßiges Monitoring von Atmung, Kreislauf und Bewusstseinslage
- Intubation bei starker Bewusstseinstrübung oder Einnahme potentiell letaler Dosen
- Anlegen eines venösen Zuganges
- Gaben eines Antidots:
  - Flumazenil bei Verdacht auf Benzodiaze-pinvergiftung (▶ Abschn. 12.3)
  - Naloxon bei Verdacht auf Opiatbeteiligung (▶ Abschn. 12.7)
  - Biperiden bei Verdacht auf Neuroleptikain-toxikation (▶ Abschn. 12.6)
  - Physostigmin bei zentral anticholinergem Syndrom (▶ Kap. 3)
- Volumensubstitution: ggf. Katecholamine zur Kreilaufstabilisierung
- Sekundäre Giftelimination:
  - Forcierte Diurese (Amphetamine, Barbiturate)
  - Hämodialyse
  - Hämoperfusion
  - Plasmaphorese (Substanzen mit hoher Eiweißbindung)
- Thromboseprophylaxe
- Pneumonieprophylaxe
- Dekubitusprophylaxe

Fazit

Bei jeder unklaren oder auch flüchtigen Bewusstseinsstörung, bei Unruhe- und Erregungs-zuständen und bei inadäquatem Verhalten eines Patienten sollte immer an die Möglichkeit einer beginnenden Intoxikation – sei es durch Überdosierung oder in suizidaler Absicht – gedacht werden.

12.2   Alkohol

12.2.1 Einführung

Alkohol wird in unserer Gesellschaft als legitime Droge anerkannt:

❶ Es muss davon ausgegangen werden, dass etwa 4,5 Millionen Menschen in der Bundesrepublik alkoholabhängig sind oder einen behandlungsbedürftigen Alkoholmissbrauch betreiben.

Nur jeder zehnte Alkoholiker nimmt eine spezifische suchtmedizinische Behandlung in Anspruch. 80% aller Alkoholiker konsultieren einen Hausarzt. Dabei werden nicht selten alkoholbedingte Folgeerkrankungen behandelt, ohne dass der Missbrauch indentifiziert wird. Im Krankenhaus ist damit zu rechnen, dass jeder fünfte Patient ein Alkoholproblem hat. Eine Komorbidität mit Alkoholismus führt zu längeren Liegezeiten, erhöhten Raten von Sepsis, kardialen Zwischenfällen, Blutungen und zu postoperativen Komplikationen.

Die Alkoholintoxikation ist die häufigste Form einer Vergiftung. Besonders bedrohlich ist der in den letzten Jahren kontinuierliche Anstieg von Alkoholintoxikationen bei Kindern und Jugendlichen. Sie bringen sich durch Kampf- oder Wetttrinken in schwere Rauschzustände. Wegen der noch unreifen Hirnstrukturen riskieren sie vitale Gefährdungen und bleibende Folgeschäden.

Im Zusammenhang mit dem Trinkverhalten von Alkohol werden drei Risikogruppen unterschieden:

– Unter **riskantem Konsum** wird eine Trinkmenge verstanden, die mit einem erhöhten Risiko gesundheitlicher Folgeschäden assoziiert ist. Die Grenzen liegen für Frauen bei mehr als 20 g Alkohol/Tag, für Männer bei 30 g/Tag.
– Ein **schädlicher Gebrauch** liegt nach ICD-10 vor, wenn es durch den Konsum von Alkohol zu einer somatischen Erkrankung (Leberparenchymschaden) oder einer psychischen Störung (behandlungsbedürftige Depression) gekommen ist.
– Nach ICD-10 ist eine **Abhängigkeit** gegeben, wenn folgende Voraussetzungen gegeben sind:

– ein starker Wunsch oder eine Art Zwang, Alkohol zu konsumieren,
– verminderte Kontrollfähigkeit bezüglich des Beginns, der Beendigung und der Menge des Alkoholkonsums,
– eine körperliche Entzugssymptomatik bei Beendigung oder Reduktion des Alkoholkonsums,
– Nachweis einer Toleranzentwicklung,
– fortschreitende Vernachlässigung anderer Interessen zugunsten des Alkoholkonsums,
– anhaltender Alkoholkonsum trotz eindeutiger schädlicher Folgen, über die der Konsument sich im Klaren ist.

❶ Die Kenntnis, ob es sich bei einem intoxikierten Alkoholiker um exzessiven schädlichen Gebrauch oder um eine Abhängigkeit handelt, ist in der Notfallversorgung wichtig.

12.2.2 Grundlagen der Notfallversorgung

Symptomatik und Diagnose der Alkoholintoxikation

Regelmäßig hat sich der Arzt im Bereitschaftsdienst, in der Notfallambulanz oder in der Praxis mit betrunkenen Patienten auseinanderzusetzen. Dabei muss er stets mit spontanen Verhaltensänderungen, inadäquaten Reaktionen und potentieller Aggressivität rechnen. Die Erkennung und Abgrenzung der Alkoholintoxikation von anderen Toxinen oder von Kombinationen von Alkohol mit Medikamenten oder Krankheiten gehören zu den schwierigsten Aufgaben, vor die ein Arzt in der Notfallsituation gestellt wird. Kommt ein Patient mit schwankendem Gang, distanzlosem, pöbelndem Verhalten und Foetor alcoholicus zur Untersuchung, so ist die Versuchung groß, ihn diagnostisch ausschließlich als volltrunken einzuschätzen. Die zusätzliche Einnahme psychotroper Substanzen oder bestimmte Stoffwechselstörungen (zum Beispiel eine Hypoglykämie) werden übersehen mit fatalen Konsequenzen.

Einteilung in Stadien

Die Alkoholintoxikation wird in 4 Stadien eingeteilt:

- Stadium I oder euphorisches Stadium (Blutalkoholkonzentration: 0,5–1‰)
- Stadium II oder Erregungsstadium (Blutalkoholkonzentration: 1–2‰)
- Stadium III oder hypnotisch-narkotisches Stadium (Blutalkoholkonzentration: 2–4‰)
- Stadium IV oder asphyktisches Stadium (Blutalkoholkonzentration >4 ‰)

Es besteht keine Korrelation zwischen Intoxikationsstadium und Blutalkoholspiegel Die angegebenen Blutalkoholkonzentrationen sind als orientierende Werte zu verstehen. Die Höhe des Blutalkoholspiegels hängt u. a. von der individuellen Toleranz(entwicklung) des Patienten ab.

Euphorische Stadium. Euphorie entwickelt sich je nach Toleranz und individueller Disposition nach Trinken von 20–50 g reinem Alkohol. Hauptsymptom ist eine generelle Enthemmung. Die Patienten befinden sich in einer euphorischen Stimmungslage mit gesteigertem Rededrang und Selbstwertgefühl. Sie verhalten sich im Kontakt zu anderen distanzlos, jovial und besitzergreifend. Die Kritik- und Urteilsfähigkeit sind eingeschränkt. Die motorischen Funktionen sind bis auf leichte Unsicherheiten in Gang und Feinmotorik noch intakt. Der Zustand wird gesellschaftlich toleriert. Depressiv strukturierte Persönlichkeiten mit ausgeprägtem Über-Ich und kontrolliertem Verhalten können in diesem Stadium unerwartet depressiv, weinerlich und pessimistisch werden.

Erregungsstadium. In diesem Stadium – auch als Rauschstadium bezeichnet – kommt es zur Verstärkung der Enthemmung. Die Kommunikation und der Umgang mit anderen Menschen erweisen sich als gestört. Die Patienten monologisieren, sprechen laut und mit eingeschränkter Modulation und reagieren auf vermeintlichen oder tatsächlichen Widerstand anderer mit Aggressivität: Sie fangen an, Umstehende zu beschimpfen oder beginnen mit Schlägereien. Entgegen der subjektiven Einschätzung der Patienten sind Aufnahme- und Leistungsfähigkeit herabgesetzt. Durchgehend bestehen neurologische Defizite: Störungen der Feinmotorik und Dysmetrie. Sie haben zur Folge, dass die Patienten Getränke verschütten oder danebengreifen. Ferner finden sich: unsicherer, schwankender Gang, dysarthrische bis lallende Sprache, Neigung zum Stolpern und Stürzen. In diesem Zustand sind typische Unfälle zu beobachten: Sturz auf der Straße oder von einer Treppe. Wegen der verminderten Haltungs- und Stellreflexe können auch objektiv harmlose Stürze zu schweren und komplizierten Frakturen führen. Das Schmerz- und Temperaturempfinden ist vermindert. Die Pupillen sind mittelweit und reagieren prompt. Das Gesichtsfeld ist eingeengt.

Hypnotisch-narkotisches Stadium. Es setzt nach Inkorporation von 60–150 ml reinem Alkohol ein. Die Bewusstseinstrübung setzt relativ schnell ein. Äußerlich fallen die Patienten z. B. durch plötzliches Einschlafen am Tisch und Heruntergleiten vom Stuhl in einem Wirtshaus auf. Die Patienten können allenfalls durch grobes Rütteln und Ansprechen kurzfristig erweckt werden, um sofort wieder in einen Tiefschlaf zu verfallen. Alle Übergänge von Benommenheit bis zur Bewusstlosigkeit sind zu beobachten. Die Atmung ist regelmäßig bis flach. Da sowohl Schmerz- wie auch Temperaturempfinden stark herabgesetzt sind, sind die Patienten gefährdet, sich durch Aufenthalt im Freien im Winter (Einschlafen auf der Parkbank) Unterkühlungen und Erfrierungen zuzuziehen. Die Reflexe sind abgeschwächt. Die Pupillen, eng oder mittelweit, reagieren träge auf Licht. Die Haut ist gerötet bei gleichzeitig gestörter Thermoregulation: Hypothermie. Umgehende Krankenhauseinweisung ist erforderlich.

Asphyktisches Stadium. In diesem Stadium wurden Blutalkoholkonzentrationen bis zu 6‰ gemessen und überlebt. Es besteht Koma mit Ateminsuffizienz. Die Pupillen sind weit und reaktionslos. Die Muskeleigenreflexe sind erloschen. Auf grobe Schmerzreize reagiert der Patient kaum oder nicht. Störungen der Herz-Kreislauf-Funktionen (schwere Hypotension, Tachykardie >100/min.) und/oder der Atemregulation (Kussmaul-Atmung) sind zu beobachten. Es besteht akute Lebensgefahr. Deshalb ist ein schneller Transport in eine Klinik unter Monitoring von Blutdruck, Atmung und Kreislauf erforderlich.

❗ Je jünger der Patient ist, umso gefährlicher ist eine Alkoholintoxikation. Kinder können sich schon bei einem Blutalkoholspiegel von 1‰ im Stadium III befinden und einen bleibenden Hirnschaden erleiden.

Die Schwere der Alkoholintoxikation ist neben der Trinkmenge abhängig von:
- dem Füllungsgrad des Magens,
- der Art und Alkoholkonzentration des Getränkes,
- der Trinkgeschwindigkeit,
- der möglichen Vorschädigung des Magen-Darm-Traktes (Magenresektion),
- der Gewöhnung an Alkohol,
- einer hirnorganischen Vorschädigung,
- einer bestehenden Lebererkrankung.

Untersuchung

Trotz mangelnder Kooperation des Patienten sollte immer eine orientierende **körperlich-neurologische Untersuchung** durchgeführt werden:
- Inspektion nach möglichen Verletzungen, die auf vorausgegangene Schlägereien oder Unfälle hinweisen: Hämatome, Platzwunden, Abschürfungen, Dystorsionen, Frakturen
- Beachtung von Schmerzreaktionen bei der Prüfung der Beweglichkeit von Armen und Beinen
- Prüfung der Pupillenreaktion als Hinweise auf mögliche zerebrale Komplikationen: Lichtreaktion, Pupillendifferenz, Nystagmus
- Suche nach Hinweisen für eine Aspiration
- Prüfung der Bewusstseinslage und der Orientierung
- Messen der Temperatur
- Messen des Blutdrucks
- Prüfung der Reflexe

In der Notfallambulanz oder Klinik sind folgende **Laboruntersuchungen** erforderlich:
- Blutalkoholkonzentration
- Glukose
- Blutgasanalyse
- Blutbild (Hämatokrit)
- CDT
- Gerinnung
- Elektrolyte
- Kreatinin
- Leberwerte
- Lipase
- Amylase
- Urinstatus (Ketone?)

Pathologischer Rausch

Der Begriff »Rausch« wird selbst bis in Fachkreise hinein unterschiedlich und missverständlich benutzt. Er ist in den allgemeinen Sprachgebrauch eingegangen, z. B.: «sich einen Rausch antrinken».

❗ Der pathologische Rausch tritt selten auf. Seine Bedeutung liegt in dem Auftreten schwerster aggressiver Durchbrüche und der sich daraus ergebenden Folge einer forensisch-psychiatrischen Begutachtung.

Psychopathologie

Die Psychopathologie entspricht nicht den verschiedenen Stadien der Alkoholintoxikation. Der pathologische Rausch ist charakterisiert durch die Entwicklung einer plötzlichen, unerwarteten Verhaltensstörung, die von Angehörigen wie auch vom Gutachter als »persönlichkeitsfremd« beurteilt werden. Maßgebend ist hier nicht die Menge des getrunkenen Alkohols. Ein pathologischer Rausch entwickelt sich oft nach dem Genuss geringer Mengen von Alkohol. Neurologische Symptome, die für einen Betrunkenen typisch sind, fehlen. Auch Störungen des Vegetativums sind eher die Ausnahme.

Symptome

Da die typischen Symptome einer Trunkenheit fehlen können, wird die Störung verkannt. Kennzeichnend sind besondere Verhaltensweisen:
- Die Patienten wirken leicht benommen, ein Blickkontakt lässt sich nur begrenzt herstellen.
- Mit ihrer nicht selten verlangsamten Motorik und den automatenhaft ablaufenden Bewegungen ähneln sie einem epileptischen Dämmerzustand.
- Halluzinationen, wahnhafte Verkennungen, paranoide Beziehungserlebnisse, ausgeprägte Angst oder ein generelles Gefühl der Bedrohung durch unspezifische Alltagsereignisse bestimmen das Handeln des Patienten.

Da mit abrupten exzessiven aggressiven Durchbrüchen und Gewalttätigkeiten zu rechnen ist, sollte der behandelnde Arzt auch an die eigene Sicherheit denken. Der Zustand endet in einem plötzlich einsetzenden terminalen Tiefschlaf, aus dem der Betroffene nur schwer zu erwecken ist. Für die Zeit des pathologischen Rausches besteht partielle bis totale Amnesie.

Abklärung der Ursachen

Besonders, wenn sich ein pathologischer Rausch unter der Aufnahme geringer Alkoholmengen entwickelt hat, sollte immer nach Faktoren gefahndet werden, die die Entwicklung dieser Störung begünstigt oder ausgelöst haben:

- Grippaler Infekt
- Intoxikation mit psychotropen Medikamenten
- Schädel-Hirn-Traumen (»Bagatelltraumen«)
- Enzephalitis
- Hirnorganische Vorschädigung
- Zerebrales Anfallsleiden
- Chronischer Alkoholismus mit multiplen Organfolgeschäden
- Persönlichkeitsstörung
- Elektrolytentgleisung

Differenzialdiagnose

Da ein alkoholisierter Patient zumeist wenig kooperativ ist, in seinen Angaben unpräzise ist und sich häufig auch nicht untersuchen lässt, hat der Arzt oft große differenzialdiagnostische Schwierigkeiten.

Differenzialdiagnostisch muss bei wenig oder nicht ansprechbaren Patienten an folgende Ursachen – allein oder in Kombination mit Alkohol – gedacht werden:

- Intoxikation mit Tranquillizer oder Hypnotika
- Hypoglykämie
- Diabetische Azidose
- Subdurales Hämatom
- Hirnödem nach Hirnkontusion als Folge von Schlägereien oder Unfall
- Akute Meningitis oder Enzephalitis
- Bewusstseinstrübung nach (alkoholbedingten) zerebralen Krampfanfällen
- Dekompensation einer hepatischen Enzephalopathie

- Gastrointestinale Blutung (alkoholisch bedingte Leberzirrhose)
- Hypoxämie (bronchopulmonale Infekte)

Die meisten der angeführten Ursachen stehen in einem Zusammenhang mit chronischem Alkoholismus. Die Kombination von Diabetes mellitus, zerebralen Anfällen, Leberzirrhose, Pankreatitis mit Alkoholmissbrauch ist häufig. Die Gefahr ist deshalb groß, eine isolierte Alkoholintoxikation bei bestehendem Foetor anzunehmen und Komplikationen zu übersehen. Alkoholintoxikierte sollten deshalb ausreichend lange überwacht werden.

Therapie

Bei ansprechbaren Patienten ist vorrangig ein Gesprächskontakt herzustellen. Trotz bestehender Uneinsichtigkeit des Patienten sollte man ihn motivieren, dass er sich orientierend untersuchen lässt (siehe oben). Von Beschimpfungen oder Vorwürfen sollte sich der Arzt nicht provozieren lassen.

Stadium I

Intoxikationen im Stadium I bedürfen keiner spezifischen Therapie. Allenfalls ist eine Beobachtung durch Angehörige angezeigt, wenn der Verdacht besteht, dass zusätzlich Medikamente genommen wurden.

Stadium II

Intoxikationen im Stadium II bedeuten eine ernsthafte Belastung für den in der Notfallsituation tätigen Arzt. Das potentielle Gewaltpotenzial ist schwer abzuschätzen. Im Mittelpunkt steht der Versuch, den erregten und unruhigen Patienten zu beruhigen. Diskussionen, Vorhaltungen und Kritik am Verhalten des Patienten sind zu vermeiden. Der Aufenthalt in einer ruhigen Umgebung und das Angebot von Essen und zuckerhaltigen Getränken (Hypoglykämie!) können sich günstig auswirken. Ausreichende Flüssigkeitszufuhr ist wichtig, um einer potentiellen Azidose entgegenzuwirken.

- Bei voll ansprechbaren Patienten ist induziertes Erbrechen indiziert; dabei ist die engmaschige Überwachung der Bewusstseinslage sicherzustellen.

- Wenn eine psychopharmakologische Behandlung erforderlich ist:
  - Ambulant:
    - 2,5–10 mg Haloperidol (zum Beispiel Haldol) i.v., i.m. oder oral
    - Bei unzureichender Wirkung: Wiederholung jeweils im Abstand von 20–30 min, bis ausreichende Sedierung erreicht ist
  - In der Klinik:
    - 1 mg Physostigmin (Anticholium) sehr langsam i.v.
    - Treten nach wenigen Minuten keine Nebenwirkungen (Bradykardie, Schweißausbrüche etc.) auf, alle 20 min erneut 1 mg Physostigmin i.v.
    - EKG-Monitoring
    - Atropin als Antidot bereithalten

❶ Wenn eine medikamentöse Behandlung im ambulanten Bereich erforderlich ist, sollte der Patient immer in eine Klinik (auch gegen seinen Willen) eingewiesen werden.

Stadien III und IV

Der Schwerpunkt der ambulanten Versorgung alkoholintoxikierter Patienten in den Stadien III und IV liegt in der Sicherung und Aufrechterhaltung der Vitalfunktionen:
- Anlegen eines venösen Zugangs
- Zufuhr von 50 ml 20%iger Glukose i.v.
- Anlegen einer Vollelektrolytlösung (zum Beispiel Sterofundin)
- Stabile Seitenlagerung
- Einlegen eines Guedel-Tubus
- Sauerstoffinsufflation durch Maske
- Schneller Transport in die Klinik

Bei Intoxikation im Stadium III ist die Behandlung abhängig vom Schweregrad. Ist der Patient nicht erweckbar, so muss er wie im Stadium IV intensivmedizinisch überwacht werden:
- Engmaschige Überwachung von Körpertemperatur, Atmung und Blutdruck
- Bei Hypoglykämie:
  - Sofort: 50 ml 20%ige Glukose langsam i.v.
  - Ggf. danach: Infusion 10%iger Glukoselösung 50 mg/h

- Bei schwerer Hypotension: Volumenersatz durch Vollelektrolytlösung, ggf. Katecholamine
- Bei Ateminsuffizienz: Intubation und Beatmung
- Magenspülung mit 2–5%iger Natriumbikarbonat
- Bei Azidose: Natriumbikarbonat
- 100 mg Vitamin B_1 i.v.

Bei Verdacht auf zusätzliche Tablettenintoxikation:
- 0,2 mg Flumazenil (Anexata) sehr langsam i.v.,
  ggf. bei positiver Reaktion Wiederholung von 0,1 mg Flumazenil, bis ausreichende Wachheit erreicht ist (kurze Halbwertszeit)
  Maximaldosis 1 mg Flumazenil
- Bei gleichzeitig bestehender Opiatintoxikation:
  0,2 mg Naloxon (Narcanti),
  ggf. Wiederholung, bis ausreichende Spontanatmung vorhanden ist

Das Vorgehen bei Alkoholintoxikationen beruht auf retrospektiven Studien und der Meinung von Experten (Evidenzlevel C).

❶ CAVE
Kontraindiziert sind die Gaben von Medikamenten, bei denen eine Kreuztoleranz zu Alkohol besteht (Barbiturate, Benzodiazepine) und/oder die zentral atemdepressorisch wirken (Morphinderivate).

Pathologischer Rausch

Der pathologische Rausch wird behandelt mit
- 5 –10 mg Haloperidol i.v oder i.m.,
- ggf. Wiederholung der Dosis nach 20 min.

Weitergehende Betreuung

Nach Behandlung der Intoxikation sollte versucht werden, den Patienten an eine qualifizierte Alkoholentwöhnung zu vermitteln. Das Therapieangebot sollte leicht zugänglich, flexibel und den individuellen Bedürfnissen des Patienten angepasst sein. Der Kontakt zu Selbsthilfegruppen ist hilfreich. Je nach sozialem Umfeld, prämorbider Persönlichkeit und Motivation ist ein qualifizierter ambulanter Alkoholentzug in Zusammenarbeit mit dem Hausarzt oder eine klinische Entwöhnungstherapie indiziert.

12.3 Hypnotika und Sedativa

12.3.1 Barbiturate

Barbiturate waren bis Anfang der 6oiger Jahre die am häufigsten verordneten Schlaf- und Beruhigungsmittel. Ihre Bedeutung und Verschreibungshäufigkeit ging nach Einführung der Benzodiazepine kontinuierlich zurück.

> ❶ Von ca. 50 verschiedenen Verbindungen ist heute lediglich Phenobarbital mit der Indikation als Antikonvulsivum in Deutschland im Handel. Die mittlere letale Dosis von Phenobarbital liegt zwischen 6 und 10 g.

Obwohl Barbiturate als Sedativum heute nicht mehr verordnet werden, ist die Kenntnis der Intoxikationssyndrome wichtig.

- Barbiturate werden mit steigender Beliebtheit von Amphetaminkonsumenten genommen – entweder als »Gegenmittel«, um Schlafstörungen zu durchbrechen oder um ein besonderes »High«-Gefühl zu erzielen.
- Auch Heroinabhängige nehmen Barbiturate als Überbrückungsmedikation.

Letztendlich ist mit Tourismus der Konsumenten aus dem Ausland zu rechnen, da in anderen Ländern Barbiturate – z. B. als Tranquillizer in niedrigen Dosen – noch weiter verbreitet sind. In Deutschland gilt die Verordnung von Barbituraten als Tranquillizer oder Hypnotikum als obsolet.

Barbiturate führen zu psychischer und körperlicher Abhängigkeit. Es entwickelt sich schnell eine Toleranzsteigerung mit der Notwendigkeit, ständig die Dosis zu erhöhen. Kombiniert mit anderen ZNS-dämpfenden Medikamenten oder Alkohol kommt es zu gegenseitiger Wirkungssteigerung. Die therapeutische Breite der Barbiturate ist eng, dies erklärt den hohen Anteil an tödlich verlaufenen Intoxikationen in früheren Jahren. Werden Barbiturate abrupt nach längerem Konsum abgesetzt, so können sich schwere **Entzugssyn**drome mit zum Teil lebensgefährlichen Komplikationen einstellen. Man unterscheidet:

- Intoxikation
- Delir (Entzug oder Intoxikation)
- Amnestisches Syndrom
- Psychotische Störung mit Wahn und oder Halluzinationen
- Angstzustände

Diagnose

Eine akute Barbituratintoxikation kann durch Einnahme einer einmaligen Dosis in suizidaler Absicht oder durch versehentliche Überdosierung bei chronischer Abhängigkeit bedingt sein. Die Symptomatologie der akuten Barbituratvergiftung ist charakterisiert durch:

- Somnolenz → Sopor → Koma
- Ataxie
- Hautrötung → Zyanose
- Abschwächung → Aufhebung der Muskeleigenreflexe
- Pyradenbahnzeichen
- Abschwächung → Aufhebung des Bauchdecken-, Korneal-, Würge- und Schluckreflexes
- Initial Miosis → träge Pupillenreaktion → Mydriasis mit fehlender Lichtreaktion
- Atmung flach → unregelmäßig → Cheyne-Stokes-Atmung → Atemstillstand
- Hypotonie → Kollaps
- Hypothermie
- Bradykardie → Herzrhythmusstörungen → Herzstillstand

Therapie

Da sich in Abhängigkeit von der Menge der eingenommenen Substanz ein Koma oder Ateminsuffizienz sehr schnell entwickeln können, ist vorstationär vordringlich der Transport in eine intensivmedizinische Klinik sicherzustellen. Stationäre Maßnahmen sind:

- Magenspülung inklusive Kohle- und Glaubersalzgabe (▶ Abschn. 12.4)
- Bei Ateminsuffizienz: Intubation und Beatmung
- Bei Hypotension: Volumensubstitution
- Bei schweren Intoxikationen: forcierte Diurese, da viele Barbiturate – zum Beispiel Phenobarbital – hierdurch gut eliminiert werden können

Chronische Intoxikation

Notfallsituationen können sich ferner bei einer chronischen Intoxikation im Rahmen einer Barbituratabhängigkeit einstellen. Neben Fehlhandlungen am Arbeitsplatz und im Straßenverkehr gefährden sich die Patienten durch flüchtige Bewusstseinsminderungen, bei denen die Gefahr von Stürzen mit Frakturen und Schädel-Hirn-Traumen besteht. Im internistischen Bereich ist mit Pneumonien, Lebererkrankungen, Thrombozytopenie, Porphyrie und (selten) Agranulozytose zu rechnen. Zerebrale Krampfanfälle können als Komplikation auftreten und die Entwicklung eines Delirs in Gang setzen. Die Möglichkeiten der Differenzierung einer Intoxikations- von einer Entzugssymptomatik gehen aus ▸ Übersicht 12.1 hervor.

Eine chronische Barbituratintoxikation sollte immer sukzessiv entzogen werden, um die Gefahr eines Entzugsdelirs und/oder von Krampfanfällen zu vermeiden. Vorgehen:

1. Substitution mit Phenobarbital während der ersten 24 h, um den täglichen Bedarf ohne Entzugssymptome festzustellen;
   Orientierung am Ausmaß des Nystagmus

2. Reduktion der ermittelten Bedarfsdosis um täglich 10%;
   Kreislaufüberwachung, Pneumonieprophylaxe, Flüssigkeitssubstitution

Das Vorgehen ist nicht durch kontrollierte Studien belegt (Evidenzlevel C).

Das Entzugsdelir durch Barbiturate entspricht psychopathologisch und in der Behandlung dem des Alkoholdelirs (▸ Kap. 3).

12.3.2 Benzodiazepine

Benzodiazepine gehören zu den weltweit am häufigsten verordneten Medikamenten. Wegen ihrer ausgezeichneten Verträglichkeit, ihrer geringen Toxizität und großen therapeutischen Breite haben sie zu Recht ältere Sedativa und Hypnotika verdrängt. Benzodiazepine besitzen in unterschiedlicher Ausprägung anxiolytische, sedative, schlaffördernde, erregungsdämpfende, muskelrelaxierende, antikonvulsive und amnestische Eigenschaften. Entsprechend werden sie je nach Vorherrschen einer dieser Wirkungen angeboten als:

Übersicht 12.1. Barbiturate: Differenzialdiagnose zwischen Intoxikation und Entzug

Chronische Intoxikation	Entzug
Hypotonie mit Kollapsneigung	Wechselnder Blutdruck mit Kollapsneigung
Nystagmus	Kopfdruck → Kopfsschmerzen
Doppelbilder	Übelkeit → Erbrechen
Dysarthrie	Diarrhö
Zerebelläre Ataxie	Tremor
Tremor	Ängstlich-depressive Stimmung
Benommenheit	Überwachheit
Wechsel zwischen Dysphorie und Euphorie	Schwere Insomnie
Distanzlosigkeit	Beschleunigtes Denken:
Kritiklosigkeit	▬ unzusammenhängend
Verminderung der Urteilsfähigkeit	▬ sprunghaft
Konzentrations- und Auffassungsstörungen	Illusionäre Verkennungen
Denkverlangsamung	Halluzinationen
Unruhe – Rastlosigkeit	
Interessenverlust	
Verlust ethisch-moralischer Werte	
Motivlose Aggressivität	

— Anxiolytikum,
— Hypnotikum,
— Muskelrelaxantium,
— Antikonvulsivum oder
— Narkosemittel.

Da sie zusätzlich einen günstigen Effekt auf vegetative Begleitsymptome bei körperlichen Erkrankungen habe, werden sie überwiegend im allgemeinmedizinischen Bereich eingesetzt. Wegen des schnellen Wirkungseintrittes und der großen Indikationsbreite werden die Benzodiazepine auch heute noch teilweise unkritisch verschrieben, obwohl es wegen der Diskussion über das Abhängigkeitspotenzial zu einem deutlichen Rückgang der Häufigkeit der Verschreibungen gekommen ist. Benzodiazepine werden überwiegend in allgemeinmedizinischen und internistischen Praxen verordnet.

— Oft ist die Indikationsstellung unzureichend.
— Mit zunehmendem Lebensalter steigt die Verordnungshäufigkeit an.
— Frauen sind überrepräsentiert.

Psychische und körperliche Abhängigkeit

Das Potenzial von Bezodiazepinen in niedriger Dosierung wurde lange Zeit unterschätzt. Die Erfahrungen haben jedoch gezeigt:

— Es gibt ein hohes Missbrauchspotenzial.
  – Mindestens 2% aller Erwachsenen nehmen länger als 1 Jahr ein Benzodiazepinderivat ein.
  – Ca. 30% darunter entwickeln eine Entzugssymptomatik.
  – Frauen sind stärker betroffen als Männer.
  – Man geht von einer hohen Dunkelziffer aus.
— Benzodiazepine dienen als Ersatz- und Kombinationsmittel bei Polytoxikomanen.

Wirkweisen

Die pharmakologischen und klinischen Effekte können allgemein als eine über den Benzodiazepinrezeptor vermittelte Verstärkung GABAerger Hemmimpulse im ZNS verstanden werden. Das unterschiedliche Wirkprofil der Benzodiazepine ist zum großen Teil auf pharmakokinetische Unterschiede (Bioverfügbarkeit, Plasmaeiweißbindung, Vertei-

lungsvolumen, Eliminationshalbwertszeit, Abbauwege) zurückzuführen (◘ Tab. 12.2).

Symptomatik

Obwohl die Toxizität der Benzodiazepine relativ gering und die therapeutische Breite groß ist, ist die Kenntnis von Intoxikations- und Entzugssymptomen wichtig. Notfallsituationen können vorkommen:

— im Rahmen von Intoxikationen durch:
  – Überdosierung bei Niedrig- oder Hochdosisabhängigkeit,
  – Mischintoxikationen bei Polytoxikomanie,
  – akute Vergiftung in suizidaler Absicht;
— als Paradoxreaktionen.

Gewöhnung und erste Entzugserscheinungen können schon nach Einnahme eines Benzodiazepinpräparates in therapeutischer Dosierung nach 6 Wochen auftreten. Deshalb sollte die Verordnung dieser Substanzen auf die Dauer von maximal 6 Wochen beschränkt werden. Medizinisch indizierte Langzeittherapien bleiben der psychiatrischen Fachbehandlung vorbehalten.

Entzugssymptome Abhängiger treten bei Substanzen mit kurzer Halbwertszeit schneller auf und verlaufen oft auch schwerer als bei lang wirksamen Substanzen. Ein Abhängigkeitspotenzial ist grundsätzlich bei allen Benzodiazepinen gegeben. Bevorzugt nehmen:

— Drogenabhängige Flunitrazepam und
— Alkoholiker Lorazepam.

❶ Bei Heroinabhängigen ist es im Zusammenhang mit der Einnahme von Flunitrazepam vermehrt zu Todesfällen gekommen.

Besonders gefährdet, eine Benzodiazepinabhängigkeit zu entwickeln, sind Patienten mit chronischen Schlafstörungen oder mit Angststörungen. Die Abhängigkeit kann sich in zwei Formen entwickeln:

— Patienten, die über lange Zeit immer die gleiche Dosis eines Benzodiazepins einnehmen: **Niedrigdosisabhängigkeit**. Ein wichtiger diagnostisch relevanter Aspekt – die Dosissteigerung – fehlt hier. Die Patienten können jedoch nach Absetzen einer jahrelang eingenommenen therapeutischen Dosis ein schweres

◨ Tab. 12.2. Übersicht der im Handel befindlichen Benzodiazepine

Benzodiazepin: Generikumname (Handelsname)	Halbwertszeit T ½ [h]	Aktive Metaboliten [h]	Äquivalenzdosis zu 10 mg Diazepam [mg]
Hypnotika:			
Flurazepam (z. B. Dalmadorm)	8–10	24–100	30
Nitrazepam (z. B. Mogadan)	20–50	----	2,5
Lormetazepam (z. B. Noctamid)	9– 5	----	1
Flunitrazepam (z. B. Rohypnol)	10–25	20– 0	1
Brotizolam (z. B. Lendormin)	4–8	9	0,25
Temazepam (z. B. Planum)	5–14	----	20
Anxiolytika:			
Oxazepam (z. B. Adumbran)	5–18	----	30
Bromazepam (z. B. Lexotanil)	12–24	----	4,5
Alprazolam (z. B. Tafil)	10–15	12–15	1
Lorazepam (z. B. Tavor)	10–18	----	1,5
Clotiazepam (Trecalmo)	3–15	----	10
Prazepam (z. B. Demetrin)	1–3	50–80	20
Diazepam (z. B. Valium)	30–50	50–80	10
Clobazam (Frisium)	10–30	36–50	20
Dikaliumclorazepat (Tranxilum)	2–3	50–80	15
Medazepam (z. B. Rudotel)	2	50–80	30
Chlordiazepoxyd (Redepur)	10–18	20–80	20
Antikonvulsiva:			
Clonazepam (z. B. Rivotril)	24–56	----	4
Muskelrelaxantia:			
Tetrazepam (z. B. Musaril)	10–25	25–50	150
Prämedikation zur Anästhesie:			
Midazolam (Dormicum)	1–3	----	?

Entzugssyndrom entfalten. Je nach Länge der Halbwertszeit des Benzodiazepins sind noch nach 2–4 Wochen Delirien oder zerebrale Krampfanfälle beobachtet worden.

— Die andere Form einer Benzodiazepinabhängigkeit entspricht dem üblichen Verhaltensmuster: **kontiniuierliche Dosissteigerung** bis zu Dosen von 100–150 mg Diazepam pro Tag. Entzugserscheinungen äußern sich durch:

— Panikattacken

— Aktivierung schwerer Angstzustände

— Delir

— Zerebrale Krampfanfälle

Die chronische Intoxikation als Folge einer Abhängigkeit zeichnet sich durch zahlreiche uncharakteristische körperliche und psychische Symptome aus (► Übersicht 12.2). Patienten, die über einen längeren Zeitraum niedrige oder hohe Dosen Benzodiazepine einnehmen, dürfen nicht abrupt entzogen werden. Es besteht die Gefahr der Entwicklung eines akuten Entzugssyndroms mit entsprechenden Komplikationen und von Rebound-Phänomenen.

Übersicht 12.2. Symptomatologie chronischer Benzodiazepin-Intoxikation

Körperliche Symptome	Psychische Symptome
Schwindel	Müdigkeit, Benommenheit,
Muskelschwäche, Sturzgefahr	episodische Somnolenz
Bewegungs- und Gangunsicherheit	Amnestische Episoden, anterograde Amnesie
Appetitlosigkeit	Konzentrationsstörungen
Zeitweise Übelkeit	Gedächtnisstörungen
Leichte Ataxie	Indifferente bis euphorische Grundstimmung
Artikulationsstörungen	Euphorisch-matt getönte Rauschzustände
Kopfschmerzen	Kurzfristige gedämpfte Erregung
Unscharfsehen, Doppelbilder	Indifferenz gegen Belastungs- und Konfliktsituationen
Nystagmus	»Hineinleben in den Tag«,
Hypotension, Kollapsneigung	Fehlen von planendem Handeln

Therapie der Benzodiazepinabhängigkeit

Niedrigdosisabhängigkeit

Patienten mit einer Niedrigdosisabhängigkeit werden auf eine äquivalente Dosis eines Benzodiazepins mit langer Halbwertszeit (z. B. auf Diazepam) eingestellt. Je nach Länge der bestehenden Abhängigkeit wird die Dosis im Abstand von 1–2 Wochen in kleinen Schritten sukzessiv reduziert (► Übersicht 12.3). Das Absetzen der letzten Dosis bereitet den Patienten oft Schwierigkeiten.

Entwickeln sich stärkere Rebound-Effekte (Angst, Schlafstörungen), die der Patient nicht toleriert, so kann sich eine vorübergehende Substitution durch anxiolytische Antidepressiva als wirksam erweisen:

- 15 mg Mirtazapin (z. B. Remergil) oder
- 10–25 mg Doxepin (z. B. Aponal) oder
- 10–25 mg Trimipramin (z. B. Stangyl)

Liegt eine hirnorganische Vorschädigung vor oder finden sich anamnestisch Hinweise auf ein Anfallsleiden, so ist eine Substitution mit Carbamazepin (Tegretal) vorzuziehen. Die Entwöhnung ist erfolgreicher, wenn das Absetzen mit einer kognitiven Verhaltenstherapie kombiniert wird (Evidenzlevel C).

Hochdosisabhängigkeit

Patienten mit einer reinen Hochdosisabhängigkeit wird die »Tagesdosis« bei guter Motivation wöchentlich um 10% des Ausgangswertes reduziert bis zum Erreichen eines Äquivalenzwertes von 10 mg Diazepam. Nachfolgend orientiert sich die weitere Reduktion am Therapieschema der Niedrigdosisabhängigkeit.

Hochdosisabhängige sind oft polytoxikoman; besonders die Kombination mit Alkoholmissbrauch ist häufig. Die Motivation zu einer Entwöhnung ist bei diesen Patienten zunächst oft gering. Eine qualifizierte Entzugsbehandlung ist in speziellen Ambulanzen oder Kliniken obligatorisch. Bei Hochdosisabhängigen ist mit einer größeren Rate von Komplikationen zu rechnen. Deshalb ist immer die Indikation zu einer stationären

Übersicht 12.3. Beispiel für Reduzierung und Absetzen von Diazepam

Ausgangsdosis beispielsweise 10 mg Diazepam pro Tag	
Woche 1–8	Reduktion wöchentlich um 1 mg/Tag
Woche 9–10	1 mg Diazepam/Tag
Woche 11–12	0,5 mg Diazepam/Tag
Woche 13–14	Jeden 2. Tag 0,5 mg Diazepam/Tag
Woche 15	Absetzen

Behandlung zu prüfen. Die Indikation zu einer **klinischen Entwöhnungsbehandlung** ist gegeben bei:

- zerebralen Anfällen, Delir oder Psychosen in der Anamnese,
- Hochdosisabhängigkeit >5 Jahre,
- häufigen amnestischen Episoden oder gravierenden Hirnleistungsstörungen,
- mehreren gescheiterten ambulanten Absetzversuchen,
- starker Verminderung des psychosozialen Funktionsniveaus (GAF <40),
- chronisch konfliktreichem Umfeld.

Paradoxreaktionen

Diese unerwarteten Komplikationen lassen sich meist am Beginn einer Benzodiazepinmedikation beobachten. Sie äußern sich in plötzlich einsetzenden aggressiven Durchbrüchen, Erregungszuständen oder panikartigen Verhaltensmustern und benötigen notfallmäßige Intervention. Auslösende Faktoren können sein:

- hohes Alter,
- schlechter Allgemeinzustand,
- vorbestehende Hirnschädigung oder
- Einnahme zusätzlicher psychotroper Substanzen.

Die Behandlung besteht in Reizabschirmung, beruhigendem Gespräch und bei schwerer Erregung einem Neuroleptikum in niedriger Dosierung: 2,5–5 mg Haloperidol oder 0,5–2 mg Risperidon.

Entzugserscheinungen

Sie können sowohl bei Niedrig- wie auch bei Hochdosisabhängkeit auftreten. Die Entzugssymptome werden als außerordentlich quälend erlebt (▶ Übersicht 12.4). Sie können unbehandelt Wochen bis Monate anhalten; auch Wochen nach dem Absetzen ist mit zerebralen Anfällen und anderen Komplikationen zu rechnen. Unter Notfallaspekten ist auf Panikattacken, zerebrale Krampfanfälle und ein Delir zu achten.

Akute Benzodiazepinintoxikation

Wegen der weiten Verbreitung von Benzopiazepinen gehören Intoxikationen damit zu den häufigsten Tablettenvergiftungen. Andererseits sind die

therapeutische Breite dieser Substanzen groß und die Toxizität gering. Lebensbedrohliche Intoxikationen sind deshalb bei einer reinen Benzodiazepinintoxikation sehr selten. 200-fache Überdosierungen wurden ohne Komplikationen überlebt. Die Situation ändert sich, wenn es sich um Mischintoxikationen handelt.

❗ Besonders gefährdet sind Patienten mit einer Mischintoxikation mit Alkohol oder anderen psychotropen Substanzen. Wechselseitige potenzierende Effekte können hier zu schwer beherrschbaren vitalen Gefährdungen und zu Todesfällen führen.

Bei unzureichender Information sollte zu Beginn einer Detoxikation immer von einer Mischintoxikation ausgegangen werden. Da diese Frage in einer Notfallsituation oft nicht zu klären ist, sollte der Patient im Zweifelsfall immer in eine intensivmedizinische Abteilung eingewiesen werden.

Die Intoxikation durch Benzodiazepine allein ist gekennzeichnet durch:

- Schläfrigkeit → Somnolenz → Sopor → (sehr selten) Koma,
- Hypotonie der Muskulatur,
- Hyporeflexie → Areflexie,
- Ataxie, Dysarthrie,
- Nystagmus,
- Hypotension.

Maßnahmen:

- Bei klarem Bewusstsein oder leichter Benommenheit (kurzfristige Tabletteneinahme):
  - provoziertes Erbrechen oder
  - Magenspülung mit nachfolgender Instillation von Kohle und Glaubersalz.
- Bei stärkerer Bewusstseinsstörung:
  - Flumazenil (Anexate) 0,2 mg (2 ml) langsam (>15 s) i.v.;
  - bei unzureichender oder fehlender Wirkung: jeweils weitere 0,1 mg im Abstand von 1 min; Maximaldosis: 1 mg (10 ml).
  - Ist der Patient wach: Magenspülung,
  - erneute Bewusstseinstrübung nach 50–60 min möglich, da Flumazenil eine kurze Halbwertszeit besitzt; in diesem Fall: Wiederholung der Flumazenil-Medikation.

Übersicht 12.4. Entzugserscheinungen bei Benzodiazepinabhängigkeit

Vegetativ	Neurologisch	Perzeptuell	Psychopatho-logisch	Komplika-tionen
Schwitzen	Tremor	Mikropsie	Angst	Zerebrale Krampfanfälle
Tachykardien	Dysarthrie	Makropsie	Psychomoto-rische Unruhe	Amnestisches Syndrom
Palpitationen	Ataxie	Hyperakusis		Delir
Hypotonie	Hyperkinesen	Photophobie	Erregung	
Blutdruck-Schwankungen	Muskelzuckungen	Verschwommen-sehen	Agitation	Organisches Psychosyn-drom
Übelkeit	Muskelkrämpfe	Verzerrungen	Konzentrati-onsstörungen	
Brechreiz	Reflexsteigerungen	Parästhesien	Depressivität	
	Pathologische Reflexe	Hyperalgesien	Dysphorie	
Magen-Darm-Koliken		Hyperästhesien	Reizbarkeit	
Diarrhöen		Missempfindun-gen von Geruch und Geschmack	Irritabilität	
Schlafstörungen		Kinästhesie	Antriebsman-gel	
Traumaktivierung			Depersonali-sation	
Kopfschmerzen			Derealisation	
Augendruck				
Schwindel				
Tinnitus				

- Überwachung von Atmung, Herz-Kreislauf und Bewusstseinslage je nach Menge und Halbwertszeit der inkorporierten Substanz erforderlich.
- Kontraindikation von Flumazenil: Epilepsie.

12.3.3 Zolpidem, Zopiclon, Zaleplon

Es handelt sich um Substanzen, die als Schlafmittel zugelassen sind und benzodiazepinähnliche Eigenschaften besitzen. Auch unter diesen Verbindungen kann es unter therapeutischen Dosen zu einer physischen und psychischen Abhängigkeit kommen. Die Häufigkeit ist im Vergleich zu Benzodiazepinen seltener, und die Intensität von Entzugserscheinungen ist geringer. Eine Toleranzentwicklung wurde ebenfalls beobachtet. Als Rebound-Phänomene werden verstärkte Schlafstörungen und Angstzustände beobachtet. Die Substanzen besitzen eine große therapeutische Breite. Alte Patienten reagieren bei unvorsichtiger Dosierung mit Paradoxreaktionen: Unruhe, Erregung oder Verwirrtheit.

Intoxikationen durch Überdosierungen oder im Rahmen suizidaler Handlungen sind gekennzeichnet durch:

- Lethargie → Schläfrigkeit → Somnolenz → Sopor → Koma
- Zunehmender Schwindel (Sturzgefahr)
- Als Durchgangssyndrom:
  Unruhe → Gereiztheit → Aggressivität → Wutausbrüche
- Ataxie
- Verwaschene Sprache – Dysarthrie
- Halluzinationen
- Atemdepression
- Kreislaufstörungen

Die Therapie hängt von der Schwere der Intoxikation ab. Das Vorgehen entspricht der Behandlung der Benzodiazepinintoxikation. Oft reichen Überwachung, Magenspülung, Gabe von Aktivkohle, Flüssigkeitsersatz und Monitoring von Kreislauf und Atmung aus. Gefährlich sind Mischintoxikationen mit anderen psychotropen Medikamenten oder Alkohol; darunter ist es zu Todesfällen gekommen.

12.3.4 Doxylamin, Diphenhydramin

Doxylamin und Diphenhydramin sind Antihistaminika (H1-Rezeptorblocker) der 1. Generation und besitzen sedierende, anxiolytische und schlafanstoßende Effekte. Ihre Bedeutung ist nach Einführung der Benzodiazepine stark zurückgegangen. Da die Substanzen überwiegend frei verkäuflich sind, erfreuen sie sich in der Bevölkerung trotz größerer Beeinträchtigung durch UAW im Vergleich zu Benzodiazepinen verbreiteter Beliebtheit. Ca. 25 verschiedene Präparate sind noch im Handel. Das Abhängigkeitspotenzial ist gering,

Dosissteigerungen sind nur selten beobachtet worden. Wegen der fehlenden Verschreibungspflicht ist mit einer weiteren Zunahme von Intoxikationen zu rechnen. Der Verlauf einer Vergiftung ist im Vergleich zu den Barbituraten in der Regel günstiger, die Frequenz von Komplikationen geringer.

Doxylamin

Charakteristik

Die Intoxikation mit Doxylamin führt je nach Schwere der Vergiftung zu einem zentralen und peripheren anticholinergischen Syndrom mit Bewusstseinstrübung, Mydriasis, warmer und geröteter Haut, Mundtrockenheit, Tachykardie, Fieber, psychomotorischer Unruhe, illusionären Verkennungen und Halluzinationen. Weitere Komplikationen sind:

- zerebrale Krampfanfälle,
- Herzrhythmusstörungen und
- katatonieähnliche Syndrome, die mit einer Rhabdomyolyse und nachfolgender Niereninsuffizienz einhergehen können.

Eine Korrelation zwischen der Schwere der Intoxikation und der Höhe der Plasmaspiegel lässt sich nicht feststellen.

Therapie

- Primäre Giftelimination (provoziertes Erbrechen, Magenspülung)
- Kontrolle der Blasenfunktion, da Blasenentleerungsstörungen schon unter hoher Dosierung auftreten können
- Bei zentral-anticholinergem Syndrom:
  - 2 mg Physostigmin (Anticholium) sehr langsam i.v. unter Kontrolle der Pulsfrequenz bei ausbleibendem Effekt Wiederholung nach 20–30 min
  - Bereitstellung von Atropin als Antidot
- Bei zerebralen Krampfanfällen:
  10 mg Diazepam langsam i.v. (Atemkontrolle!),
- Kontrolle von CK und Myoglobin im Plasma während der ersten 24 h,
  auch bei zunächst unkompliziert erscheinenden Intoxikationen
- Bei Koma:
  Intubation, Beatmung etc.

Diphenhydramin

Das klinische Bild einer Diphenhydraminvergiftung entspricht dem einer Doxylaminintoxikation. Unter Diphenhydramin sind im Unterschied zu Doxylamin jedoch katatone Syndrome mit Rhabdomyolyse beobachtet worden. Die Therapie ist dieselbe wie bei Doxylamin.

12.4 Antidepressiva

12.4.1 Einführung

Antidepressiva gehören zu den Medikamenten, die neben den Hypnotika und Tranquilizern am häufigsten in suizidaler Absicht eingenommen werden. Die Verschreibungshäufigkeit von antidepressiv wirkenden Substanzen ist in den letzten Jahrzehnten kontinuierlich angestiegen. Neben der Zunahme depressiver Störungen ist ein weiterer Grund in der Ausweitung der Indikationen zu sehen. So können Zwangs- oder Angststörungen, Bulimie, Anorexia nervosa, Adipositas, Störungen der Impulskontrolle, chronische Schmerzsyndrome oder Substanzmissbrauch durch bestimmte Antidepressiva günstig beeinflusst werden. Antidepressiva werden auch vermehrt in der Langzeitbehandlung oder Prophylaxe monopolarer depressiver Episoden eingesetzt. Chemisch und nach der Rezeptoraffinität werden folgende Substanzgruppen unterschieden:

- tri- und tetrazyklische Antidepressiva (TCA),
- selektive Serotonin-Wiederaufnahme-Inhibitoren (SSRI),
- Monoaminooxidase-Inhibitoren (MAOI),
- selektive Noradrenalin- und Serotonin-Wiederaufnahme-Inhibitoren (SNRI),
- selektive Noradreanlin-Wiederaufnahme-Hemmer (NARI),
- chemisch andersartige Antidepressiva mit unterschiedlichen Rezeptorprofilen.

❶ Die einzelnen Substanzgruppen besitzen ein unterschiedliches Profil von unerwünschten Arzneimittelwirkungen (UAW) und hierdurch bedingten Kontraindikationen. Entsprechend sind auch Intoxikationen durch Überdosierung oder durch suizidale Handlungen unterschiedlich gefährlich.

Es kann davon ausgegangen werden, dass 8–10% aller Suizide durch Antidepressiva durchgeführt werden.

Eine weitere Gefährdung ergibt sich durch Überdosierung und Intoxikation mit bestimmten Antidepressiva, die eine geringe therapeutische Breite haben. Voraussetzungen für eine Intoxikation können sein:

- das Auftreten zusätzlicher Erkrankungen (z. B. nicht erkannte schleichende Niereninsuffizienz),
- die Nichtbeachtung von Wechselwirkungen mit zusätzlich verordneten Medikamenten,
- die Einnahme höherer Dosen als vom Arzt verordnet (unkritische Einstellung: »Viel hilft viel«; oder Vergesslichkeit alter Menschen).

Bei einer Intoxikation mit Antidepressiva muss immer davon ausgegangen werden, dass möglicherweise eine Mischintoxikation mit anderen Substanzen (Sedativa, Neuroleptika) vorliegen kann. Deshalb ist zur Klärung und zur Abwendung möglicher späterer Komplikationen in jedem Fall eine stationäre Einweisung erforderlich.

12.4.2 Tri- und tetrazyklische Antidepressiva (TCA)

❶ Vergiftungen mit TCA gehören zu den gefährlichsten Intoxikationen. Ein großer Anteil von Vergiftungen mit tödlichem Ausgang ist auf sie zurückzuführen.

Tri -und tetrazyklische Antidepressiva besitzen neben unterschiedlicher Hemmung der Wiederaufnahme von Noradrenalin und Serotonin antagonisierende Effekte auf muskarinerg-cholinerge Rezeptoren, alpha1-/alpha2-adrenerge und H1-/H2-histaminerge Rezeptoren. Für die UAW (▶ Übersicht 12.5) sind vor allem die anticholinergen Eigenschaften (Mundtrockenheit, Obstipation, Miktionsstörungen, Verwirrtheit, Delirien u. a.) verantwortlich. Auf die sympathikolytischen Eigenschaften lassen sich Kreislaufstörungen wie orthostatischer Blutdruckabfall, Tachykardie und Reizleitungsstörungen zurückführen. Für die histamine Wirkung ist neben der Sedierung die Gewichtszunahme verantwortlich.

Übersicht 12.5. Unerwünschte Arzneimittelwirkungen (UAW) der TCA

Vegetativ/anticholinerg	Mundtrockenheit Hyperhidrosis Obstipation Miktionsstörungen Harnsperre Akkomodationsstörungen Augeninnendruckerhöhung
Kardiovaskulär	Hypotonie Tachykardie EKG-Veränderungen: PQ- oder QRS-Verbreiterung Extrasystolen
Neurologisch	Schwindel Kopfschmerzen Tremor Dysarthrie Extrapyramidale Störungen (selten) Zerebrale Krampfanfälle (selten)
Psychisch	Benommenheit Müdigkeit Schlafstörungen Koordinationsstörungen Unruhe Erregung Euphorie Manie Delir (selten)
Endokrin/internistisch	Ödeme Gewichtszunahme Gynäkomastie Amenorrhö Sexuelle Störungen Transaminasenanstieg Leukopenie
Dermatologisch	Exantheme

❗ Die Vergiftungen mit tri- und tetrazyklischen Antidepressiva sind grundsätzlich mit zahlreichen Risiken verbunden. Schon die Einnahme der 8- bis 10-fachen täglichen Dosis eines TCA kann lebensgefährliche Komplikationen nach sich ziehen. Ca. 8 bis 10% aller Suizide werden auf die Einnahme von TCA zurückgeführt.

In der »Gebrauchsanleitung zum Selbstmord« von Guillon und Bonniec wird die Einnahme von Amitryptilin als zuverlässige Möglichkeit des Suizids empfohlen. Vor Einführung neuer Antidepressiva betrug der Anteil an Vergiftungen mit trizyklischen Antidepressiva im angloamerikanischen Raum 37%. Ein großer Anteil von Vergiftungen mit tödlichem Ausgang ist auf die Einnahme von TCA zurückzuführen. Deshalb sollte bei jeder unklaren Bewusstseinsstörung differenzialdiagnostisch an eine Intoxikation mit TCA gedacht werden.

- Da schon die Einnahme von 1000 mg eines TCA zu einer mittelschweren Vergiftung mit erheblichen Komplikationen führen kann, sollten diese Patienten immer zur Überwachung in eine Klinik eingewiesen werden.
- Dosen um 500 mg können ebenfalls zu gefährlichen Herzrhythmusstörungen oder Krampfanfällen führen, wenn es sich um alte Patienten mit kardialer Vorschädigung und/oder Hirnleistungsstörungen und einer medikamentösen Dauertherapie handelt.
- Bei Intoxikationen mit mehr als 2000 mg TCA muss immer mit lebensbedrohenden Zwischenfällen gerechnet werden. Da Rhythmusstörungen hier oft unmittelbar und unerwartet auftreten können, sollten Überwachung und Behandlung immer auf einer intensivmedizinischen Abteilung sichergestellt werden.

Zur Häufigkeit schwerer Komplikationen bei der klinischen Behandlung von TCA-Intoxikationen über einen Zeitraum von 20 Jahren wurde ermittelt:
- Koma 35%,
- supraventrikuläre Rhythmusstörungen 17%,
- Hypotension 14%,
- Atemdepression 11%,

— ventrikuläre Rhythmusstörungen 11%,
— zerebrale Krampfanfälle 10%.

Die Mortalitätsrate betrug 2,6%. Dabei ist zu berücksichtigen, dass Todesfälle oft schon in den ersten Stunden nach Einnahme der Medikamente auftreten und somit die Todesrate vor Aufnahme in eine Klinik deutlich höher liegen dürfte.

❶ **Wegen der schmalen therapeutischen Breite sollten TCA bei schwer depressiven oder suizidalen Patienten nur in kleinen Mengen abgegeben werden.**

Symptomatik
Das klinische Bild wird zu Beginn einer Intoxikation durch das Überwiegen anticholinerger Symptome bestimmt (▶ Übersicht 12.6):
— Die Patienten sind zunächst müde, benommen und in ihren Reaktionen verlangsamt.
— Die Mundtrockenheit behindert das Sprechen.
— Es besteht in der Regel eine ausgeprägte Tachykardie (>120/min) bei insgesamt apathischem Verhalten.

— Die Haut ist eher warm und gerötet, die Pupillen weit.
— Die Auskultation des Abdomens ergibt nur geringe Darmgeräusche.
— Da sich schon früh eine Harnsperre entwickeln kann, muss ggf. schon vor Klinikeinweisung katheterisiert werden.
— An den Gliedmaßen lassen sich Muskelzuckungen und Faszikulationen beobachten.
— Die Reflexe sind lebhaft bis gesteigert.

Bei Fortgang der Intoxikation kommt es über flüchtige Halluzinationen und Verkennungen zum Vollbild des zentral-anticholinergen Syndroms (ZAS; ▶ Kap. 3). Therapeutische Probleme können schwere und anhaltende Hypotonien bereiten.

Eine schwere Intoxikation wird signalisiert durch ein sich kurzfristig entwickelndes Koma, durch Fieber, Pyramidenbahnzeichen, zerebrale Krampfanfälle und Störungen des Herzreizleitungssystems. Eine Verbreiterung des QRS-Komplexes im EKG auf >0,1 s weist auf eine potentiell letale Dosis hin. Eine umgehende Einweisung auf eine intensivmedizinische Einheit unter ärztlicher Begleitung ist wegen der Gefahr vital bedrohender

Übersicht 10.6. Intoxikation durch trizyklische Antidepressiva (TCA)

Anticholinerge Symptome	— Mundtrockenheit Obstipation → Magen-Darm-Atonie → Ileus — Akkomodationsstörungen → Mydriasis → reaktionslose weite Pupillen — Hyperthermie → Hypothermie — Harnverhaltung
Kardiovaskuläres System	— Hypotension → Synkopen → Kollaps — Sinustachykardie → QT-Verlängerung, QRS-Verbreiterung → supraventrikuläre Tachykardie → AV-Blockierung → ventrikuläre Tachykardie und -arrythmie → Kammerflimmern → Herzstillstand
Atmung	— Hypopnoe → Aspirationsgefahr → unregelmäßige Atmung → Lungenödem → Atemstillstand
Neurologische Störungen	— Hyperreflexie → Muskelfaszikulationen → Hyporeflexie → Pyramidenbahnzeichen → muskuläre Tonuserhöhung → choreatische und athetotische Bewegungsstörungen — Zerebrale Krampfanfälle
Psychische Störungen	Unruhe → Agitation → Erregung → Verwirrtheit, Delir → Somnolenz → Sopor → Koma

Komplikationen (Ileus, Anfallsserien, Rhythmusstörungen des Herzens) dringend geboten.

Eine Prognose über den Verlauf einer TCA-Intoxikation ist nicht möglich: Nach Auswertungen von klinisch tödlich verlaufenen Intoxikationen können sich die Komplikationen nach zunächst uncharakteristischer Symptomatik innerhalb von 1–2 h dramatisch entwickeln. Auch die Bestimmung der TCA-Plasmaspiegel erweist sich für die prognostische Einschätzung als unzureichend.

Therapie

TCA besitzen eine hohe Lipoidlöslichkeit, eine hohe Plasmaproteinbindung und ein sehr großes Verteilungsvolumen (>10 l/kg KG). Auch bei Intoxikationen verbleiben nur 1–2% der aufgenommen Dosis im Blut.

- Eine **Magenspülung** gehört immer zu den ersten therapeutischen Interventionen und ist unverzichtbar, da sich etwa 30% der TCA ständig im enterohepatischen Kreislauf befinden. Die Adsorbtion an **Aktivkohle** ist erheblich. Kohle kann darüber hinaus den enterohepatischen Kreislauf für manche Substanzen durchbrechen.
- Nur 3–10% der Substanzen werden durch die Niere ausgeschieden. Eine forcierte Diurese ist deshalb nicht indiziert.
- Auch durch Hämodialyse oder Hämoperfusion ist in Abhängigkeit von der inkorporierten Substanz keine oder allenfalls eine unzureichende Elimination zu erreichen.

Für die Behandlung einer Intoxikation ist ferner die akute Wirkung auf verschiedene Neurotransmittersysteme (im Gegensatz zu den adaptiven Veränderungen, die für die antidepressive Wirkung verantwortlich gemacht werden) zu berücksichtigen. Neben der Hemmung der Wiederaufnahme von Noradrenalin und Serotonin sind anticholinerge, alpha-1-blockierende und chinidinartige (membranstabilisierende) Effekte zu beachten. Auf Letztere sind besonders die gefährlichen Reizleitungsstörungen am Herzen zurückzuführen.

Prästationäre Maßnahmen

Provoziertes Erbrechen. Ist der Patient, zu dem der Arzt gerufen wird, noch wach, voll ansprechbar und hat er das Antidepressivum erst sehr kurzfristig eingenommen, so ist zur Entfernung nicht resorbierter Substanzen provoziertes Erbrechen indiziert (Evidenzlevel D):

- Auslösen des Würgereflexes (ggf. zuvor Flüssigkeit trinken lassen) oder
  Verabreichen von Salzwasser: 1–2 Esslöffel Kochsalz auf 1 Glas handwarmes Wasser zügig trinken lassen; ggf. im Abstand von 5 min bis zu 3-mal wiederholen.
- *Alternativ:* Sirupus Epicacuanhae: 30 ml (Kinder 10–15 ml), anschließend mehrere Gläser Flüssigkeit trinken lassen
- Apomorphin sollte nicht gegeben werden, da eine durch die Intoxikation bedingte Hypotonie noch verstärkt wird.
- Aufrechte Lage
- Aufsicht bis zum Ende des Erbrechens

❶ CAVE

Provoziertes Erbrechen ist kontraindiziert bei Vorliegen auch nur geringfügige Beeinträchtigungen der Bewusstseinslage wie Benommenheit und liegt die Tabletteneinahme mehr als 30 min zurück, so sollte auf eine Provokation von Erbrechen wegen der Gefahr des Auftretens plötzlicher Komplikationen verzichtet werden.

Magenspülung. Immer ist bei Intoxikationen von TCA die Durchführung einer Magenspülung (bis 24 h) indiziert , da durch die bestehende Verminderung der Darmperistaltik bis -atonie die Resorption verzögert ist und verschiedene Präparate in retardierter Form angeboten werden (Evidenzlevel C):

- Ausheben des Mageninhaltes nach Einführen des Magenschlauches,
- herausfließenden Mageninhalt zur toxikologischen Untersuchung zurückhalten,
- Instillation von 0,5–1 l handwarmem Wasser, versetzt mit etwas Kochsalz, sodass das Verhältnis annähernd einer 0,9%igen Lösung entspricht, über einen Trichter,
- durch Veränderung des Lageniveaus des Trichters Flüssigkeit abfließen lassen und jeweils durch neue Kochsalzlösung ersetzen,
- Wiederholung des Vorganges so lange, bis die Spülflüssigkeit klar ist,

— abschließend Instillation von 250 ml Lösung mit aufgeschwemmter Aktivkohle (1 g/ kg KG),
kontraindiziert ist die Gabe von Aktivkohle bei bestehendem Ileus,
— Zusatz von 20 ml Glaubersalz.

Kontraindiziert ist die Magenspülung ohne Intubation bei schwerer Bewusstseinsstörung oder Koma.

Da während des Transportes in die Klinik jederzeit mit langanhaltenden Hypotensionen gerechnet werden muss, ist vorbeugend ein peripherer Zugang anzulegen. Bei Blutdruckabfall ist neben Hochlagerung der Beine eine Infusion mit einer Volumenersatzlösung (Ringer-Laktat) erforderlich; ggf. muss Dopamin hinzugesetzt werden (0,5–5 mg/kg KG/min). Ist der Patient bewusstseinsgetrübt bis komatös, so ist die Überwachung der Atmung während des Transportes sicherzustellen. Die Möglichkeiten assistierender Beat-mung, der Defibrilliation und der Sedierung müssen gewährleistet sein.

Klinik

In der Klinik stehen im Rahmen intensivmedizinischer Maßnahmen die Beherrschung kardiovaskulärer Komplikationen und des zentral-anticholinergen Syndroms (ZAS) im Vordergrund (◘ Tab. 12.3).

Die membranstabilisierenden (»chinidinartigen«) Wirkungen der TCA führen in der Intoxikation zu einem Bild, das der Überdosierung mit Antiarrhythmika der Klasse Ia ähnelt. Das ZAS spricht gut auf **Physostigmin** an:
— 2 mg Physostigmin (Anticholium) sehr langsam i.v. (mindestens 2 min unter Pulskontrolle)
— Wiederholungen von 1–2 mg nach jeweils 20–30 min, bis eine Besserung erzielt ist
— Bereithalten von Atropinsulfat i.v. als Antidot: 0,5 mg entsprechen >1 mg Physostigmin

◘ **Tab. 12.3.** Klinische Behandlung von Intoxikationen mit TCA

Art der Störung	Therapie
Hypotension	Volumensubstitution Dopamin
Kardiovaskuläre Symptome:	
Sinustachykardie	Keine
QRS-Komplex >0,10 s	$NaHCO_3$
Supraventrikuläre Tachykardie	$NaHCO_3$ (Physostigmin)
Ventrikuläre Tachykardie wenn ohne Erfolg:	$NaHCO_3$ Lidocain 1 mg/kg KG i.v. oder Kardioversion
Ventrikuläre Tachykardie und Hypotension	Kardioversion
Ventrikuläre Tachykardie mit »Torsade de Pointes«	2 g $MgSO_4$ langsam i.v.
Ventrikuläre Bradyarrhythmie mit gleichzeitiger Hypotension	Schrittmacher, Orciprenalin Dopamin, Adrenalin
Kammerflimmern	Defibrillation, $NaHCO_3$, Lidocain
Neuropsychiatrische Symptome:	
Unruhe, Erregung	Diazepam
Zerebrale Krampfanfälle	Diazepam, Phenytoin
Delir	Physostigmin

Überdosierungen von Physostigmin können ein cholinerges Syndrom hervorrufen:

- Miosis
- Bradykardie
- Schweißausbrüche
- Hypersalivation
- Lakrimation
- Erbrechen
- Diarrhö
- Verstärkte Bronchialsekretion
- Miktionsverstärkung

❶ CAVE
Provoziertes Erbrechen ist kontraindiziert bei Bei Bradykardie und zerebralen Krampfanfällen ist Physostigmin kontraindiziert!

Zerebrale Krampfanfälle entwickeln sich fast ausschließlich, wenn im EKG die QRS-Verlängerung >0,1 s ist. Das Mittel der ersten Wahl zur Durchbrechung der Anfälle ist Diazepam i.v. Kommt es zu einer Häufung von Anfällen, so sind Laborkontrollen auf Myoglobin erforderlich, um ein akutes Nierenversagen zu vermeiden.

Ventrikuläre Rhythmusstörungen entstehen nach einer QRS-Verbreiterung von $\geq 0,16$ s. Die Behandlung mit $NaHCO_3$ dient nicht nur der Verminderung der Kardiotoxizität, sondern gleichzeitig der Behandlung der Azidose. Durch Infusionen von Natriumbikarbonat sollte ein pH-Wert von 7,40–7,45 erreicht werden.

Die Überwachung des kardiovaskulären und respiratorischen Systems und der Bewusstseinslage sollte nach Abklingen der Intoxikationssymptome 24 h weiter durchgeführt werden.

12.4.3 Selektive Serotonin-Wieder-aufnahme-Inhibitoren (SSRI)

Während der letzten Jahrzehnte haben sich die SSRI zunehmend als Alternative zu den TCA in der Akut- und Langzeitbehandlung depressiver Störungen etabliert. Die Gründe hierfür sind, verglichen mit den TCA:

- oft mögliche Einmaldosierung/Tag bei allen SSRI,
- wesentlich geringere Rate von unerwünschten Arzneimittelwirkungen (UAW),
- keine anticholinergen Effekte,
- geringere kardiotoxische Eigenschaften (keine chinidinähnlichen Wirkungen),
- deutlich geringere Toxizität bei Überdosierungen.

SSRI gelten als relativ sichere Antidepressiva, da sie – allein in suizidaler Absicht eingenommen – oft nur geringfügige Intoxikationserscheinungen zeigen. Vergiftungen mit einer 10- bis 20-fachen Tagesdosis erfordern in der ganz überwiegenden Zahl der Fälle neben einer ggf. indizierten Magenspülung allenfalls klinische Überwachung. Gefährlich sind dagegen **Mischintoxikationen** mit anderen psychotropen Substanzen. Besonders unter einer Kombination mit MAOH, TCA (Clomipramin!) oder Analgetika (Tilidin u. a.) oder atypischen Neuroleptika kann sich schon in therapeutischen Dosen ein Serotoninsyndrom entwickeln. Die Kenntnis des Spektrums der unerwünschten Wirkungen ist deshalb wichtig (▶ Übersicht 12.7). Ein erhöhtes Risiko besteht, wenn verschiedene Psychopharmaka mit einem SSRI in suizidaler Absicht genommen werden.

Symptomatik

Das Serotoninsyndrom ist eine zwar seltene, aber lebensgefährliche Komplikation, die immer intensivmedizinisch überwacht und behandelt werden muss.

Die Symptomatik beginnt mit einer Verstärkung häufiger unerwünschter Wirkungen der SSRI wie Übelkeit, Erbrechen, Verstärkung von Unruhe, Benommenheit und Angst und Aktivierung von Kopfschmerzen (❑ Abb. 12.1). Da es in seltenen Fällen auch unter Monotherapie (z. B. durch Veränderungen der Nierenfunktion) zu einem Serotoninsyndrom kommen kann, muss bei einer Langzeittherapie mit SSRI und bei einem Wiederauftreten dieser Symptome auch an diese Möglichkeit gedacht werden.

Im weiteren Verlauf entwickeln sich Myoklonien, Hyperreflexie, Pyramidenbahnzeichen und Rigor im neurologischen Bereich.

Gefährdet sind die Patienten nach einem initialen Blutdruckanstieg durch eine schwere Hypotonie in Verbindung mit Zyanose. Der Temperaturanstieg kann ähnlich wie beim malignen neuroleptischen Syndrom über 40 Grad C. erreichen. Zerebrale Anfälle können den Verlauf komplizieren. Über alle Stadien der Bewusstseinsstrübung kommt es zum Koma.

Therapie

Ein spezifisches Antidot für SSRI existiert nicht. Lässt sich das Serotoninsyndrom auf eine riskante oder kontraindizierte Kombinationstherapie in normaler Dosierung zurückführen, so müssen zunächst alle Medikamente abgesetzt werden. Die weitere Behandlung erfolgt symptomorientiert. Wurden in suizidaler Absicht SSRI allein oder zusammen mit anderen Substanzen eingenommen, so müssen zunächst alle Möglichkeiten der primären Giftelimination ausgeschöpft werden:

Übersicht 12.7. Unerwünschte Wirkungen der SSRI (Auswahl)

Vegetativ – allgemein	Gastro-intestinal	Neurologisch	Psychisch	Endokrin/internis-tisch dermatologisch
Mundtrockenheit	Abdominelle Beschwerden	Tremor	Nervosität	Gewichtsabnahme
Schlafstörungen		Ataxie	Unruhe	Gewichtszunahme
Kopfschmerzen	Appetitlosig-keit	Parästhesien	Schläfrigkeit	Ödeme
Allgemeine Schwä-che	Übelkeit	Extrapyrami-dale Stö-rungen	Erregung	Myalgien
Hyperhidrosis	Erbrechen		Konzentrations-störungen	Arthragien
Schwindel	Diarrhö	Akathisie	Angst	Tachykardie
Miktionsstörungen	Obstipation	Zerebrale Krampfanfälle	Halluzinationen	Bradykardie
Sehstörungen		Geschmacks-störungen	Verwirrtheit	Synkopen
			Euphorie-Manie-Umschlag	Sexuelle Dysfunktion
				Amenorrhö
				Transaminasenanstieg
				Leukopenie
				Thromozytopenie
				Hyponatriämie
				Exantheme
				Allergie
				Schleimhaut-blutungen

Abb. 12.1. Symptomatologie des Serotoninsyndroms

- Provoziertes Erbrechen (abhängig vom Zeitpunkt der Medikamenteneinnahme und der Wachheit)
- Magenspülung
- Zusatz von Aktivkohle und Glaubersalz

Die weitere Behandlung erfolgt symptomorientiert (Evidenzlevel D):
- Überwachung von Atmung, Kreislauf und Bewusstseinslage
- Zerebrale Krampfanfälle:
  - 10 mg Diazepam i.v.;
    ggf. wiederholen
- Bei schwerer Erregung oder Angst:
  - 10 mg Diazepam i.v. oder oral
- Hyperthermie:
  - Eispackungen
  - Dantroleninfusionen (2,5 mg/kg KG als Infusion),
    ggf. jeweils unter pH- und pCO_2-Kontrolle wiederholen
- Hypotension:
  - Volumensubstitution
- Myoglobin:
  - forcierte Diurese bei noch ausreichender Nierenfunktion
- Rigor:
  - Krankengymnastik
- Azidose bei pH <7,0:
  - $NaHCO_3$-Infusion unter häufiger pH-Kontrolle und Blutgasanalyse

Hyponatriämie

Eine seltene Komplikation ist eine unter SSRI-Therapie entstehende Hyponatriämie. Sie tritt vorwiegend bei alten Patienten und nach Zugabe von Diuretika auf. Symptome, die auf eine mögliche Hyponatriämie hinweisen, sind:
- verminderter Hautturgor,
- Hypotension,
- Tachykardie,
- Benommenheit oder
- flüchtige Verwirrtheit.

Als Therapie ist in leichten Fällen ein umgehendes Absetzen der SSRI unter engmaschiger Kontrolle des Natriumspiegels meist ausreichend. Eine eventuell notwenige Elektrolytkorrektur muss we-gen der Gefahr eines Hirn- und/oder Lungenödems sehr vorsichtig und langsam durchgeführt werden (▶ Kap 13).

12.4.4 Andere selektive Antidepressiva

Die nachfolgend genannten selektiven Antidepressiva zeichnen sich dadurch aus, dass sie im Vergleich zu den TCA besser verträglich sind. Durch die Behandlung mit diesen Substanzen steigen Lebensqualität und Compliance. Der überwiegende Teil von Intoxikation wird durch klinische Überwachung mit Monitoring von Atmung, Herz-Kreislauf und Bewusstsein beherrscht. Sie gelten – wie die SSRI – als relativ »sichere« Antidepressiva.

Venlafaxin

Venlafaxin (Trevilor) ist ein selektiver Serotonin/Noradrenalin-Wiederaufnahmehemmer (SNRI). Es verursacht bei Überdosierung Erbrechen, Übelkeit, Tachykardie, Hypotension mit Synkopen oder Hypertension, Myoklonien und Rhabdomyolyse. Psychische UAW sind Unruhe, Erregung, Halluzinationen, delirante Syndrome und je nach Schwere der Intoxikation zunehmende Bewusstseinsstörungen. Zerebrale Krampfanfälle treten wie auch bei Bupropion im Vergleich zu anderen selektiven Antidepressiva gehäuft auf. Bei schweren Intoxikationen muss mit kardiovaskulären Komplikationen (QT-, QRS-Verlängerung, Kammerflimmern) und schwerer orthostatischer Hypotension gerechnet werden. In seltenen Fällen kann es allein oder in Kombination mit MAOI oder anderen psychotropen Substanzen zu einem Serotoninsyndrom kommen. Es ist auch – sehr selten – mit Mischformen zwischen einem Serotoninsyndrom und einem malignen neuroleptischen Syndrom zu rechnen.

Die Frequenz schwerer Venlafaxinintoxikationen ist deutlich niedriger als unter TCA. Todesfälle sind fast immer die Folge von Mischintoxikationen. Die Behandlung erfolgt symptomorientiert wie bei den TCA (siehe oben).

Unter einer Langzeitbehandlung mit Venlafaxin kann sich eine arterielle Hypertension manifestieren. Durch regelmäßige Blutdruckkontrollen kann diese Nebenwirkung rechtzeitig identifiziert werden.

Duloxetin

Duloxetin (Cymbalta) weist bei Intoxikationen eine ähnliche Symptomatik wie Venlafaxin aus. Zerebrale Anfälle kommen seltener vor. Auch kommt es unter einer Standardtherapie nicht zur Entwicklung einer arteriellen Hypertension. Die Behandlung erfolgt ebenfalls wie bei TCA symptomorientiert.

Reboxetin

Reboxetin ist ein selektiver Noradrenalinhemmer (NARI). Die Substanz wirkt aktivierend. Häufige UAW sind Schlafstörungen, Obstipation, Unruhe, Tachykardie, Herzklopfen, orthostatische Hypotension und Miktionsbeschwerden. Bei Männer kann es zu Harnverhaltung kommen. Intoxikationen führen zu kardiovaskulären Beschwerden, Unruhe, Agitation, Erregung und schweren Hypotensionen. 224 mg (entspricht 56 Tabletten) wurden ohne Komplikationen überlebt. Fast immer reicht die Überwachung der Vitalfunktionen aus.

Mirtazapin

Mirtazapin (Remergil) ist ein NaSSA. Es führt zu starker Benommenheit bis Bewusstseinstrübung und zu einer Intensivierung bekannter unerwünschter Wirkungen wie Mundtrockenheit, Tremor, Muskelfaszikulationen, Hypotension und zerebrale Krampfanfälle. Die Verbindung besitzt eine große therapeutische Breite. Das Spektrum möglicher Interaktionen mit anderen Medikamenten ist gering. Intoxikation in hohen Dosen bedürfen oft lediglich der Überwachung vitaler Funktionen und der Kontrolle des Wasserhaushaltes.

Bupropion

Bupropion (Elontril, Zyban) ist ein selektiver Noradrenalin- und Dopamin-Wiederaufnahmehemmer (SNDR), der zur Behandlung von Depressionen und zur Raucherentwöhnung zugelassen ist. Schon in therapeutischen Dosen besteht im Vergleich zu anderen Antidepressiva ein erhöhtes Risiko zerebraler Krampfanfälle.

Unter Intoxikationen weist Buprion die höchste Rate an zerebralen Krampfanfällen auf. Wegen zum Teil tödlich verlaufender Krampfanfälle wurde die Zulassung der Substanz in den USA 1986 vorübergehend entzogen. Neben dem Krampfrisiko ist mit Provokation psychotischer Symptome oder mit »switch« in eine Manie zu rechnen.

Die Intoxikation beginnt mit einer Verstärkung häufiger UAW: Schlafstörungen, Unruhe, Erregung, Angst, Aggressivität, Parästhesien, Tremor, Ataxie, Muskelzuckungen, Harnverhaltung. In der Folge kommt es zu zunehmenden Störungen des Bewusstseins.

Das therapeutische Vorgehen entspricht dem bei TCA-Intoxikation. Wegen der erhöhten Gefahr von Krampfanfällen (EEG) bis zum Status epilepticus ist prophylaktisch eine antikonvulsive Behandlung mit Diazepam notwendig.

12.4.5 Monoaminooxidase-Inhibitoren (MAOI)

Monoaminooxydase-Inhibitoren werden zur Behandlung verschiedener psychiatrischer Erkrankungen eingesetzt. Neben der Behandlung depressiver Störungen umfasst der Indikationsbereich Angsterkrankungen, Zwangssyndrome und Essstörungen. Es werden irreversible und reversible MAOI unterschieden. Im Handel sind zurzeit im deutschen Sprachraum lediglich 2 MAOI:
- der irreversible MAOI Tranylcypromin (Parnate) und
- der selektive MAO-A-Inhibitor Moclobemid (Aurorix).

Tranylcypromin

Eine Notfallsituation kann während einer normalen antidepressiven Behandlung in korrekter Dosierung auftreten, wenn während der Behandlung die vorgeschriebene tyraminarme Diät nicht eingehalten wird. Unter schweren Diätfehlern kann sich eine hypertensive Krise (»cheese effect«) entwickeln. Sie kann auch durch Kombination der Substanz mit Amphetaminderivaten, Ephedrin und L-Dopa provoziert werden. Tödliche Zwischenfälle sind beschrieben worden.
- Zur Symptomatik der hypertensiven Krise gehören:
  - Plötzlich einsetzender, heftiger und pulsierender Kopfschmerz

- Übelkeit, Erbrechen
- Hautblässe
- Profuse Schweißausbrüche
- Aphasie
- Paresen
- Zerebrale Krampfanfälle
- Brustschmerzen, pektanginöse Beschwerden
- Stark erhöhter Blutdruck: >130 mmHg diastolisch (zum Teil Extremwerte) Differenzialdiagnose: Phäochromozytom, essentielle Hypertension
- Therapie der hypertensiven Krise:
  - Hochlagerung des Oberkörpers
  - 10–20 mg Nifedipin (Adalat) zerbeißen und schlucken
    ggf. nach 30 min wiederholen
  - Bei unzureichender Wirkung:
    25 mg Urapidil (Ebrantil) sehr langsam i.v., ggf. Urapidil-Perfusor (10–30 mg/h)
  - Engmaschige, regelmäßige RR-Kontrollen
  - Bei Tachykardie: 0,15 mg Clonidin

Durch Kombination irreversibler MAOI mit serotonergen Antidepressiva (Clomipramin, SSRI, Venlafaxin) muss mit einem Serotoninsyndrom gerechnet werden.

Die Intoxikation irreversibler MAOI als suizidale Handlung ist sehr ernst zu nehmen. Das Risiko eines tödlichen Ausgangs steigt bei Mischvergiftungen. Die Symptomatologie geht aus dem nachfolgenden Diagramm (○ Abb. 12.2) hervor.

Zu beachten ist, dass bei MAOI-Intoxikation ein Zeitintervall von bis zu 12 h bestehen kann, bis die ersten Vergiftungssymptome manifest werden. Deshalb sind die Vorpostensymptome als Zeichen einer möglichen MAOI-Vergiftung zu beachten. Das Vollbild der Intoxikation besteht nach 24 h.

Die Therapie der Tranylcyprominintoxikation umfasst:
- Symptombezogen die Überwachung von Atmung, Herz-Kreislauf und Bewusstseinslage
- Primäre Giftelimination (s. oben)
- Bei Erregungszuständen: 10 mg Diazepam (Valium) langsam i.v. oder oral

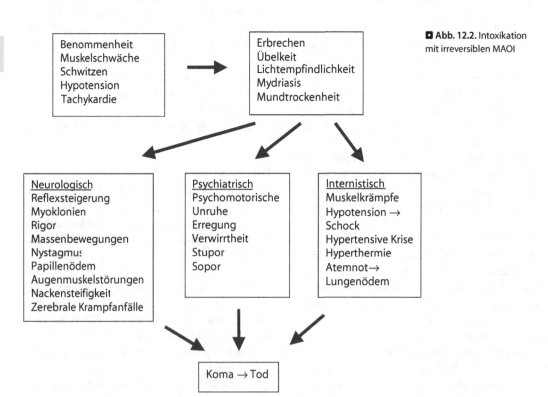

○ Abb. 12.2. Intoxikation mit irreversiblen MAOI

- Bei hypertoner Krise: Nifedipin (Adalat) und Urapidil (Ebrantil) (s.oben)
- Bei Hyperthermie: Dantrolen, Eispackungen
- Bei zerebralen Krampfanfällen: 10 mg Diazepam i.v.
- Bei Koma: Maßnahmen ► Kap. 3

Moclobemid

Intoxikationen mit Moclobemid, einem selektiven Wiederaufnahmehemmer der MAO-A, verlaufen überwiegend gutartig. In den meisten fällen finden sich Benommenheit, wechselnde vegetative Störungen, Erregung oder Stupor, Übelkeit und Erbrechen. Eine Überwachung der Patienten durch Monitoring von Atmung, Herz-Kreislauf-Funktion und Bewusstseinslage reicht in der Regel aus. Komplikationen, die intensivmedizinischer Maßnahmen bedürfen, sind selten. Die Situation ändert sich bei Mischintoxikationen. Sertoninsyndrome mit tödlichem Ausgang sind in Kombination mit SSRI und Clomipramin beobachtet worden. Aus diesem Grund sollten Moclobemidintoxikationen, bei denen die Einnahme weiterer Medikamente nicht auszuschließen ist, so überwacht werden, dass jederzeit eine Verlegung in eine intensivmedizische Einheit möglich ist.

Chemisch und pharmakologisch andersartige Antidepressiva

Hier sind Substanzen mit unterschiedlicher chemischer Struktur und Rezeptorwirkung zusammengefasst. Gemeinsam zeichnen sie sich durch fehlende oder geringe anticholinerge Begleitwirkungen aus. Generell verlaufen Intoxikationen bei allen Substanzen gutartiger als bei TCA. Kardiovaskuläre Komplikationen und tödliche Verläufe sind extrem selten, wenn die Substanzen allein eingenommen wurden.

Bei Mischintoxikationen steigt das Risiko schwerer Komplikationen.

- Trazodon (Thombran) führt zu Benommenheit, Hypotension, Übelkeit, Erbrechen. In seltenen Fällen kann es zu einem Koma kommen. Tödliche Verläufe sind nur unter Mischvergiftungen beobachtet worden.
- Mianserin (Tolvin) bewirkt eine starke Sedierung. Ferner finden sich Tremor, Hypoten-

sion oder Hypertension, Tachykardie und (selten) zerebrale Krampfanfälle oder Koma.
- Viloxazin (Vivalan) besitzt eine große therapeutische Breite. Intoxikationen sind deshalb relativ gutartig: Benommenheit, Hypotension, Erbrechen, zerebrale Krampfanfälle, selten Koma.

12.5 Prophylaktika

12.5.1 Einführung

Hierunter werden Substanzen verstanden, die – langfristig verordnet – das Wiederauftreten affektiver oder schizoaffektiver Episoden verhindern können. Außerdem eignen sich die Substanzen allein oder in Kombination mit Neuroleptika oder Benzodiazepinen zur Behandlung manischer oder schizomanischer Episoden. Lithium senkt das Suizidrisiko bei affektiven Störungen. Während Intoxikationen durch suizidale Handlungen sehr selten sind, führen während der oft jahrelangen Therapie Überdosierungen oder Komplikationen durch Kombination verschiedener Medikamente zu Notfällen. Etablierte Prophylaktika sind Lithium, Carbamazepin, Valproinsäure und Lamotrigin. In letzter Zeit wird auch Gabapentin eingesetzt.

12.5.2 Lithium

Indikation und Wirkweise

Lithium wird schon seit Jahrzehnten erfolgreich zur Behandlung affektiver Störungen verwendet. Als Indikation zur Lithiumtherapie gelten:

- Therapie akuter manischer oder schizomanischer Episoden
- Prophylaxe rezidivierender affektiver Episoden
- Augmentation therapieresistenter Major-Depressionen
- Prophylaxe des Cluster-Kopfschmerzes

Lithium wird nach fast vollständiger Resorption ausschließlich durch die Niere ausgeschieden.

Übersicht 12.8. Häufige unerwünschte Wirkungen unter Lithiumtherapie

Internistisch	Übelkeit, Erbrechen
	Diarrhö
	Polydypsie
	Polyurie
	Nierenfunktionsstörung
	Verminderte Konzentrationsleistung
	Nephrotisches Syndrom
	Gewichtszunahme
	Ödeme
	Struma
	Hypothyreose
	EKG-Veränderungen
	Bei kardiologischen Vorerkrankungen:
	— Ventrikuläre Extrasystolen
	— AV-Block, Schenkelblockierungen
Neurologisch	Feinschlägiger Tremor
	Koordinationsstörungen
	Paroxysmale Muskelschwäche
	Muskuläre Zuckungen
	Dysarthrie
	Zerebrale Krampfanfälle
Dermatologisch	Akne
	Aktivierung von Psoriasis
	Lichen simplex chronicus
Psychiatrisch	Müdigkeit
	Konzentrationsstörungen
	Auffassungsstörungen
	Bewusstseinstrübungen

Kontraindikationen für Lithium:
- Akute Niereninsuffizienz
- Akuter Herzinfarkt
- Herzinsuffizienz
- Dekompensierte Leberzirrhose
- Morbus Addison
- Gravidität

Lithium besitzt einerseits eine geringe therapeutische Breite, andererseits kann eine Lithiumvergiftung sehr gefährlich mit der Möglichkeit eines tödlichen Ausgangs sein. Deshalb muss eine Lithiumtherapie sorgfältig überwacht werden, und der Patient muss zuverlässig und kooperativ sein. Die Bestimmung des **Lithiumplasmaspiegels** gibt einen Hinweis auf die vom Körper aufgenommene Menge an Lithium, zumal das Verteilungsvolumen hoch ist.

- Während einer Lithiumprophylaxe erwiesen sich Plasmaspiegel von 0,6–0,8 mmol/l als effizient.
- Zur Behandlung akuter manischer Syndrome sollten Werte von 0,8–1,2 mmol/l erreicht werden.
- Lithiumintoxikationen können schon unter therapeutischen Dosen vorkommen. Andererseits sind in Einzelfällen hohe Plasmaspiegel mit geringen Intoxikationserscheinungen beobachtet worden. Orientierend weisen in der Regel Plasmakonzentrationen über 2 mmol/l auf eine leichte bis mittelschwere Überdosierung hin, die ständiger Überwachung und ggf. Intervention bedürfen.
- Plasmaspiegel über 3 mmol/l erfordern in jedem Fall intensivmedizinischer Überwachung und ggf. sekundäre Giftelimination (forcierte Diurese, Hämodialyse).
- Plasmakonzentrationen >4 mmol/l bedeuten eine unmittelbare vitale Gefährdung mit der Gefahr bleibender neurologischer und/oder kognitiver Defizite. Hier muss in jedem Fall eine Hämodialyse durchgeführt werden.

Intoxikationen in suizidaler Absicht sind selten. Sie treten fast immer im Rahmen einer Langzeitbehandlung auf.

Der Beginn einer Vergiftung deutet sich durch eine Intensivierung oder ein Neuauftreten typischer unerwünschter Wirkungen des Lithiums an. Die Kenntnis typischer und häufiger unerwünschter Wirkungen ist für Patient und Arzt deshalb wesentlich (▶ Übersicht 12.8).

Ursachen

Eine Lithiumintoxikation kann durch eine Erhöhung des Lithiumplasmaspiegels in Wechselwirkung mit einem anderen Medikament, durch überhöhte Lithiummedikation (»Viel hilft viel«) oder durch eine Veränderung der Nierenausscheidung hervorgerufen werden. Als auslösende Faktoren für eine Intoxikation kommen infrage:

- Salzarme oder -freie Diät
- Fieberhafte Infektionen
- Zusatzmedikation durch:
  - Diuretika
  - Nichtsteroidale Antiphlogistika
  - SSRI
  - Neuroleptika
  - Antikonvulsiva
  - Anästhetika
- Gastrointestinale Infektionen
- Länger anhaltendes Erbrechen
- Schleichend sich entwickelnde Nierenerkrankungen mit konsekutiven Veränderungen der Nierenclearance
- Zunehmendes Alter

Symptomatik

Die Symptomatologie der Lithiumvergiftung (▶ Übersicht 12.9) entwickelt sich eher allmählich. Die Dimension einer potentiellen Gefährdung des Patienten kann anfangs verkannt werden.

Therapie

Eine primäre Giftelimination kommt nur in den seltenen Fällen in Betracht, in denen unmittelbar zuvor die Tabletteneinnahme in suizidaler Absicht erfolgte:

- Überwachung von Atmung, Herz-Kreislauf-Situation und Bewusstseinslage
- Bei erloschenen Schutzreflexen, Hypoventilation oder Schnappatmung: Intubation und Beatmung
- Bei Erbrechen und massiven Diarrhöen: ausreichende Flüssigkeitszufuhr durch Infusionen, da durch Elektrolytverschiebungen die Lithiumelimination zusätzlich vermindert werden kann
- Forcierte Diurese nach Harnalkalisierung
- Hämodialyse bei Werten >4 mmol/l, um eine schnelle Reduktion des Lithiumplasmaspiegels zu erreichen und damit weitere neuro- und nephrotoxische Effekte zu vermeiden.

Da Lithium unter Langzeittherapie in verschiedenen Organen intrazellulär stärker als im Plasma angereichert sein kann, muss auch nach Tagen

---

> **Übersicht 12.9. Symptomatologie der Lithiumvergiftung**
>
> - Neurologisch:
>   Verstärkter (grobschlägiger) Tremor → Ataxie, Dysarthrie, Nystagmus → Steigerung der Muskeleigenreflexe → Pyramidenbahnzeichen → Rigor, Hypokinese → choreatiforme und athetotische Bewegungsstörungen
> - Muskulär:
>   Muskelschwäche → Faszikulationen → Fibrillationen → Myoklonien → Streckkrämpfe
> - Gastro-intestinal:
>   Magen-Darm-Krämpfe → Erbrechen → Diarrhöen
> - Nephrologisch:
>   Starkes Durstgefühl → Oligurie → Anurie
> - Kardiovaskulär:
>   Hypertension → Überleitungsstörungen und Erregungsrückbildungsstörungen → Hypotension → ventrikuläre Arrythmie → Asystolie
> - Psychopathologisch:
>   Verlangsamung, Schwerbesinnlichkeit → Benommenheit → Verwirrtheit → Somnolenz → Sopor → Koma
> - Komplikationen:
>   - Zerebrale Krampfanfälle
>   - Diabetes insipidus
>   - Atmungsinsuffizienz
>   - Schock

noch mit einem Wiederanstieg der Lithiumplasmakonzentration und damit mit einem Wiederauftreten von Intoxikationserscheinungen gerechnet werden.

Je länger der Detoxikationsprozess dauert, um so mehr ist mit bleibenden neurologischen oder psychiatrischen Schäden (Demenz) zu rechnen.

12.5.3 Carbamazepin

Indikation

Carbamazepin wird sowohl im neurologischen wie im psychiatrischen Bereich umfangreich eingesetzt.

Neurologische Indikationen sind unterschiedliche Formen der Epilepsie, Neuralgien, anfallsartige neurogene Schmerzsyndrome, paroxysmale Parästhesien und Begleitmedikation in der allgemeinen Schmerztherapie (z. B. Phantomschmerzen, Kausalgie).

Psychiatrisch wird Carbamazepin prophylaktisch zur Behandlung schizoaffektiver Psychosen, bipolarer affektiver Episoden und des Rapid Cyclings beider Störungen verwendet. Weitere Indikationen sind die Akutbehandlung manischer Syndrome und leichte bis mittelschwere Alkoholentzugssyndrome.

Wirkweise

Carbamezepin ist ein Dibenzapinderivat, welches strukturell den TCA – z. B. Imipramin – ähnlich ist. Die Substanz ist lipophil und besitzt eine hohe Eiweißbindung. Sie wird fast vollständig resorbiert und verteilt sich gleichmäßig in alle Organe und Gewebe. Die Verträglichkeit ist bei der überwiegenden Zahl der Patienten gut.

Unerwünschte Wirkungen der Haut sind häufig: allergische Reaktionen, Pruritus oder Erythrodermie. Einige seltenere unerwünschte Wirkungen können eine Notfallsituation bedingen:

- Exfoliative Dermatitis
- Lyell-Syndrom
- Steven-Johnson-Syndrom, Lupus erythematodes
- Hyponatriämie, Hepatitis
- Herzrhythmusstörungen
- Agranulozytose
- Aplastische, megaloplastische oder hämolytische Anämie
- Oligurie oder Anurie

Bei Verdacht auf eine der vorgenannten Komplikationen muss die Behandlung mit Carbamazepin abgebrochen werden.

Kontraindikation

Als Kontraindikationen sind zu nennen:
- Hämatologische Erkrankungen, die auf einer Knochenmarkschädigung beruhen
- AV-Blockierungen
- Akute intermittierende Porphyrie
- Schwere Herz-, Leber- und Nierenerkrankungen
- Störungen des Natriumstoffwechsels
- Kombination mit MAOI
- Bekannte Überempfindlichkeit gegen trizyklische Psychopharmaka
- Schwangerschaft, Stillperiode

Ursachen und Symptomatologie

Der therapeutische **Plasmaspiegel** liegt zwischen 4 und 12 mg/ml. Bei Werten über 12 mg/ml ist mit Intoxikationserscheinungen zu rechnen. Vergiftungen kommen meist im Rahmen von Suizidversuchen vor und sind aus anderer Ursache eher selten. Überwiegend handelt es sich um Kombinationen mit anderen Medikamenten, die zu einer Erhöhung der Plasmakonzentration und/oder aktiver Metaboliten führen können. Bei einer Kombination mit SSRI besteht die Gefahr eines Serotoninsyndroms (▶ Abschn. 12.4.2), Diuretika können eine Hyponaträmie hervorrufen (▶ Abschn. 13.5). Schwere Carbamazepin-Intoxikationen (▶ Übersicht 12.10) bedürfen intensivmedizinischer Überwachung und Behandlung.

Übersicht 12.10. Symptomatologie der Carbamazepinintoxikation

- Neurologisch:
  Ataxie, Dysarthrie, Tremor → Nystagmus, Doppelbilder → orofaziale Dyskinesien → Reflexsteigerungen → choreoathetotische Bewegungen → Pyramidenbahnzeichen
- Kardiovaskulär:
  Hypertension → Tachykardie → Reizleitungsstörungen → Hypotonie → AV-Blockierungen → Herzstillstand
- Atmung:
  Tachypnoe → unregelmäßige Atmung → Ateminsuffizienz → Atemstillstand
- Psychopathologisch:
  Benommenheit, Verlangsamung → Unruhe → Erregung → Halluzinationen → Verwirrtheit → Sopor → Koma
- Komplikationen:
  - Zerebrale Krampfanfälle
  - ZAS
  - Harnretention

Therapie

Das therapeutische Vorgehen entspricht dem der TCA (▶ Abschn. 12.4.1):

- Da viele Präparate auch in retardierter Form vorliegen, ist auch nach längerem Intervall eine Magenspülung einschließlich der Gabe von Aktivkohle und Glaubersalz indiziert.
- Überwachung von Atmung, Herz-Kreislauf-Funktion und Bewussstseinslage
- Ggf. Intubation und Beatmung
- Elektrolyt- und Flüssigkeitsbilanzierung
- Bei Krampfanfällen: 10 mg Diazepam (Valium) sehr langsam i.v.
- Bei Verdacht auf ZAS: 2 mg Physostigmin (Anticholium) sehr langsam i.v. unter Bereithaltung von Atropin als Antidot und unter Pulskontrolle, ggf. Wiederholung
- Thromboseprophylaxe

Forcierte Diurese, Hämodialyse oder Hämoperfusion sind nicht indiziert.

12.5.4 Valproinsäure

Indikation und Wirkweise

Neben der Indikation als Antikonvulsivum wird Valproat zunehmend mit großem Erfolg in der Prophylaxe rezidivierender affektiver Störungen und in der Akutbehandlung manischer oder schizomanischer Syndrome eingesetzt. Psychiatrische Indikationen – zum Teil Off-Label-Use – sind:

- Manische Syndrome
- Phasenprophylaxe bipolarer Störungen – bevorzugt bei atypischer Symptomatik, Rapid Cycling oder Komorbidität mit Persönlichkeitsstörungen
- Verhaltensstörugen bei Demenz
- Panikstörungen

Nach rascher Resorption und schnellem Erreichen maximaler Blutspiegel (1–4 h) wird die Substanz nach Oxidation und Glukoronisierung in der Leber durch die Niere ausgeschieden. Die Eiweißbindung ist hoch. Die tägliche Dosis beträgt 900–1500 mg zur Prophylaxe. Ziel ist das Erreichen eines Valproatplasmaspiegels von 60–100 mg/ml.

UAW und Kontraindikation

Valproat wird im Allgemeinen gut vertragen. Unerwünschte Wirkungen sind Müdigkeit, Tremor, Parästhesien, Aktivierung von Kopfschmerzen, unspezifische gastrointestinale Störungen, Appetitlosigkeit. Bei alten oder hirngeschädigten Patienten können passager Halluzinationen oder Verwirrtheit auftreten. Seltene und schwere Komplikationen sind Leberfunktionsstörungen bis zu tödlichem Ausgang, Pankreaserkrankungen, Gerinnungsstörungen, Knochenmarkstörungen bis zur Panzytopenie. Kontraindikationen sind deshalb:

- Gravierende Leber- und Pankreasfunktionsstörungen
- Lebererkrankungen in der Anamnese
- Blutgerinnungsstörungen
- Knochenmarkschädigungen
- Porphyrie
- Hypoproteinämie
- Schwangerschaft

Symptomatik

Die Schwere einer Intoxikation aus suizidaler Absicht hängt von der eingenommenen Menge und einer eventuellen Mischintoxikation ab. Bei vielen Vergiftungen reichen die Überwachung der Vitalfunktionen und Flüssigkeitsersatz aus. Schwere Vergiftungen bedürfen intensivmedizinischer Behandlung.

Es finden sich alle Übergänge von einfacher Benommenheit über Unruhe, Erregung, Verwirrtheit bis zum Koma (▶ Übersicht 12.11). Unbehandelt kommt es zu Herz-Kreislauf- und Ateminsuffizienz. Eine bedrohliche Komplikation stellt eine Hypernatriämie dar, die zu einer metabolischen Azidose und zu einem Hirnödem mit Einklemmungserscheinungen führen kann (▶ Abschn. 13.5).

- Patienten, die unter Valproat-Langzeittherapie stehen, erhöhte Dosen Valproat eingenommen haben und nach 6 Stunden keine gravierenden Symptome zeigen, können zu Hause überwacht werden (Evidenzlevel C).
- Patienten, die mehr als 50 mg/kg KG eingenommen haben, müssen in eine Klinik eingewiesen werden – auch wenn sie symptomarm sind (Evidenzlevel C).

Übersicht 12.11. Symptomatologie der Valproatintoxikation

- Psychiatrisch:
  Unruhe → Apathie → Benommenheit → Verwirrtheit → Sopor → Koma
- Gastrointestinal:
  Magenbeschwerden → Übelkeit → Erbrechen → Diarrhö
- Neurologisch:
  Muskelschwäche → Tremor → Ataxie → Hyporeflexie → Areflexie
- Komplikationen:
  - Metabolische Azidose
  - Hypernatriämie
  - Hirnödem
  - Arterielle Hypotension
  - Ateminsuffizienz

Therapie

- Intensivmedizinische Überwachung
- Magenspülung (bei retardierten Substanzen auch nach 12 h)
- Instillation von Aktivkohle und Glaubersalz
- Je nach Schwere der Intoxikation: Monitoring von Atmung, Herz-Kreislauf-Funktion und Bewusstseinslage
- Ggf. Intubation und Beatmung
- Elektrolyt- und Flüssigkeitsbilanzierung (Natrium!)
- Forcierte Diurese
- Ggf. Hämodialyse

12.5.5 Lamotrigin

Indikation

Lamotrigin besitzt antidepressive Effekte und wird deshalb zur Behandlung und Prophylaxe rezidivierender Depressionen eingesetzt. Ferner hat sich die Substanz zur Prophylaxe bipolarer Störungen bewährt, wenn die Patienten auf Lithium und/oder Valproat nicht oder unzureichend angesprochen haben. Eine weitere Indikation ist Rapid Cycling. Zur Behandlung manischer Zustände ist Lamotrigin wegen der Notwendigkeit einer langsamen Aufdosierung ungeeignet.

UAW

Lamotrigin wird in den meisten Fällen gut vertragen. Häufigste UAW, die zum Abbruch der Therapie führen können, sind Hautauschläge. Sie führen in seltenen Fällen zu gefährlichen Komplikationen: Quincke-Ödem, Lyell-Syndrom, Veränderungen des Blutbildes (Neutropenie, Thrombozytopenie, Anämie, Agranulozytose) oder der Leberwerte (Leberschäden). Häufige UAW sind außerdem: Schwindel, Müdigkeit, Reizbarkeit und Sehstörungen.

Symptome

Zeichen einer Intoxikation sind:
- Zunehmende Bewusstseinsstörungen bis zum Koma
- Ataxie
- Nystagmus
- Übelkeit, Erbrechen
- Verbreiterung des QRS-Komplexes

Therapie

Die Behandlung erfolgt symptomorientiert. In den meisten Fällen reicht ein Monitoring der Vitalfunktionen aus. Eine Magenspülung mit Instillation von Aktivkohle und Glaubersalz sollte immer durchgeführt werden.

12.6   Neuroleptika

12.6.1 Einführung und Übersicht

Als Neuroleptika werden Substanzen definiert, die antipsychotisch, antiaggressiv und antiautistisch wirken. Sie dienen der Behandlung psychotischer Störungen. Unter klinischen Gesichtspunkten werden die Verbindungen in niedrigpotente, mittelpotente und hochpotente Neuroleptika unterteilt.

- **Niedrigpotente Neuroleptika** besitzen deutlich sedierende, erregungsdämpfende, angstlösende und schmerzdistanzierende Eigenschaften, während der Effekt auf produktiv-psychotische Symptome wie Halluzinationen, Wahn und andere psychotische Denkstörungen eher gering ist. Sie werden speziell in der Gerontopsychiatrie zur Behandlung von Unruhe- und Erregungszuständen, Angstsyndromen oder Schlafstörungen eingesetzt. Bei chronischen Schmerzsyndromen können Opioide eingespart werden. Häufige UAW niedrigpotenter Neuroleptika sind anticholinerge Wirkungen und Störungen des vegetativen Nervensystems.

- **Hochpotente Neuroleptika** wirken wenig sedierend. Sie verfügen über ausgeprägte antipsychotische Eigenschaften. Als unerwünschte Wirkungen stehen hier extrapyramidale Symptome im Vordergrund.
- **Mittelpotente Neuroleptika** nehmen eine Art Zwischenstellung ein. Ausgehend von der Erfahrung, dass das vom Nebenwirkungsspektrum eher als niedrig- bis mittelpotent zu klassifizierende Neuroleptikum Clozapin (Leponex) ausgezeichnet antipsychotisch wirksam ist, wurde eine Reihe neuer Substanzen entwickelt, die als **atypische Neuroleptika** bezeichnet werden. Sie zeichnen sich durch eine geringe Affinität für nigrostriatale D2-Rezeptoren und durch eine größere 5-HT2-Affinität aus. Die Frequenz extrapyramidalmotorischer UAW hat sich unter der Behandlung mit atypischen Neuroleptika erheblich vermindert. Eine bessere Akzeptanz dieser Substanzen durch die Patienten führte zu einer erhöhten Compliance-Rate und einer Verbesserung der Lebensqualität. Atypische Neuroleptika besitzen zusätzlich einen – wenn auch bescheidenen – Effekt auf Negativsymptome bei der Schizophrenie.

Gemeinsam ist den meisten Neuroleptika, dass sie gut oral absorbiert werden, eine hohe Proteinbindung und ein großes Verteilungsvolumen besitzen und sich im Fettgewebe anreichern. Zur Beurteilung und Behandlung von UAW, Überdosierungen und Vergiftungen ist die **chemische Zuordnung** der verschiedenen Neuroleptika von Bedeutung. Man unterscheidet:
- Trizyklische Neuroleptika:
  - Phenothiazine
  - Thioxanthene
  - Dibenzepine
- Butyrophenone und verwandte Verbindungen
- Benzamide (D2/D3-Rezeptorantagonisten)
- Neue atypische Neuroleptika unterschiedlicher chemischer Struktur (kombinierte D2- und 5-HT2A-Antagonisten):

  - Risperidon (Risperdal)
  - Olanzapin (Zyprexa)
  - Ziprasidon (Zeldox)
  - Quetiapin (Seroquel)
  - Sertindol (Serdolect)
  - Zotepin (Nipolept)
  - Aripiprazol (Abilify)

Typische Neuroleptika rufen reichlich unerwünschte Wirkungen hervor (► Übersicht 12.12). Viele von ihnen sind harmlos. Sie beeinträchtigen jedoch die Lebensqualität. Ein Teil der Nebenwirkungen tritt nur zu Beginn einer neuroleptischen Therapie auf (zum Beispiel vegetative Funktionsstörungen), andere entwickeln sich erst nach längerer Behandlung und können sie limitieren. Extrapyramidalmotorische UAW sind unter typischen Neuroleptika häufig.

Anticholinerge Nebenwirkungen kommen überwiegend bei den trizyklischen Neuroleptika vor. Dadurch ist das Risiko des Entstehens von Verwirrtheit und deliranten Syndromen erhöht. Unerwünschte Wirkungen, die zu einer Notfallbehandlung führen können, sind:
- Akute hyperkinetisch-dystone Syndrome (Frühdyskinesien)
- Parkinsonsyndrome
- Akathisie
- Tardive Dyskinesien
- Malignes neuroleptisches Syndrom
- Zerebrale Krampfanfälle
- Delir
- Intoxikation

Notfälle können im Rahmen einer indizierten Neuroleptika-Therapie und im Zusammenhang mit Überdosierungen und suizidalen Handlungen auftreten.

12.6.2 Notfälle während einer Neuroleptika-Behandlung

Frühdyskinesien
Charakteristik

Ganz überwiegend in der ersten Woche einer neuroleptischen Behandlung entwickeln sich dosisunabhängig und bei Vorliegen einer Disposition hy-

Übersicht 12.12. Unerwünschte Wirkungen typischer Neuroleptika

Neurologisch	Psychisch	Vegetativ	Körperlich-internistisch
Aukte Dyskinesien	Müdigkeit	Mundtrockenheit	Appetitsteigerung
Hypokinese	Benommenheit	Schwitzen	Gewichtszunahme
Parkinsonoid	Konzentrationsstörungen	Arterielle Hypotension	EKG-Veränderungen
Akathisie	Gedächtnisstörungen	Tachykardie	Herzrhythmusstörungen
Spätdyskinesie	Auffassungsstörungen	Akkomodationsstörungen	Cholostase
Malignes neuroleptisches Syndrom	Verminderung der Reaktionsfähigkeit	Vermehrter Speichelfluss	Erhöhung der Lebertransaminasen
Zerebrale Krampfanfälle	Unruhe	Obstipation	Störungen der Hämatopoese:
Störungen der Thermoregulation	Erregung	Miktionsstörungen	▬ Leukopenie
	Depression		▬ Leukozytose
	Delir		▬ Agranulozytose
			Störungen des Glukosestoffwechsels
			Endokrine Störungen
			Sexuelle Funktionsstörungen
			Störungen der Haut:
			▬ Allergien
			▬ Exantheme
			▬ Photosensibilität
			Störungen der Augen:
			▬ Linsen- und Korneaeinlagerung
			▬ Augeninnendruckerhöhung
			▬ Pigmentablagerung

perkinetisch-dystone Syndrome. Die Häufigkeit liegt bei 3% aller mit Neuroleptika behandelten Patienten.

Symptomatik
▬ Plötzlich auftretende Zungen-Schlund-Krämpfe
▬ Torsionsartiges Herausstrecken der Zunge
▬ Blickkrämpfe
▬ Verkrampfungen der Nackenmuskulatur, des Schultergürtels, der Arme und Beine
▬ Verkrampfungen der Gesichtsmuskulatur
▬ Atemstörungen durch Verkrampfungen des Thorax (sekundär: Hyperventilation)
▬ Opisthotonus
▬ Retrokollis
▬ Tortikollis
▬ Choreatiforme Bewegungsstörungen
▬ Torsionsdystone Erscheinungen

Prädisposition
Folgende Faktoren können die Entwicklung von Frühdyskinesien begünstigen:
▬ Rasche Dosissteigerung
▬ Alter: Auftreten bevorzugt bei Patienten unter 45 Jahren
▬ Geschlecht: Männer sind doppelt so stark betroffen wie Frauen
▬ Einnahme von hochpotenten Neuroleptika
▬ Vorbestehende Hirnschädigung

Differenzialdiagnose

Obwohl Neuroleptika seit Jahrzehnten im Handel sind, ist die Kenntnis im allgemeinmedizinischen Bereich unzureichend. Durch Verkennung der Ursache sind Fehlbehandlungen möglich.

Dyskinetische Syndrome wurden als Wurzelreizsyndrom, Okzipitalneuralgie, Tortikollis spasticus, Tetanie, Hyperventilationssyndrom, Ischias, hysterischer Anfall oder Tic behandelt.

Therapie

Die Behandlung besteht in:

- Gabe von 2,5–5 mg Biperiden (Akineton) 1 Amp. i.v. oder i.m., ggf. Wiederholung der Injektion nach 30–60 min
- Reizabschirmung
- Emotionale Entspannung durch beruhigendes Gespräch

Die Störung bildet sich sicher und schnell zurück.

❶ Akineton gehört als Notfallmedikament in jede Bereitschaftstasche!

Die prophylaktische Gabe von Antiparkinsonmitteln während einer neuroleptischen Behandlung ist nicht indiziert.

Parkinsonoid
Charakteristik

Das Parkinsonoid tritt bevorzugt in den ersten Wochen bis Monaten der Behandlung auf – frühestens 2 Wochen nach Behandlungsbeginn.

Symptomatik

Zeichen sind vor allem Einschränkung und Hemmung zunächst der Feinmotorik, später der grobmotorischen Fähigkeiten:

- Hypokinese
- Akinese
- Kleinschrittiger Gang
- Reduzierte Mimik und Gestik
- Verlust der Mitbewegungen
- Monotone Sprache
- Speichelfluss
- Rigor
- Tremor
- Gebundene Körperhaltung
- Propulsionsneigung
- Dysphorisch-depressive Grundstimmung

Prädisposition

- Mittleres bis höheres Lebensalter
- Geschlecht: Frauen sind stärker betroffen als Männer (Verhältnis 2–3:1)
- (Zu) hohe Dosierung
- Einnahme von hochpotenten typischen Neuroleptika oder Risperidon

Ältere Patienten können bei entsprechender Disposition oder bei Übersehen einer noch diskreten Parkinson-Symptomatik das Vollbild eines Morbus Parkinson mit der Notwendigkeit einer Langzeitbehandlung entwickeln. In Einzelfällen können sich schwere akinetische Syndrome einstellen.

Therapie

- Absetzen und Umstellen des Neuroleptikums
- 2–5 mg Biperiden (Akineton) oral, i.m. oder i.v.
  Wiederholung der Dosis bis zu ausreichender Verbesserung der Motorik
  Die ermittelte 1. Tagesdosis sollte bis zum Abklingen des Parkinsonoids oral weitergeführt werden
- Auschleichendes Absetzen der Akinetonmedikation
- Krankengymnastik

Die Wirkung von Biperiden auf eine Parkinson-Symptomatik ist gut belegt (Evidenzlevel B).

Akathisie
Charakteristik

Die Akathisie ist charakterisiert durch eine ständige Bewegungsunruhe. Die Patienten sind unfähig, still zu stehen, zu sitzen oder auch zu liegen. Sie müssen sich fortwährend bewegen und hin- und herlaufen (auch während der Untersuchung), wobei die Bewegungen teilweise rhythmisch und iterativ ablaufen. Die Patienten fühlen sich innerlich getrieben, gequält und hektisch. Hierdurch kann eine Verschlechterung einer bestehenden Psychose vorgetäuscht werden.

Symptomatik

Zeichen neben der vorherrschenden Unruhe sind:
- Schlafstörungen
- Dysphorisch-gereizte Stimmungslage
- Bei länger bestehenden Akathisie: schwere Erregungszustände

Differenzialdiagnose

In leichten Fällen von Akathisie werden die Symptome verkannt als:
- Restless Legs
- Durchblutungsstörungen
- Inzipiente Polyneuropathie

Prädisposition

Die Ursache der Störung ist unbekannt. Begünstigende Faktoren sind:
- Weibliches Geschlecht
- Mittleres Lebensalter
- Hochpotente typische Neuroleptika
- Hohe Tagesdosierung

Die Akathisie setzt im Verlauf einer neuroleptischen Medikation nach 2–3 Wochen ein.

❗ Eine Akathisie wird bei 20–40% aller mit typischen Neuroleptika behandelten Patienten beobachtet und ist der häufigste Grund für einen Therapieabbruch.

Therapie

- Bei starker Erregung: 10 mg Diazepam (Valium) oral, i.v. oder i.m.
- Absetzen oder Dosisreduktion des Neuroleptikums
- Umstellen auf ein atypisches Neuroleptikum
- Betarezeptorenblocker: 20–120 mg Propanolol (Dociton)/Tag

❗ Antiparkinsonmittel sind wirkungslos!

Die Akathisie sistiert, wenn das verursachende Neuroleptikum abgesetzt wird (Evidenzlevel A). Eine medikamentöse Beeinflussung durch Diazepam und andere Substanzen ist unbefriedigend (Evidenzlevel D).

Spätdyskinesie

Charakteristik

Die Störungen treten nach längerer Behandlung mit hochpotenten Neuroleptika auf. Im Durchschnitt geht der Spätdyskinesie eine 1- bis 3-jährige Behandlung mit Neuroleptika voraus. In Einzelfällen wurden die Symptome schon nach 3 Monaten beobachtet. Unter atypischen Neuroleptika treten Spätdyskinesien weniger auf als unter klassischen. Es werden drei Formen der Störung unterschieden:
- Leichte Form: orale Hyperkinesen mäßiger Ausprägung
- Mittelschwere Form: orale Hyperkinesen und choreatiforme Bewegungsstörungen der Extremitäten und der Atemmuskulatur
- Schwere Form: sehr stark ausgeprägte Hyperkinesen im Gesichts-, Extremitäten- und Rumpfbereich

Gemeinsam ist allen Hyperkinesen:
- Die Bewegungsabläufe sind stereotyp.
- Sie sistieren im Schlaf.
- Sie vermindern sich bei gezielter Aufmerksamkeit, Konzentration und affektiver Zuwendung.
- Sie vermindern sich bei willkürlicher Innervation der betroffenen Muskelgruppen.

Symptomatik

Die Symptome werden oft zum ersten Mal erkannt, wenn eine bestehende Dauermedikation reduziert oder abgesetzt wird. Durch Dosiserhöhung kann die Dyskinesie wieder zurückgedrängt werden. Im Gegensatz zur Akathisie fühlen sich die Patienten subjektiv weniger beeinträchtigt. Leid entsteht durch die Ablehnung durch andere Personen, wodurch es zu sozialem Rückzug kommt.

Die klinische Symptomatik ist gekennzeichnet durch:
- Rhythmisch ablaufende Zungenbewegungen, Zungenwälzen und -herausstrecken, Pressen der Zunge gegen Wangen und Gaumen
- Stereotype Kau-, Schmatz- und Schluckbewegungen
- Rhythmisch einschießende Verkrampfungen der Gesichtsmuskulatur: Grimassieren, ticartige Bewegungsabläufe

- Iterativbewegungen einzelner Finger oder Zehen, von Händen oder Füßen (oft als Ausdruck der Ungeduld oder als Verlegenheitsbewegung missdeutet)
- Stereotype Verkrampfungen der Nacken-, Hals- und Schultermuskulatur: Tortikollis, Retrokollis, rhythmisches Kopfnicken, Hochziehen der Schultern, Drehbewegungen des Schultergürtels
- Rhythmisch einschießende Verkrampfung der Atemmuskulatur, wodurch eine ungleichmäßige Atmung entsteht (subjektiv als Atemnot erlebt)
- Beteiligung des Rumpfes und der rumpfnahen Muskulatur: choreatiforme, athetotische und hemiballistische Bewegungabläufe von Rumpf und Extremitäten
- Stereotypes Wippen oder Schaukeln des Rumpfes

Prädisdosition

Die Entwicklung dieses Syndroms wird begünstigt durch:

- Kumulation der Neuroleptikadosen
- Art und Höhe der Neuroleptikamedikation
- Anticholinerge Zusatzmedikation
- Höheres Alter
- Weibliches Geschlecht
- Zerebrale Vorschädigung

Differenzialdiagnose

- Stereotypien und Manierismen im Rahmen einer Psychose
- Altersbedingte spontane Hyperkinesen
- Hyperkinesen bei anderen Krankheiten (z. B. bei Hirntumoren, Hirnschädigungen, zerebraler Arteriosklerose, Chorea Huntington)
- Andere pharmakogene Hyperkinesen (z. B. durch L-Dopa, Flunarizin, Phenytoin, Amphetamin, Metoclopramid, Antihistaminika, trizyklische Antidepressiva)

Therapie

Die Behandlung ist vor allen Dingen bei den schweren Formen unbefriedigend. Bei einem Teil der Patienten bleibt die Spätdyskinesie irreversibel. Bei chronischen Psychosen ist oft eine Fortsetzung der Neuroleptikatherapie erforderlich. In diesem Fall ist das Umstellen auf ein atypisches Neuroleptikum erforderlich, am besten auf **Clozapin**, da hierunter praktisch keine Spätdyskinesien beobachtet wurden:

- 12,5–25 mg Clozapin (Leponex)
Langsam um jeweils 25 mg steigern, bis keine produktiv-psychotischen Symptome mehr vorhanden sind
- Blutbildkontrollen wöchentlich (Gefahr der Agranulozytose)

❶ **Die Verordnung von Anticholinergika ist wirkungslos.**

Eine Besserung der klinischen Symptomatik wurde bei Verordnung von Benzodiazepinen, Lithium, Carbamazepin, Bromocriptin, Valproinsäure, Tiaprid, Cholin oder Lecitin gesehen.

Die Behandlungsergebnisse beruhen überwiegen auf klinischen Erfahrungen und der Meinung von Experten (Evidenzlevel D).

Malignes neuroleptisches Syndrom
Charaktristik

Innerhalb von 2 Wochen kann nach einer begonnenen Therapie mit konventionellen oder atypischen Neuroleptika ein katalon anmutendes Erscheinungsbild entstehen, das mit Rigor und Akinese einhergeht. Die Störung ist sehr selten und nicht voraussehbar (Prävalenz 0,02–0,1%).

Symptomatik

Das Syndrom kann von allen Schattierungen quantitativer Bewusstseinsstörungen begleitet sein: Somnolenz, Sopor bis hin zu tiefem Koma. Weitere Symptome sind:

- Fieberanstieg
- Hyper- oder Hypotonie
- Tachykardie
- Hyperhydrosis
- Tremor (bei der Katatonie nicht vorhanden)

Rigor und Akinese entwickeln sich in der Regel vor Auftreten des Fiebers. Der Patient ist meistens stuporös, jedoch wechselt der Zustand schnell zwischen normaler Wachheit, mutistischen Verhaltensweisen und Koma. Die Symptomatik kann sich schnell innerhalb von Stunden bis Tagen entwickeln. Nach Absetzen der Neuroleptika persistiert die Störung noch 5 bis 10 Tage. Durch Depot-Neuroleptika wird diese Zeit erheblich verlängert entsprechend der Länge der Depotwirkung. Deshalb sollte eine Initialbehandlung mit Depotmedikamenten vermieden werden. Die Mortalität beträgt um 10% und ist meist durch sehr hohe Hyperthermie, Dehydratation, hypotones Kreislaufversagen oder zentrale Ateminsuffizienz bedingt.

Häufig abweichende Laborparameter sind:
- Stark erhöhte Kreatinphosphokinase
- Erhöhung von Myoglobin
- Erhöhung von GOT, GPT, γ-GT, LDH, alkalischer Phosphatase
- Anstieg von Kreatinin
- Leukozytose
- Störungen des Elektrolyt- und Wasserhaushalts
- Erniedrigung des Serum-Eisen-Spiegels

Therapie
- Intensivmedizinische Behandlung
- Überwachung der vitalen Funktionen und der Temperatur
- Absetzen der Neuroleptika
- Eispackungen zur Beherrschung der extremen Hyperthermie, dabei
- EKG-Monitoring
- Bilanzierung des Elektrolyt- und Wasserhaushalts
- Thromboseprophylaxe: 3-mal 5000 E Heparin
- 2–8 mg Lorazepam i.v./24 h
- Gabe von Dantrolen:
  - 50–75 mg als schnelle Infusion i.v. Wiederholung der Infusion im Abstand von 5 min, bis eine Besserung eintritt; Maximaldosis: 10 mg/kg KG
  - Danach alle 6 h weitere Infusion von 50–75 mg über die Dauer von 3 Tagen Maximaldosis/24 h: 1 mg/kg KG
  - Zeichen der Besserung sind:
    - Absinken der Temperatur
    - Verminderung des Muskeltonus
    - Normalisierung von Herz- und Atemfrequenz
  - Infusion nicht mit anderen Infusionsflüssigkeiten mischen!
  - Vermeidung von paravenösen Infusionen (Gangrän)

- Krankengymnastik: Gelenkmobilisation, passives Durchbewegen der Muskulatur, Atemgymnastik, Dekubitusprophylaxe
- Regelmäßige Kontrolle des Kreatinins und Myoglobins, um eine beginnende Niereninsuffizienz rechtzeitig zu erfassen
- Alternativ oder zusätzlich: Bromocriptin (Pravidel), beginnend mit 2,5 mg und steigernd auf 30 mg/pro Tag
- Bei Therapieversagen: Elektrokrampftherapie

Delir
Charakteristik

Das neuroleptikabedingte Delir tritt gehäuft unter anticholinerg wirkenden und sedierenden Neuroleptika auf.

Prädisposition

Das Risiko einer Delirentstehung ist unter Clozapin erhöht. Weitere begünstigende Faktoren sind:
- Hohes Alter
- Hohe Tagesdosis
- Schnelle Aufdosierung in den ersten Behandlungstagen
- Kombination mit Antidepressiva (vor allem TCA) oder anderen anticholinerg wirkenden Substanzen
- Schlechter Allgemeinzustand
- Abruptes Absetzen einer hochdosierten psychotropen (Kombinations-)Medikation

Symptomatik

Klinisch stehen Bewusstseinseintrübungen, Verwirrtheit, Halluzinationen und illusionäre Verkennungen, Unruhe und Erregung im Vordergrund.

Therapie
- Umgehendes Absetzen der auslösenden Medikamente
- 0,5–2 mg Lorazepam (Tavor) je nach Ausprägung der Erregung; ggf. Wiederholung der Dosis jeweils nach 30–60 min, bis eine ausreichende Sedierung erreicht ist (Evidenzlevel C)
- Bestehen die Zeichen eines zentral-anticholinergen Syndroms (ZAS), sollte eine Behandlung mit Physostigmin erfolgen (▶ Kap. 3).

12.6.3 Zerebrale Krampfanfälle

Neuroleptika können die Krampfschwelle generell in unterschiedlicher Intensität senken. Anfallsfördernde Faktoren sind:

- Hohes Alter
- Hirnorganische Vorschädigung
- Aktuelle oder frühere Alkohol-, Medikamenten- oder Drogenabhängigkeit
- Kombination mit anderen die Krampfschwelle senkenden Medikamenten
- Schnelle Aufdosierung
- Abruptes Absetzen einer hochdosierten Langzeitmedikation

Im Rahmen von Vergiftungen können sich Krampfserien oder ein Status epilepticus manifestieren.

Therapeutische Maßnahmen entsprechend der Diagnostik (EEG, bildgebende Verfahren) sind:

- Beseitigung der Risikofaktoren
- Absetzen der Substanz
- 10 mg Diazepam oral, um weitere Anfälle zu vermeiden

12.6.4 Kardiovaskuläre Störungen

Von Bedeutung für die notärztliche Tätigkeit sind schwere orthostatische Hypotensionen und Herzrhythmusstörungen.

Orthostatische Hypotensionen. Diese Störungen werden besonders bei niedrigpotenten typischen Neuroleptika beobachtet. Risikofaktoren sind: höheres Alter, eine zuvor bestehende arterielle Hypotension, und Wechselwirkungen mit anderen Medikamenten. Speziell am Beginn der Therapie ist in diesem Zusammenhang mit Stürzen und Verletzungen zu rechnen. Krankengymnastik, Bewegungstraining und Antihypotensiva können vorbeugend helfen.

Herzrhythmusstörungen. Sie können eine ernste Notfallsituation hervorrufen. Symptome sind supraventrikuläre Tachykardien, Vorhof- oder Kammerflimmern, Torsade-de-pointes-Tachykar-die. Vor allem unter typischen trizyklischen Neuroleptika kann es in seltenen Fällen zu einer Verlängerung der QT-Zeit kommen. Selbst unter dem in der Notfalltherapie unverzichtbaren Haloperidol sind Überleitungsstörungen beschrieben worden. Ähnliches trifft für andere Substanzen – besonders Thioridazin, Ziprasidon und Quetiapin – zu.

Bei einer Verlängerung des QT-Intervalls auf >450 ms sollte eine notwendige Neuroleptikatherapie nur unter engmaschiger EKG-Kontrolle und unter Hinzuziehung eines Kardiologen erfolgen. Die sehr selten unter einer Neuroleptikabehandlung auftretenden plötzlichen Todesfälle dürften darauf zurückzuführen sein, dass auf eine EKG-Diagnostik vor Beginn der Neuroleptikabehandlung verzichtet wurde.

12.6.5 Intoxikationen

Charakteristik und Symptomatik

Vergiftungen mit Neuroleptika sind relativ weit verbreitet, da die Behandlung psychotisch gestörter Patienten mit einem erhöhten Suizidrisiko einhergeht. Sie nehmen dann in suizidaler Absicht die Medikamente, die ihnen verschrieben worden sind. Die therapeutische Breite vieler Neuroleptika ist groß.

- Intoxikationen mit niederpotenten Neuroleptika, Clozapin oder Olanzapin sind gefährlich durch die führenden anticholinergen Wirkungen, die mit denen der TCA vergleichbar sind.
- Vergiftungen mit atypischen Neuroleptika verlaufen häufig relativ mild.
- Hochpotente typische Neuroleptika erweisen sich im Rahmen von Suizidversuchen als relativ wenig toxisch. 20- bis 100-fache Tagesdosen können oft nur durch Überwachung der vitalen Funktionen beherrscht werden. In der Intoxikation dominieren hier schwere extrapyramidal-motorische Syndrome. Wesentlich geringere Dosen führen jedoch zu schweren Intoxikationssyndromen, wenn zusätzlich andere Medikamente eingenommen wurden (▶ Übersicht 12.13).

Übersicht 12.13. Symptolatologie der Neuroleptikaintoxikation

- Mundtrockenheit, Schwitzen
- Tachykardie → Herzrhythmusstörungen → Herzstillstand
- Hypotension → langanhaltende Kollapszustände
- Schwere, rezidivierende dyskinetisch-dystone Syndrome
- Verkrampfungen der Zungen-, Schlund-, Kiefer-, Mundboden- und Atemmuskulatur
- Torsionsdystone Bewegungen von Rumpf und Gliedmaßen
- Zerebrale Krampfanfälle → Krampfserien → Status epilepticus
- Somnolenz → Bewusstseinstrübung → Koma
- Atemstörungen → unregelmäßige Atmung → Atemstillstand

Therapie

Die Behandlung entspricht der der trizyklischen Antidepressiva (▶ Abschn. 12.4.1):

- Intensivmedizinisches Monitoring von Atmung, Herz-Kreislauf-Funktion und Bewusstseinslage (oft ausreichend bei Intoxikationen mit Butyrophenonen und Benzamiden)
- Provoziertes Erbrechen ist wegen der antiemetischen Effekte der Neuroleptika sinnlos
- Primäre Giftelimination besonders bei anticholinerg wirkenden Neuroleptika:
  - Magenspülung
  - Instillation von Aktivkohle und Glaubersalz (cave Ileus)
- Bei Hypotonie:
  Volumensubstitution mit 1000–2000 ml 0,9%-ige NaCl-Lösung
- Bei Dyskinesien:
  2,5–5 mg Biperiden (Akineton) i.v.
  ggf. jeweils im Abstand von 20–60 min wiederholen
  (Gefahr der Provokation eines ZAS!)
- Bei zerebralen Krampfanfällen:
  10 mg Diazepam (Valium) i.v.,
  ggf. wiederholen

- Bei ZAS:
  2 mg Physostigmin (Anticholium) sehr langsam i.v.
  ggf. jeweils nach 20–30 min. mit 1 mg wiederholen;
  Atropin bereithalten als Antidot

Eine Hämodialyse ist wegen der hohen Eiweißbindung der Neuroleptika nicht indiziert.

Bei Patienten mit einer Sertindolintoxikation sollte wegen der erhöhten Gefahr schwerer Rhythmusstörungen ein kontinuierliches EKG-Monitoring durchgeführt werden.

Fazit

Neuroleptikaintoxikationen sind nicht so gefährlich wie Vergiftungen
 mit Antidepressiva. Bei reinen Neuroleptikaintoxikationen besteht eine gute Chance, durch intensivmedizinische Überwachung und Behandlung zu überleben. Mischintoxikationen können dagegen zu Todesfällen führen.

12.7   Opioide

12.7.1 Eigenschaften

Opiode sind Substanzen, die sich an verschiedenen Subtypen von körpereigenen Opiatrezeptoren binden. Morphin und Heroin wirken agonistisch auf µ-Rezeptoren. Es werden natürliche, halbsynthetische und synthetische Substanzen unterschieden (◘ Tab. 12.4). Alle Substanzen bewirken eine psychische und physische Abhängigkeit und eine schnelle Toleranzentwicklung.

Missbrauch und Folgen der Abhängigkeit

Im Handel erhältliche Morphinderivate werden überwiegend von Angehörigen der Heilberufe (Ärzte, Apotheker, Schwestern) missbräuchlich genommen. Größte Bedeutung hat das nicht im Handel befindliche und illegal vertriebene **Heroin** erhalten: Heroin bedingt eine besonders schnelle Abhängigkeit und ist die Hauptursache einer großen Zahl von Drogentoten. Heroinabhängige leben in der sogenannten Drogenszene mit sozialer Entwurzelung, Abbruch beruflicher Entwick-

◻ Tab. 12.4. Liste verwendeter Opiate und ihrer Derivate

Bezeichnung	Wirkstoff	Handelsname; Anmerkungen
Natürliche und halbsynthetische Opiate:		
Morphin	Morphin	■ Capros ■ DHC, MST, MSR Mundipharma ■ Morphin Merck ■ Sevredol
Codein	Metylmorphin	Codi-opt und zahlreiche andere Antitussiva; ein Zehntel der Wirkstärke von Morphin
Diacetylmorphin	Diacetylmorphin	Bekannt als Heroin; nicht im Handel, dreimal potenter als Morphin
Hydromorphon	Dihydromorphinon	Dilaudid; sechs- bis zehnmal potenter als Morphin
Oxycodon	Dihydrocodeinon	Oxygesic
Synthetische Narkoanalgetika:		
Levomethadon	6-Dimetylamino-4,4-Diphenyl-Heptan-3-on i-Methyl-4-piperidin-4-Carbonsäureester	L-Polamidon
Pethidin	Pethidinhydrochlorid	Dolantin
Buprenorphin	Buprenorphin	Temgesic; ein Zehntel der Wirkstärke von Morphin
Pentazocin	Pentazocin	Fortral
Piritramid	Piritramidhydrogentartrat	Dipidolor
Fentanyl	Fentanyl	Durogesic
Naloxon	Naloxonhydrochlorid	Kurz wirkender Antagonist
Naltrexon	Naltrexonhydrochlorid	Lang wirkender Antagonist

lung, zunehmender Isolation und multiplen körperlichen Schäden als Folge des langjährigen Gebrauchs. Um den Konsum sicherzustellen und die quälenden Entzugserscheinungen zu bekämpfen, kommt es häufig zur Beschaffungskriminalität.

Resorption

Opiate werden schnell resorbiert und passieren gut die Blut-Hirn-Schranke. Sie werden in der Leber abgebaut und zu über 90% über die Niere ausgeschieden. Zentralsedierende Substanzen (Alkohol, Hypnotika, Tranquilizer, Neuroleptika) werden potenziert.

Verabreichung

Es werden unterschiedliche Arten der Einnahme praktiziert. Heroin kann geschnupft (Nasenschleimhautentzündungen und -verletzungen!), geraucht, geschluckt oder injiziert werden. Die Abhängigen steigen meist auf subkutane oder (häufiger) intravenöse Injektionen um (»Fixen«).

Subjektives Empfinden

Die erwünschte Wirkung tritt nach der Injektion sehr schnell ein (»flash«). Der Drogenabhängige ist »high«: Er befindet sich in euphorischer Stimmungslage und ist allgemein verlangsamt und am

Geschehen in seiner Umwelt uninteressiert. Er registriert Mundtrockenheit und am Beginn der Abhängigkeit oft Übelkeit. Die Gliedmaßen fühlen sich schwer an, und er empfindet ein angenehmes Wärmegefühl. Gegenüber situativen Belastungen fühlt er sich abgeschirmt. Probleme werden verdrängt. Je nach Dauer der Abhängigkeit und Dosis dauert der Zustand zwischen 5 und 15 min und geht dann in einen Zustand relativer Ausgeglichenheit über (»straight«). Dieser Zustand hält 3 bis 12 Stunden an. Er ist abhängig von der Dauer der bestehenden Sucht, der Höhe der gebrauchten Tagesdosis sowie der Art der Substanzeinnahme. In dieser Zeit wird der Konsument versuchen, Nachschub zu beschaffen, um die als äußerst quälend erlebten Entzugserscheinungen zu vermeiden.

Entzugserscheinungen

Zwischen den einzelnen Morphinderivaten besteht eine Kreuztoleranz, d. h. sie heben gegenseitig evtl. auftretende Abstinenzerscheinungen auf. Die ersten Entzugserscheinungen entwickeln sich 4–8 h nach der letzten Einnahme der Droge, zunächst mit uncharakteristischen Symptomen wie allgemeinem Unwohlsein in Verbindung mit verschiedenen vegetativen Begleiterscheinungen.

Intensität und Ausmaß sind abhängig von
- der Dauer der Drogenanamnese,
- der zuletzt benötigten Tagesration,
- der Art des Opiats und
- dem aktuellen Allgemein- und Ernährungszustand.

12.7.2 Intoxikationssyndrome

Erstuntersuchung

Bei Opioidabhängigen muss immer mit akut auftretenden Überdosierungserscheinungen und entsprechenden Komplikationen gerechnet werden. Der Notfallarzt wird in der Regel durch Kontaktpersonen in die Wohnung oder in einschlägige Orte der Drogenszene gerufen. Die einzelnen Schritte während des Erstkontaktes sind:
- Kurzbefragung des Patienten und Anwesender nach Art und Menge der Substanz
- Inspektion des unmittelbaren Umfeldes

  - Spritzen, Kanülen
  - Arzneimittelpackungen, Ampullen
  - Typische Utensilien: Kerzen, Löffel, Aluminiumfolien, Briefchen etc.
- Hautbeschaffenheit (Einstichstellen, Venenverhärtungen, Infektionen)?
- Atmung? Puls? Ansprechbarkeit?
- Reaktion auf groben Schmerz?
- Pupillenreaktion?
- Reflexe?

Während der Erstuntersuchung ist zu berücksichtigen, dass der Drogenabhängige in der Regel alle möglichen zusätzlichen Substanzen konsumiert hat, um den erwünschten »flash« zu verlängern. So werden Opiate in Verbindung mit Kokain (»street-balling«), Halluzinogenen, Barbituraten, Benzodiazepinen, Hustenmittel oder Alkohol genommen, um einen verlängernden Effekt hervorzurufen.

Box Start

❗ **Es muss somit immer mit Mischintoxikationen gerechnet werden.**

Die Intensität eines Intoxikationssyndroms mit Opioiden hängt ab von:
- der Art und Menge der genommenen Verbindung,
- dem eventuellen Beigebrauch anderer Substanzen,
- dem Zeitpunkt der letzten Einnahme,
- der Konzentration der illegalen Droge – der Reinheitsgrad von Heroin kann zwischen 5% und 90% schwanken! –;
- einer Einnahme hoher Dosen nach vorübergehender Abstinenz,
- einer Überdosierung als suizidale Handlung (»goldener Schuss«).

❗ **Da Morphinderivate einen ausgeprägten atemdepressorischen Effekt und eine geringe therapeutische Breite besitzen, der durch andere Medikamente (Schlafmittel!) noch potenziert werden kann, ist bei zunächst noch guter Ansprechbarkeit und klarer Bewusstseinslage mit plötzlich auftretenden, vital bedrohlichen Atemstörungen zu rechnen.**

Symptomatologie

Eine Opioidintoxikation wird bestimmt durch folgende Symptome:

- Allgemeine körperliche Zeichen:
  - Hautblässe, trockene Haut
  - Einstichstellen an diversen Körperstellen
  - Thrombophlebitiden, Thrombosen
  - Abszesse, Abszessnarben
- Vegetative Störungen:
  - Ausgeprägte Miosis → präfinal Midriasis
  - Bradykardie
  - Bradypnoe → Apnoe
  - Bronchokonstriktion
  - Arterielle Hypotension
  - Blasensphinkterspasmen
  - Darmspasmen
- Neurologische Symptome:
  - Abgeschwächte → fehlende Muskeleigenreflexe
  - Pyramidenbahnzeichen
  - Hypotonie der Muskulatur
- Psychische Symptome:
  - Indifferenz – Apathie
  - Enthemmnung
  - Psychomotorische Verlangsamung
  - Verminderung der Kritik- und Urteilsfähigkeit
- Schwere Intoxikationszeichen:
  - Somnolenz → Sopor → Koma
  - Atemdepression → Cheyne-Stokes-Atmung → Atemstillstand
  - Über respiratorische Azidose entwickeln sich:
    - Hypoxydose → zerebrale Krampfanfälle → Hirnödem → Exitus
    - Herzrhythmusstörungen → Tachykardie → Herzstillstand
    - Lungenödem → Exitus

❶ Aufrund der vital gefährdenden Symptomatik ist die ständige Überwachung von Atmung, Kreislauf und Bewusstseinslage bis zur Einlieferung in die Klinik sicherzustellen.

Therapie
Außerhalb der Klinik

Bei Fixern und anderen Notfallpatienten sind Maßnahmen der primären Giftelimination sinn-los. Je nach Beeinträchtigung von Atmung und Bewusstseinslage steht die Sicherung der Vitalfunktionen an erster Stelle:

- ABC der Wiederbelebung
- 0,2 mg Naloxon (Narcanti) i.v.
  auftitrieren alle 3–5 min durch weitere 0,2 mg Naloxon, bis Spontanatmung ausreichend ist, ggf. jeweils weitere 0,2 mg Naloxon, wenn sich während des Transports die Atmung verschlechtert;
  Naloxon wirkt kürzer als die eingenommenen Opioide
- Stabile Seitenlagerung
- Transport in die Klinik in ärztlicher Begleitung

In der Klinik

- Monitoring von Atmung, Blutdruck, Körpertemperatur
- Labordiagnostik, Drogen-Screening, EKG, EEG
  Vorsicht beim Katheterisieren (Sphinkterspasmus)!
- Bei Intoxikation mit Methadon:
  Dauertropfinfusion mit Naloxon (0,4–5 mg/h)
- Bei zerebralen Krampfanfällen:
  5–10 mg Diazepam i.v.
- Bei erhöhtem Myoglobin und Verdacht auf Niereninsuffizienz:
  forcierte alkalische Diurese
- Bei Lungenödem:
  - Peep-Beatmung
  - 500 mg Methylprednisolon (Urbason) als Bolus i.v.

Das Vorgehen beruht auf praktisch-klinischen Erfahrungen und naturalistischen Studien (Evidenzlevel C).

12.7.3 Entzugssyndrom

Nach längerem Gebrauch von Opioiden und bei hohen Dosen, bedingt durch Toleranzerhöhung, muss mit dem Auftreten schwerer, unter Umständen vital gefährdender Entzugserscheinungen gerechnet werden (❑ Tab. 12.5). Die Entzugserscheinungen werden von den Patienten als sehr quälend erlebt und sind der wesentliche Anlass, den

◻ Tab. 12.5. Abstinenzsymptome beim Entzug von Opiaten. (Nach Kielholz, Battegay und Ladewig 1972)

Grad	Smyptome	Morphin	Heroin	Dolantin	Dilaudid	Codein	Methadon
0	Verlangen, Ängstlich-keit	6	4	2–3	2–3	8	12
1	Gähnen, Schwitzen, Tränenfluss, Rhinorhö, Schlafstörungen	14	8	4–6	4–5	24	34–38
2	Verstärkung von Grad 1; Mydriasis, Piloerek-tion, Tremor, Glieder-, Muskelschmerzen, Heiß-kalt-Wallungen, Anorexie	16	12	8–12	7	48	48–72
3	Verstärkung von Grad 1 und 2; Pulsanstieg, Blut-druckanstieg, Temperaturanstieg, Agitiertheit, Nausea	24–36	18–24	16	12	---	---
4	Verstärkung von Grad 1 bis 3; fiebriges Aussehen, gekrümmte Körper-haltung, Erbrechen, Diarrhö, Gewichtsver-lust, spontane Ejakula-tion, Bluteindickung, Leukozytose, Koma	36–48	24–36	---	16	---	---

Zeitangabe in Stunden nach Einnahme der letzten Dosis.

Entzug abzubrechen. Die akuten Entzugserschei-nungen sind nach spätestens 10 Tagen abgeklun-gen. Über Monate sistieren noch Störungen des Kreislaufs, der Thermoregulation und Behinde-rungen der Atmung. Sie sind verbunden mit de-pressiven Verstimmungen und Schwierigkeiten, sich im Leben zurechtzufinden. Kontakte mit al-ten Bekannten der »Szene« oder bei Dealertreffs sind daher weitere Anlässe eines Rückfalls.

12.7.4 Kurzfristige Substitutionstherapie durch Methadon

In besonderen Fällen kann eine Substitutionsthe-rapie erforderlich sein, um vital gefährdete Pati-enten nicht noch durch das Risiko einer Entzugs-symptomatik zu belasten oder weil Patienten nicht zu einem akuten Entzug bereit sind, jedoch statio-närer medizinischer Behandlung bedürfen (z. B. bei Operationen, postoperativer Versorgung, Sep-sis, Hepatitis, Aids, anderen schweren Infektionen, intensivmedizinischen Behandlungen, Graviditä-tät).

Vorgehen

Da die Zusammensetzung und der Anteil der ak-tiven Substanz vorher eingenommener Drogen nicht bekannt ist:

- Abwarten, bis erste Entzugserscheinungen (Unruhe, Gähnen, Schwitzen, Midriasis, RR-Anstieg etc.) auftreten

- 10 mg Methadon als Tropfen in 1 Glas Saft
- Wenn nach 1 h keine ausreichende Reduktion der Entzugserscheinungen: erneut 5 mg Methadon
- Jeweils weitere 5 mg Methadon bei auftretenden Entzugserscheinungen über insgesamt 24 h
- Maximaldosis: 40 mg
- Alternative für Methadon: Buprenorphin
- Evidenzlevel C

Psychische Veränderungen durch Abhängigkeit

Im Laufe einer langjährigen Opioidabhängigkeit kommt es zu einer psychischen Veränderung des Patienten, die durch folgende Eigenschaften charakterisiert ist:

- Zunehmende Egozentrizität, Nivellierung von Verpflichtungs- und Verantwortungsgefühlen
- Bindungslosigkeit
- Mangelnde Frustrationstoleranz
- Einengung sämtlicher Interessen und Aktivitäten auf Drogenbeschaffung
- Unaufrichtigkeit, Tendenz zum Lügen ohne Entwicklung von Schuldgefühlen
- Stimmungslabilität (z. T. abhängig von der Drogenzufuhr) mit Wechsel zwischen gereizt-mürrischem und indifferentem Verhalten

Therapeutische Aspekte der Substitution

Neben der Entgiftung bieten die Entzugssymptome gute Ansätze zu qualifizierten Entwöhnungs- oder Substitutionsbehandlungen. Allgemeine Maßnahmen dienen der Verhinderung einer weiteren Verelendung und dem Schutz schwerwiegender Folgeerkrankungen (Hepatitis C, Aids, chronische Infektionen):

- Rasche medizinische Hilfe für intoxikierte Patienten (Drogennottelefon, Frühwarnsystem)
- Schulung der i.v.-Drogenabhängigen (Drogenwirkung, Risiken, Injektionsstrategien, Erste-Hilfe-Maßnahmen, Herbeiholen von Hilfe)
- Spritzenbehälter, Spritzenautomaten, Spritzenaustausch, Kondome (»safer use«, »safer sex«)
- Impfprogramme

- Aufsuchende Straßensozialarbeit (»streetwork«)
- Stärkung der Selbsthilfepotenziale
- Fixerräume
- Kontaktladen, geschützte Räume (Duschen, Waschräume, Notschlafstellen, Vermittlung medizinischer Hilfe)

Schritte zur weitergehenden Betreuung sind dann:

- Maßnahmen zur Kontaktaufnahme und zur Schadensminderung
- Qualifizierte Entgiftung: Kombination von körperlicher Entgiftung mit aktiver Motivationsförderung
- Teilentgiftung bei substituierten Patienten
- Entwöhnungsbehandlung
- Substitutionsbehandlung bei entsprechender Indikation
- Opiatantagonisten bei abgeschlossener Entgiftung
- Nachsorge

Aufnahme in ein Substitutionsprogramm

Chronisch Heroinabhängige, bei denen Entzugs- und Entwöhnungsbehandlungen mehrfach versagt haben, können in ein Methadon-Substitutionsprogramm aufgenommen werden, wenn zusätzliche Voraussetzungen gegeben sind:

- Lebensbedrohlicher Entzug
- Schwere konsumierende Erkrankungen
- Opioidpflichtige Schmerzen
- Aids
- Schwangerschaft und Mutterschaft bis 6 Wochen nach der Geburt

Das Substitutionsprogramm ist durch § 13 des Betäubungsmittelgesetzes geregelt. Folgende Rahmenbedingung müssen zur Durchführung des Substitutionsprogramms gegeben sein:

- Ausreichende Qualifikation des behandelnden Arztes
- Begleitende psychosoziale Betreuung
- Dosisfindung: in schwierigen Fällen (Polytoxikomanie) stationäre Einstellung
- Zusammenarbeit mit Apotheke
- Wahl des Substitutionsmittels – Mittel der 1. Wahl: Methadon

- Verabreichung unter kontrollierten Bedingungen: nur orale Applikation (flüssige Substanz)
- Behandlungsausweis
- Umfassendes Therapiekonzept: regelmäßige Gespräche und ärztliche Untersuchungen

12.8 Cannabinoide

12.8.1 Einführung

Cannabis ist die am meisten konsumierte und am weitesten verbreitete Droge in Westeuropa und den USA. Im letzten Jahrzehnt ist es zu einem kontinuierlichen Anstieg des Cannabiskonsums gekommen, wobei vorrangig der Anteil Jugendlicher und Heranwachsender steigt. Jeder dritte männliche Jugendliche und jede fünfte weibliche Jugendliche zwischen 15 und 17 Jahren besitzen Erfahrungen mit Cannabis. Zwischen 10 und 15% der Konsumenten erfüllen ein oder mehr Kriterien der Abhängigkeit nach ICD-10 oder DSM IV-TR. Nach dem 23. Lebensjahr nimmt der Cannabiskonsum kontinuierlich ab.

Cannabis wird aus den weiblichen Blüten des Hanfs gewonnen. Sie werden unterschiedlich verarbeitet:

- als tabakartiges Gemisch getrockneter Blüten und Blätter: **Marihuana** – vorwiegend in Amerika;
- als reines, unverändertes Harz aus den Blütenspitzen: **Haschisch** – vorwiegend in Asien und Afrika.

In Europa werden beide Varianten konsumiert. Die Cannabisprodukte Haschisch oder Marihuana (andere Bezeichnungen in der Drogenszene: »Kif«, »Shit«, »Heu«, »Hasch«, »Pot«, »Gras«, »Tea«) bewirken ähnliche Effekte wie die Halluzinogene, jedoch in wesentlich geringerer Intensität. Die Substanzen haben, ausgehend von den USA, in Europa eine enorme Verbreitung erfahren.

Wirkung

Cannabis besitzt sowohl stimulierende als auch sedierende Eigenschaften. In der Pflanze konnten über 400 verschiedene Substanzen identifiziert werden.

Die eigentlich wirksamen Substanzen sind die in der Hanfpflanze enthaltenen Tetrahydrocannabinole. Die wichtigste und wirksamste Verbindung ist Delta-9-tetrahydrocannabinol (THC). Die stärkste Konzentration findet sich in den oberen Blattspitzen und den Blüten. Cannabis wird geraucht, gegessen (Plätzchen) oder mit Wein vermengt getrunken. Je nach Herkunft und Zubereitung ist die psychotrope Wirkung unterschiedlich stark.

- Haschisch:
  - »Grüner Türke« – mild
  - »Roter Libanese« – mild
  - »Schwarzer Afghan« – stark
  - »Dunkelbrauner Pakistani« – stark
- Marihuana:
  - »Kongo-Gras« – stark
  - »Kenia-Gras« – stark (Äquatorial-Afrika)
  - »Acapulco-Gold« – schwach (Mexiko)
  - »Sinsemilla« – sehr hoher THC-Gehalt (Kalifornien)

❗ Durch spezielle Züchtungen wurde der Gehalt an Δ-9-THC auf 12–15% gesteigert. Die berauschende Potenz zwischen schwächstem und stärkstem Cannabinoid schwankt um das 70-Fache!

Die Wirkung von Marihuana setzt schnell ein: Nach 30 min ist der Gipfel der THC-Konzentration und der erwünschten psychischen Wirkung erreicht. Die Wirkung ist nach 3 h abgeklungen. Die Elimination von THC kann sich über 2–3 Wochen hinziehen, da die Substanz ins Fettgewebe eingelagert wird.

Die Wirkung der Droge ist charakterisiert durch Intensivierung der Sinneswahrnehmungen mit Verstärkung libidinöser sexueller Impulse. Die Abhängigen bezeichnen sich als »high«. Sie empfinden ein allgemeines Glücksgefühl, sie meinen zu schweben.

- Nach außen zeigen sie ein unsicheres Gleichgewichtsempfinden.
- Sie neigen zu vermehrtem Rededrang, der sich unter stärkerer Intoxikation in unzusammenhängenden bis fragmentierten Äußerungen ausweiten kann.
- Motorisch schwanken sie zwischen allgemeinem, eher angenehm erlebtem Schwerege-

fühl, Mattigkeit und dem Bedürfnis nach Bewegung.

- Auch im affektiven Bereich wechseln Weinerlichkeit und Lachen bis hin zu Affektentgleisungen in Form von Lachanfällen.
- Das Zeiterleben ist verändert.
- Es treten mnestische Störungen, Verlust der Zielvorstellung und die Unfähigkeit auf, in übergeordneten Zusammenhängen zu denken.
- Die Kritik- und Urteilsfähigkeit sind herabgesetzt.

Der Zustand kann in einem tiefen Schlaf oder in der Entwicklung einer depressiven Verstimmung ausklingen (»Kater«).

Folgen des Cannabiskonsums

Die Cannabisprodukte verursachen eine deutliche psychische Abhängigkeit. Entzugserscheinungen treten nach längerem regelmäßigem Gebrauch auf. Es kommt zu Toleranzsteigerungen, die nicht durch eine beschleunigte Metabolisierung bedingt ist. Sie beruht auf der Existenz von Cannabinoidrezeptoren (CB_1 und CB_2). Nach längerem Cannabisabusus werden Dosissteigerungen beobachtet. Die Substanzen werden überwiegend geraucht.

❗ **Die größte Gefahr von Haschisch oder Marihuana liegt in seiner Funktion als Einstiegsdroge für andere Abhängigkeiten und in der Entwicklung behandlungsbedürftiger psychiatrischer Störungen (Schizophrenie, Angsterkrankungen, Depressionen).**

Nach längerem Cannibiskonsum kommt es bei Jugendlichen – Beginn unter 15 Jahren – möglicherweise als Auswirkung auf die Hirnreifung zu folgenden Problemen:

- Abbruch der körperlichen Entwicklung
- Verzögerung von Reifungsvorgängen in Verbindung mit:
  - allgemeiner Passivität,
  - Abstumpfung,
  - Nivellierung der Interessenlage,
  - kognitiven Defiziten und
  - Entwicklung von Verwahrlosungssymptomen.

Später resultieren bleibende Persönlichkeitsveränderungen mit Einschränkung der Konzentrationsfähigkeit, die rehabilitative Maßnahmen erschweren können.

12.8.2 Akute Intoxikationen und schwerere Entzugssymptome

Die häufigsten Notfallsituation sind akute Intoxikationen und schwerere Entzugssymptome (◘ Tab. 12.6).

Ursachen und Symptomatik

Die häufigste Ursache einer akuten Intoxikation mit Cannabisstoffen ist der Gebrauch von Cannabis mit wesentlich höherer Konzentration von einem anderen Dealer.

- Als Komplikation einer schweren Intoxikation kann ein sogenannter **Horrortrip** auftreten: In diesem Zustand verliert der Patient die Kontrolle über sich selbst, die Halluzinationen und die Entfremdung werden zur Realität, und er gerät in einen schweren Angstzustand mit panikartigen Verhaltensweisen.
- Nach langjährigem Cannabismissbrauch kann sich eine **Drogenpsychose** mit Wahnbildung, Halluzinationen und zunehmendem Rückzug entwickeln.
- Letztendlich ist nach langjährigem Gebrauch – besonders bei Beginn in früher Jugend – auf das **Amotivationssyndrom** hinzuweisen:
  - Lethargie
  - Interesselosigkeit
  - Allgemeine Vernachlässigung
  - Konzentrationsstörungen
  - Aufmerksamkeitsstörungen
  - Gedächtnisstörungen
  - Affektive Verflachung
  - Generelle Inaktivität
  - Sozialer Rückzug

Das **Cannabisentzugssyndrom** verläuft in der Regel eher mild und dauert zwischen 7 und 21 Tagen. Eine stationäre Behandlung ist nicht erforderlich.

◘ Tab. 12.6. Intoxikation und Entzugssymptome bei Cannabisabhängigkeit

Symptombereich	Intoxikation	Entzug
Körperlich	Konjunktivitis Uvulaödem Reizhusten Kopfschmerzen Schwindel Übelkeit Kreislaufstörungen mit wechselnden Blutdruckverhältnissen	Appetitlosigkeit Erbrechen Muskelschmerzen Fieber Hyperalgesie
Vegetativ	Mydriasis Träge Pupillenreaktion Lichtempfindlichkeit Mundtrockenheit Tachykardie	Schwitzen
Neurologisch	Nystagmus Tremor Muskelzuckungen Steigerung der Muskeleigenreflexe Evtl. Pyramidenbahnzeichen	Tremor
Psychisch	Enthemmung Akute Angstzustände Misstauen Verändertes Zeiterleben Panikreaktionen Bewusstseinseintrübung Depersonalisation Derealisation Akustische, optische, taktile Illusionen und Halluzinationen Paranoide Syndrome	Craving Affektlabilität Irritabilität Reizbarkeit Unruhe Erregung Getriebenheit Angst Traumaktivierung

Therapie

Die Therapie der akuten Intoxikation umfasst:
— Beruhigendes Gespräch (Talking down) und Aufbau einer tragfähigen therapeutischen Beziehung im Erstgespräch
— Förderung der Motivation zur Abstinenz
— Reizabschirmung: heller, ruhiger Raum, Entfernung von Begleitpersonen

In vielen Fällen reicht die verbale Intervention aus (Evidenzlevel C). Bestehen stärkere Angstzustände, Unruhe, Misstrauen und Erregung, so kommt es zu einer schnellen Besserung unter einer – oft einmaligen – Medikationsgabe:

— 1,0–2,5 mg Lorazepam (Tavor) oder 10 mg Diazepam (Valium)
— Evidenzlevel C

In schweren Fällen mit produktiv-psychotischer Symptomatik kann eine mehrfache Verordnung notwendig sein:
— 2 mg Lorazepam i.m., i.v. oder oral oder 10 mg Diazepam i.v. oder i.m.

Wegen des Abhängigkeitsrisikos der Benzodiazepine sollte die Behandlung auf wenige Tage beschränkt bleiben.

Die psychotische Symptomatik bildet sich mit Abklingen der Intoxikation zurück.

12.8.3 Cannabisbedingte Psychosen

Charakteristik

Diese Psychosen mit länger als 3 Tage persistierenden psychotischen Erlebnissen sind gekennzeichnet durch eine floride paranoid-halluzinatorische Symptomatik mit Verfolgungsgedanken, optischen und akustischen Halluzinationen, bizarrem Verhalten, wechselnden Angstzuständen und interkurrent auftretenden Erregungen. Vorausgegangen ist ein oft über lange Zeit durchgeführter täglicher Cannabiskonsum. Die Differenzialdiagnose zu einer durch Cannabis induzierten Schizophrenie kann schwierig sein.

Therapie

- 0,5–3 mg Risperidon (Risperdal)
  oder 2,5–10 mg Flupentixol (Fluanxol)
  oder 2–10 mg Haloperidol (Haldol)
- Evidenzlevel C

Die Behandlung eines Cannabisentzugssyndroms kann überwiegend ambulant erfolgen. Sie besteht in einer psychotherapeutischen Intervention mit einer Frequenz von 3 bis 10 Sitzungen. Inhaltlich wird pragmatisch vorgegangen, wobei Motivationsverstärkung, aktuelle, auf Cannabis bezogene Probleme, individuelles Casemanagement, Soziotherapie und kognitive Verhaltenstherapie im Mittelpunkt stehen (Evidenzlevel C). Ein spezifisches Entwöhnungsprogramm existiert im deutschen Sprachraum nicht.

Bestehen stärker ausgeprägte Ängste oder Depressionen, so kann eine kurzfristige Verordnung anxiolytisch wirksamer Antidepressiva hilfreich sein:

- 15–30 mg Mirtazapin (Remergil)
  oder 25–75 mg Doxepin (Aponal)
- Evidenzlevel D

Eine stationäre Behandlung ist unter folgenden Voraussetzungen indiziert:

- Mehrfache Behandlungsabbrüche
- Komorbidität mit schweren Depressionen, Angststörungen oder Schizophrenie
- Polytoxikomanie

- Bei Jugendlichen: ungünstiges und spannungsreiches soziales und familiäres Milieu
- Schwere somatische Begleiterkrankungen

> **Fazit**
>
> Es bestehen noch erhebliche Defizite in der Versorgung Cannabisabhängiger.

12.9 Kokain

12.9.1 Einführung

Kokain ist ein ausgesprochenes Kontakt- und Gesellschaftsgift. Es handelt sich um ein natürliches Alkaloid, das aus den Blättern der Cocapflanze (Erythroxylon coca) gewonnen wird. Die Blätter enthalten 0,5–1% Kokain.

- Kokainblätter können als Paste verarbeitet und geraucht werden.
- Als kristallines Pulver ist es gut löslich. Es wird geschnupft oder intravenös injiziert.
- Kokain wird in Backpulverlösung gekocht und dann geraucht: »Crack«.
- In Äther extrahiert wird es ebenfalls konsumiert: »Freebase«.

Als suchterzeugende Droge spielte es schon in den 20er und 30er Jahren in Künstlerkreisen und unter Akademikern eine Rolle. Im Gefolge der »Heroinwelle« hat es zunächst in Amerika, danach auch in Europa eine starke Verbreitung gefunden. Kokain besitzt ausgeprägte sympathikomimetische Eigenschaften. Wegen seiner gefäßkonstriktivischen Wirkung ist es früher als Oberflächenanästhetikum eingesetzt worden. In kleinen Dosen ist es im Wirkungsspektrum den Amphetaminabkömmlingen ähnlich.

🛑 **Aufgrund seiner ausgeprägten Tendenz, Psychosen und schwere Persönlichkeitsveränderungen zu erzeugen, muss die Substanz als eine sehr gefährliche, suchterzeugende Droge eingestuft werden.**

Abhängigkeit

Kokain erzeugt eine sehr schnelle psychische Abhängigkeit, zu einer körperlichen Abhängigkeit führt es nicht. Da die Verbindung im Körper sehr rasch abgebaut wird, kommt es schnell zur Dosiserhöhung. Um die gewünschte Wirkung aufrechtzuerhalten, müssen Abhängige oft mehrmals am Tag Kokain einnehmen. Um die häufig auftretende Unruhe und Getriebenheit zu unterdrücken, wird Kokain gern mit Heroin kombiniert. Während die stimulierende Wirkung des Kokains und der zentraldämpfende Effekt des Heroins antagonistisch wirken, addiert sich der euphorisierende Effekt beider Substanzen.

Immer ist bei einer Kokainintoxikation an eine Mischintoxikation zu denken. Häufige Kombinationen sind
- Alkohol (»Liquid Lady«),
- Heroin (»Speed Ball«) oder
- Strychnin (»Death Hit«).

Wirkung

Kokain wird geschnupft, durch Rauchen inhaliert, gekaut (Cocapaste) oder gespritzt. Geraucht oder i.v. genommen, setzt die Wirkung schlagartig innerhalb von spätestens 2 min ein (»Kick«) und klingt schnell wieder ab. Die Dauer der Euphorie hängt von der Art der Einnahme ab und schwankt zwischen 5 und 60 Minuten. Kokain wird zu 80% über den hepatischen Metabolismus eliminiert.

Kokain blockiert den Reuptake von Dopamin, wodurch es zu einem Anstieg von Dopamin im synaptischen Spalt kommt. Durch chronischen Abusus kommt es zu einem Dopaminmangel im ZNS, da ein Teil des Dopamins zu COMT (Catechol-o-Nicthyl-Transferase) metabolisiert wird. Auch eine postsynaptische Hypersensitivität des dopaminergen Neurons wird diskutiert. Die Wirkung von Kokain auf das dopaminerge System macht den engen Zusammenhang mit der Provokation maniformer und psychotischer Störungen verständlich.

Die Wirkung von Kokain ist gekennzeichnet durch subjektiv erlebte Leistungssteigerung, exaltiertes, extrovertiertes Verhalten, beschleunigtes Denken, Rededrang, erhöhten Bewegungsdrang, Libidosteigerung, gehobene Stimmungslage. Die Kritik- und Urteilsfähigkeit sind stark eingeschränkt. Angestrebt wird von Kokainisten der »Kick«: intensives Wollustgefühl, Auftreten von Orgasmus.

Erstmalig genommen, können unter Kokain starke Angstzustände auftreten. Im Zusammenhang mit chronischem Missbrauch entstehen charakteristische, quälend erlebte Halluzinationen: Kleine Tiere (Würmer, Spinnen, Flöhe, Käfer) bewegen sich unter der kribbelnden Haut. Optische Halluzinationen werden als Bedrohung erlebt: fratzenhafte Gesichter und Gestalten, angreifende Tiere, Teufel, Hexen u. dgl.

Komplikationen

Gefährliche Komplikationen, die zu einer Notfallsituation führen können, sind:
- Kokainschock
  - Akute Intoxikation mit lebensgefährlichen somatischen Folgen:
  - Herzinfarkt
  - Herzrhythmusstörungen
  - Hirninfarkt
  - Zerebrale Anfälle
- Psychosen unter länger bestehender chronischer Kokainsucht

12.9.2 Kokainschock

Symptomatik

Unter Kokainschock wird eine seltene, akut lebensbedrohliche Komplikation verstanden: Kurz nach Einnahme des Mittels (vorwiegend nach parenteraler Inkorporation) treten auf:
- Angstgefühl
- Innere Unruhe und Getriebenheit
- Schwere psychomotorische Erregung
- Extreme Hautblässe infolge Vasokonstriktion
- Bradykardie
- Schneller Blutdruckabfall
- Zerebrale Krampfanfälle
- Koma
- Tod

Therapie

1. Schockbehandlung unter der Vorstellung einer anaphylaktischen Reaktion
2. Schnelle Einweisung in eine internistische Intensivstation
3. Zwischenzeitlich vor Ort bei nicht tastbarem Puls:

- Freihalten der Atemwege
- Hochlagerung der Beine
- Venöser Zugang
- 0,25–0,5 mg Adrenalin (in 20–40 ml physiologischer NaCl-Lösung verdünnt); ggf. Wiederholung nach 10–20 min (Lösungsverhältnis 1:1000)
- 250–500 mg Prednisolon (Urbason.) i.v.
- Sauerstoff
- Regelmäßige Kontrolle der Atmung während des Transports
- Regelmäßige Kontrolle des Kreislaufs während des Transports
- Volumensubstitution: 500 ml Ringer-Lactatlösung

12.9.3 Kokainintoxikation

Symptomatik

Die Symptome der akuten Kokainintoxikation zeigt ▶ Übersicht 12.14.

Eine vitale Gefährdung besteht durch das mögliche Auftreten von:
- generalisierten Krampfanfällen,
- akutem Herz- oder Hirninfarkt,
- Atemdepressionen bis -stillstand,
- Koma.

Therapie

Je nach Schwere der Intoxikation:
- Klinikeinweisung
- Wenn notwendig: Intensivtherapie

Übersicht 12.14. Symptomatologie der Kokainintoxikation

Körperliche Symptome	Vegetative Symptome	Neurologische Symptome	Psychische Symptome
Hautblässe	Mydriasis	Tremor	Euphorie
Hyperthermie	Tachykardie	Ataxie	Sexuelle Enthemmung
Verletzungen und Infektionen der Nasenschleimhaut (Nasenscheidewanddefekte!)	Arrythmie	Zerebrale Krampfanfälle	Überwachheit – erhöhte Vigilanz
	Hyperhidrosis	Lähmungen	Aggressivität
	Kälteschauer	Bulbäre Symptome bei stärkerer Intoxikation	Affektlabilität
Infizierte Einstichstellen	Blutdurckanstieg, später -abfall		Beleidigendes Verhalten – Streitlust
Muskelschwäche	Herzschmerzen		Gesteigerter Rededrang
Übelkeit – Erbrechen	Herzdruck		Beschleunigter Gedankenablauf
Beschleunigung der Atmung			Stereotypien
Gewichtsverlust			Illusionäre Verkennungen
Rhabdomyolyse			Akustische, optische und haptische Halluzinationen
Thrombosen			Paranoide Beziehungs- und Beeinträchtigungserlebnisse
			Evtl. Bewusstseinstrübung mit nachfolgender Amnesie
			Starke Erregungszustände: »Tobsuchtsanfälle«

Ambulante Behandlung

Bei hochgradiger Erregung muss mit plötzlichen aggressiven Durchbrüchen auch gegen den Notarzt gerechnet werden. An die eigene Sicherheit muss gedacht werden. Injektionen sollten nur in Gegenwart von ausreichendem Personal gegeben werden.

- Herstellung eines Gesprächskontaktes
- Angebot eines Medikaments
Diazepam (Valium) 10 mg sehr langsam i.v., oral oder i.m.
ggf. Wiederholung von jeweils 10 mg Diazepam oral oder parenteral im Abstand von 30–60 min, bis eine ausreichende Sedierung erreicht ist
Maximaldosis: 50 mg/Tag
- Ständige Kontrolle von Atmung, Kreislauf und Bewusstseinslage während des Transports.
- Evidenzlevel C

In der Klinik

- Reizabschirmung
- Magenspülung wegen der kurzen Halbswertszeit und der schnellen Resorption nicht indiziert
- Monitoring der Vitalfunktionen, Temperaturkontrolle
- Flüssigkeitsbilanzierung
- Nase mit einem in Waschbenzin getränkten Tupfer auswischen
- Bei inkorporierten »Transportbehältern«:
  - Lanxantien unter engmaschiger Kontrolle einsetzen
  - Ggf. operative Entfernung
- Bei Sinustachykardie: Diazepam
- Bei Herzrhythmusstörungen:
  - 1–2 mg Magnesiumsulfat i.v.; ggf. wiederholen
  1–2 mmol/kg KG als Infusion
- Bei Hyperthermie:
  - Wadenwickel, Eispackungen
  - Paracetamol
  - Dantrolen-Infusion
- Bei Rhabdomyolyse: forcierte Diurese
- Bei zerebralen Krampfanfällen: Diazepam
- Bei Anfallsserien: Narkose mit Thiopental
- Heparinisierung

- Schockprophylaxe
- Evidenzlevel C

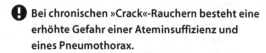 **Bei chronischen »Crack«-Rauchern besteht eine erhöhte Gefahr einer Ateminsuffizienz und eines Pneumothorax.**

12.9.4 Kokainpsychosen

Charakteristik

Im Rahmen eines regelmäßigen Kokainmissbrauchs treten häufig Psychosen auf. Sie gehen je nach Intoxikationsgrad mit einem periodischen Wechsel der Stimmungslage einher. Neben einer euphorischen Stimmung mit Denkbeschleunigung, Einschränkung der Kritikfähigkeit und Intensivierung der Sinneseindrücke stellen sich zwischenzeitlich schwere Depressionen mit Antriebshemmung, Apathie und starken Suizidimpulsen ein, die ihrerseits die Folgeerscheinungen verstärken, die durch den chronischen Missbrauch eingetreten sind: Kachexie, Inappetenz, Magen-Darm-Störungen.

Neben den Stimmungsstörungen werden paranoid-halluzinatorische Syndrome und Halluzinosen beobachtet. Es entwickeln sich optische und taktile Halluzinationen. Die Halluzinationen sind schnell wechselnd, die Patienten verhalten sich oft ängstlich, unruhig und hektisch.

Kokaindelir

Das Kokaindelir ist eher selten. Die Leitsymptomatik umfasst Bewusstseinstrübungen und kurzfristige Bewusstseinsveränderungen mit entsprechenden Erinnerungslücken, illusionäre Verkennungen, Orientierungsstörungen, Halluzinationen und vegetative Störungen. Das Delir kann Stunden bis Tage dauern.

»Kokainwahnsinn«

Unter dem Begriff »Kokainwahnsinn« werden psychotische Störungen zusammengefasst, wobei paranoid-halluzinatorische Symptome vorherrschen können. Unbehandelt kann es zu einer Systematisierung der paranoiden Gedanken und zum Ausbau eines Mikrobenwahns kommen mit artefiziellen Verletzungen der Haut. Nach jahrelangem Kokainabusus mit psychotischen Episoden entwickeln sich ausgeprägte kognitive Defizite. Körperliche Komplikationen langjährigen Kokainmissbrauchs sind:

- Ulzerationen der Nasenschleimhaut
- Zerstörung des Nasenseptums
- Thrombophlebitiden und Infektionen an den Injektionsstellen
- Hepatitiden
- Aids
- Kachexie
- Vorzeitige Vergreisung

Therapie

Die Behandlung der Psychosen nach Absetzen des Kokains erfolgt durch einschleichende Medikation mit Neuroleptika. Bei der Dosierung sollten der oft schlechte Allgemeinzustand und internistische Begleitkrankheiten berücksichtigt werden.

- 5–10 mg Haloperidol (Haldol) p.o. oder parenteral
  Steigerung der Dosis um jeweils 5 mg/Tag, bis die psychotische Symptomatik sich zurückbildet
- Oder 5–10 mg Flupentixol (Fluanxol)
- Oder 1–4 mg Risperidon (Risperdal)
- Therapie des Kokaindelirs:
  - 10–20 mg Diazepam (Valium) p.o. oder i.v. (sehr langsam!);
    Wiederholung von jeweils 10 mg Diazepam im Abstand von 30–60 min, bis ausreichende Sedierung erreicht ist.
  - Fortführung der Diazepam-Medikation, bis das Delir abgeklungen ist
  - Evidenzlevel D

Obwohl die psychotische Symptomatik sich meist innerhalb weniger Tage zurückbildet, empfiehlt sich die Fortführung der erreichten Tagesdosis über 1–2 Wochen. Nachfolgend sollte vorsichtig ausschleichend abgesetzt werden. Eine Zusatzmedikation mit einem sedierenden Neuroleptikum kann erforderlich sein, wenn Schlafstörungen und nächtliche Unruhe fortbestehen:

- 25–50 mg Levomepromazin (Neurocil)
- Oder 40–80 mg Pipamperon (Dipiperon)
- Evidenzlevel D

Benzodiazepine sollten vermieden werden.

12.9.5 Kokainentzug

Symptomatik

Das Kokainentzugssyndrom setzt Stunden bis Tage nach Absetzen oder Reduktion des Stoffes ein.
Symptome sind:

- Craving
- Dysphorische, depressive Stimmung
- Müdigkeit – Lethargie
- Alpträume
- Insomnie oder Hypersomnie
- Bizarre oder unangenehme Träume
- Appetitsteigerung
- Psychomotorische Hemmung oder Agitation

Nach Abklingen der Lethargie und Insomnie können sich in den folgenden Wochen anhaltende depressive Verstimmungen – zum Teil mit Suizidalität – entwickeln, die eine langfristige Psycho- und Pharmakotherapie erforderlich machen.

Therapie

- Bei Agitation und Unruhe:
  25–150 mg Doxepin (Aponal) einschleichend aufdosieren
  oder 15–45 mg Mirtazapin (Remergil)
- Bei psychomotorischer Hemmung:
  50–150 mg Desipramin (Petylyl)
  oder 50–150 mg Imipramin (Tofranil)
  oder 10–30 mg Escitalopram (Cipralex)

Die Medikation sollte je nach Verträglichkeit vorsichtig auftitriert werden.

Wegen des schnell einsetzenden und massiven Verlangens (Craving) nach Kokain kann ein Behandlungsversuch mit Bromocriptin unternommen werden:

- 0,625 mg Bromocriptin (Pravidel) als Initialdosis
- Steigerung über 1,25 mg auf 2,5 mg/Tag am 10. Behandlungstag

Die sehr niedrige Dosierung ist wegen der Gefahr der Provokation psychotischer Störungen notwendig. Wegen der erheblichen Rückfallgefährdung der Patienten und des über lange Zeit bestehenden Cravings ist immer eine längerfristige Behandlung, kognitive Verhaltenstherapie in Verbindung mit Antidepressiva, indiziert. Die Behandlung des Kokainentzugssyndroms fußt überwiegend auf retrospektiven Studien, längjährigen klinischen Erfahrungen und der Meinung von Experten (Evidenzlevel C).

12.10 Amphetamine, Ecstasy und verwandte Verbindungen (»Designerdrogen«)

12.10.1 Einführung

Es handelt sich hier um eine große Zahl unterschiedlicher Verbindungen, von denen einige als Medikamente im Handel sind. Unter Notfallaspekten werden die klassischen Amphetamine und die Ecstasygruppe (Entaktogene) zusammengefasst, da Intoxikationen und Komplikationen ähnlich verlaufen.

Der überwiegende Anteil der genannten Verbindungen wird als illegale Drogen konsumiert. Der Konsum von Amphetaminen und Designerdrogen hat in den letzten 10 Jahren kontinuierlich zugenommen.

❶ Die Zahl der Sicherstellungen von Amphetaminen und Ecstasy hat sich seit 1995 verdreifacht.

12.10.2 Wirkung

Die Substanzen besitzen zentralerregende und peripher adrenalinähnliche Wirkungen. Eine Übersicht über die Pharmakologie gibt ◘ Tab. 12.7. Hauptangriffspunkte sind 5-HT2-Rezeptoren im limbischen System und im Hypothalamus. MDMA bewirkt eine erhöhte präsynaptische Serotoninausschüttung und gleichzeitig eine Hemmung der Wiederaufnahme mit der Folge eines anhaltenden Absinkens von 5-HT im Gehirn. Weitere Effekte sind:
- eine Hemmung der MAO-A,
- indirekte Dopamin-agonistische Wirkungen und
- eine Affinität zum α-2-Rezeptor.

Durch Freisetzung von Noradrenalin und Dopamin wird die Vigilanz gesteigert. Amphetamine

wirken neurotoxisch. Nach langjährigem Gebrauch ist mit einer Degeneration und Zerstörung serotonerger Axonterminale zu rechnen.

Amphetamine werden zur Steigerung der Leistungs- und Konzentrationsfähigkeit eingenommen. Da sie das Hungergefühl blockieren, werden sie missbräuchlich auch zur Reduktion von Gewicht benutzt. Die Konsumenten von Ecstasy erwarten als erwünschte Wirkung der Substanzen eine allgemeine Leistungssteigerung, Intensivierung emotionaler Zuwendung, Euphorie, Glücksgefühle und Gefühle einer größeren Nähe zu anderen Menschen.

Amphetamine wirken euphorisierend, beschleunigen das Denken und steigern die Initiative. Das Schlafbedürfnis wird vermindert. Die subjektive Leistungssteigerung geht mit verminderter Selbstkritik, Omnipotenzgefühlen, Rededrang und gesteigerter Aktivität einher.

Ecstasy wird vorwiegend von Jugendlichen und jungen Erwachsenen genommen (»Partydroge«).

Amphetamine konsumieren auch ältere Erwachsene. Sie werden aus unterschiedlichsten Motiven eingenommen:
- Wegen der appetithemmenden Eigenschaften zur Abmagerung. Gefährdet sind junge Mädchen in und nach der Pubertät: falsch verstandenes Schönheits- und Schlankheitsideal; ferner Berufsgruppen, die professionell unter Gewichtslimit stehen, z. B. Models.
- Zur Steigerung der psychischen Leistungsfähigkeit bei Examensvorbereitungen und Prüfungen; ebenfalls völlig unzweckmäßig, da die Verbesserung der psychischen Leistungsfähigkeit beim gesunden Menschen nur subjektiv vorhanden ist, objektiv bleibt die Leistung gleich, sie verschlechtert sich eher nach längerer Einnahme.
- Zur Steigerung der körperlichen Leistungsfähigkeit; sehr gefährlich, da die natürliche Warnschranke der Ermüdung durchbrochen wird und somit letzte, für die Aufrechterhaltung von Vitalfunktionen benötigte Leistungsreserven des Körpers mobilisiert werden.
- Zur Steigerung der sexuellen Erlebnis- und Leistungsfähigkeit.

◨ Tab. 12.7. Pharmakologie der sog. Designerdrogen

Abkürzung	Pharmakologie	»Dosis« (mg)
MDMA (»Ecstasy«)	3,4-methylendioxymethamphetamin	50–150
MDEA (»Eve«)	3,4-methylendioxyethamphetamin	100–200
MDA	3,4.methylendioxyamphetamin	40–160
MBDB	N-methyl-1-(1,3-benzodioxol-5-yl)-2-butylamin	100–200
MMDA	Methoxy-methylen-dioxyamphetamin	50–100
2 CB	4-bromo-2,5-methoxy phenylethylamin	16–30
DOB	4-bromo-2,5-dimethoxy-amphetamin	20–50
DMA	Di-methoxy-amphetamin	1–5
DOM	Di-methoxy-methylamphetamin	2–15
PMA	4-methoxy-amphetamin	50
TMA	3,4,5-trimethoxy-amphetamin	50–150

— Benutzung als »Aufsetzer« (»Speed«) zu anderen Suchtmitteln in der Drogenszene; Psychostimulanzien kursieren unter Drogenabhängigen unter den Bezeichnungen »Speeds«, »Bennies«, »Captas«, »Purple Hearts«, »Goofballs«, »Prels« u. a.

— Designerdrogen werden als »Dance Drug« oder »recreational drug« in Tanzlokalen oder Techno-Clubs verwendet. Am meisten verbreitet ist Ecstasy [Methylendioxy(meth-)amphetamin: MDMA]. Hunger, Durst, Erhitzung, körperliche Erschöpfung werden nach stundenlangem Tanzen bei guter Stimmung nicht mehr wahrgenommen. Als Folge drohen massiver Flüssigkeitsverlust, Wärmestau und muskuläre Überanstrengung.

❶ **Amphetamine und ihre Derivate bewirken eine große psychische und mäßige physische Abhängigkeit mit Toleranzsteigerung. Im Rahmen der Toleranzsteigerung kann in Extremfällen das 40- bis 50-Fache der Ausgangsdosis erreicht werden, eine Dosis, die für den Nichtgewöhnten tödlich ist.**

Da Amphetamine fast regelmäßig nach längerer Einnahme zu Schlafstörungen führen (Schlafverkürzung, Verminderung der REM-Phasen), entwickelt sich bei einem Teil der Patienten als Variante eine Kombination von Amphetamin- und **Schlafmittelabhängigkeit:** Unter ständig steigenden Dosen (am Tag Amphetamine, abends Hypnotika) »schaukeln« sie sich zu immer höheren Tagesdosen auf, bis schließlich Komplikationen (Delirien, Psychosen Intoxikationen) eintreten.

Besonders gefährlich ist die Kombination von **Alkohol** und Amphetaminen: Das Risiko, in einen pathologischen Rausch zu geraten, steigt.

Wenn sich die Abhängigen die Substanz **intravenös spritzen:** In diesen Fällen ist eine besonders schnelle Toleranzentwicklung ist zu beobachten.

Risiken bei der Einnahme von **Weckaminen:** Es kann zu Intoxikationen durch Überdosierung, zu episodischen toxischen Psychosen und nach langem Missbrauch zu sich langsam entwickelnden Amphetaminpsychosen kommen.

Die Pharmakokinetik ist charakterisiert durch:

— Rasche Resorption nach oraler Gabe
— Maximale Konzentration: ca. 2 h
— Gute Passage der Blut-Hirn-Schranke
— Gleichmäßige Verteilung im Gehirn
— Starke Variabilität der Halbwertszeit
— Elimination abhängig vom pH-Wert
— 30% der Substanz wird metabolisiert durch oxidative Desaminierung und Hydroxilierung

12.10.3 Intoxikationen

Symptomatik

Unter Ecstasy und anderen Designerdrogen kann es bereits unter »normaler« Dosierung zu einem Intoxikationssyndrom kommen, bei dem der massive Flüssigkeitsverlust nach stundenlangem Tan-

zen in Verbindung mit Fieber (>40°) und tachykarden Rhythmusstörungen zu lebensbedrohlichen Situationen führen kann. Weitere Symptome einer drohenden Intoxikation sind
(▶ Übersicht 12.15):

- Temperaturanstieg
- Schmerzen
- Tachykardien
- Unruhe
- Intensive Angst und Panik
- Optische Verzerrungen
- Pseudo-Halluzinationen
- Depersonalisation

Differentialdiagnostisch kommen Intoxikationen
mit Kokain, Halluzinogenen oder schweren manischen Syndromen – speziell in Verbindung mit
Alkohol – infrage.

Therapie

- Absolute Ruhe und Reizabschirmung
- Engmaschige Temperatur- und Blutdruck-
  kontrolle, da schneller Temperaturanstieg
  und Blutdruckanstieg möglich sind
- 10 mg Diazepam (Valium) oral, i.v. oder i.m.
- Bestehen Unruhe und Erregung fort, so können im Abstand von 15 min jeweils weitere 5–
  10 mg Diazepam gegeben werden.

Übersicht 12.15. Symptomatologie der Intoxikation mit Amphetaminen und Ecstasy

Körperliche Symptome	Vegetative Symptome	Neurologische Symptome	Psychische Symptome
Kachexie	Hyperhidrosis	Nystagmus	Euphorie
Appetitlosigkeit	Midriasis	Tremor	Glücksgefühle
Injektionsstellen (Thrombophlebitiden)	Hyperthermie (vital bedrohende Temperaturerhöhungen)	Parästhesien	Starke Unruhe
Abdominalkrämpfe	Mundtrockenheit	Erhöhte Muskeleigenreflexe	Erregung
Brustschmerzen	Schwindel		Getriebenheit
Kopfschmerzen	Übelkeit		Enthemmung
Rückenschmerzen	Atembeschleunigung		Überwachheit
Muskelschmerzen	Hyperventilation		Panikattacken
Hitzewallungen	Tachykardie		Aggressivität
Kälteschauer	Abrupter Blutdruckanstieg		Bewegungsstereotypien
Trismus	Herzrhythmusstörungen		Erhöhung der akustischen und visuellen Aufmerksamkeit
Bruxismus			Flüchtiges, oberflächliches oder zerfahrenes Denken
			Größenideen
			Misstrauen
			Paranoide Beziehungserlebnisse
			Optische und akustische (Pseudo)-Halluzinationen

- Dabei Kontrolle der Atemfunktion!
- Kontrolle des Blutdrucks (plötzliche Hypotension)!

❗ Wird der Patient ambulant weiterversorgt, ist ständige Überwachung durch Bezugspersonen sicherzustellen. In der abklingenden Intoxikation können akute depressive Verstimmungen mit Suizidgefährdung auftreten.

- Treten Hyperthermie und/oder schneller Blutdruckanstieg auf:
  - Einweisung auf eine intensivmedizinische Abteilung
  - Hier Fortführung der Diazepammedikation (zugleich Anfallsprophylaxe)
  - Reduktion der Temperaturerhöhung durch Eispackungen
  - Großzügiger Flüssigkeitsersatz durch isotone Elektrolyte, zum Beispiel nach Tanzparty:
    - Schnelle Infusion von 2000 ml in den ersten 90 min
    - Weitere 2000–4000 ml in den folgenden Stunden
  - Senkung des Blutdrucks:
    10 mg Nifedipin (Adalat) zerbeißen lassen; der Blutdruck bessert sich oft schon unter Diazepam
  - Bei Stenokardien:
    0,8–1,6 mg Glyceroltrinitrat (Nitrolingual)
  - Evtl. forcierte saure Diurese
  - Eine Ansäuerung des Urins mit Ammoniumchlorid führt zu einer schnelleren Elimination von Amphetaminen. Die Plasmahalbwertszeit kann bis auf die Hälfte verkürzt werden. Da Rhabdomyolyse eine Komplikation der Amphetaminintoxikation sein kann, ist mit einem Anstieg renaler Komplikationen zu rechnen. Deshalb sollte die Therapie mit Ammoniumchlorid auf Fälle mit normalen Myoglobinwerten beschränkt bleiben.
  - Bei ZAS: Physostigmin

Die Behandlungsempfehlungen beruhen auf klinischen Erfahrungen, Beschreibung von Behandlungsserien und Experten-Meinung (Evidenzlevel C).

12.10.4 Psychotische Störungen

Charakteristik

Psychotische Störungen können im Zusammenhang mit einer Intoxikation auftreten oder als Folgeerkrankung über einen längeren Zeitraum bestehen.

Die Entwicklung psychotischer Störungen ist abhängig von:
- der Dauer des Gebrauchs,
- der benötigten Tagesdosis (oft 100 mg Amphetamin und mehr),
- der konsumierten Gesamtdosis,
- dem Zusatzgebrauch anderer Substanzen: Alkohol, Cannabis, Heroin u.a.,
- dem körperlichen Allgemeinzustand des Abhängigen,
- dem Ausmaß der psychosozialen Desintegration,
- der individuellen Vulnerabilität des Konsumenten.

Die Intoxikationspsychosen treten nach längerem Missbrauch der Substanzen oft im Zusammenhang mit einer Überdosierung auf. Die Symptomatik ist gekennzeichnet durch akute paranoide Beziehungserlebnisse, optische Halluzinationen, Unruhe, Angst und Erregung.

Differenzialdiagnostisch sind schizophrene Psychosen, andere toxische Psychosen und eine Alkoholhalluzinose abzugrenzen.

Therapie

- Stationäre Behandlung einleitend
- Beobachtung und Kontrolle des Verhaltens und der vegetativen Funktionen
- Reizabschirmung: Ruhe, gleichmäßige Lichtverhältnisse
- Ermutigende, beruhigende psychotherapeutische Gespräche
- Bei Erregung oder Aggressivität als Bedarfsmedikation:
  - 5–10 mg Diazepam (Valium) p.o. oder i.v
  - Ggf. wiederholen, bis ausreichende Sedierung erreicht ist

Nach spätestens 3 Tagen klingen die Symptome - speziell die halluzinanten Erlebnisse - ab. Persistieren weiterhin psychotische Denk- und Wahrnehmungsstörungen, so ist eine neuroleptische Therapie indiziert. In der Regel kommt man mit niedrigen Dosen zum Erfolg:

- 2,5–5 mg Haloperidol (Haldol) oral oder i.v./ Tag
- Alternativ:
  3–12 mg Flupentixol (Fluanxol)/Tag
  oder 1–3 mg Risperidon (Risperdal)/Tag

Es liegen nur unzureichende Daten vor: Evidenzlevel C.

Chronifizierung

Chronische Psychosen fallen durch eine ängstlich misstrauische Einstellung auf mit Neigung, banale Ereignisse paranoid zu verarbeiten. Es entwickeln sich vielfältige paranoide Beziehungs- und Beeinträchtigungserlebnisse.

Weiterhin imponieren Depersonalisationserlebnisse, Affektverflachung und sozialer Rückzug. Vorwiegend optische Halluzinationen können fluktuierend vorhanden sein. Die Patienten haben Konzentrations- und Gedächtnisstörungen, verharren im Detail und sind unfähig, größere Zusammenhänge kritisch zu würdigen. Auch werden Bewegunsstereotypien beobachtet. Durch unerwartete Unruhe- und Erregungszustände kommt es zu Fehlhandlungen. Die Orientierung und Bewusstseinslage sind intakt. Die vegetativen Regulationsstörungen sind wenig ausgeprägt.

Die Psychose kann sich über Wochen und Monate bis zu einem Jahr hinziehen. Später können sich noch Flash-back-Erlebnisse manifestieren.

Die Psychosen sprechen zuverlässig auf Neuroleptika an. Atypische Neuroleptika sind zu bevorzugen. Niedrige Tagesdosen reichen oft aus:

- 5–10 mg Olanzapin (Zyprexa)
- Oder 1–3 mg Risperidon (Risperdal)
- Oder 20–80 mg Ziprasidon (Zeldox)

❶ Eine ergänzende motivationsändernde Psychotherapie mit Verbesserung der Realitätskontrolle und Selbstakzeptanz ist unverzichtbar.

12.10.5 Amphetaminentzug

Amphetamine führen nach dem Absetzen nicht zu körperlichen Entzugserscheinungen. Nach 2–4 Tagen entwickeln sich jedoch psychische Symptome im Sinne eines **Reboundphänomens**. Episoden starker Antriebslosigkeit sind verbunden mit Trägheit, ständiger Müdigkeit und Apathie. Der Zustand der Überwachheit wird abgelöst durch ein stark verlängertes Schlafbedürfnis (18–20 h) am Tag und deutliche Intensivierung und Vermehrung von Träumen. Häufig finden sich Zustände, in denen der Patient sich nicht festlegen kann – halb Wachsein, halb Träumen. Nachfolgend treten Zustände von Neurasthenie, Angst und Depression auf in Verbindung mit Suizidtendenzen, die Wochen anhalten können.

Um die Suizidgefährdung zu reduzieren, ist anfänglich eine engmaschige psychotherapeutische Behandlung indiziert. Eine zusätzliche Therapie mit Antidepressiva kann bei mittelschwerer Depression erforderlich sein (Tagesdosen):

- 10–20 mg Escitalopram (Cipralex)
- Oder 50–100 mg Sertralin (Zoloft)
- Oder bei ängstlich-agitierter Depression:
  15–30 mg Mirtazapin (Remergil)

Benzodiazepine sind wegen ihres Abhängigkeitspotenzials nicht indiziert!

Die antidepressive Wirkung der genannten Substanzen ist gut belegt (Evidenzlevel A).

12.10.6 Komplikationen

Im Zusammenhang mit Amphetamin- oder Ecstasykonsum ist mit vielfältigen Komplikationen zu rechnen (► Übersicht 12.16). Diese Komplikationen können Folge des Missbrauchs der Substanzen sein. Zusätzlich beeinträchtigende Faktoren sind ein schlechter Allgemeinzustand und die Verelendung chronisch Abhängiger.

Fazit

Obwohl die Einstellung junger Menschen gegenüber Drogen sich in den letzten Jahren positiv entwickelt hat, sind unter den aktiv Missbrauch treibenden Konsumenten Bagatellisierungen und Verharmlosungen über mögliche Folgen weit verbreitet.

Übersicht 12.16. Komplikationen bei Amphetamin- und Ecstasykonsum

Internistisch	Neurologisch	Psychiatrisch
Maligne Hyperthermie	Status epilepticus	Panikattacken
Hypertone Krise	Hirninfarkt	Intoxikationspsychosen
Herzinfarkt	Subdurale Blutung	Paranoide Psychosen
Endokarditis	Subarachnoidalblutung	Depersonalisation
Herzrhythmusstörungen	Intrazerebrale Hämatome	
Lungenembolie	Zerebrale Gefäßthrombosen	
Lungenabszess	Multiple intrazerebrale Mikro-	
Sepsis	hämorrhagien	
Pneumonien		
Leberschäden		
Fulminantes Leberversagen		
Rhabdomyolyse		
Nierenversagen		
Disseminierte intravasale Koagulation		

12.11 Halluzinogene

12.11.1 Einführung

Halluzinogene sind Substanzen, die neben einem sympathikomimetischen Effekt v.a. im optischen Bereich vielfältige Halluzinationen erzeugen. Das am weitesten verbreitete Halluzinogen ist Lyserg-Säure-Diethylamid (**LSD**). Es wurde als LSD 25 zeitweise in der Forschung (experimentelle Psychosenforschung) und auch in der Therapie (Verkürzung psychoanalytischer Einzeltherapien) verwendet. Wegen seines hohen Suchtpotenzials wurde es 1966 aus dem Handel gezogen.

Weitere Rauschmittel:
- Psylocybin
- Psylocin
- Meskalin
- Myristicin
- Oliluiqui
- Elimicin DMT
- Phencyclin (PCP)
- Ketamin

Wirkung

Die Halluzinogene bewirken eine schnelle psychische, jedoch keine körperliche Abhängigkeit. Nach längerer Einnahme kann es zu einer mäßigen Dosissteigerung kommen. Sie ist jedoch nicht regelmäßig zu beobachten. Im Gegensatz zum Morphinkonsum erfolgt der Gebrauch auch in Gruppen, um gemeinsam die auftretenden Halluzinationen zu erleben. Zur Intensivierung und Provokation der angestrebten halluzinanten Erlebnisse begeben sich die Jugendlichen gern in eine Umgebung mit stark wechselnden Lichtkontrasten (Lichtorgeln in Diskotheken, Beobachtung entgegenkommender Wagen in der Dunkelheit bei lebhaftem Straßenverkehr). Ob die gewünschte Wirkung erzielt wird, hängt weiterhin von mehreren Voraussetzungen ab, die die Persönlichkeitsstruktur des Konsumenten, seine Einstellung und seine Vorerfahrungen, seine Konstitution und eine eventuelle Kombination mit anderen Suchtmitteln einschließen.

Die Halluzinogene verursachen zwar keine körperliche Abhängigkeit und eine nur kurzzeitige Toleranzentwicklung, sie gelten jedoch wegen ihrer starken psychischen Abhängigkeit als Einstiegsdroge für härtere Drogen. Abhängige mit längerer LSD-Erfahrung neigen in besonderem Maße zum wahllosen Probieren und Kombinieren. Sie entwickeln oft eine **Polytoxikomanie.**

Nach der Einnahme von LSD kommt es nach einer kurzen Phase vegetativer Funktionsstörungen zu der von dem Süchtigen gewünschten Phase der »Bewusstseinserweiterung«, die mit gesteigerten und qualitativ veränderten Sinneswahrnehmungen (überwiegend im optischen Bereich) verbunden ist.

- Es treten vielfältige, oft schnell wechselnde farbige Halluzinationen auf mit illusionären Verkennungen, Veränderungen der Projektion und der Tiefenschärfe.
- Hiermit gehen Störungen des Körperschemas und des Zeiterlebens (Gefühl des Zeitstillstandes, der Zeitlosigkeit, aber auch Zeitrafferphänomene) einher.

Der subjektiv als »Bewusstseinserweiterung« apostrophierte Zustand entspricht eher einer Verzerrung der Bewusstseinslage und ist objektiv von einer Einengung, ferner mit intellektuellem Leistungsverlust und Verminderung der Konzentrationsfähigkeit begleitet.

LSD

LSD ist das wirksamste Halluzinogen. Schon Dosen unter 50 mg können ein Intoxikationssyndrom erzeugen. LSD ist farb-, geruch- und geschmacklos. Es kann Unbeteiligten in ein Getränk gegeben werden, die dann mit Halluzinationen oder Angstzuständen ärztliche Hilfe in Anspruch nehmen müssen. Die Halbwertszeit von LSD beträgt 2–3 h. Die Metaboliten sind nicht aktiv.

Die Substanzen werden rasch resorbiert und durch Stuhl und Urin ausgeschieden. Die Diagnosesicherung kann aus Asservaten mit Drogen-Screening-Tests erfolgen.

Notfälle

Notfallsituationen unter Halluzinogenen können entstehen:
- durch Intoxikation infolge Überdosierung,
- durch Auftreten eines »Horrortrips«,
- durch persistierende Psychosen, die länger als 2 Tage dauern,
- durch Auftreten schwerer aggressiver oder auch autoaggressiver Durchbrüche im Zusammenhang mit Panik und Angst (Tobsuchtsanfälle, raptusartige Suizidversuche), besonders gefürchtet nach intravenöser Applikation und nach Einnahme von PCP oder Ketamin,
- durch »Flash-back-Syndrome« nach chronischem Halluzinogengebrauch.

Unerwartet auftretende massive Suizidimpulse können besonders in der abklingenden Phase eines Halluzinogenrausches auftreten, speziell bei zu hoher Dosierung oder im Zusammenhang mit einem Horrortrip. Deshalb müssen diese Patienten bis zum Abklingen der Rauschzustände längere Zeit überwacht werden.

Nach chronischem Gebrauch von Halluzinogenen kommt es zur Verstärkung zuvor bestehender neurotischer Störungen und zur Entwicklung schwerer depressiver Verstimmungen. Die Patienten haben Suizidgedanken, die häufig der Umgebung mitgeteilt werden. Der Schwerpunkt der Therapie ist eine psychotherapeutische Behandlung. Liegen stärkere Depressionen vor, kann einleitend eine klinische Behandlung sinnvoll sein.

12.11.2 Intoxikation

Symptomatik

Die Intoxikation ist gekennzeichnet durch:
- Ausgeprägte sympathikomimetische Reaktionen (nach ICD-10):
  - Mydriasis
  - Tachykardie
  - Hypertone Regulationsstörungen
  - Palpitationen
  - Hyperthermie der Haut
  - Hyperhidrosis
  - Steigerung der monosynaptischen Reflexe
  - Tremor
  - Koordinationsstörungen
  - Hyperglykämie
- Im psychischen Bereich treten auf:
  - Euphorisch-erregtes Verhalten

- Angst und Furchtsamkeit mit panikartigen Reaktionsweisen
- Illusionäre Verkennungen
- Akustische, optische oder taktile Halluzinationen bei voll erhaltener Wachheit
- Gesteigerte Aufmerksamkeit
- Depersonalisation
- Derealisation
- Paranoide Beziehungserlebnisse
- Affektlabilität
- Hyperaktivität
- Impulshandlungen
- Unkonzentriertes, beschleunigtes Denken
- Aufmerksamkeitsstörung

❗ **Durch Verkennung der Umgebung gefährden die Patienten andere und sich selbst (Suizidreaktionen, Hineinlaufen in fahrende Autos).**

Bei stärkerer Intoxikation ist mit paranoid-halluzinatorischen Syndromen zu rechnen. Die Patienten können vital bedroht sein durch:
- Kreislaufversagen (Schock)
- Atemdepression bis -stillstand
- Zerebrale Krampfanfälle

Differenzialdiagnostisch müssen Schizophrenie, schizoaffekive Psychosen, Delirien, entzündliche Hirnerkrankungen, andere Intoxikationen oder hypnagoge Halluzinationen abgegrenzt werden.

Therapie

Die Therapie richtet sich nach der Intensität der Vergiftung:
- Kontrolle von Atmung und Kreislauf
- Lagerung in absoluter Ruhe
- Ausschalten jeglicher Reizzufuhr
- Gleichmäßiges ruhiges Gespräch: »talk down«
- 10–20 mg Diazepam (Valium.) i.v. bei stärkerer Unruhe und panikartigem Verhalten
- Ist der therapeutische Effekt unzureichend: Alle 30–60 min jeweils weitere 10 mg Diazepam p.o. oder i.v.
- Alternativ: 1–2 mg Clonazepam (Rivotril) langsam i.v.
- Bei Gefahr von Atemstörungen oder Vorpostensymptome eines Schocks: umgehende Klinikeinweisung.

Bei schweren Erregungen und hohen Blutdruckwerten:
- Initiale Gabe von 10–20 mg Diazepam
- Anschließend Dauertropfinfusionen mit Diazepam (40–60 mg/24 h)
- Zusätzlich:
  - Intensivüberwachung
  - Schockprophylaxe (Infusionstherapie mit isotonen Vollelektrolytlösungen, Sympatikolyse)

Die Empfehlungen beruhen auf Kasuistiken, Fallserien und klinischen Erfahrungen (Evidenzlevel D).

Kontraindikation

Kontraindiziert bei der Intoxikation mit Halluzinogenen sind:
- Antidepressiva
- Trizyklischen Neuroleptika
- Anti-Parkinson-Mittel
- Barbiturate
- Barbituratfreie Schlafmittel
- Analeptika – speziell analeptisch wirkende Kreislaufmittel

12.11.3 »Horrortrip«

Charakteristik

Der Horrortrip stellt eine Komplikation im Zusammenhang mit der Einnahme von Halluzinogenen dar. Mehrere zusammentreffende Ursachen begünstigen seine Entwicklung:
- zu hohe Dosierung,
- vorausgegangener Konflikte und Belastungen,
- zuvor bestehende ängstlich-depressive Grundstimmung,
- äußere Störfaktoren während oder nach der Substanzeinnahme: Streit mit anderen Personen, Razzien, Kränkungen etc.

Beim Horrortrip kommt es zu einer Störung der Ich-Funktionen, die eigene Identität wird aufgegeben. Der Patient erlebt die meist angstbesetzten und ihn bedrohenden Halluzinationen und Verkennungen nicht mehr als fremd. Er kann sich nicht mehr ausreichend von den Erlebnissen distanzieren, er schafft den »Überstieg« nicht mehr. Je nach Ausgestaltung der psychotischen Erlebnisinhalte kommt es zu massiven Angstanfällen, schweren Erregungszuständen und oft unvermutet zu unerwarteten Aggressionen gegen seine vermeintlichen »Feinde«. Der Zustand ist für den Patienten sehr quälend.

Therapie

Entsprechend der Intoxikation zunächst:
- Reizabschirmung
- »talk down«
- Parenterale Gaben von 10–20 mg Diazepam (Valium) i.v. oder i.m. sind oft nicht zu umgehen.

Halluzinogenbedingte Psychosen

Neben prolongierten Rauschzuständen unter Halluzinogenen können sich nach dem Drogenmissbrauch länger anhaltende persistierende Psychosen einstellen, die über die toxische Wirkung der eingenommenen Verbindung hinausgehen. Die diagnostische Einordnung ist uneinheitlich, da sich Symptome finden, die einerseits einer Schizophrenie, andererseits einer organischen Psychose zugeordnet werden können. Ist 3 Tage nach der letzten Einnahme eine psychotische Störung nicht abgeklungen oder im Abklingen begriffen, so sollte eine Behandlung mit Neuroleptika eingeleitet werden. Durch Studien belegte Behandlungsverfahren existieren nicht (Evidenzlevel C).

12.11.4 Flash-back-Syndrom

Charakteristik

Nach längerem Missbrauch stellen sich bei einem Teil der Patienten sog. Flash-back-Syndrome ein. Es handelt sich um das erneute Auftreten von Erlebnisweisen, wie sie früher unter der Einnahme der Halluzinogene erfahren wurden. Im Vordergrund stehen flüchtige, überwiegend optische Halluzinationen und verzerrte Wahrnehmungen der Umgebung. Je nach Länge der Drogenanamnese können die Flash-back-Erlebnisse über viele Monate immer wieder auftreten. Die Auslösung die-

ser Erscheinungen geschieht nicht zufällig, sondern oft an bestimmten Orten oder aktiviert durch spezifische Reize (Musik), die mit Erlebnissen aus der Zeit des Stoffgebrauchs im Zusammenhang stehen. Sie werden häufig als unangenehm erlebt und führen zu allgemeiner ängstlich-getönter Verunsicherung.

Therapie

Durch die Verordnung niedriger Dosen eines Neuroleptikums über mehrere Monate sistieren die Flash-back-Syndrome:
- 0,5–1 mg Risperidon (Risperdal)

12.12 Inebriantia oder Inhalantia (Schnüffelstoffe)

12.12.1 Einführung

In den letzten Jahrzehnten hat das Schnüffeln von Lösungsvermittlern stark an Bedeutung gewonnen. Benutzt werden flüchtige organische Substanzen, wie
- Benzin,
- Benzolverbindungen,
- Aceton,
- Trichloräthylen,
- Tetrachlorkohlenstoff,
- Dichlormethan,
- Lackverdünner oder
- Stoffe, die in Klebemitteln enthalten sind (»Pattexschnüffler«).

Schnüffelstoffe sind leicht und einfach zugänglich. Sie finden sich in jedem Haushalt und befinden sich in frei verkäuflichen und alltäglichen Produkten. Gefährdet sind v. a. Kinder und Jugendliche im Alter zwischen 10 und 16 Jahren mit sozialen und intrafamiliären Problemen: Heimkinder, Kinder mit mangelnder Beaufsichtigung oder Verwahrlosungssymptomen. Verstärkt sind auch Kinder und Jugendliche mit Migrationshintergrund betroffen.
- Benutzt werden Klebstoffe, Nagellackentferner, Reinigungsmittel, »Fleckenwasser«, Verdünnungsmittel für Lacke etc.

= Die Jugendlichen halten sich mit der Substanz getränkte Taschentücher oder Lappen vor Mund und Nase, oder sie sprayen sich die Substanz direkt in den Nasen-Rachen-Raum.
= Um einen intensiveren und schnelleren Erfolg zu erreichen, stülpen sie sich oft Plastiktüten über den Kopf. Entsprechend hoch ist die Erstickungsgefahr.
= Inhaliert rufen die Substanzen sofort einen intensiven und kurzen Rausch hevor.
= Weit über tausend Substanzen werden als Schnüffelstoffe eingesetzt.

Das schnelle Einatmen solcher Substanzen führt zu Bewusstseinstrübungen und rauschartigen Zuständen, die von dem hinzugezogenen Arzt als Alkoholrausch verkannt werden können. Die Vermutung liegt umso näher, als sich in den letzten Jahren der Alkoholmissbrauch sehr junger Schüler ausgeweitet hat und alkoholisierte Kinder seitdem direkt von der Schule den Erste-Hilfe-Abteilungen zugeführt werden (Kreisenlassen von »Flachmännern« in den Pausen auf dem Schulhof).

❗ CAVE

Eine Verkennung der Ursache des Rausches kann hier schwerwiegende Folgen haben, da mit bedrohlichen Atemstörungen, Herzrhythmusstörungen und nachfolgend mit gravierenden organischen Schädigungen zu rechnen ist.

Durch häufige Wiederholung kann es zu lang anhaltenden Räuschen kommen. Inhalantia sind billig. Es wird geschätzt, dass zwischen 5 und 10% aller Kinder und Jugendlichen einmal Schnüffelstoffe konsumiert haben.

Schnüffelstoffe besitzen eine hohe Fettlöslichkeit und passieren die Blut-Hirn-Schranke schnell. Deshalb setzt der gewünschte Effekt sehr schnell ein. Die Wirkung hält zwischen 30 und 60 min an. Sie ist abhängig von der inhalierten Substanz, der Konzentration und der Intensität, mit der der Stoff eingeatmet wurde. Es besteht keine Kreuztoleranz mit Alkohol oder anderen psychotropen Verbindungen.

12.12.2 Intoxikation

Symptomatik

Die Symptome der Intoxikation mit Schnüffelstoffen hängt ab von Art und Intensität der inhalierten Substanz, ferner von der Dauer der bestehenden Sucht:
= Allgemeine Symptome:
  – Aromatischer Atemgeruch
  – Schleimhautreizungen in Nase und Rachen
  – Konjunktivitis
  – Kopfdruck
  – Benommenheit
= Neurologische Symptome:
  – Nystagmus
  – »Verwaschene« Sprache
  – Muskelschwäche
  – Abschwächung der Muskeleigenreflexe
  – Doppelbilder
  – Koordinationsstörungen
= Psychopathologische Symptome:
  – Lethargie
  – Tranceähnliche Zustände mit lebhaften Tagträumen
  – Euphorie
  – Rauschzustände mit nachfolgenden mnestischen Lücken
  – Bewusstseinseintrübung
  – Stupor
= Vitale Gefährdung:
  – Zerebrale Krampfanfälle
  – Atemdepression
  – Herzrhythmusstörungen
  – Bewusstlosigkeit mit weiten, lichtstarren Pupillen

Therapie

Weist die Untersuchung zunächst auf eine leichte Intoxikation hin, so ist trotzdem kontinuierliche Beobachtung geboten. Auch nach 1 h können sich noch Komplikationen bis zu einer deliranten Symptomatik entwickeln.

Die Behandlung richtet sich nach der Schwere der Intoxikation.
= Liegt mangelnde oder fehlende Ansprechbarkeit vor:
  – Klinikeinweisung unter Kontrolle von Atmung, Kreislauf und Bewusstseinslage

– Forcierte hyperventilierende Respiratorbe-
atmung
= Bei (tachykarden) Arrhythmien:
– β-Blocker, z. B. 5 mg Metropolol (Beloc)
langsam i.v.
– Oder 50–100 mg oral
= Bei zwischenzeitlich auftretenden Erregungs-
zuständen:
Diazepam (Valium) in relativ niedriger Dosie-
rung (Gefahr der Atemdepression):
– 2,5–5 mg sehr langsam i.v. oder oral
– Ggf. nach 30 min wiederholen
= Schockprophylaxe
= Pneumonieprophylaxe

Bleibende Schäden

Die Patienten sind nach überstandener Intoxikati-
on gefährdet durch bleibende oder langandau-
ernde Organschäden:
= Ataktische Störungen
= Spastik
= Polyneuropathie
= Erneut auftretende Krampfanfälle
= Chronische Leberschäden
= Pneumonien
= Chronische Intoxikation

Schnüffeln Jugendliche oder Kinder regelmäßig,
so entwickeln sich Reifungsverzögerung, regres-
sive Tendenzen, Verwahrlosungssymptome, allgemeine Passivität und Zeichen einer hirnorganischen Schädigung. Schnüffeln die Patienten über
längere Zeit intensiv und regelmäßig, so können
sich Abstinenzerscheinungen manifestieren:
= Leichter Tremor
= Hyperhidrosis
= Unruhe, Getriebenheit
= Zerebrale Krampfanfälle
= Halluzinatorische Psychosen
= Delir

Die Abstinenzerscheinungen beruhen auf Einzelbeobachtungen. Ein typisches Abstinenzsyndrom
unter Inebriantia gibt es nicht.
Inhallantia führen nach chronischem Gebrauch zu einer erschreckend hohen Zahl bleibender Organschäden:

= Leberparenschymschaden
= Demenz
= Knochenmarkschädigungen
= Niereninsuffizienz.

Todesfälle sind schon bei Erstgebrauch beobachtet worden.

--- Fazit ---

Die größte Gefahr der Schnüffelstoffe besteht
darin, dass es bei den meist sehr jugendlichen
Patienten zu einem Abbruch der weiteren Entwicklung kommt mit Reifungsverzögerung,
dissozialen Verhaltensweisen, Indifferenz, Indo-
lenz und Demenz. Häufig steigen die Betroffenen später auf Alkohol oder andere Drogen
um.

Literatur

Adityanjee, Munshi KR, Thampy A (2005) The syndrome of irreversible lithium-effectuated neurotoxicity. Clin Neuro-
pharmacol 28: 38–49
Altura BT, Altura BM (1981) Phencyclidine, lyserg acid diethya-
mid, and mescaline: cerebral artery spasm and hallucinogenic activity. Science 212: 1051–1052
Amdisen A (1988) Clinical features and managemant of lithium
poisoning. Med Toxicol Advers Drug Exp 3: 18–32
Anderson CE, Loomis GA (2003) Recognition and prevention of
inhalant abuse. Am Fam Physician 68: 869–874
Baca CT, Grant KJ (2007) What heroin users tell us about overdose. J Addict Dis 26: 63–68
Bauer MS, Loipl R, Jagsch R et al (2008) Mortality in opioid-
maintained patients after release from an addiction clinic.
Eur Addict Res 14: 82–91
Blackwell B (1981) Adverse effects of antidepressive drugs.,
part I. Monoamine oxidase inhibitors and tricyclics. Drugs
21: 201–219
Bonnet U, Harries-Hedder K, Leweke M et al (2004) AWMF-Leit-
linie: Cannabis-bezogene Störungen. Fortschr Neurol
Psychiatr 72: 318–329
Brent J (2001) Current management of ethylene glycol poisen-
ing. Drugs 61: 979–988
Cameron RJ, Hungerford P, Dawson AH (2002) Efficacy of char-
coal hemoperfusion in massice carbamazepine poisen-
ing. J Toxicol Clin Toxicol 40: 507–512
Chyka PA, Erdman AR, Manoquera AS et al (2007) Dextrometh-
orphan poisoning: an evidence based consensus guideline for out-of-hospital management. Clin Toxolcol (Phila)
45: 662–677

Clausen T, Anchersen K, Waal H (2007) Mortality prior to, during and after maintenence treatment (OMT): a national prospective cross registry study. Drug Alcohol Depend 94: 151–157

Cobaugh DJ, Erdman AR, Booze LL et al (2007) Atypical antipsychotic medication poisoning: an evidence-based consensus guideline for out-of-hospital management. Clin Toxicol (Phila) 45: 918–942

Cohen H, Hoffman RS, Howland MA (1997) Antidepressant poisining and treatment: a review and case illustration. J Pharm Prct 102: 49–70

Correll CU, Leucht S, Kane JM (2004) Lower risk at tardive dyskinesia associated with second generation antipsychotics: a systematic review of 1-year-studies. Am J Psychiatry 161: 414–425

Degenhardt L, Coffey C, Moran P et al (2007) The predictors and consequences of adolescent amphetamine use: findings from the Victoria Adolescent Health Cohort Study. Addiction 102: 1076–1084

Deng MZ, Chen GQ, Phillips MR (1990) Neuroleptic malignant syndrome in 12 of 9.792 chinese inpatients exporsed to neuroleptics: a prospective study. Am J Psychiatry 147: 1149–1155

Dirks B (Hg) (2007) Die Notfallmedizin. Springer, Berlin Heidelberg New York Tokyo

El-Malakh RS, Abraham HD (2007) MDMA (Ecstasy). Ann Clin Psychiatry 19: 45–52

Eyer F, Pfab R, Felgenhauer N (2006) Lithium poisoning: pharmacokinetics and clearence during different therapeutic measures. Clin Psychopharmacol 26: 325–330

Flanagan RJ, Ives RJ (1994) Volatile substance abuse. Bull Narc 46: 49–78

Gawin FH, Kleber HD (1986) Abstinence symptomatology and psychiatric diagnosis in cocaine abusers. Arch Gen Psychiatry 43: 107–113

Gawin FH, Kleber HD, Byck R et al (1989) Desipramine facilitation of initial cocaine abstinence. Arch Gen Psychiatry 46: 117–121

Gold MS (1997) Cocain (and Crack): Clinical aspects. In: Lowison JH, Ruiz P, Millman RB et al (eds) Substance abuse: a comprehensive textbook. 3rd edition. Williams & Wilkins, Baltimore

Gonzales JP, Brogden RN (1988) Naltrexone. A review of ist pharmacodynamic and pharmacokinetic properties and therapeutic efficacy in the management of opioid dependence. Drug 35: 192–213

Gouzoulis-Mayfrank E, Hermle L, Kovar K-A et al (1996) Die Entaktogene: »Ecstasy« (MDMA), »Eve« (MDA) und andere ringsubstituierte Metamphetaminderivate. Eine neue Stoffklasse unter den illegalen Designer-Drogen? Nervenarzt 67: 369–380

Halpern JH, Pope HG jr (2003) Hallucinogen persisting perception disorder: what do we now after 50 years? Drug Alcohol Depend 69: 109–119

Harrigan EP, Miceli JJ, Anciano R et al (2004) A randomized evaluation of the effects of six antipsychotic agents on QTc, in the absence and presence of metabolic inhibition. J Clin Psychopharmacology 24: 62–69

Hassaballa HA, Balk RA (2003) Torsade de pointes associated with the administration of intravenous haloperidol: a review of the literature and practice guidelines for use. Expert Opin Drug Saf 2: 543–547

Henry JA, Alexander CA, Sener EK (1995) Relative mortality from overdose of antidepressants. BMJ 310: 221–224

Hinterhuber H, Haring Ch (1998) Unerwünschte Wirkungen, Kontraindikationen, Überdosierung, Intoxikation. In: Riederer P, Laux G, Pöldinger W (Hg) Neuro-Psychopharmaka, Bd 4: Neuroleptika, 2. Aufl. Springer, Berlin Heidelberg New York Tokyo, S 144–165

Hopper JW, Su Z, Looby AR et al (2006) Incidence and patterns of polydrug use and craving for ecstasy in regular ecstasy users: an ecological mementary assessment study. Drug Alsohol Depend 85: 221–235

Hunfeld NG, Westerman EM, Boswijk DJ et al (2006) Quetiapine in overdose: A clinical and pharmacokinetic analysis of 14 cases. Ther Drug Monit 28: 185–189

Isbiter GK, Balit CR Whyte IM et al (2003) Valproate overdose: a comparative cohort study of self poisonings. Br J Clin Pharmacol 55: 398–404

Iversen L (2003) Cannabis and the brain. Brain 126: 1252–1270

Jeste DV, Caligiuri MP, Paulsen JS et al (1995) Risk of tardive dyskinesia in older patients. Arch Gen Psychiatry 52: 756–765

Julien RM (1997) Drogen und Psychopharmaka. Spektrum, Heidelberg Berlin Oxford

Kandel D, Chen K (2000) Types of marihuana users in longitudinal course. J Stud Alcohol 61: 367–378

Kardels B, Beine KH (2000) Alkoholismus – ein medizinischer Notfall. Notfall und Rettungsdienst 7: 36–39

Kaspar S, Frey R, Schreinzer D (2001) Safety and tolerability of old and new antidepressants. In: den Boer JA, Westenberg H (eds) Focus on psychiatry. Antidepressants: selectivity or multiplicity? Benecke, Amsterdam, pp 157–169

Kelly TM, Donovan JE, Cornelius JR (2004) Predictors of problem drinking among older adolescent emergency department patients. J Emerg Med 27: 209–218

Kielholz, Battegay R, Ladewig D (1972) Drogenabhängigkeiten. In: Kisker KP, Meyer JE, Müller M et al (Hg) Psychiatrie der Gegenwart, Bd II, Teil 2. Springer, Berlin Heidelberg New York Tokyo, S 477–564

Klotz U, Laux G (1996) Tranquillantien. Therapeutischer Einsatz und Pharmakologie, 2. Aufl. Wiss Verlagsgesellschaft, Stuttgart

Kraus L, Augustin R, Röder J (2006) Trends im Konsum von Alkohol, Tabak und illegalen Drogen. In: Deutsche Hauptstelle für Suchtfragen (Hg) Jahrbuch Sucht 06. Neuland, Geesthacht, Kap 3

Kretz FJ, Löscher W, Peisdersky B et al (1990) Flumazenil (Anexate). Pharmakodynamik; Pharmakokinetik, Indikationen und Kontraindikationen. Med Welt 85: 156–160

Laux G, Volz HP, Möller HJ (1995) Newer and older monoamino oxidase inhibitors. A comparative Profile. CNS Drugs 3: 145–158

Leikin JB, Krantz AJ, Zell-Kanter M et al (1989) Clinical features and management of intoxication due to hallucinogenic drugs. Med Toxocol Adverse Drug Exp 4: 324–350

Lerner AG, Gelkopf M, Skladman I et al (2003) Clonazepam treatment of lyserg acid diethylamid-induced hallucinogen persisting perception disorder with anxiaty features. Int Clin Psychopharmacol 18: 101–105

Leucht S, Pitschel-Walz G, Abraham D et al (1999) Efficacy and extrapyramidal side-effects of the new antipsychotics olanzapine, quetiapine, risperidone, and sertindole compared to conventional antipsychotics and placebo: a meta-analysis of randomized controlled studies. Schizophr Res 35: 51–68

Leweke FM, Gerth CW, Klosterkötter J (2004) Cannabis associated psychosis: current status of research. CNS Drug 18: 895–910

Lieb R, Schütz CG, Pfister H et al (2002) Mental disorders in ecstasy users: a prospective-longitudinal investigation. Drug Alcohol Depend 68: 195–207

Lofton AL, Klein-Schwartz W (2004) Evaluation of lamotrigin toxicity reported in poison centers. Ann Pharmacother 38: 1811–1815

Lowenstein DH, Massa SM, Rowbotham MC et al (1987) Acute neurologic and psychiatric comklications associated with cocaine abuse. Am J Med 83: 841–846

Madler C, Jauch KW, Werdan K et al (Hg) (2005) Das NAW-Buch. Akutmedizin der ersten 24 Stunden, 3. Aufl. Elsevier Urban & Fischer, München

Mahoney JJ 3rd, Kalechstein AD, De La Garza R 2nd et al (2008) Presencs and persistence of psychotic symptoms in cocaine versus methamphetamine-dependent participants. Am J Addict 17: 83–98

Manoquerra AS, Erdmann AR, Woolf AD et al (2008) Valproic acid poisoning: an evidence-based consensus guideline for out-ofhospital management. Clin Toxicol (Phila) 46: 661–676

Marino PL (ed) (2007) The ICU Book, 3rd edition. Lippincott Williams & Wilkins, Philadelphia

Marks J (1988) Technics of benzodiazepine withdrawal in clinical practice. A consensus workshop report. Med Toxicol 3: 324–333

Maxwell JC (2001) Deaths related in the inhalation of volatile substances in Texas 1988–1998. Am J Drug Alcohol Abuse 27: 689–697

Meadows R, Verghese A (1996) Medical complications of glue sniffing. South Med J 98:455–462

Modestin J, Wehli MV, Stephan PL et al (2008) Evolution of neuroleptic-induced extrapyramidal syndrome under long-term neuroleptic treatment. Schizophr Res 100: 97–107

Newton EH, Shih RD,Hoffman RS (1994) Cycling antidepressant overdose: a review of current management strategies. Am J Emerg Med 12: 376–379

Nnadi CU, Mimiko OA, McCurtis HL et al (2005) Neuropsychiatric effect of cocaine use disorders. J Natl Med Assoc 97: 1504–1515

Oetting ER, Edwards RW, Beauvais F (1988) Social and psychological factors underlying inhalant abuse. NIDA Res Monogr 85: 172–203

Pederson W, Skrondal A (1999) Ecstasy and new patterns of drug use: a normal population study. Addiction 94: 1695–1700

Perekonigg A, Lieb R, Höfler M et al (1999) Patterns of cannabic use, abuse and dependence over time: incidence and stability in a sample of 1228 adolescents. Addiction 94: 1663–1678

Picard LS, Lindsay S, Strawn JR (2008) Atypical neuroleptic malignant syndrome: diagnostic controversies and considerations. Pharmacotherapy 28: 530–535

Poser W, Böning J, Holzbach R et al (2006) Medikamentenabhängigkeit (Sedativa, Hypnotika, Analgetika, Psychostimulantien). In: Schmidt LG, Gastpar N, Falkai P, Gaebel W (Hg) Evidenzbasierte Suchtmedizin. Deutscher Ärzteverlag, Köln

Poser W, Poser S (1996) Medikamente – Missbrauch und Abhängigkeit. Thieme, Stuttgart

Preuss U, Bahlmann M, Koller G et al (2000) Die Behandlung der Kokainabhängigkeit: Intoxikation, Entzug und Rückfallprophylaxe. Fortsch Neurol Psychiat 68: 224–238

Schmidt IG, Gastpar M, Falkai P et al (2006) Evidenzbasierte Suchtmedizin. Behandlungsleitlinien bei substanzbezogenen Störungen. Deutscher Ärzteverlag, Köln

Schöpf J (1983) Withdrawal phenomena after long-term administration of benzodiazepines. Pharmacopsychiatry 16: 1–8

Schöpf W (2003) Moderne Antidepressiva – wechseln, kombinieren und augmentieren. Steinkopff, Darmstadt

Simon R, Sonntag D, Bühringer G et al (2004) Cannabisbezogene Störungen: Umfang, Behandlungsbedarf und Behandlungsangebot in Deutschland. IFT München

Soyka M (1999) Alkoholabhängigkeit – Grundlagen und Therapie. Springer, Berlin Heidelberg New York Tokyo

Soyka M, Banzer K, Erbas B et al (2006) Substitutionsbehandlung Drogenabhängiger – rechtliche Grundlagen und neue Ergebnisse der Therapieforschung. Nervenheilkunde 25: 286–294

Soyka M, Steinberg R, Vollmer M (1988) Entzugsphänomene bei schrittweisem Benzodiazepinentzug. Nervenarzt 59: 744–748

Spavik,B, Maline DI Kozyrev VN et al (2000) Frequency of neuroleptic malignant syndrome in a large psychiatric hospital in Moscow. Eur Psychiatry 15: 330–333

Spiller HA (2001) Management of carbamazepine overdose. Pediatr Emerg Care 17: 452–456

Sternbach H (1991) The serotonin syndrom. Am J Psychiatry 148: 705–713

Tait RJ, Hulse GK, Robertson SI et al (2002) Multiple hospital presentations by adolescents who use alcohol or other drugs. Addiction 97: 1269–1275

Te Wildt BT, Andreis C, Auffart I et al (2006) Alcohol related conditions represent a major psychiatric problem in emergency departments. Emerg Med J 23: 428–430

Thomasius R (1999) Ecstasy – Wirkungen, Risiken, Interventionen. Enke, Stuttgart

Thomasius R, Goutzoulis-Mayfranck E (2006) Psychische und verhaltensbezogene Störungen durch Kokain, Amphetamine, Ecstasy und Halluzinogene. In: Schmidt LG, Gastpar M, Falkai P, Gaebel W (Hg) Evidenzbasierte Suchtmedizin. Behandlungsleitlinien suchtbezogener Störungen. Deutscher Ärzteverlag Köln, S 241–270

Thundiyil JG, Kearney TE, Olson KR (2007) Evolving epidemiology of drug induced seizures reported to a Poison Control Center System. J Med Toxicol 3: 15–19

Tossmann HP (2006) Cannabis – Zahlen und Fakten zum Konsum. In: Deutsche Hauptstelle für Suchtfragen (Hg) Jahrbuch Sucht 06. Neuland, Geesthacht, S 73–86

Tremeau F, Darreye A, Staner L et al (2008) Suicidality in opioid-dependent subjects. Am J Addict 17: 184–194

Troisi A, Pasini A, Saracco M et al (1998) Psychiatric symptoms in male cannabis users not using other illicit drugs. Addiction 93: 487–492

Waring WS, Good AM, Bateman DN (2007) Lack of significant toxicity after mirtazepine overdose: a five year review of cases admitted to a regional toxicology unit. Clin Toxicol (Phila) 45: 45–50

Weilemann S, Lorenz J, Voigtländer T (2007) Internistische Intensivmedizin und Notfalltherapie. Springer, Berlin Heidelberg New York Tokyo

Wilson AD, Howell C, Waring WS (2007) Venlafaxine ingestion is associated with rhabdomyolysis in adults: a case series. J Toxicol Sci 32: 97–101

Wu LT, Ringwalt CL (2006) Inhalant use and disorders among adults in the United States. Drug Alcohol Depend 85: 1–11

Zilker T (1998) Intoxikationen. In: Hewer W, Rössler W (Hg) Das Notfall Psychiatrie Buch. Urban & Schwarzenberg, München Wien Baltimore S 194–212

Zullino DF, Krenz S, Eap CB et al (2008) Over- and underreporting of recent drug use in subjects entering an inpatient detoxification unit. Eur J Med Res 13: 15–20

Psychische Störungen in der inneren Medizin und Chirurgie

13.1   Einführung

Die Darstellung psychiatrischer Syndrome in den vorausgegangenen Kapiteln macht deutlich, dass sich hinter der einen Notfall signalisierenden psychischen Symptomatik häufig differenzialdiagnostisch ernsthafte internistische oder chirurgische Erkrankungen verbergen können. Umgekehrt können unabhängig von dem somatischen Leiden bei einem Patienten psychiatrische Störungen bestehen, die eine spezifische Behandlung erforderlich machen. Die differenzialdiagnostische Frage, ob eine psychische Symptomatik durch ein somatisches Leiden induziert wurde oder unabhängig von diesem im Sinne einer Komorbidität besteht, ist oft nicht sicher zu klären und gehört zu den regelmäßigen Problemen psychiatrischer Konsiliartätigkeit.

Psychiatrische Notfallsituationen sind oft nicht nur durch eine somatische Erkrankung bedingt. Sie können durch zusätzliche Faktoren gefördert werden. Genannt seien hier:

- Art und Umfang eines operativen Eingriffs,
- gravierende diagnostische Maßnahmen,
- Abhängigkeit von apparativer Versorgung auf intensivmedizinischen Abteilungen oder
- Massierung pharmakotherapeutischer Interventionen – zum Beispiel bei einer Chemotherapie von Malignomen.

Da behandlungsbedürftige psychische Störungen nicht bei jedem Patienten auftreten, müssen individuelle prämorbide Faktoren wie Persönlichkeitsstruktur oder -störung, erworbene Coping-Strategien, Vorerfahrungen mit Krankheiten, Operationen oder Schmerzen berücksichtigt werden. Die Kenntnis solcher Risikofaktoren dient zugleich der Prophylaxe möglicher psychiatrischer Komplikationen.

❶ Die häufigsten psychiatrischen Notfallsituationen finden sich auf internistischen und chirurgischen Stationen. Je nach Art oder Spezialisierung der Abteilung ist mit einer Häufigkeit behandlungsbedürftiger psychischer Störungen zwischen 15 und 50% zu rechnen.

In Allgemeinkrankenhäusern, die nicht über einen engmaschigen psychiatrischen Konsiliardienst verfügen, können gravierende psychiatrische Störungen übersehen werden. Beispiele hierfür sind gehemmte Depressionen oder ein hypoaktives Delir. Nicht erkannte psychiatrische Syndrome wirken sich nachteilig auf die Behandlung des somatischen Grundleidens aus. Fehlende Mitarbeit, mangelnde Compliance, Verschweigen wichtiger körperlicher Symptome oder Veränderungen, Passivität und mangelnde Nahrungs- und Flüssigkeitsaufnahmen verzögern den Heilungsprozess, verlängern die Dauer des Krankenhausaufenthaltes und erhöhen die Rate der Komplikationen.

In folgenden Bereichen ist mit einer Häufung psychiatrischer Notfallsituationen zu rechnen:

- vor oder nach Operationen,
- nach Transplantationen,
- auf Intensivmedizinischen Abteilungen,
- in der Onkologie.

13.2   Postoperative Verwirrtheitszustände und Delirien

Risikofaktoren

Jeder operative Eingriff und jede Narkose führen zu einer vorübergehenden Veränderung von Hämodynamik und Metabolismus des Zentralnervensystems. Der normale Kranke verfügt über vielfältige Kompensationsmöglichkeiten, um auch schwere Operationen ohne gravierende psychische Störungen zu überstehen. Tritt postoperativ ein Delir auf, so muss nach zusätzlichen pathogenen Faktoren gefahndet werden. Folgende auslösende Faktoren sind bedeutsam:

- Hohes Alter: Die Hirndurchblutung und mit ihr verbundene metabolische Prozesse nehmen mit zunehmendem Alter kontinuierlich ab. Alte Menschen können schon auf geringfügige Irritationen des zentralen Nervensystems – z. B. eine harmlose Kopfprellung – mit einem Verwirrtheitszustand reagieren.
- Ein schlechter körperlicher und/oder psychischer Allgemeinzustand erhöht nicht nur das Operationsrisiko und das Auftreten von Komplikationen, sondern fördert auch die Wahrscheinlichkeit, ein Delir zu entwickeln.

- Nicht erkannte, präoperativ gut kompensierte – d. h. für die Umgebung verborgen gehaltene – hirnorganische Erkrankungen (organische Psychosyndrome, Demenzen, beginnende Parkinson-Syndrome u. a.) dekompensieren im Zusammenhang mit dem operativen Eingriff.
- Ein sich über lange Zeit hinziehender chronischer Missbrauch von – meist niedrig dosierten – Tranquillizern, Analgetika und/oder Alkohol sind weitere Ursachen. Bei jüngeren Patienten muss an die – auch kurzfristige – Einnahme von Amphetaminen, Kokain oder Halluzinogenen gedacht werden. Da dieser Missbrauch in der Regel verschwiegen wird, empfiehlt sich präoperativ je nach Verdacht eine Bestimmung der entsprechenden Substanzen durch ein Drogenscreening.
- Eigenmedikation: Patienten nehmen prä- oder postoperativ von Familienangehörigen oder Freunden empfohlene oder aufgrund eigener früherer Erfahrungen »bewährte« Medikamente zur Bekämpfung von Operationsangst, befürchteten Schmerzen oder Schlafstörungen ein, ohne den behandelnden Arzt zu informieren.
- Entgleisungen des Elektrolyt- oder Glukosestoffwechsels oder des Wasserhaushaltes: Folgende Störungen können auch ohne Operation – besonders bei alten Patienten – zu Verwirrtheitszuständen führen:
  - Hyper- oder Hypoglykämie,
  - Hyper- oder Hyponatriämie,
  - Hypokaliämie,
  - Hyper- oder Hypokalzämie,
  - metabolische oder respiratorische Azidose.
- Vorbestehende internistische Erkrankungen (chronische Leber- oder Nierenerkrankungen, Herzrhythmusstörungen, endokrine oder Stoffwechselerkrankungen, schwere Infektionen) erhöhen zusätzlich das Risiko, ein Delir zu provozieren.
- Medikamentöse Dauertherapien von Digitalispräparaten, Antihypertonika, Saluretika, Antibiotika, Antiparkinsonmittel, Antidepressiva oder Zytostatika sind weitere Risikofaktoren.

Je mehr der oben genannten Faktoren zusammenkommen, umso höher ist die Wahrscheinlichkeit, dass nach einem operativen Eingriff ein Verwirrtheitszustand oder ein Delir entsteht. Delirien

- verschlechtern die Prognose eines bestehenden Grundleidens,
- führen innerhalb von 12 Monaten zu einer erhöhten Mortalität,
- steigern die Rate bleibender kognitiver Defizite,
- vergrößern den Anteil postoperativer Komplikationen,
- erhöhen die Behandlungskosten erheblich. Sie:
  - verlängern die Aufenthaltsdauer im Krankenhaus,
  - belasten das Personal durch erhöhten Pflegeaufwand und
  - machen vermehrt Rehabilitationsmaßnahmen oder Heimunterbringungen erforderlich.

Therapie

Prophylaktisch sollten vor der Operation die erwähnten Risikofaktoren systematisch erfasst und – soweit möglich – eliminiert oder behandelt werden. Dies ist bei Notoperationen und fehlender Fremdanamnese nur begrenzt möglich.

Problematik der Fixierung

Durch die postoperativ im Rahmen des Delirs einsetzenden Verhaltensstörungen und kognitiven Defizite (Verkennungen von Personen und Situationen, Orientierungsstörungen, Unruhe, Umtriebigkeit, Neigung zu Fehlhandlungen etc.) stört der Patient den normalen Stationsbetrieb:

- Er ist bettflüchtig, belästigt andere Patienten und ist generell wenig kooperativ.
- Durch Manipulationen an den Verbänden, Herausreißen von zentralen Zugängen, Infusionsbestecken oder Blasenkatheter, vorzeitiges Aufstehen oder Belasten frakturierter Extremitäten gefährdet der Patient sich selbst und den Erfolg der Operation.

Im Zusammenhang mit dem Auftreten eines postoperativen Verwirrtheitszustandes kann es notwendig sein, einen Patienten zu fixieren. Hierdurch kann verhindert werden, dass der Patient sich vital gefährdet. Rechtlich handelt es sich um erhebliche Eingriffe in das Persönlichkeitsrecht und das Recht auf körperliche Integrität. Liegt ein Verwirrtheitszustand mit Verkennungen, Orientierungsstörungen und Verminderung der kognitiven Funktionen vor, so ist er nicht einsichts-, geschäfts- und urteilsfähig.

Der behandelnde Arzt befindet sich in dieser Situation in einem rechtfertigenden Notstand, da er wegen der bestehenden Garanten- und Hilfspflicht gehalten ist, alles zu tun, um Schaden von dem Patienten abzuwehren. Er kann sich somit über eventuelle Weigerungen des Patienten hinwegsetzen, wenn auf andere Weise die Gefahr eines erheblichen Schadens für Leib und Leben nicht abgewendet werden kann und die Maßnahme keinen Aufschub duldet.

❗ Rechtlich bedeutsam ist, dass die Gründe, der Umfang der Fixierung, die zuvor beobachteten Verhaltensauffälligkeiten und Fehlhandlungen und die Zeitpunkte von Beginn und Ende der Fixierung in den Verlaufsbögen dokumentiert werden. Nur dann ist der Arzt gegenüber späteren zivil- oder strafrechtlichen Ansprüchen des Patienten geschützt.

Medikamente

Zur medikamentösen Therapie postoperativer Delirien sind kontraindiziert: Morphinderivate, Scopolamin, Barbiturate, Antidepressiva, atemdepressorisch wirkende Hypnotika oder Analgetika.

Bewährtes Mittel zur Beeinflussung der bestehenden Unruhe und Umtriebigkeit ist die parenterale Applikation von Haloperidol (z. B. Haldol) in niedrigen Dosen:

- 2,5 mg Haloperidol i.v. oder i.m.
- Weitere 2,5 mg (½ Amp.) jeweils nach Auftreten erneuter Unruhe und Agitation
- Fortsetzung der in den ersten 24 h erreichten Gesamtdosis in den folgenden Tagen bis zum Abklingen der Verwirrtheit
- Danach Reduktion täglich um jeweils 2,5 mg Haloperidol
- Gabe von 1–2 mg Lorazepam (z. B. Tavor). Das Medikament sollte in kleinen Dosen jeweils während der Nachtstunden angeboten

werden. Es ist günstig, die während der ersten Nacht benötigte Gesamtdosis in den folgenden Tagen beizubehalten und dann ausschleichend abzusetzen.

Alternative Behandlungen des Delirs sind in ▶ Kap. 3 aufgeführt.

Gespräch

Unabhängig von der medikamentösen Therapie wirken kontinuierliche Kontakte durch Zuwendung im Rahmen eines Gesprächs stabilisierend. Inhaltlich geht es zu Beginn um Hilfen in der Reorientierung, indem in einfachen Sätzen und klaren Formulierungen Ort, Zeit und Ursache des Krankenhausaufenthaltes vermittelt werden. Dies gelingt umso mehr, je vertrauter die Kontaktperson ist. Das Einbeziehen von Angehörigen, die möglichst regelmäßig in der Nähe des verwirrten Operierten bleiben, wirkt sich auf den Verlauf ebenfalls positiv aus. Durch gleichmäßige Zuwendung in Form einfacher Unterhaltungen können sie beruhigend und angstlösend wirken.

13.3 Postoperative Depression

Ursachen und Symptome

Durch operative Eingriffe können sich nachfolgend gravierende Veränderungen in der Lebensführung, der Autonomie und der Erfordernis langfristiger Hilfsbedürftigkeit ergeben. Beispiele hierfür sind

- Bein- oder Armamputationen nach Unfällen oder Diabetes,
- totale Kolektomie,
- Stuhl- oder Harninkontinenz oder
- bleibende Abhängigkeit von Pflege durch Dritte.

Trotz Aufklärung vor der Operation über mögliche Folgen haben die Patienten postoperativ große Schwierigkeiten, sich akut mit der Behinderung auseinanderzusetzen. Sie geraten dann schnell in eine depressive Verstimmung, verbunden mit Resignation, pessimistischer Grundeinstellung, Apathie, resignierendem Verhalten und mangelnder Mitarbeit. Depressive Patienten gefährden durch ihr Verhalten den Behandlungserfolg. Die Rate von Komplikationen erhöht sich. Dies betrifft besonders Operationen, für die nach dem Eingriff eine aktive Mitarbeit des Patienten erforderlich ist.

Die Depression ist von körperlichen Begleitsymptomen begleitet:
- Appetitlosigkeit,
- Schlafstörungen oder
- Intensivierung des Schmerzerlebens.

Bei schweren Depressionen muss ferner mit Suizidgedanken und -impulsen gerechnet werden. Deshalb ist es entscheidend, aktiv eine mögliche Suizidalität zu erfragen: Äußerungen über Lebensüberdruss oder Gedanken, dass es besser wäre, die Operation nicht überlebt zu haben, sind ernste Hinweise. Das Ansprechen einer möglichen Suizidalität wird fast immer als stark entlastend erlebt.

 CAVE
Suizidale Patienten müssen postoperativ kontinuierlich überwacht und betreut werden.

Die Ätiologie postoperativer Depressionen ist oft multifaktoriell.
- Anamnestisch sind frühere depressive Episoden relevant.
- Auch postoperative Stoffwechselentgleisungen und Medikamente können einen Einfluss haben.
- Letztendlich können Enttäuschungen über das Operationsergebnis wirksam werden, wenn beispielsweise chronische Schmerzen oder Einschränkungen der Beweglichkeit nach dem Eingriff weiter bestehen.

Nicht selten kann die Ursache der Depression nicht zugeordnet werden: Man spricht dann von einem depressiven Durchgangssyndrom, das in engen zeitlichen Zusammenhang nach der Operation entsteht und sich mit Beendigung des Heilungsprozesses zurückbildet.

Therapie
Die Therapie erstreckt sich auf folgende Bereiche:
- Regelmäßiger unterstützender Gesprächskontakt

- Sicherung von Nahrungs- und Flüssigkeitszufuhr
- Einbeziehen von Angehörigen
- Antidepressiva

Gespräch
Die Behandlung besteht zuerst in einem Gespräch, in dem der Patienten umfangreiche Informationen über die durchgeführte Operation und den mutmaßlichen weiteren Verlauf erhält. Eine umfassende Aufklärung kann stabilisierend wirken, da Depressive alle postoperativen Veränderungen der Befindlichkeit negativ und pessimistisch bewerten. Angehörige, zu denen der Patient eine gute Beziehung hat, sollten beraten und mit einbezogen werden, um einen regelmäßigen Kontakt sicherzustellen. Während der täglichen Visite sollte neben dem postoperativen Verlauf die depressive Befindlichkeit angesprochen werden, wobei Aspekte der Ermutigung und der Empathie im Vordergrund stehen.

Medikamente
Psychopharmakologisch sind Antipressiva Mittel der ersten Wahl.

Da Patienten postoperativ mit diversen Medikamenten (Antibiotika, Analgetika u. a.) behandelt werden, ist eine Verordnung mit Substanzen sinnvoll, die ein niedriges Inhibitionspotential auf die verschiedenen Zytochrom-P-Isoenzyme besitzen.
- Stehen Schlafstörungen und ängstlich-agitierte Depression im Vordergrund:
  - 15 mg Mirtazapin (Remergil) als Tablette oder flüssig
  - Ggf. steigern auf 30–45 mg/Tag.
  Ein weiterer Vorteil von Mirtazapin ist ein gewisser schmerzdistanzierender Effekt.
- Gehemmt-depressive Patienten sprechen gut auf selektive Antidepressiva an:
  - 10 mg Escitalopram (Cipralex)
  - Vorsichtig nach 3–6 Tagen auf 20 mg je nach Verträglichkeit steigern
  - Bei unzureichender Wirkung nach 2 Wochen auf 30 mg/Tag steigern
  Alternativen (Anfangsdosen):
  - 75 mg Venlafaxin (Trevilor retard)
  - Oder: 50 mg Sertalin (Zoloft)

Die psychopharmakolgische Behandlung postoperativer Depressionen ist unzureichend untersucht. Maßgebend hierfür sind unterschiedliche Patientenpopulationen, bedingt durch Art und Umfang des operativen Eingriffs, metabolische Folgen, Menge des Blutverlustes und Länge der Narkose. Die Erkenntnisse beruhen überwiegend auf Expertenmeinung, klinischen Erfahrungen und naturalistischen Studien (Evidenzlevel C).

13.4 Psychiatrische Notfälle im Rahmen von Transplantationen

Charakteristik und Symptomatik

Psychopathologische Störungen sind gehäuft bei Herz-, Nieren- und Lebertransplantationen zu beobachten. Relativ häufig (ca. 30–50%) treten akut behandlungsbedüftige psychiatrische Syndrome im Zusammenhang mit Herztransplantationen auf. Es sind dies:

- Delirante Syndrome (»post-cardiotomy delirium«)
- Paranoid-halluzinatorische Psychosen
- Gehemmt-depressive Syndrome

❶ Einen beachtenswerten Einfluss besitzen die präoperativ vorhandenen hohen Erwartungen an den Erfolg der Operation, der umso höher ist, je länger der Patient auf ein Organ gewartet hat.

Die Art und Intensität einer postoperativen Störung hängen von folgenden Faktoren ab:

- Art und Umfang der durchgeführten Operation
- Dauer des extrakorporalen Kreislaufs
- Operative Komplikationen
- Instabile Kreislaufverhältnisse
- Alter
- Zerebrale Vorschädigung
- Prämorbide Persönlichkeit
- Präoperativ psychische Auffälligkeiten (Erwartungsängste)
- Immunsuppressive Medikation (Cortison, Immunsuppressiva)

Delirante Syndrome sind gekennzeichnet durch:

- Bewusstseinseintrübung oder -veränderung
- Illusionäre Verkennungen
- Psychomotorische Unruhe
- Desorientiertheit

- Flüchtige Halluzinationen
- Beschäftigungsdrang
- Schnell wechselnde Stimmungslage zwischen Euphorie und ängstlich-depressiver Verstimmung

Sie entwickeln sich zwischen dem 2. und 4. postoperativen Tag und klingen nach etwa 10 Tagen ab. Durch ihr unkooperatives Verhalten gefährden die Patienten den postoperativen Verlauf.

Therapie und Verlauf

Durch systematische Gaben von Butyrophenonen und eventuelle Zugaben sedierender Substanzen kann die Störung schnell unterbunden werden:

- 2,5 mg Haloperidol (z. B. Haldol) i.v. oder i.m.
- Weitere 2,5 mg parenteral jeweils nach 30 min, bis ein ausreichender therapeutischer Effekt erreicht ist
- Fortsetzung der in den ersten 24 h erforderlichen Gesamtdosis für weitere 1–2 Tage
- Reduktion der Haloperidolmedikation um täglich 2,5 mg
- Liegen zusätzliche Schlafstörungen oder nächtliche Unruhe vor, so kann die Therapie ergänzt werden:
  1–2 mg Lorazepam (Tavor) i.v., i.m. oder oral

Als alternative Möglichkeit kann eine Therapie mit Clomethiazol erwogen werden, die ebenfalls zuverlässige Erfolge bringt:

- 3–10 ml Mixtur (=150–500 mg) Clomethiazol (Distraneurin) je nach Allgemeinzustand, Alter und Schwere der Symptomatik
- Wiederholung der initial gewählten Dosis jeweils nach 30 min, bis eine ausreichende Wirkung eingesetzt hat
- Ausschleichende Reduktion der in den ersten 24 h erforderlichen Gesamtdosis innerhalb einer Woche

Ein günstiger Verlauf des deliranten Syndroms (▶ Kap. 3) wird wesentlich mitbestimmt durch:

- regelmäßiges Ansprechen der Patienten,
- Reorientierungshilfen,
- möglichst geringen Wechsel therapeutischer Bezugspersonen und
- Sicherstellung eines gleichbleibenden Kontaktes zu Familienangehörigen und Freunden.

Delirien nach Transplantation. Sie erhöhen ebenfalls die Rate somatischer Komplikationen. Die Dauer der stationären Behandlung verlängert sich erheblich. Die Dauer des Delirs korreliert signifikant mit der Aufenthaltsdauer auf der Intensivstation und dem Zeitraum der Krankenhausbehandlung.

Paranoid-halluzinatorische Psychosen. Störungen dieser Art treten deutlich weniger als delirante Syndrome auf. Die Bewusstseinslage ist ungestört. Die Patienten verhalten sich misstrauisch und abweisend. Alltägliche Ereignisse des Stationsbetriebes werden fehlinterpretiert. Sie denken, dass man sie umbringen werde. Wahnhafte Verkennungen und Halluzinationen provozieren unerwartete und abrupt sich entwickelnde Fehlhandlungen (Herausreißen von Kathetern, Kanülen). Vergiftungsgedanken können zu Nahrungs- und Flüssigkeitsverweigerung führen. Die Psychose bildet sich unter Gaben von Neuroleptika in den meisten Fällen innerhalb von 1–2 Wochen zurück:

- 5–10 mg Haloperidol (z. B. Haldol) p.o., i.m. oder i.v. täglich bis zur Distanzierung von den psychotischen Erlebnissen; danach ausschleichendes Absetzen
- Bestehen Schlafstörungen, so können zusätzlich gegeben werden:
  - 40–80 mg Pipamperon (Dipiperon) oder
  - 25–100 mg Melperon (Eunerpan)

Apathisch-gehemmte Depressionen. Sie gehen nicht selten mit interkurrent auftretenden Suizidimpulsen einher. Die Patienten fallen durch ausgeprägte Rückzugstendenzen auf. Sie verhalten sich wenig kooperativ bei insgesamt resignierender, passiver Grundeinstellung. Die körperliche Befindlichkeit kann hypochondrisch verarbeitet werden. Durch ihre fehlende postoperative Mitarbeit und ihren mangelnden Gesundungswillen gefährden sie ebenfalls den Erfolg der Operation. Zusätzliche wahnhafte Symptome (Schuldwahn, hypochondrischer Wahn) weisen auf das klinische Bild einer schweren psychotischen Depression hin. Die Störung kann sich über Wochen hinziehen und bedarf antidepressiver Therapie:

- 75–300 mg Venlafaxin (Trevilor retard) langsam einschleichend
- Oder 10–30 mg Escitalopram (Cipralex)
- Oder 50–100 mg Sertralin (Zoloft)

Wahnhafte Denkstörungen. Bei diesen Störungen ist eine Zusatzbehandlung mit Neuroleptika erforderlich:

- 5–10 mg Haloperidol (z. B. Haldol)
- Oder 1–4 mg Risperidon (Risperdal)
- Evidenzlevel C

Sonderfall Nierentransplantation

Der Operation geht in der Regel eine jahrelange Dialysebehandlung voraus. Neben somatischen Komplikationen haben sich fast ausnahmslos schon präoperativ depressive Verstimmungen, Ängste, zunehmende kognitive Defizite, zerebrale Anfälle oder Durchgangssyndrome entwickelt. Besonders Patienten, die schon ein organisches Psychosyndrom entwickelt haben, sind in hohem Maß gefährdet, einen Verwirrtheitszustand, ein Delir oder ein paranoid-halluzinatorisches Durchgangssyndrom zu entwickeln. Die Behandlung entspricht den entsprechenden Störungen bei der Herztransplantation.

Eine Sonderstellung nimmt die Nierentransplantation unter dem Aspekt ein, dass die Patienten oft jahrelang auf eine Spenderniere warten müssen. Entsprechend knüpfen sie an den Erfolg der Transplantation hohe Erwartungen. Der postoperative Verlauf ist deshalb mit einer ängstlichen Erwartungshaltung verbunden. Auf ungünstige Laborwerte reagieren sie mit Besorgtheit, Unruhe und panikartigen Reaktionsweisen. Drohende Abstoßungsreaktionen oder eine endgültige Abstoßung werden mit schweren depressiven Verstimmungen und manifester Suizidalität beantwortet.

Hier ist neben einer psychopharmakologischen Behandlung eine intensive und engmaschige Psychotherapie im Sinne einer **Krisenintervention** erforderlich. Da auch die Familienangehörigen entsprechende Erwartungen – besonders bei Patienten mit Heimdialyse – an den Operationserfolg hatten, ist die frühe Einbeziehung von ihnen in die Therapie unabdingbar. Dieses kann sich bis zu einer zeitlich begrenzten Familientherapie im Sinne einer Krisenintervention ausweiten.

Im Zusammenhang mit der postoperativ verbesserten allgemeinen Lebensqualität (Aufgabe der Flüssigkeitskarenz, Verbesserung der allgemeinen Mobilität, Unabhängigkeit) kann es nach geglückter Transplantation zu **hypomanischen** – in seltenen Fällen manischen – Episoden kommen.

Die Manifestation dieser Verstimmung mag zusätzlich durch die begleitende Cortisontherapie begünstigt werden. Hypomanische Zustände bedürfen meist keiner pharmakologischen Behandlung, jedoch kontinuierlicher psychagogischer Führung. Die größte Gefahr droht durch eine unzureichende Compliance während des postoperativen Verlaufs aufgrund unkritischer Einschätzung des eigenen Gesundheitszustandes.

13.5 Störungen des Elektrolyt- und Wasserhaushaltes

Störungen des Elektrolytstoffwechsels oder des Wasserhaushalts können neben den bekannten körperlichen Symptomen vielfältige psychische Störungen hervorrufen. Umgekehrt kann sich hinten einer Erregung, einem Stupor, einer Somnolenz eine gravierende Entgleisung des Elektrolythaushaltes verbergen. Wird sie übersehen und lediglich das Zielsymptom behandelt (z. B. eine Erregung durch ein beruhigendes Medikament), so kann es zu schwerwiegenden Folgen – im Extremfall mit tödlichem Ausgang – kommen. Laborbestimmungen der Elektrolyte gehören deshalb zu den Routineuntersuchungen bei psychiatrischen Notfallsituationen. Die wichtigsten psychiatrischen Syndrome sind in ◘ Tab. 13.1 zusammengefasst.

Hyponaträmie

Eine Hyponatriämie kann sich im psychiatrischen Bereich – wenn auch selten – während einer Behandlung mit Antidepressiva oder Carbamazepin entwickeln. Die Symptome sind zu Beginn uncharakteristisch und können mit einer Verschlechterung des Grundleidens verwechselt oder als harmlose UAW verkannt werden.

Je nach Akuität der Natriumentgleisung können sich im weiteren Verlauf Verhaltensstörungen im Sinne einer Akzentuierung von persönlichkeitsbedingten Charaktermerkmalen, Verwirrtheitszustände, Delirien, Somnolenz, Stupor, Koma oder zerebrale Krampfanfälle entwickeln. Eine Hyponatriämie kann ferner entstehen, wenn Salz- und Wasserverlust ausschließlich mit freiem Wasser ersetzt werden. Die Hyponatriämie wird von einer intrazellulären Hypoosmolarität begleitet. Sie ist für die Manifestation der neuropsychiatrischen Symptomatik verantwortlich.

❗ Wegen der möglichen vitalen Gefährdung ist eine umgehende Bilanzierung des gestörten Natrium-Wasserhaushalts auf einer intensivmedizinischen Abteilung notwendig. Besonders bei akuter Hyponatriämie besteht die Gefahr der Entwicklung eines Hirnödems mit nachfolgenden zerebralen Krampfanfällen und tentorieller Einklemmung.

Ursachen

Folgende Ursachen können zu einer Hyponatriämie führen:
- Hypovolämische Natriämie:
  - Herzinsuffizienz
  - Leberzirrhose
  - Nephrotisches Syndrom
  - Chronische Nierenleiden
  - Hypoalbuminämie
  - Diuretikaüberdosierung und -missbrauch
  - Nebenniereninsuffizienz
  - Erbrechen
  - Durchfälle
  - Verbrennungen
  - Pankreatitis
  - Peritonitis
  - Hypothyreoidismus
  - Hypocortisolismus
- Syndrom der inadäquaten ADH-Sekretion (Schwartz-Bartter-Syndrom):
  - Lungenerkrankungen (Tuberkulose, Pneumonie, Pneumothorax, Atelektase etc.)
  - Maligne Tumoren
  - ZNS-Erkrankungen (Hirninfarkte und -blutungen, Enzephalitiden, Traumen etc.)
  - Postoperativ oder postpartal
  - Medikamente (trizyklische Antidepressiva und Neuroleptika, SSRI, SNRI, Carbamazepin, Barbiturate, Clofibrat, Chlorpropamid, Cyclophosphamid, Acetalomid etc.)
- Pseudohyponatriämie (normovolämische Hyponatriämie):
  - Hyperlipidämie
  - Hyperproteinämie

■ Tab. 13.1. Psychiatrische Syndrome bei Elektrolytstörungen

Art der Störung	Definition	Psychische Symptome	Somatische Symptome
Hyponatriämie	Natrium <135 mmol/l	Initial: ▪ Kopfschmerzen ▪ Gereiztheit ▪ Mattigkeit ▪ Konzentrationsstörungen ▪ Allgemeine Nervosität Später: ▪ Persönlichkeitsveränderung ▪ Benommenheit ▪ Delir – Verwirrtheit ▪ Stupor ▪ Koma ▪ Zerebrale Anfälle	Übelkeit Erbrechen Muskelschwäche Muskelkrämpfe Myoklonien
Hypernatriämie	Natrium >145 mmol/l	Psychomotorische Verlangsamung Benommenheit Somnolenz Verwirrtheit Stupor Koma Zerebrale Krampfanfälle	Durst Fieber Weiche Augenbulbi Hypotension Tachykardie Ventrikuläre Extrasystolen
Hypokaliämie	Kalium <3,5 mmol/l	Psychomotorische Verlangsamung Adynamie Lethargie Verwirrtheit	Muskelschwäche Faszikulationen Atemschwäche Obstipation Subileus Schwindel Synkope EKG-Veränderungen Herzrhythmusstörungen
Hyperkaliämie	Kalium >5,5 mmol/l	Ängstlichkeit Nervosität	Schwindel Bradykardie Kammertachykardie Kammerflattern Herzstillstand Lähmungen
Hypokalzämie	Kalzium <2,1 mmol/l	Depressionen Angstzustände »Neurasthenie« Agitation, Erregung Verwirrtheit Gedächtnisstörungen Zerebrale Krampfanfälle	Parästhesien Muskelspasmen: ▪ Trousseau-Zeichen ▪ Trismus Laryngospasmus Hyperreflexie Hypotension Kammertachykardie
Hyperkalzämie	Kalzium >3 mmol/l	Depressionen Apathie, Adynamie Konzentrationsstörungen Verwirrtheit Delir Paranoide Psychosen Stupor Koma	Übelkeit, Erbrechen Ileus Pankreatitis Hypotension Tachykardie Herzrhythmusstörungen Polyurie

Ferner kann eine Hyponatriämie Folge einer Bilanzierungsstörung bei einer Infusionstherapie oder einer parenteralen Ernährung sein.

Therapie

Bei der Kombination psychischer Symptome mit einer Hyponatriämie besteht die Therapie in einer umgehenden Einweisung in eine Klinik, da mit einem Status epilepticus gerechnet werden muss. Die Behandlung hängt von der Schwere der Hyponatriämie und der Situation des Wasserhaushalts ab:

- Hypovolämische Hyponatriämie:
  - Infusion von isotoner NaCl-Lösung
- Isovolämische Hyponatirämie:
  - Infusion von hypertoner NaCl-Lösung
- Hypervolämische Hyponatriämie:
  - Flüssigkeitsrestriktion
  - Furosemid
  - Ggf. Hämofiltration
  - Dialyse

Hypernatriämie

Die Hypernatriämie ist charakterisiert durch ein Defizit an Körperwasser in Relation zum Gesamtkörpernatrium. Dabei kann sie verbunden sein mit einem erniedrigten, normalen oder erhöhten Gesamtkörpernatrium. Psychopathologisch fallen die Patienten durch psychomotorische Verlangsamung, Lethargie, Benommenheit oder Verwirrtheit auf. In schweren Fällen entwickelt sich ein Koma. Die Ursachen einer Hypernatriämie liegen in einem exzessiven Wasserverlust oder in einer inadäquaten Flüssigkeitszufuhr (▶ Übersicht 13.1).

- Aus psychiatrischer Sicht ist an einen Missbrauch von Diuretika zu denken, wie er von Frauen mit idiopathischem Ödem gelegentlich praktiziert wird.
- Ferner sind in seltenen Fällen Patienten gefährdet, die eine prophylaktische Lithiumtherapie erhalten.

Die Therapie besteht neben der Behandlung der Grundkrankheit in einer Volumensubstitution:

- Langsame Zufuhr natriumfreier bzw. hypotoner Flüssigkeit
- Die Hälfte des Volumenbedarfs soll während der ersten 24 h substituiert werden, der Rest innerhalb der nächsten zwei Tage.

 CAVE

Zu schnelle Infusion kann zu einem Hirnödem mit der Gefahr einer tentoriellen Einklemmung führen!

Hypokaliämie

Hinter einer allgemeinen psychomotorischen Verlangsamung (Antriebsschwäche, Verlangsamung des formalen Gedankenablaufs, Verminderung des Interesses) in Verbindung mit muskulärer Schwäche kann sich eine Hypokaliämie verbergen. Bei stärkerem Kaliumverlust treten auch Verwirrtheitszustände auf. Im neurologischen Bereich finden sich Parästhesien und eine Abschwächung der Muskeleigenreflexe. Neben der Bestimmung des Kaliums im Serum ist eine EKG-Untersuchung notwendig, da kardiale Arrhythmien zu lebensberohlichen Komplikationen führen können.

Die Ursachen einer Hypokaliämie sind:

- Verminderte Kaliumaufnahme
- Erhöhter Kaliumverlust:
  - Renal:
    - Diuretikabehandlung (häufigste Ursache)
    - Steroidtherapie
    - Renale tubuläre Störungen (Azidose, Fanconi-Syndrom)
    - Osmotische Diurese (Sorbit, Mannit, Diabetes mellitus)
  - Primärer und sekundärer Hyperaldosteronismus
  - Morbus Cushing
  - Gastrointestinal:
    - Chronischer Laxantienabusus
    - Diarrhö
    - Erbrechen
    - Intestinale oder biliäre Fisteln
    - Uteroenterostomie
  - Durch intrazellulären Kalium-Shift:
    - Bicarbonatzufuhr azidotischer Patienten
    - Infusionen von Glukose oder Insulin

Psychiatrisch sind die Betroffenen erfahrungsgemäß einzelnen Risikogruppen zuzuordnen:

- Gefährdet sind Patientinnen mit einer anorektischen Symptomatik, die durch Laxantienabusus in Verbindung mit extremer Nahrungseinschränkung einen Kaliummangel entwickeln.

Übersicht 13.1. Ursachen der Hypernaträmie

Art des Verlustes	Ursache
Extrarenaler Wasserverlust	Schwitzen Verbrennungen Hyperpnoe
Renaler Wasserverlust	Diabetes insipidus Osmotische Diurese Medikamenteninduziert Glukosurie Harnstoffdiurese Hyperkalzämie
Zentraler Diabetes insipidus	Hirntumoren Infektionen Operationen Schädel-Hirn-Trauma Vaskuläre Läsionen Idiopathisch
Nebennierenüberfunktion	Morbus Cushing, Hyperaldostenorismus
Unzureichende Wasseraufnahme	Störungen der Durstregulation bei dementen alten Patienten Stuporöse oder komatöse Zustände
Iatrogen	Parenterale Ernährung Infusionstharapie Exzessiver Wasserentzug bei Dialyse

- Eine weitere Gruppe von Patienten findet sich unter den Depressionen – hier besonders die wahnhaften und nichtwahnhaften hypochondrischen Depressionen, die unter der Befürchtung, einen Ileus oder eine andere Darmerkrankung zu entwickeln, in großen Mengen Laxantien nehmen können.
- Ein ähnliches Verhalten trifft für psychotische Patienten zu, wenn wahnhafte Störungen der Körperfühlsphäre im abdominalen Bereich sie beeinträchtigen.
- Letztendilch gibt es Patienten mit jahrelangem Laxantienabusus aus unterschiedlichen Gründen mit sekundärer Schädigung der Darmschleimhaut.

Die Therapie besteht in einer Substitution von Kalium durch Kalium-Brause-Tabletten unter Kontrolle des Kaliumspiegels. Bestehen Herzrhythmusstörungen und/oder Verwirrtheit, sollte die Substitution klinisch erfolgen.

Hyperkaliämie

Die Hyperkaliämie spielt aus psychiatrischer Sicht praktisch keine Rolle. Psychiatrische Symptome treten nur sehr diskret auf und bedürfen keiner Behandlung. Im Vordergrund der Symptomatik stehen kardiale und neuromuskuläre Symptome. Zu beachten sind psychiatrische Komplikationen, die mit einer Rhabdomyolyse einhergehen. Sie kann sekundär zu einem Kaliumanstieg führen.

❶ Sehr hohe Kaliumwerte sind immer ein Notfall, da die Patienten durch Lähmungen, maligne Rhythmusstörungen und Herzstillstand gefährdet sind.

Hypokalzämie

Symptomatik und Diagnose

Die Hypokalzämie ist mit vielfältigen, oft wechselnden psychischen Symptomen verbunden. Neben neurologischen Symptomen können sie das klinische Bild beherrschen.

- Leichte, persistierende Hypokalzämien werden als generalisierte Angstsyndrome, als Neurasthenie oder als leichte bis mittelschwere depressive Störung fehlgedeutet.
- Stärkere Hypokalzämien führen zu Unruhe und Agitation, die sich zu Erregungszuständen steigern können. Im weiteren Verlauf kommt es zu Verwirrtheit oder zu Gedächtnisstörungen. Neurologisch finden sich Muskelkrämpfe, Laryngospasmus, Carpopedalspasmen, Tetanie mit positivem Chvostek-Zeichen und Trousseau-Zeichen.

Die Diagnose wird gesichert durch einen erniedrigten Serumkalziumspiegel, der in Relation zu dem gleichzeitig zu untersuchenden Albumin bewertet werden muss. Im EKG lässt sich eine Q-T-Verlängerung nachweisen.

Ursachen

Als Ursachen kommen in Betracht:
- Hypoparathyreoidismus:
  - Idiopathisch
  - Postoperativ
  - Durch infiltrativ wachsende Tumoren
  - Verminderte Ansprechbarkeit der Parathormonrezeptoren
- Vitamin-D-Mangel (mangelnde Zufuhr, Absorption)
- Lebererkrankungen
- Akute Pankreatitis
- Nierenerkrankungen
- Sepsis
- Medikamente:
  - Barbiturate
  - Diuretika
  - Calcitonin
  - Phenytoin
  - Theophyllin
- Magnesiummangel
- Malabsorption: Alkoholismus

Therapie

Bestehen Unruhe und Erregung und/oder liegen tetanische Symptome oder Laryngospasmus vor, so besteht die Behandlung in einer parenteralen Applikation von Kalzium:
- 20–30 ml Calcium Sandoz 10% (= ca. 80–120 mg Ca) sehr langsam i.v.:
  Dauer mindestens 10 min
- Besser ist eine Verdünnung in 250 ml Glukose 5% und Beginn der Therapie als Schnellinfusion,
  ggf. jeweils weitere 20–30 ml Calcium Sandoz 10% in 250 ml Glukose 5% als Infusion
- Substitution von Magnesium

Eine Einweisung in die Klinik ist erforderlich, um durch Kontrollen von Kalzium in Serum und Urin, Magnesium, Phosphat und EKG der Gefahr einer iatrogen bedingten Hyperkalzämie entgegenzuwirken. Ferner können hier ergänzende Behandlungsmaßnahmen eingeleitet werden (Vitamin-D-Substitution).

Eine Psychopharmakotherapie sollte zunächst vermieden werden, um das Krankheitsbild nicht zu verschleiern. Unter Kalziumsubstitution bilden sich viele psychische Symptome schnell zurück. Bei schwerer Erregung:
- 2,5–5 mg Haloperidol (z. B. Haldol) i.v.
- Ggf. wiederholen

Hyperkalzämie

Symptomatik und Ursachen

Eine Hyperkalzämie kann sich wie die Hypokalzämie durch vorherrschende psychiatrische Symptome äußern. In leichten Fällen fallen die Patienten durch depressive Verstimmungen, Störungen der Konzentration und Auffassungsfähigkeit, Antriebsminderung bis zu ausgeprägter Apathie auf.

Die Symptomatologie kann als depressive Episode fehlinterpretiert werden. Mit zunehmender Hyperkalzämie entwickeln sich Verwirrtheitszustände, Delirien oder paranoid-halluzinatorische Episoden ohne Bewusstseinsstörungen. Letztendlich kommt es unbehandelt zu Stupor, Koma und Tod.

Als Ursachen kommen in Frage:
- Endokrine Störungen:
  - Hyperparathyeoidismus,
  - Akute Nebenniereninsuffizienz
  - Nierentransplantation
  - Hyperthyreose
- Neoplastische Prozesse:
  - Knochenmetastasen
  - Knochenmarkkarzinose
  - Sarkoidose
  - Plasmozytom
- Medikamenteninduziert:
  - Vitamin-D-Überdosierung
  - Saluretika (Thiazide)
  - Lithium
- Immobilisation nach multiplen Frakturen

Therapie

Wegen der möglichen vitalen Gefährdung sollte eine klinische Einweisung veranlasst werden. Prästationär empfiehlt sich folgendes Vorgehen:
- 20–40 mg Furosemid (Lasix u. a.) i.v.
- 1000 ml isotone NaCl-Lösung als Infusion zur Volumensubstitution
- 100 mg Prednisolon (Solu-Decortin H) i.v.

Weitere Behandlungsmaßnahmen (Calcitonin etc.) sollten der Klinik vorbehalten bleiben.

Fazit

Hinter bestimmten psychiatrischen Syndromen wie einer Depression, einem Verwirrtheitszustand oder einem Stupor kann sich eine gravierende Elektrolytstörung verbergen. Deshalb gehört die Bestimmung der Elektrolyte im Serum zu den unverzichtbaren Routineuntersuchungen in der Psychiatrie.

13.6   Dialyse

Belastungsfaktoren und Komplikationen

Chronisch-intermittierende Hämodialysen dienen der Behandlung einer chronisch-progredienten Niereninsuffizienz. Die Hämodialyse bedeutet für den Patienten und für die Familie eine erhebliche Belastung. Somatische und psychische Belastungsfaktoren modulieren den Verlauf und müssen beim Auftreten von psychiatrischen Notfallsituationen mitberücksichtigt werden.

Somatische Komplikationen sind:
- Elektrolytentgleisungen und Störungen des Wasserhaushaltes
- Kreatininanstieg
- Hypertone Krisen mit Gefahr des Myokard- oder Hirninfarkts
- Shuntverschluss oder -infektion
- Hämatologische Störungen
- Erhöhte Infektanfälligkeit
- Osteo-, Neuro- und Myopathien
- Aluminiumbedingte Demenz

Ein Teil dieser Störungen kann isoliert schon zu gravierenden psychiatrischen Syndromen wie z.B. einem Delir führen. Die Patienten sind psychologisch belastet durch:
- weitgehende Abhängigkeit von Ärzten, Pflegepersonal oder Familienangehörigen,
- Abhängigkeit vom Funktionieren der Apparate,
- Einengung der individuellen Bewegungsfreiheit in Beruf und Freizeit,
- Einhaltung von diätetischer Disziplin und Kontrolle der Flüssigkeitszufuhr,
- Wahrnehmung der kontinuierlichen Abnahme körperlicher und psychischer Leistungsfähigkeit und
- Ungewissheit über den weiteren Verlauf der Krankheit und das Hoffen auf eine erfolgreiche Transplantation.

Ungünstig wirkt sich weiterhin aus, dass sich mit zunehmender Fortdauer der Dialysepflicht Hirnleistungsstörungen entwickeln. An Komplikationen, die eine psychiatrische Notfallsituation herbeiführen können, sind zu nennen:
- Angstsyndrome
- Depressionen mit Suizidalität
- Delirante Syndrome
- Paranoid-(halluzinatorische) Psychosen
- Autistischer Rückzug

Angstsyndrome

Die Störungen äußern sich in Form von Erwartungsängsten und sind Folge durchlebter somatischer Komplikationen, z. B. mehrfache Shuntrevisionen, hypertone Krisen, Elektrolytentgleisungen. Bei ängstlich-unsicheren Persönlichkeiten kann es hier gelegentlich zu panikartigen Reaktionen kommen, in denen die Patienten z. B. »kopflos« aus der Dialysestation hinausrennen wollen.

- In den meisten Fällen gelingt eine Stabilisierung durch eine stützende psychotherapeutische Intervention.
- In seltenen Fällen ist die einmalige Gabe eines Tranquillizers erforderlich, z. B. 5–10 mg Diazepam (Valium).

❗ CAVE
Benzodiazepine, die durch Glukoronisierung metabolisiert werden, sollten wegen der Gefahr der Kumulation nicht gegeben werden: Oxazepam (Adumbran), Lorazepam (Tavor), Chlordiazepoxyd (Librium) etc.

Depressionen

Depressive Syndrome sind die häufigste psychiatrische Komplikation unter chronischer Hämodialyse. Die durchschnittliche Häufigkeit ist mit 40–50% anzunehmen. Überwiegend finden sich gehemmt-depressive und hypochondrisch depressive Syndrome.

- Neben vielfältigen vegetativen Symptomen fallen die Patienten durch psychomotorische Hemmung, Antriebsverlust, Rückzugstendenzen, Einengung der Interessen, diffuse hypochondrische Befürchtungen, generell pessimistische Grundeinstellung und resignierende Verhaltensmuster auf. Schlafstörungen werden quälend und Schmerzen intensiver erlebt. Suizidimpulse sind häufig.
- Suizidversuche werden nicht selten verdeckt durchgeführt:
  - durch Weglassen von Medikamenten,
  - Nahrungs- und/oder Flüssigkeitsexzesse,
  - Alkohol- und Tablettenmissbrauch,
  - Nahrungsverweigerung,
  - Manipulationen an den Dialysegeräten.

Die Ursache der Depressionen ist fast immer multifaktoriell: Neben somatischen Einflüssen spielen familiäre Belastungen, Auseinandersetzungen mit dem Dialyseteam und die Wahrnehmung des zunehmenden eigenen Verfalls eine Rolle.

Entsprechend muss die Therapie mehrgleisig angelegt werden:

Neben einer kontinierlichen psychotherapeutischen Betreuung des Patienten ist auch hier die Einbeziehung der engeren Bezugspersonen – in der Regel Familienangehörige – unbedingt erforderlich.

- Eine Paartherapie kann notwendig sein, wenn der Lebenspartner die Heimdialyse durchführt, da die Doppelrolle von Lebenspartner und assistierendem Therapeut zu Schwierigkeiten in der Beziehung führen kann.
- Eine Beratung der behandelnden Ärzte und des Pflegeteams kann ebenfalls therapeutisch nutzbar gemacht werden.
- Letzendlich müssen auch somatische Ursachen berücksichtigt und – wenn möglich – korrigiert werden.

Bei schweren Depressionen und kontinuierlicher Suizidalität kann eine unterstützende Behandlung mit Antidepressiva erforderlich sein.

❗ **Antidepressiva können wegen ihrer hohen Eiweißbindung und des großen Verteilungsvolumen in normalen Dosen verordnet werden**

Je nach zu behandelnder Zielsymptomatik empfiehlt sich die einschleichende Verordnung von:
- 50–100 mg Sertralin (Zoloft)
- Oder 50–150 mg Doxepin (Aponal u.a.)
- Oder 15–30 mg Mirtazapin (Remergil)
- Evidenzlevel C

Delirante Syndrome

Symptomatisch sind Störungen der Bewusstseinslage und der Orientierung, illusionäre Verkennungen, Bewegungs- und Beschäftigungsdrang, innere Unruhe, Durcheinanderreden, Wechsel des Affektes zwischen Euphorie und Depression, Störungen der Auffassung, flüchtige optische, weniger elementarakustische und akustische sowie taktile Halluzinationen. Die Patienten führen zum Teil unverständliche Selbstgespräche.

Die Symptomatik kann sich in der Dunkelheit verschlechtern und stark wechseln. Eine sinnvolle Kooperation während der Dialyse ist praktisch nicht möglich. Die Patienten gefährden sich hierdurch selbst, weshalb eine schnelle Durchbrechung der deliranten Symptomatik erforderlich ist.

Ursachen können sein:
- Metabolische Entgleisungen des Elektrolyt- und Wasserhaushaltes
- Herzrhythmusstörungen
- Medikamentenumstellungen
- Zerebrale Funktionsstörungen
- Missbrauch von Alkohol (auch in geringen Mengen) und Beruhigungsmitteln

Die Therapie besteht in der Gabe von Neuroleptika mit möglichst geringen anticholinergen Begleiteffekten. Da Neuroleptika während des Abbaus zahlreiche aktive und inaktive Metaboliten bilden, deren Verstoffwechselung zum Teil nicht ausreichend geklärt ist, sollten niedrigere als sonst übliche Dosierungen gewählt werden:
- 2,5 mg Haloperidol (z. B. Haldol) i.v. oder i.m.
- Bei nicht ausreichender Wirkung Wiederholung der Initialdosis nach einer Stunde
- Jeweils weitere 2,5 mg Haloperidol im Abstand von 1–2 h, bis der Patient geordneter ist; in den meisten Fällen kommt man mit Tagesdosen zwischen 2,5 und 7,5 mg aus

Bestehen starke Schlafstörungen oder deutlich verstärkte Verhaltensstörungen in der Nacht, so kann eine weitere Medikation notwendig werden:
- 20–40 mg Pipamperon (Dipiperon) als Saft
- Oder 25–50 mg Melperon (Eunerpan) als Saft

Ergänzende notwendige Maßnahmen sind eine helle Beleuchtung des Raumes und regelmäßige Zuwendung durch Ansprechen des Patienten.

Hatte der Patient zerebrale Krampfanfälle gehabt oder finden sich Krampfpotentiale im EEG, so ist eine Therapie mit Clomethiazol als Saft vorzuziehen:
- 50–150 ml Clomethiazol (Distraneurin) = 1–3 ml Saft
- Wiederholung von jeweils 50–150 ml Clomethiazol, bis eine ausreichende Sedierung eingetreten ist

Paranoid-halluzinatorische Psychosen

Auch diese Komplikationen können den Fortgang einer Dialyse gefährden, besonders, wenn sich die paranoide Symptomatik auf die Dialyse richtet.

- Die betroffenen Patienten fühlen sich durch die Apparatur und das Personal kontrolliert und beobachtet.
- Vergiftungsideen können zur Dialyseverweigerung führen.
- Die Patienten kapseln sich ab, verhalten sich misstrauisch und ablehnend.
- Halluzinationen in Form von Stimmenhören, die auch das Dialysegeschehen kommentieren können, werden nicht selten nach Abklingen der Psychose berichtet.

Wegen der Gefährdung des weiteren Dialyseprogramms ist eine konsequente Neuroleptikamedikation dringend einzuleiten. Da die Patienten im Rahmen der psychotischen Symptomatik wenig zuverlässig sind, ist eine parenterale Applikation sinnvoll::
- 2,5–10 mg Haloperidol (z. B. Haldol) i.v. oder i.m. pro Tag
- Oder 1–5 mg Risperidon (Risperdal) oral

Die psychotischen Störungen klingen in den meisten Fällen innerhalb weniger Wochen ab. Eine Langzeittherapie ist nur in Ausnahmefällen erforderlich. Sehr wichtig ist der Aufbau einer vertrauensvollen therapeutischen Beziehung. Sie erweist sich als hilfreich zur Reduktion der vielgestaltigen Ängste und Befürchtungen.

Psychotherapeutische Ziele

Im Zentrum der Therapien von Dialysepatienten stehen langfristige psychotherapeutische und sozialtherapeutische Interventionen. Sie dienen der Verbesserung der Lebensqualität und der Vermeidung somatischer und psychischer Komplikationen.
- Erstes Behandlungsziel der Psychotherapie ist eine Verbesserung der Compliance – hier insbesondere der notwendigen Einschränkung der Flüssigkeitszufuhr. Kognitive Verhaltenstherapie hat sich hier als hilfreich erwiesen.
- Zusätzlich muss immer die Belastung der Familie oder anderer Bezugspersonen berücksichtigt werden, die je nach Stabilität der Familie bis zu einer systemischen Familientherapie reichen kann.

- Abschließend ist Case-Management erforderlich, um auf den Patienten zentrierte soziale Unterstützungen zur Erhaltung einer (eingeschränkten) Berufstätigkeit, rehabilitative Maßnahmen oder Urlaub sicherzustellen.

Die Datenlage ist sowohl für psychotherapeutische als auch psychopharmakologische Behandlungen unzureichend (Evidenzlevel C).

13.7 Intensivmedizin

Auf intensivmedizinischen Abteilungen ist wie bei dialysepflichtigen Patienten mit psychiatrischen Notfallsituationen zu rechnen. Sie sind besonders zu beobachten
- im Zusammenhang mit Reanimationsmaßnahmen,
- bei Sepsis,
- bei maschinenunterstützter Beatmung und
- bei schweren kardiovaskulären Dekompensationen.

Für die Entwicklung psychiatrischer Syndrome förderlich wirken sich Besonderheiten aus, die durch die Institution bedingt sind:
- Mangelnde Orientierungsmöglichkeiten und Isolation in Räumen mit Maschinen und Monitoren
- Eingeschränkte bis aufgehobene Mobilität
- Quantitative Bewusstseinsminderung
- Verlust des Zeitgefühls
- Abhängigkeit von Dritten bei der Regulation einfacher Körperfunktionen: Blasenkatheter, Defäkation, parenterale Flüssigkeitszufuhr und Ernährung

Stabilisierend wirkt sich die intensive Betreuung durch das Pflegepersonal und die behandelnden Ärzte aus.
Die psychiatrischen Syndrome, die bei Patienten auf intensivmedizinischen Abteilungen zu versorgen sind, sind unspezifisch und entsprechen denen anderer Akutabteilungen wie chirurgischen Wachstationen oder Dialyseabteilungen. Es treten auf:
- Delirien
- Verwirrtheitszustände

- Panikattacken
- Ängstliche, depressive, manische oder paranoid-halluzinatorische Durchgangssyndrome
- Erregungszustände bei Persönlichkeitsstörungen
- Suizidalität

Bei langanhaltenden Reanimationsmaßnahmen – insbesondere bei maschineller Beatmung – kann sich eine posttraumatische Belastungsstörung entwickeln.
Die Behandlungsrichtlinien entsprechen den in ► Abschn. 13.6 gemachten Ausführungen.

13.8 Notfälle bei Karzinomleiden

Psychiatrische Notfälle stellen sich häufig bei Patienten mit einem infausten Krebsleiden ein. Hier sind zu nennen:
- Schwere Depressionen
- Suizidalität
- Angstzustände
- Delirien

Depression
Die Gründe für das Entstehen einer Depression können vielfältig sein. Zunächst bringt schon die Mitteilung der Diagnose eine schwere Verunsicherung und eine Infragestellung der weiteren Lebensplanung mit sich. Die Patienten werden mit der Tatsache konfrontiert, dass sie nur noch eine begrenzte Lebenserwartung haben, und reagieren hierauf mit depressiven Verstimmungen, Verzweiflung, Vorwurf (»Warum ich?«) oder mit Verleugnung. Nach einer Episode wechselhafter Befindlichkeiten zwischen Optimismus und Hoffnungslosigkeit erfahren sie die Folgen diverser Therapien wie Operation, Bestrahlung oder Chemotherapie.
Die Entwicklung einer Depression kann induziert werden durch:
- Art und Sitz des Tumors (Beispiel Pankreaskopfkarzinom),
- die Operation (Beispiel Hirnoperation),
- Bestrahlung (Kopf),
- die Art der Chemotherapie (Beispiel Vincristin, Glukokortikosteroide, Interferon).

Eine Depression bei bestehendem Karzinomleiden kann zusätzlich gefördert werden durch:
- chronische Schmerzen (Knochenmetastasen),
- Einschränkung der Mobilität,
- Kachexie,
- Nebenwirkungen der Chemotherapie (z. B. Übelkeit, Erbrechen),
- Operationsfolgen (z. B. Blasen- oder Darmkarzinom mit nachfolgender Inkontinenz)

Frühere depressive Episoden und eine familiäre Belastung können weitere Faktoren sein, die die Entstehung einer Depression begünstigen.

Die Folgen der Depression sind sozialer Rückzug, Schwierigkeiten mit Angehörigen und Erwartungsängste als Folge beeinträchtigender diagnostischer und therapeutischer Maßnahmen.

❗ Je länger die Depression besteht und je schwerer sie ist, umso stärker muss mit Suizidgedanken, -impulsen oder -handlungen gerechnet werden. Ein wesentlicher Anlass ist eine unzureichend eingestellte chronische Schmerzsymptomatik.

Depression sind häufig mit Ängsten verbunden. Diese richten sich vor allen Dingen auf die Begleitumstände einer Chemotherapie oder schmerzhafte diagnostische Eingriffe. Bei der Entstehung und Unterhaltung von Ängsten müssen ebenfalls zusätzliche Einflüsse durch Medikamente, Art des Tumors oder Verlust der Autonomie berücksichtigt werden.

Therapie

Die Behandlung in einer Notfallsituation besteht in der Kurzintervention der vorherrschenden Symptomatik und einer nachfolgenden Langzeitbetreuung, in der medizinische, psychiatrische und soziale Aspekte aufeinander abgestimmt werden. Ein akut suizidaler Patient benötigt intensive Zuwendung im Rahmen einer verständnisvollen, ermutigenden Psychotherapie. Die einzelnen Faktoren, die zur **Suizidalität** geführt haben, müssen eruiert und wenn möglich beeinflusst werden.

Ein wichtiger Aspekt ist oft eine unzureichende **Schmerzbehandlung.** Als Möglichkeit bieten sich an:

- Erhöhung der Opioiddosis,
- Wechsel des Opioids oder
- Kombination zweier Opioide.

Zusätzlich ist wegen der bestehenden Depression und zur Minderung des Schmerzerlebens die Gabe von Antidepressiva indiziert. Die Substanzen wirken potenzierend auf die schmerzlindernden Effekte der Opioide. Hierdurch können Opioide eingespart werden, und die Rate der opioid-bedingten UAW wird reduziert:

- 15 mg Mirtazapin (Remergil) langsam titrierend aufdosieren, bis ausreichende Analgesie erreicht ist
- Maximaldosis/24 h: 90 mg
- Alternativ:
  25–200 mg Amitriptylin (Saroten)
  oder 25–200 mg Clomipramin (Anafranil)

Unterstützend und langfristig ist eine kontinuierliche professionelle Betreuung erforderlich. Der psychotherapeutische Ansatz reicht je nach Differenzierung der Persönlichkeit und Vorliegen belastender und entlastender Faktoren von einfacher, stützender Gesprächstherapie über tiefenpsychologisch fundierte Kurztherapie bis zur kognitiven Umstrukturierung. Ergänzend sind Entspannungsverfahren, balneologische und soziotherapeutische Interventionen hilfreich, je nach Ausgestaltung bestehender Beeinträchtigungen und Behinderungen.

❗ Das Behandlungsziel der langfristigen Versorgung ist eine eigenbestimmte und möglichst schmerzfreie Lebensführung in Würde während des letzten Lebensabschnitts.

Literatur

Campbell CL, Clauw DJ, Keefe FJ (2004) Persistent pain and depression: A biopsychosocial perspective. Biol Psychiatry 54: 399–409

Cohen LM, Tessier EG, Germein MJ et al (2004) Update on psychotropic medicationuse in renal disease. Psychosomatics 45: 34–48

Fisher A, Davis M, Croft-BakerJ et al (2002) Citalopram induced severe hyponatriaemia with coma and seizure. Case reprot with literature and spontaneous reports review. Adverse Drug React Toxicol Rev 21: 179–187

Kapfhammer HP (2006) Psychopharmakologische Behandlung von ängstlich-depressiven Syndromen im Kontext somatischer Erkrankungen. In: Möller HJ (Hg) Therapie psychischer Erkrankungen, 3. Aufl. Thieme, Stuttgart, S 1182–1208

Kimmel PL, Thamer M, Richard CM et al (1998) Psychiatric illness in patient with renal end-stage disease. Am J Med 105: 214–221

Lipowski Z (1990) Delirium: Acute confusional states. Oxford University Press, New York Oxford

Marx SJ (2000) Hyperparathyreoid and hypoparathyreoid disorders. NEJM 343: 1863–1875

Miller K, Massie MJ (2006) Depression and anxiety. Cancer J 12: 388–397

Mion LC, Minnick AF, Leipzig R et al (2007) Patient-initiated device removal in intensive care units: a national prevalence study. Crit Care Med 35: 2714–2720

Ostermann ME, Keenan SP, Seiferlin RA et al (2000) Sedation in the intensive care unit: a systematic review. JAMA 283: 1451–1459

Romero S, Pintor L, Serra M et al (2007) Syndrome of inappropriate secretion of antidiuretic hormone due to citalopram and venlafaxine. Gen Hosp Psychiatry 29: 81–84

Sanders R (1988) Suicidal behaviour in critical care medicine: Conceptual issues and managment strategies. In: Wise M (ed) Problems in critical care medicine. Lippincott, Philadelphia, pp 116–133

Staab HJ, Ludwig M (Hg) (1993) Depression bei Tumorkranken. Thieme, Stuttgart New York

Theobald DE, Krish KL, Holtsclas E et al (2002) An open label cross-over trial of mirtazapine (15 and 30 mg) in cancer patients with pain and other disstressing symptoms. J Pain Symptom Manage 23: 7–8, 442–447

3

Anhang

Die Behandlungshinweise (▶ Übersichten A1 bis A4) und Dosierungsbreiten der Psychopharmaka (◘ Tabellen A1 bis A6) im engeren Sinn sollen Hilfen geben, sich unter den zahlreichen Präparaten zurechtzufinden. Da ein großer Teil von Patienten in den Praxen alte Menschen sind, wurden Dosierungsempfehlungen für alte Menschen gesondert angegeben. Die abschließende ◘ Tabelle A7 gibt darüber hinaus eine rasche Orientierung über mögliche unerwünschte psychische Nebenwirkungen, die durch Medikamente bedingt sind.

Übersicht A1. Empfehlungen für den richtigen Umgang mit Psychopharmaka

- Vor Einsatz von Psychopharmaka sorgfältige Untersuchung und Diagnosestellung
- Psychopharmaka nur dann verordnen, wenn eine gezielte Indikation besteht
- Medikamentöse Vorbehandlungen eruieren
- Anamnestisch Tendenzen zu Missbrauch oder Abhängigkeit abklären
- Wahl des Psychopharmakons nach Wirkprofil unter Berücksichtigungen möglicher Interaktionen und Nebenwirkungen sowie Kontraindikationen
- Dosierung in der Regel einschleichend und individuell
- Keine Verschreibung größerer Mengen während einer Akuterkrankung oder bei Suizidalität
- Individuelle Dosisanpassung bei Alterspatienten
- Bei Tranquilizern und Hypnotika Dosierung möglichst niedrig, aber ausreichend einstellen
- Behandlung mit Tranquilizern und Hypnotika maximal sechs Wochen. Bei längerer Behandlungsnotwendigkeit Überweisung zum Facharzt. Frühestmögliche, langsame Dosisreduktion mit Übergang auf diskontinuierliche Gabe
- Exakte Aufklärung und Information des Patienten über Wirkung und mögliche Nebenwirkungen sowie Wechselwirkungen mit anderen Medikamenten, insbesondere mit Alkohol   ▼

- Hinweis auf mögliche Beeinträchtigung der Reaktionsfähigkeit und der Fahrtauglichkeit – vor allem am Beginn einer Psychopharmakotherapie
- Längerfristige Kombination mehrerer Psychopharmaka möglichst vermeiden
- Bei gleichzeitig bestehender medikamentöser Langzeitbehandlung wegen somatischer Erkrankungen Berücksichtigung der Metabolisierung über das P450-Iso-Enzym-System bei der Auswahl des Psychopharmakons
- Regelmäßige Verlaufskontrollen einschließlich Labor- und Blutdruckkontrollen sicherstellen
- Aufbau einer tragfähigen Arzt-Patient-Beziehung zur Sicherung des Compliance
- Bei Langzeitmedikation Kooperation mit Facharzt, Institutsambulanz oder Poliklinik (Indikationsstellung, Dosierung, Behandlungsdauer)
- Bei Auftreten neuer psyischer oder somatischer Symptome an Möglichkeit einer Intoxikation oder Komplikation denken
- Beendigung der Behandlung grundsätzlich durch langsam ausschleichende Dosisreduktion

Übersicht A2. Empfehlungen für die Behandlung mit Antidepressiva

- Aufklärung über mögliche Nebenwirkungen und Risiken vor Beginn der Therapie
- Information, dass frühestens in 2 Wochen mit einer deutlichen Besserung zu rechnen ist
- Antidepressiva je nach Alter, Allgemeinzustand, Zusatzerkrankung individuell einschleichend dosieren
- Je älter der Patient, desto niedriger der Anstiegsgradient der Tagesdosis
- Beginn der antidepressiven Wirkung frühestens vom 5. Tag an; deshalb Behandlung mit einem Antidepressivum mindestens 3 Wochen durchführen   ▼

- Ein Umsetzen auf ein anderes Antidepressivum aus therapeutischen Gründen vor der 3. Behandlungswoche ist sinnlos. Ausnahmen: Komplikationen, Nebenwirkungen, ablehnende Einstellung des Patienten zu diesem speziellen Medikament
- Bei Nonresponse: Bestimmung des Plasmaspiegels des Antidepressivums
- Vor Umsetzen Überprüfung, ob ausreichend hoch dosiert wurde
- Nach Besserung der Depression Tagesdosis unverändert 6 Wochen beibehalten
- Danach vorsichtige Reduktion im Abstand von jeweils 4 Wochen auf Erhaltungsdosis
- Gesamtdauer der antidepressiven Therapie: mindestens 26 Wochen
- Nachbetreuung der Patienten nach Absetzen der Medikamente für mindestens 6 Wochen
- Benzodiazepine sind für die Behandlung von Depressionen nicht geeignet
- Die Unverträglichkeit von Alkohol ist unter Antidepressiva besonders hoch. Deshalb wiederholt absolutes Alkoholverbot aussprechen

Übersicht A3. Empfehlungen für die Therapie mit Neuroleptika

- Aufklärung über mögliche Nebenwirkungen und Risiken einschließlich möglicher Spätfolgen (Spätdyskinesien)
- Die Wahl des Medikamentes richtet sich nach der zugrunde liegenden Störung, also dem »Zielsymptom«, z. B. »Erregung«, »Angst«, »Autismus«
- Möglichst einschleichend und ausschleichend behandeln
- Nicht zu schnell das Medikament wechseln (nicht vor 3 Wochen, außer bei Komplikationen), sondern Dosis, Verträglichkeit und Compliance überprüfen
- Je älter der Patient, desto niedriger die Anfangsdosis und umso vorsichtiger steigern ▼

- Darreichungsform (Tabletten, Dragee, Sol-Tabs, Tropfen) den Wünschen des Patienten anpassen
- Extrapyramidal-motorische Nebenwirkungen können sich hinter psychischen Störungen verbergen (z. B. Akathisie hinter psychomotorischer Unruhe, akinetisches Parkinson-Syndrom hinter autistisch-negativistischen Verhaltensweisen)
- Ein Parkinson-Syndrom unter Neuroleptika bedeutet eine zu hohe Medikation: Dosisreduktion oder Umsetzen
- Eine Akathisie wird als sehr quälend erlebt und sollte immer zu einem Wechsel des Medikamentes führen
- Keine Antiparkinsonmittel, wenn extrapyramidal-motorische Störungen fehlen
- Im Notfall ausreichend und konsequent dosieren. Zu geringe Dosierung ist schlechter als keine Medikation, da der Patient die nicht ausreichende Wirkung als Bestätigung für seine Ablehnung weiterer Medikamente interpretiert
- Bei Verdacht auf Incompliance, fehlende Krankheitseinsicht oder ambivalent ablehnender Haltung des Patienten möglichst parenterale Applikation wählen (ggf. Umstellen auf Depot-Neuroleptika) und ggf. Plasmaspiegel des Neuroleptikums bestimmen
- Überdosierung bei Langzeitbehandlung vermeiden – Dosierung und Wahl des Präparates dem individuellen Lebensstil des Patienten anpassen
- Nicht zu früh absetzen; nach Abklingen der Symptomatik noch 6 Wochen die erreichte Dosis beibehalten, dann langsam stufenweise im Abstand von 4 Wochen auf Erhaltungsdosis reduzieren
- Langzeitbehandlung nach Ersterkrankung einer Schizophrenie für die Dauer von 2 Jahren, nach rezidivierender Erkrankung für die Dauer von 5 Jahren gewährleisten
- Regelmäßige Laborkontrollen
- Wechselwirkungen mit anderen langfristig verordneten Medikamenten beachten
- Soziotherapie und Psychoedukation sicherstellen

Übersicht A4. Empfehlungen für den Umgang mit Benzodiazepinen

- Strenge Indikationsstellung wegen der Gefahr der Abhängigkeit
- Patienten mit einer Suchtanamnese oder mit suchtartigen Verhaltensweisen sollten keine Benzodiazepine erhalten
- Zu Beginn der Behandlung Behandlungszeitraum festlegen (maximal 6 Wochen)
- Nimmt ein Patient länger als 3 Monate ununterbrochen Benzodiazepine, so sollte er zu einem Psychiater überwiesen werden (weitergehende Diagnostik, alternativer Behandlungsvorschlag, Entzugsbehandlung)
- Eigenmächtige Dosissteigerungen des Patienten sollten zum Abbruch der Therapie führen
- Spätestens in der zweiten Behandlungswoche sollte vorsichtige Dosisreduzierung angestrebt werden
- Wegen der Gefahr von Rebound-Phänomenen wöchentliche Dosisreduktion beim Ausschleichen der Medikation
- Behandlung beenden mit Intervallgaben: erst an jeden zweiten, dann an jedem dritten Behandlungstag
- Benzodiazepine sind nicht zur Behandlung von Depressionen geeignet

◘ Tab. A1. Dosierung von Neuroleptika

Generikum	Handelsname (Beispiel)	Handelsformen (mg)	Tagesdosis Erwachsene (mg/24 h)	Tagesdosis >65 Jahre (mg/24 h)
Typische Neuroleptika mit geringer oder mäßiger antipsychotischer Wirkung:				
Promethazin	Atosil	25; ggt; p	25–1200	25–200
Protipendyl	Dominal	40; 80; p	40–480	40–120
Thioridazin	Melleril	25; 100; 30*; 200* ggt	50–600	25–100
Chlorprothixen	Truxal	15; 50; ggt	50–800	15–150
Pipamperon	Dipiperon	40; ggt	40–360	40–120
Laevomepromazin	Neurocil	25; 100 ; ggt; p	25–600	10–100
Sulpirid	Dogmatil	50; 200; ggt; p	50–800	50–200
Melperon	Eunerpan	25; 100; ggt	50–400	25–200
Mittelstark potente typische Neuroleptika (»Breitband«-Neuroleptika):				
Chlorpromazin	Propaphenin	25; p	50–600	25–200
Perazin	Taxilan	25; 100; ggt; p	50–800	25–200
Perphenazin	Decentan	4; 8; ggt	4–48	4–12
Zuclopentixol	Ciatyl-Z	2; 10; 25; ggt	10–75	2–30
Flupetixol	Fluanxol	0,5; 2; 5; ggt	2–30	0,5–10
Typische Neuroleptika mit starker antipsychotischer Wirkung:				
Fluphenazin	Lyogen	1; 4; ggt; 3*; 6*	3–40	0,5–8
Haloperidol	Haldol	1; 2; 5; 10; 20; ggt; p	3–60	0,5–10
Bromperidol	Tesoprel	5; ggt	2–20	1–5

■ **Tab. A1.** Fortsetzung

Generikum	Handelsname (Beispiel)	Handelsformen (mg)	Tagesdosis Erwachsene (mg/24 h)	Tagesdosis >65 Jahre (mg/24 h)
Benperidol	Glianimon	2; 5; 10; ggt; p	2–45	0,5–10
Pimozid	Orap	1; 4	1–16	1–4
Atypische Neuroleptika:				
Amisulprid	Solian	100; 200; 400; ggt	100–1000	50–200
Aripiprazol	Abilify	10; 15; 30	15–30	10–15
Clozapin	Leponex	25; 50; 100	25–900	12,5–100
Olanzapin	Zyprexa	2,5; 5; 7,5; 10; 15; 20 p	5–40	2,5–10
Quetiapin	Seroquel	25; 100; 200; 300	50–800	50–300
Paliperidon	Invega	3*; 6*; 9*	3–12	3–6
Risperidon	Risperdal	0,5; 1; 2; 3; 4 ggt	1–8	0,5–2
Sertindol	Serdolekt	4; 12; 16; 20	4–24	4–12
Ziprasidon	Zeldox	20; 40; 60; 80; ggt; p	40–160	20–80
Zotepin	Nipolept	25; 50; 100	50–450	25–100

* Retard-Form; ggt Tropfen oder Saft; p parenteral

■ **Tab. A2.** Dosierung von Depotneuroleptika

Generikum	Handelsname (Beispiel)	Dosis (mg/ml) Wirkdauer	Dosierung Erwachsene	Dosierung >65 Jahre
Zuclopentixolacetat	Ciatyl-Z Acuphase	50 3 Tage	50–150	50
Zuclopentixoldecanoat	Ciatyl-Z Depot	200 2–4 Wochen	200–400	100
Fluphenazindecanoat	Dapotum D	2,5; 12,5; 25; 50; 100; 250 2–4 Wochen	25–100	12,5–25
Perphenanzinenantat	Decentan Depot	100 2 Wochen	50–200	50
Flupentixoldecanoat	Fluanxol Depot	20; 100 2–4 Wochen	20–100	10–20
Fluspirilen	Imap	2 1 Woche	2–10	1,5–3
Haloperidoldecanoat	Haldol Decanoat	50 4 Wochen	50–300	12,5–50
Risperidon	Risperdal Consta	25; 37,5; 50 2 Wochen	25–50	25

◘ **Tab. A3.** Dosierung von Antidepressiva

Generikum	Handelsname (Beispiel)	Handelsformen0 (mg)	Tagesdosis Erwachsene (mg/24 h)	Tagesdosis >65 Jahre (mg/24 h)
Tri- und tetrazyklische Antidepressiva:				
Vorwiegend antriebssteigernd:				
Nortriptylin	Nortrilen	10; 25	50–225	20–100
Vorwiegend stimmungsaufhellend:				
Imipramin	Tofranil	10; 25	50–225	20–100
Clomipramin	Anafranil	10; 25; 75*; p	50–300	25–100
Vorwiegend sedierend-anxiolytisch:				
Amitriptylin	Saroten	10; 25; 50; 25*; 50*; 75*; p	50–225	25–100
Maprotilin	Ludiomil	25; 50; 75; p	25–225	20–75
Trimipramin	Stangyl	25; 100; ggt	50–400	25–100
Doxepin	Aponal	5; 10; 25; 50; 75; 100; p; ggt	50–225	25–100
Mianserin	Tolvin	10; 30; 60	30–180	10–90
Dosulepin	Idom	25; 75	50–225	25–150
Monoaminoxydase-Inhibitoren (MAOI):				
Tranylcypromin	Jatrosom N	10	20–60	10–20
Moclobemid	Aurorix	150; 300	300–900	150–600
Serotonin-Wiederaufnahmehemmer (SSRI) :				
Escitalopram	Cipralex	10; 20; ggt	10–30	10–20
Citalopram	Cipramil	20; 40; p	20–60	10–20
Fluoxetin	Fluctin	20; ggt	10–80	5–40
Fluvoxamin	Fevarin	50; 100	100–300	50–100
Paroxetin	Seroxat	20; ggt	10–60	10–30
Sertralin	Zoloft	50; 100 ggt	50–200	50–100
Noradrenalin-Seretonin selektives Antidepressivum (NaSSA):				
Mirtazapin	Remergil SolTab	15; 30; 45; ggt	15–60	15–30
Mirtazapin	Remergil Konzentrat	6; p; 15; p	12–21	6–12
Selektive Noradrenalin-Serotonin-Wiederaufnahmehemmer (SNRI):				
Venlafaxin	Trevilor	37,5; 75*; 150*	75–375	37,5–225

◘ Tab. A3. Fortsetzung

Generikum	Handelsname (Beispiel)	Handelsformen0 (mg)	Tagesdosis Erwachsene (mg/24 h)	Tagesdosis >65 Jahre (mg/24 h)
Duloxetin	Cymbalta	30; 60	30–120	30–90
Selektive Noradrenalin-Wiederaufnahme-Hemmer (NARI):				
Reboxetin	Edronax	4	4 – 10	2–6
Selektive Noradrenalin-Dopamin-Wiederaufnahmehemmer (SNDRI):				
Bupropion	Elontril	150	150–300	150
Andere Antidepressiva:				
Trazodon	Thombran	50; 100	50–600	25–200
Sulpirid	Dogmatil	50; 200	50–250	50–150
Pflanzliche Antidepressiva:				
Johanniskraut Trockenextrakt (Extr. Herba Hyperici)	Jarsin	300	600–900	300–900

* Retardform; ggt Tropfen oder Saft; p parenteral

◘ Tab. A4. Dosierung von Phasenprophylaktika

Substanz bzw. Generikum	Handelsname (Beispiel)	Dosis (Lithium mmol; übrige mg)	Tagesdosis (24 h)	Propylaktischer Plasmaspiegel	Prophylaktischer Plasmaspiegel >65 Jahre	Therapeutischer Plasmaspiegel (Manie)
Lithiumpräparate:						
Lithiumcarbonat	Hypnorex retard	400 mg 10,8 mmol	12–36 mmol	0,5–1,0 mmol/l	0,4–0,8 mmol/l	1,0–1,4 mmol/l
	Lithium »Apogepha«	295 mg 8 mmol				
	Quilonum retard	450 mg 12,2 mmol				
Lithiumaspartat	Lithium-Aspartat	3,2 mmol				
Lithiumacetat	Quilonum	536 mg 8,1 mmol				
Carbamazepin	Tegretal	200 /200*; 400*; 600*; ggt	400–1200 mg	4–10 µg/ml	4–10 µg/ml	8–12 g/ml
Valproat	Orfiril	150; 300; 600; 150*; 300*; 500*; 1000*; ggt; p	600–2400 mg	50–100 µg/ml	50–100 µg/ml	um 100 µg/ml
Lamotrigin	Elmendos	25; 50; 100; 200	100–400 mg			

* Retardform; ggt Tropfen oder Saft; p parenteral

◾ **Tab. A5.** Dosierung von Benzodiazepinen

Generikum	Handelsname Beispiel	Handelsformen (mg)	Tagesdosis Erwachsene (mg/24 h)	Tagesdosis >65 Jahre (mg/24 h)
Alprazolam	Tafil	0,5; 1	0,5–4	0,5–1,5
Bromazepam	Lexotanil	6	1,5–6	1,5–3
Brotizolam**	Lendormin	0,25	0,125–0,25	0,125
Chlordiazepoxyd	Librium	25	5–50	5–20
Clobazam	Frisium	10; 20	10–80	5–15
Dikaliumclorazepat	Tranxilium	5; 10; 20; 20*; 50 p; 100 p	10–150	2–20
Diazepam	Valium	5; 10; ggt; p	5–30	5–10
Flunitrazepam**	Rohypnol	1; 1 p	0,5–2 0,5–1 p	0,5 0,5 p
Flurazepam**	Dalmadorm	30	15–30	15
Lorazepam	Tavor	0,5; 1,0; 2,5	0,5–7,5	0,5–2
Loprazolam**	Sonin	1; 2	0,5–2	0,5–1
Lormetazepam	Noctamid	1; 2	0,5–2	0,5–1
Medazepam	Rudotel	10	10–60	5–15
Midazolam**	Dormicum	7,5; 5 p; 15 p; 50 p	7,5–15 oral 2–2,5 mg p Titration: 1 mg	7,5 0,5–1 mg p Titration: 0,5 mg
Nitrazepam**	Mogadan	5	5–10	2,5–5
Nordazepam	Tranxilium N	ggt	2,5–15	2,5–10
Oxazepam	Adumbran	10	10–60	5–15
Prazepam	Demetrin	10	10–40	5–15
Temazepam**	Planum	10/20	10–40	10–20

** vorwiegend Hypnotikum; ggt Tropfen; p parenteral

◾ **Tab. A6.** Dosierung von Antidementiva

Generikum	Handelsname (Beispiel)	Handelsformen (mg)	Tagesdosis (mg/24 h)
Donezepil	Arizept	5; 10	10
Galantamin	Reminyl	8*; 16*; 24*; ggt	16–24
Rivastigmin	Exelon	1,5; 3; 4,5; 6	6–12
Rivastigmin	Exelon transdermal, Pflaster	4,6; 9,5	4,6–14,1
Memantine	Axura, Ebixa	10; ggt	10–20

* Retardform; ggt Tropfen

◨ Tab. A7. Psychische unerwartete Arzneimittelwirkungen (UAW) von Medikamenten

Medikament	Delir, Verwirrtheit	Depression	Angst	Unruhe Erregung oder Aggression	Psychotische Störungen, Halluzinationen, Depersonalisation	Manie, Euphorie	Gedächtnisstörungen oder Amnesie
ACE-Hemmer	+	+					
Aciclovir	+				+		
Allopurinol		+					
Anticholinergika (Atropin etc.)	+		+	+	+		+
Antidepressiva	+		+	+		+	+
Antihistaminika	+		+	+	+		
Antikonvulsiva	+	+		+	+		
Antiparkinsonmittel	+				+		
Asparaginase	+	+			+		
Azithromyzin			+	+	+		
Baclofen	+	+		+		+	
Barbiturate	+			+			+
Benzodiazepine		+		+	+		+
Betarezeptorenblocker		+			+		
Bromocriptin	+		+	+	+		
Bunazosin		+		+			
Carbamazepin		+		+			
Carvedigol	+	+			+		
Cefaclor	+				+		
Cefazolin				+			
Chinidin, Chinin	+						
Cimetidin	+	+		+	+		
Clarithromycin	+		+		+		
Clonidin	+	+			+		
Codein, Dihydrocodein						+	
Cycloserin	+	+	+		+		
Chloramphenicol	+	+					

◲ **Tab. A7.** Fortsetzung

Medikament	Delir, Verwirrtheit	Depression	Angst	Unruhe Erregung oder Aggression	Psychotische Störungen, Halluzinationen, Depersonalisation	Manie, Euphorie	Gedächtnisstörungen oder Amnesie
Chloroquin	+			+	+		
Digitalis	+		+		+		+
Disulfiram	+	+			+		
Dopaminantagonisten			+	+			
Enoxazin	+	+	+	+	+		
Ephedrin			+		+		
Fluorochinolone	+		+		+		
Flutamid	+	+	+				
Guanethidin		+					+
Halothan		+					
Indomethazin	+	+	+	+	+		
Interferone	+	+					
Isoniazid			+		+		
Ketamin	+			+			
Kontrazeptiva		+					
Levodopa	+	+		+	+		
LH-RH-Agonisten		+	+		+	+	
Lidocaín		+	+		+	+	
Methotrexat	+	+					
Methyldopa		+					+
Moxyfloxacin	+	+	+	+	+		
Neuroleptika	+	+		+			
Omeprazol	+			+	+		
Östrogene /Gestagene		+					
Opiate		+					+
Penicilline	+			+	+		
Pentazozin	+	+	+		+		

◨ Tab. A7. Fortsetzung

Medikament	Delir, Verwirrtheit	Depression	Angst	Unruhe Erregung oder Aggression	Psychotische Störungen, Halluzinationen, Depersonalisation	Manie, Euphorie	Gedächtnisstörungen oder Amnesie
Prazosin		+		+	+		
Procain	+			+			
Protionamid		+		+	+		+
Psychostimulantien	+	+	+	+	+		
Rauwolfia/Reserpin		+					
Solatol	+	+	+		+		
Steroide	+	+	+		+	+	
Sulfonamide		+			+		+
Sympathikomimetika	+	+	+	+	+		
Theophyllinderivate				+			
Thiazidderivate	+						
Tramadol	+				+		+
Thyroxin			+			+	
Valproinsäure					+		+
Zentral wirksame Analgetika						+	+

Sachverzeichnis